Thieme

EKG im Kindes- und Jugendalter

EKG-Basisinformationen – Herzrhythmusstörungen – angeborene Herzfehler im Kindes-, Jugend- und Erwachsenenalter

Herausgegeben von
Angelika Lindinger
Thomas Paul

Unter Mitarbeit von
Matthias Gass
Alfred Hager
Gabriele Heßling
Thomas Kriebel
Helmut Singer
Hans-Jürgen Volkmann

8., unveränderte Auflage

310 Abbildungen

Georg Thieme Verlag
Stuttgart · New York

Bibliografische Information der Deutschen Nationalbibliothek
Die Deutsche Nationalbibliothek verzeichnet diese Publikation in der Deutschen Nationalbibliografie; detaillierte bibliografische Daten sind im Internet über http://dnb.d-nb.de abrufbar.

Ihre Meinung ist uns wichtig! Bitte schreiben Sie uns unter:
www.thieme.de/service/feedback.html

Georg Thieme Verlag KG
Rüdigerstr. 14, 70469 Stuttgart, Germany
www.thieme.com

Printed in Germany

1. Auflage 1972
2. Auflage 1974
1. italienische Auflage 1974
Nachdruck 1977
3. Auflage 1980
4. Auflage 1989
5. Auflage 1998
6. Auflage 2009
1. russische Auflage 2012
7. Auflage 2017

Zeichnungen: Malgorzata & Piotr Gusta, Paris;
Heike Hübner, Berlin
Covergestaltung: © Thieme
Bildnachweis Cover: © Thieme/Martina Berge unter Verwendung Körper © Sebastian Kaulitzki/stock.adobe.com
Redaktion: Katharina Esmarch, Hamburg
Satz: Ziegler und Müller, Kirchentellinsfurt
Druck: Aprinta Druck GmbH, Wemding

DOI 10.1055/b000001032

ISBN 978-3-13-245810-9 1 2 3 4 5 6

Auch erhältlich als E-Book:
eISBN (PDF) 978-3-13-245811-6
eISBN (epub) 978-3-13-245812-3

Wichtiger Hinweis: Wie jede Wissenschaft ist die Medizin ständigen Entwicklungen unterworfen. Forschung und klinische Erfahrung erweitern unsere Erkenntnisse, insbesondere was Behandlung und medikamentöse Therapie anbelangt. Soweit in diesem Werk eine Dosierung oder eine Applikation erwähnt wird, dürfen die Lesenden zwar darauf vertrauen, dass Autor*innen, Herausgeber*innen und Verlag große Sorgfalt darauf verwandt haben, dass diese Angabe dem Wissensstand bei Fertigstellung des Werkes entspricht.
Für Angaben über Dosierungsanweisungen und Applikationsformen kann vom Verlag jedoch keine Gewähr übernommen werden. Jede*r Benutzende ist angehalten, durch sorgfältige Prüfung der Beipackzettel der verwendeten Präparate und gegebenenfalls nach Konsultation eines/r Spezialist*in festzustellen, ob die dort gegebene Empfehlung für Dosierungen oder die Beachtung von Kontraindikationen gegenüber der Angabe in diesem Buch abweicht. Eine solche Prüfung ist besonders wichtig bei selten verwendeten Präparaten oder solchen, die neu auf den Markt gebracht worden sind. Jede Dosierung oder Applikation erfolgt auf eigene Gefahr des Benutzenden. Autor*innen und Verlag appellieren an alle Benutzenden, ihnen etwa auffallende Ungenauigkeiten dem Verlag mitzuteilen.
Marken, geschäftliche Bezeichnungen oder Handelsnamen werden nicht in jedem Fall besonders kenntlich gemacht. Aus dem Fehlen eines solchen Hinweises kann nicht geschlossen werden, dass es sich um einen freien Handelsnamen handelt.

Wo datenschutzrechtlich erforderlich, wurden die Namen und weitere Daten von Personen redaktionell verändert (Tarnnamen). Dies ist grundsätzlich der Fall bei Patient*innen, ihren Angehörigen und Freund*innen, z. T. auch bei weiteren Personen, die z. B. in die Behandlung von Patient*innen eingebunden sind.
Thieme Publikationen streben nach einer fachlich korrekten und unmissverständlichen Sprache. Dabei lehnt Thieme jeden Sprachgebrauch ab, der Menschen beleidigt oder diskriminiert, beispielsweise aufgrund einer Herkunft, Behinderung oder eines Geschlechts. Thieme wendet sich zudem gleichermaßen an Menschen jeder Geschlechtsidentität. Die Thieme Rechtschreibkonvention nennt Autor* innen mittlerweile konkrete Beispiele, wie sie alle Lesenden gleichberechtigt ansprechen können. Die Ansprache aller Menschen ist ausdrücklich auch dort intendiert, wo im Text (etwa aus Gründen der Leseleichtigkeit, des Text-Umfangs oder des situativen Stil-Empfindens) z. B. nur ein generisches Maskulinum verwendet wird.

Vorwort zur siebten Auflage

Die 1. Auflage dieses Buches erschien 1972 unter dem Titel „Kinder-EKG-Fibel“. Ab der 3. Auflage wurde daraus das „Kinder-EKG“ und ab der 5. Auflage hieß es „EKG im Kindes- und Jugendalter“. Auch in russischer Übersetzung liegt das Werk mittlerweile vor. Während dieser Zeitspanne hat sich der Umfang des Buches inklusive der Abbildungen und Tabellen verdoppelt.

Die nun vorliegende 7. Auflage wurde nochmals komplett überarbeitet. Intention war, dem Leser nicht nur die Grundlagen des EKG im Kindesalter in bewährter Form nahezubringen, sondern auch die angeborenen und erworbenen Herzerkrankungen dieser Altersgruppe im Kontext mit den damit verbundenen EKG-Besonderheiten zu präsentieren.

Im Jahr 2012 konnte auf 125 Jahre Erfahrung mit der Elektrokardiografie zurückgeblickt werden. Das Elektrokardiogramm ist unverändert Bestandteil einer jeden kardiologischen Untersuchung. Es gehört zu den Basiswerkzeugen des Arztes und ist ein maßgebliches diagnostisches Instrument bei Patienten mit angeborenen und erworbenen Erkrankungen des Herz- und Kreislaufsystems aller Altersklassen.

Neu in dieser Auflage ist die Implementierung von Langzeitverläufen bei angeborenen Herzfehlern bis in das Erwachsenenalter, mit Darstellung des postoperativen Verlaufs inkl. hämodynamischer Besonderheiten, EKG-Veränderungen und Herzrhythmusstörungen. Damit sollen insbesondere die Kollegen angesprochen werden, welche die kontinuierlich wachsende Zahl von Erwachsenen mit angeborenen Herzfehlern (EMAH-Patienten) betreuen. Diesem Anspruch dient auch das um die EKG-Veränderungen bei Myokardischämie und Myokardinfarkt erweiterte Kapitel der Erregungsrückbildungsstörungen, das hier erstmals von einem internistischen Kardiologen verfasst wurde.

Ein Novum ist ferner das Kapitel „Besonderheiten des EKG unter Belastung und bei Sportlern“. Auch die Herzschrittmacher- und ICD-Therapie wurde unter Berücksichtigung der aktuellen Erkenntnisse auf diesem Gebiet komplett neu verfasst.

Ein weiterer Schwerpunkt des Buches liegt auf den Fortschritten in der EKG-Diagnostik der angeborenen und erworbenen Brady- und Tachyarrhythmien bei Patienten aller Altersgruppen. Besondere Erwähnung finden hierbei die Kardiomyopathien und Ionenkanalerkrankungen/Arrhythmiesyndrome mit den Möglichkeiten der molekulargenetischen Diagnostik.

Im gesamten Buch wurden die aktuellen Leitlinien der deutschen wie auch der internationalen Fachgesellschaften berücksichtigt.

Für diese Neuauflage wurde Herr Prof. Dr. Thomas Paul, Göttingen, als Mit-Herausgeber verpflichtet, dessen Expertise auf dem Gebiet der Herzrhythmusstörungen und der EKG-Interpretation im Kindesalter über die Grenzen Deutschlands hinaus bekannt ist. Herrn Prof. Dr. Alfred Hager, Herrn Privatdozent Dr. Kriebel und Herrn Prof. Dr. Volkmann sei an dieser Stelle für ihre Erstbeiträge in diesem Buch herzlich gedankt. Weitere bewährte Autoren aus den vorbestehenden Auflagen sind Herr Dr. Matthias Gass, Herr Prof. Dr. Helmut Singer und Frau Prof. Dr. Gabriele Hessling.

Der Dank der Herausgeber gilt ferner den Mitarbeiterinnen und Mitarbeitern des Thieme Verlages für die verständnisvolle Zusammenarbeit und die sehr gute Ausstattung des Buches mit übersichtlicher Darstellung der Abbildungen und Tabellen.

Homburg/Saar und Göttingen,
im Sommer 2016

Angelika Lindinger
Thomas Paul

Abkürzungen

ACE *Angiotensin-Converting-Enzym*
AHA *American Heart Association*
ARVD *arrhythmogene rechtsventrikuläre Dysplasie*
ASD *Vorhofseptumdefekt*
ATP *Adenosintriphosphat*
aV *augmented Voltage*
AVNRT *AV-Knoten-Reentry-Tachykardie*
AVR *akzelerierter ventrikulärer Rhythmus*
AVRT *atrioventrikuläre Reentry-Tachykardie*
AVSD *atrioventrikulärer Septumdefekt*

BPEG *British Pacing and Electrophysiology Group*
BS *Brugada-Syndrom*

CPVT *katecholaminsensitive polymorphe ventrikuläre Tachykardie*
CRT *kardiale Resynchronisationstherapie*

DCM *dilatative Kardiomyopathie*
DILV *Double-Inlet-left-Ventrikel*
DIRV *Double-Inlet-right-Ventrikel*
DORV *Double-Outlet-right-Ventrikel*

EKG *Elektrokardiogramm*
EMAH *Erwachsener mit angeborenem Herzfehler*
EPU *elektrophysiologische Untersuchung*

FAT *fokale atriale Tachykardie*

HB *His-Bündel*
HCM *hypertrophe Kardiomyopathie*
HRV *Herzfrequenz-Variabilität*
HTX *Herztransplantation*

IART *intraatriale Reentry-Tachykardie*
ICR *Interkostalraum*
IHSLT *International Registry for Heart and Lung Transplantation*
IVS *intaktes Ventrikelseptum*

LAH *linksanteriorer Hemiblock*
LPH *linksposteriorer Hemiblock*
LQTS *Long-QT-Syndrom*
LSB *Linksschenkelblock*
LVNC *linksventrikuläre Non-compaction-Kardiomyopathie*

MCL *Medioklavikularlinie*
MKP *Mitralklappenprolaps*

NASPE *North American Society of Pacing and Electrophysiology*
NSTEMI *Nicht-ST-Hebungs-Myokardinfarkt*

oUP *oberer Umschlagpunkt*

PA *Pulmonalatresie*

QTc *frequenzbezogen korrigiertes QT-Intervall*

RCA *rechte Koronararterie*
RCM *restriktive Kardiomyopathie*
RCX *Ramus circumflexus*
RFA *Radiofrequenzablation*
RIVA *Ramus interventricularis anterior*
RSB *Rechtsschenkelblock*

STEMI *ST-Hebungs-Myokardinfarkt*

VSD *Ventrikelseptumdefekt*

WPW-Syndrom *Wolff-Parkinson-White-Syndrom*

Anschriften

Herausgeber

Prof. Dr. med. Angelika **Lindinger**
ehemals Kinderkardiologische Klinik,
Medizinische Fakultät des Saarlandes
Am Edelhaus 10
66424 Homburg

Prof. Dr. med. Thomas **Paul**
Universitätsmedizin Göttingen
Zentrum Kinderheilkunde und Jugendmedizin
Abt. Pädiatrische Kardiologie und Intensivmedizin
Robert-Koch-Str. 40
37075 Göttingen

Mitarbeiter

Dr. med. Matthias **Gass**
Universitäts-Kinderspital
Kinderspital Zürich
Kinderkardiologie
Steinwiesstrasse 75
8032 Zürich
Schweiz

Prof. Dr. med. Alfred **Hager**
Deutsches Herzzentrum München
Klinik für Kinderkardiologie
und angeborene Herzfehler
Lazarettstr. 36
80636 München

Prof. Dr. med. Gabriele **Heßling**
Deutsches Herzzentrum München
Klinik für Kinderkardiologie und angeborene Herzfehler
Abteilung für Elektrophysiologie
Lazarettstr. 36
80636 München

Priv.-Doz. Dr. med. Thomas **Kriebel**
Westpfalz-Klinikum GmbH
Klinik für Kinder- und Jugendmedizin
Schwerpunkt Kinderkardiologie
Hellmut-Hartert-Str. 1
67655 Kaiserslautern

Prof. Dr. med. Helmut **Singer**
Atzelsberger Str. 20
91080 Marloffstein

Prof. Dr. med. Hans-Jürgen **Volkmann**
EKA Erzgebirgsklinikum Annaberg
Klinik für Innere Medizin 1
Kardiologie, Angiologie, Internistische Intensivmedizin
Chemnitzer Str. 15
09456 Annaberg-Buchholz

Inhaltsverzeichnis

1 Grundlagen der Elektrokardiografie

M. Gass

1.1 Grundlagen der Elektrophysiologie

Wie in allen erregbaren Zellen besteht in den Herzmuskelzellen an der Zellmembran eine Potenzialdifferenz, die auf der Basis einer unterschiedlichen Ionenverteilung zwischen Extra- und Intrazellulärraum beruht. Beim sog. **Ruhepotenzial** liegt im Intrazellulärraum gegenüber dem Extrazellulärraum eine 20- bis 40-fach höhere Kaliumkonzentration vor. Andererseits ist die extrazelluläre Natriumkonzentration ca. 10-mal höher als die intrazelluläre. Aufgrund dieser Ionendifferenz und der im Ruhezustand höheren Membranpermeabilität für Kaliumionen im Vergleich zu Natriumionen ist die Zellmembran polarisiert: Das Ruhepotenzial beträgt −90 mV. Die Aufrechterhaltung des Konzentrationsgradienten für Natrium- und Kaliumionen wird durch ein aktives Transportsystem, die ATP-abhängige (ATP: Adenosintriphosphat) Natrium-Kalium-Pumpe, gewährleistet.

Kommt es durch eine elektrische Erregung oder durch langsame, spontane **Depolarisation** der Zelle zu einem Anstieg des Zellmembranpotenzials auf −70 mV, ändert sich mit Erreichen des sog. Schwellenpotenzials schlagartig die Permeabilität der Zellmembran gegenüber den positiv geladenen Natriumionen. Diese strömen, dem Diffusionsgradienten folgend, ins Zellinnere und führen zu einer Potenzialumkehr auf Werte von + 30 mV. Dies entspricht der **Phase 0** des Aktionspotenzials (▶ Abb. 1.1).

Im Anschluss daran folgt die **Phase 1**, in der die überschießende positive Potenzialdifferenz abgebaut wird.

Die **Phase 2** ist schließlich durch ein Membranpotenzial um 0 mV gekennzeichnet. Dieses Plateau entsteht durch die sinkende Leitfähigkeit der Membran gegenüber Natrium- und Kaliumionen.

Es folgt in **Phase 3** die **Repolarisation** durch einen massiven Kaliumaustritt aus der Zelle, mit Absinken der Potenzialdifferenz auf −90 mV.

Damit ist wieder der Status des Ruhepotenzials erreicht, auch **Phase 4** genannt.

In den Phasen 0–2 besteht eine absolute Refraktärität gegenüber weiteren elektrischen Reizen. In der Phase 3 kann ab einer Potenzialdifferenz von −70 mV ein erneuter elektrischer Impuls ein neues Aktionspotenzial auslösen. Dies entspricht der relativen Refraktärperiode oder vulnerablen Phase.

Die Aktionspotenziale der einzelnen Herzmuskelzellen lassen sich als **Summationsvektor** im Oberflächen-EKG darstellen. Die Depolarisation der Ventrikel in Phase 0 wird zusammen mit Phase 1 als QRS-Komplex bezeichnet.

Phase 2 und 3, die Repolarisation, wird durch die ST-Strecke und die T-Welle abgebildet.

Phase 4, Ruhepotenzial oder elektrische Diastole genannt, entspricht der TQ-Strecke.

Die genannten elektrischen Abläufe lassen sich im Prinzip auf alle Herzmuskelzellen anwenden. Der Hauptunterschied zwischen Zellen des Arbeitsmyokards und den Zellen des spezifischen Reizleitungssystems liegt in der Fähigkeit dieser Zellen zur automatischen spontanen Depolarisation. Sowohl die Zellen des Sinusknotens als auch die Zellen des AV-Knotens und des His-Purkinje-Systems sind als **Schrittmacherzellen** zur spontanen Depolarisation direkt nach der Repolarisation befähigt. Dies ist bedingt durch eine Abnahme der Kaliumleitfähigkeit während Phase 4. Bei Erreichen des Schwellenpotenzials wird ein neues Aktionspotenzial erzeugt. Da die Geschwindigkeit der spontanen Depolarisation in Phase 4 vom Sinusknoten bis zum His-Purkinje-System abnimmt, wird in der Regel die Erregung mit der höchsten Taktfrequenz vom Sinusknoten aus die untergeordneten automatischen Zellen vor deren eigener Spontandepolarisation depolarisieren (▶ Abb. 1.2).

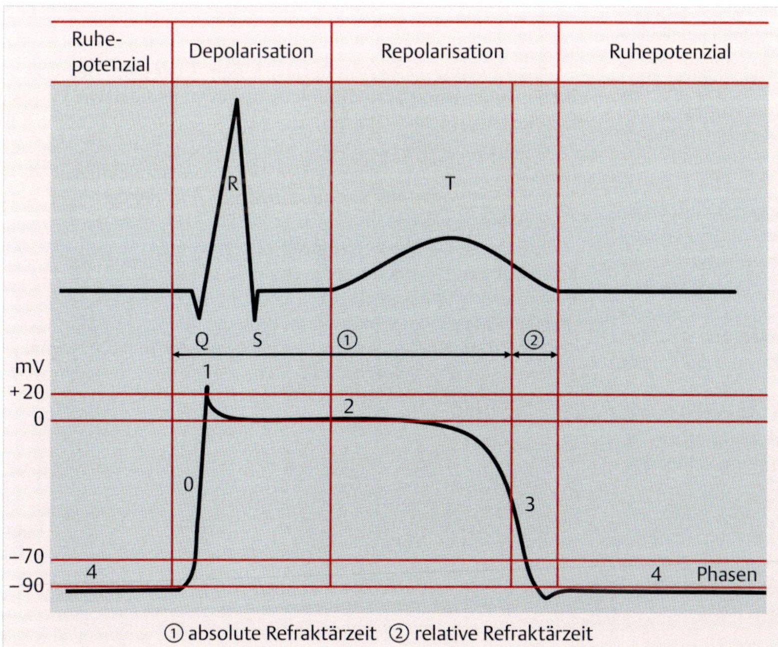

Abb. 1.1 Gegenüberstellung von Oberflächen-EKG-Ableitung (oben) und intrazellulär abgeleitetem Aktionspotenzial (unten).

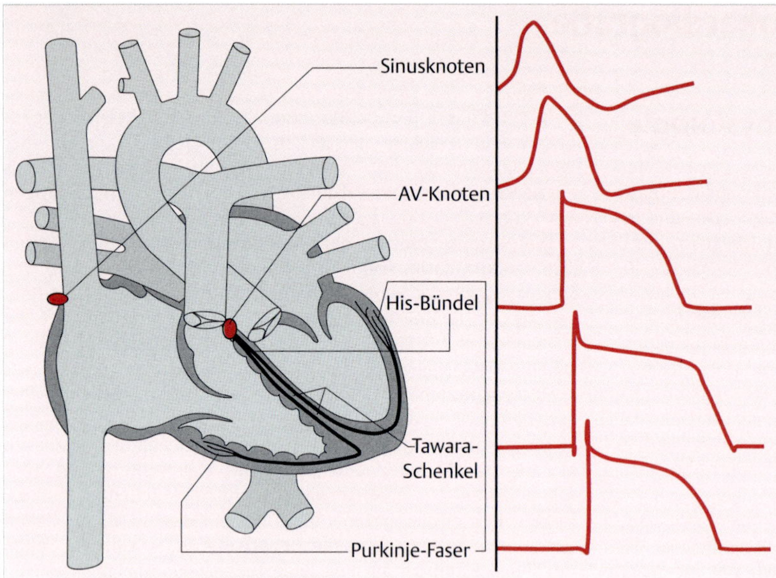

Abb. 1.2 Anatomie des Reizleitungssystems und Darstellung der Spontandepolarisation seiner einzelnen Anteile.

1.2 Anatomie des Reizbildungs- und Erregungsleitungssystems

Vom Arbeitsmyokard abzugrenzen ist das spezifische Reizleitungssystem. Hier finden sich die automatisch tätigen, sog. Schrittmacherzellen mit ihrer Fähigkeit zur Spontandepolarisation. Der subepimyokardial gelegene **Sinusknoten** als oberstes Schrittmacherzentrum des Herzens liegt im Sulcus terminalis, am Übergang von Vena cava superior in den rechten Vorhof. Er hat eine ovale Form in der Größe eines Reiskorns (0,5–1,5 mm). Vom Sinusknoten aus breitet sich die elektrische Erregung im Vorhof über mehr oder weniger präformierte Bahnen mit einer Geschwindigkeit von 1,5–1,8 m/s aus.

In den Vorhöfen konnte kein eindeutig abgrenzbares Leitungssystem wie in den Ventrikeln nachgewiesen werden. Die elektrische Verbindung zwischen rechtem und linkem Vorhof erfolgt durch Fasern des anterior gelegenen Bachmann-Bündels. Bedingt durch die intraatriale Leitungszeit wird der linke Vorhof ca. 20–30 ms nach dem rechten Vorhof erregt. In der Regel erreicht der vom Sinusknoten ausgehende Impuls die AV-Knotenregion nach 20–40 ms (intraatriale Leitungszeit).

Der **AV-Knoten** liegt subendokardial am unteren Rand des interatrialen Septums in unmittelbarer Nähe zum Trikuspidalklappenanulus und dem Ostium des Koronarvenensinus. Er besteht aus 2 verschiedenen Zonen mit histologisch und elektrophysiologisch unterschiedlichen Zellen:

Zum einen gibt es hier die **transitionalen Zellen**, die den Vorhofimpuls an den kompakten AV-Knotenanteil in der Spitze des Koch-Dreiecks weiterleiten.

Zum anderen finden sich im kompakten AV-Knoten sog. **Nodalzellen**, die die Möglichkeit zur Spontandepolarisation besitzen und somit bei Ausfall des Sinusknotens mit einer niedrigeren Ersatzfrequenz arbeiten können.

Im AV-Knoten wird der elektrische Impuls des Vorhofs verzögert und mit einer Leitungsgeschwindigkeit von 5–10 cm/s an das **His-Bündel** weitergeleitet. Diese „Leitungsverzögerung" bewirkt einen intrinsischen Schutz vor einer hochfrequenten Überleitung von Vorhoftachykardien auf die Kammern.

Das **His-Bündel** verläuft in der Pars membranacea des Ventrikelseptums und teilt sich kurz danach in die beiden **Tawara-Schenkel** auf; die Leitungsgeschwindigkeit beträgt 2–3 m/s. Der distale AV-Knoten mit dem Übergang in das His-Bündel stellt im Normalfall die einzige elektrische Verbindung zwischen den Vorhöfen und den Herzkammern dar.

Der rechte Tawara-Schenkel ist die Verlängerung des His-Bündels und verläuft bis zum vorderen Papillarmuskel unverzweigt intramyokardial.

Der linke Tawara-Schenkel zweigt kurz nach Durchtritt des His-Bündels durch die Pars membranacea ab und verzweigt sich im Interventrikularseptum in 2 **Faszikel**: der linksanteriore Faszikel verläuft zur Vorderwand, der linksposteriore zur Hinterwand. Die Leitungsgeschwindigkeit in den Tawara-Schenkeln beträgt 2–4 m/s. Die Tawara-Schenkel enden beidseits im Purkinje-Fasersystem.

Das **Purkinje-Fasersystem** stellt den Übergang des spezifischen Reizleitungssystems zum Arbeitsmyokard dar. Die Purkinje-Zellen haben die Fähigkeit zur spontanen Depolarisation mit einer Frequenz von ca. 20/min; die Leitungsgeschwindigkeit beträgt 2–4 m/s. Dank dieser hohen Leitungsgeschwindigkeit können alle Regionen des Kammermyokards mit nur geringer Verzögerung erregt werden.

Die **arterielle Blutversorgung** der einzelnen Strukturen des Reizleitungssystems erfolgt durch die Koronararterien. Die Sinusknotenarterie wird in 55–60 % von der rechten Koronararterie und in 40–45 % vom R. circumflexus der linken Koronararterie versorgt. Der AV-Knoten wird zu 80 % von der rechten Koronararterie und zu 20 % über den R. circumflexus der linken Koronararterie mit Blut versorgt.

1.3 Einflüsse des vegetativen Nervensystems auf die Steuerung des Herzens

Die efferente Innervation des Herzens erfolgt durch sympathische Fasern. Dadurch kann der autonom arbeitende Sinusknoten auf unterschiedliche Anforderungen des Organismus reagieren. Eine sympathische (adrenerge) Stimulation hat folgende Auswirkungen:

- Anstieg der Herzfrequenz (positive **Chronotropie**)
- Beschleunigung der elektrischen Überleitung im AV-Knoten (positive **Dromotropie**)
- Steigerung der Kontraktilität (positive **Inotropie**)

Demgegenüber bewirkt eine cholinerge Stimulation über den Parasympathikus eine negativ chronotrope und dromotrope Reaktion. Die Einflüsse des vegetativen Nervensystems sind am Sinusknoten am ausgeprägtesten, deutlich geringer im Vorhofgewebe und im AV-Knoten.

2 Elektrische Herzachse

M. Gass

2.1 Elektrokardiografische Ableitungen

Heute werden in der Routine die bipolaren Extremitätenableitungen nach Einthoven sowie die unipolaren Extremitätenableitungen nach Goldberger abgeleitet. Bei den Brustwandableitungen hat sich die unipolare Ableitung nach Wilson durchgesetzt. Die bipolare Brustwandableitung nach Nehb sowie die korrigierte orthogonale Ableitung nach Frank werden heute kaum noch benutzt und sind speziellen Fragestellungen vorbehalten.

Mit den genannten Ableitungen lassen sich die Vektoren der elektrischen Erregung im Herzen auf die Frontalebene sowie die Horizontalebene projizieren und in den unterschiedlichen Ableitungen als **Potenzialdifferenzen** darstellen. Die Extremitätenableitungen bilden den Vektor in der Frontalebene ab, die Brustwandableitungen die Horizontalebene.

Bei den bipolaren Ableitungen nach Einthoven werden die Potenzialdifferenzen zwischen einer Anode und einer Kathode gemessen.

Bei den unipolaren Ableitungen nach Goldberger und Wilson wird die differente Elektrode gegen eine indifferente Sammelelektrode geschaltet, die aus den über hochohmige Widerstände zusammengeschalteten Extremitätenelektroden besteht.

2.1.1 Extremitätenableitungen

Bipolare Extremitätenableitungen nach Einthoven

Die **Ableitung I** wird vom rechten Arm zum linken Arm erfasst. Dabei befinden sich der Minuspol am rechten Arm und der Pluspol am linken Arm (▶ Abb. 2.1).

Die **Ableitung II** wird vom rechten Arm zum linken Bein geschaltet, mit dem Minuspol am rechten Arm und dem Pluspol am linken Bein.

Die **Ableitung III** erfolgt vom linken Arm als Minuspol zum linken Bein als Pluspol.

Die **Farbkodierung** der EKG-Steckkontakte ist international wie folgt festgelegt:
- rechter Arm: ROT ↘
- linker Arm: GELB → „Ampel“
- linkes Bein: GRÜN ↗
- rechtes Bein: SCHWARZ (Erdung)

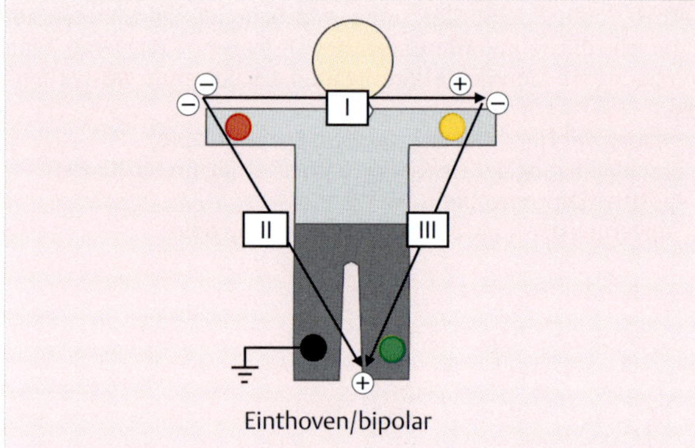

Abb. 2.1 Schematisierte Darstellung der Extremitätenableitungen mit elektrischer Polung nach Einthoven.

Unipolare Extremitätenableitungen nach Goldberger

Die unipolaren Ableitungen nach Goldberger ergänzen die Einthoven-Extremitätenableitungen in der Frontalebene. Um die hochohmigen Widerstände einer eigenen Indifferenzelektrode zu sparen, werden hierbei die jeweils nicht exponierten Extremitätenelektroden als Indifferenzelektrode zusammengelegt. Die abgeleiteten Potenziale werden so verstärkt und als aVR, aVL und aVF bezeichnet; dabei steht aV für augmented Voltage.
- **aVR** entspricht einer differenten Elektrode am rechten Arm. Die indifferente Sammelelektrode wird vom linken Arm und vom linken Bein gebildet (▶ Abb. 2.2).
- **aVL** entspricht einer differenten Elektrode am linken Arm. Die indifferente Sammelelektrode wird vom rechten Arm und vom linken Bein gebildet.
- **aVF** entspricht einer differenten Elektrode am linken Bein. Die indifferente Sammelelektrode liegt zwischen linkem und rechtem Arm.

Die Einthoven- und Goldberger-Ableitungen lassen sich im sog. **Cabrera-Kreis** gemeinsam darstellen (▶ Abb. 2.3).

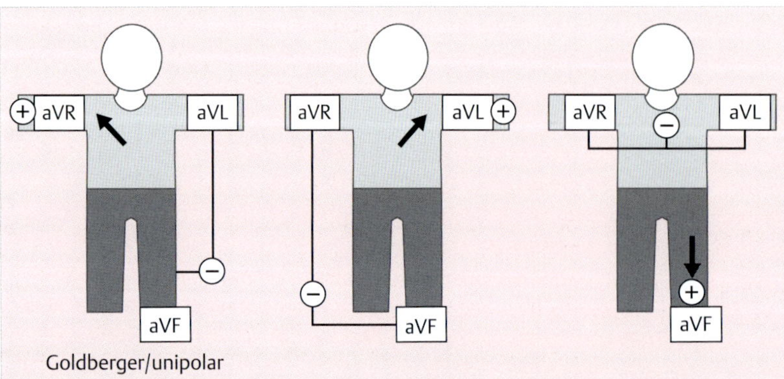

Abb. 2.2 Schaltung der Ableitungen nach Goldberger.

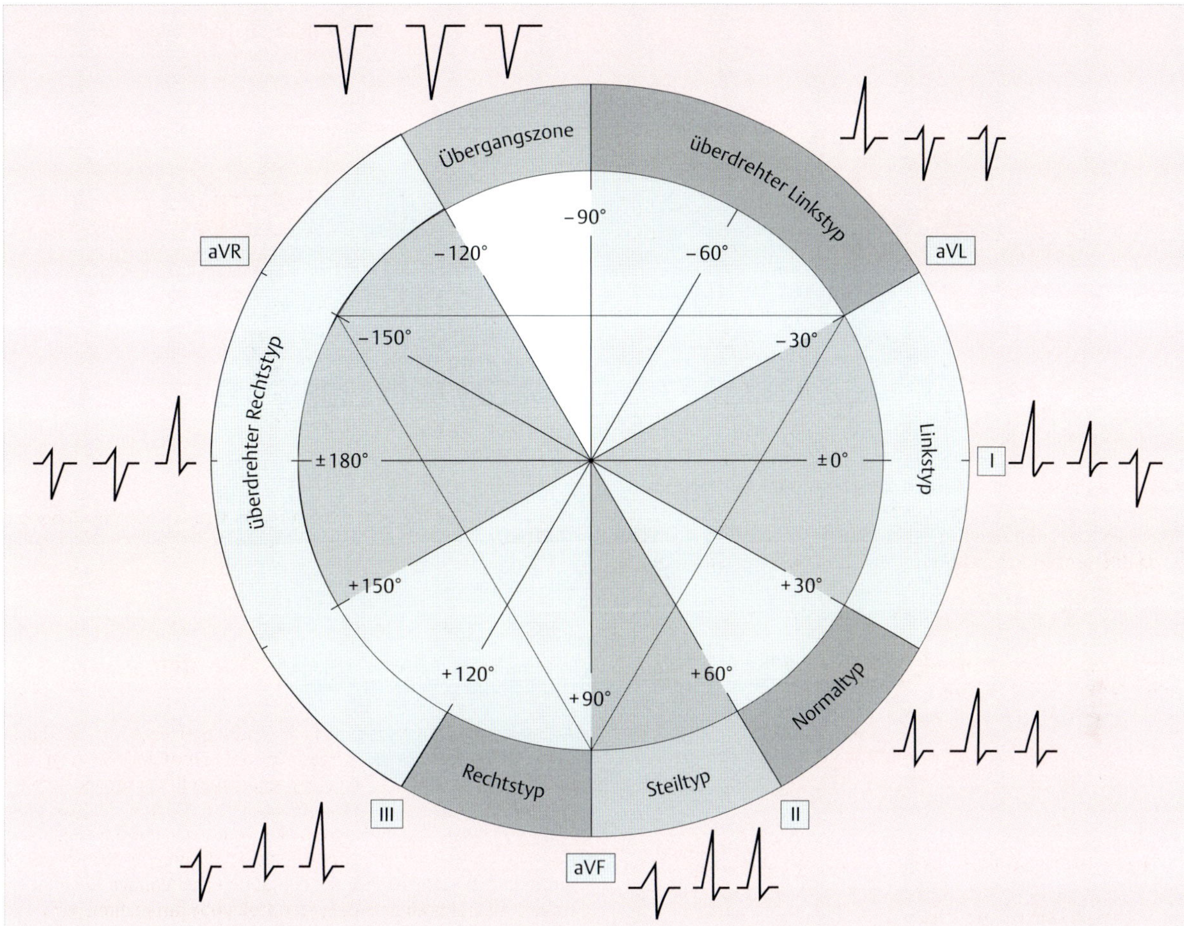

Abb. 2.3 Cabrera-Kreis. Cabrera-Sektorenkreis zur Bestimmung des Lagetyps. Eingezeichnet sind die den einzelnen Sektoren entsprechenden Lagetypen vom überdrehten Rechts- bis zum überdrehten Linkstyp mit den typischen EKG-Mustern in den Standardableitungen I, II und III.

2.1.2 Brustwandableitungen

Unipolare Brustwandableitungen nach Wilson

Mit den Brustwandableitungen werden die Vektoren in horizontaler Richtung erfasst. Es handelt sich um unipolare Ableitungen, bei denen die 3 Extremitätenableitungen zu einer Sammelindifferenzelektrode zusammengefasst werden. Die differenten Elektroden werden dann auf der Brustwand wie folgt platziert (▶ Abb. 2.4):

- V_1: 4. Interkostalraum (ICR), rechter Sternalrand
- V_2: 4. ICR, linker Sternalrand
- V_3: zwischen V_2 und V_4
- V_4: 5. ICR, Medioklavikularlinie
- V_5: 5. ICR, vordere Axillarlinie
- V_6: 5. ICR, mittlere Axillarlinie

Bei weiblichen Jugendlichen werden die Ableitungen V_4–V_6 auf die Mamma und nicht unterhalb platziert. Bei entsprechenden Fragestellungen wie z. B. Dextrokardie oder Situs inversus können zusätzliche Ableitungen nach rechts erfolgen. Dabei entspricht V_{3r} der Ableitung V_3 nach rechtspräkordial und V_{4r} der Ableitung V_4.

2.2 Vektorielle Interpretation der elektrischen Erregungsausbreitung

Grundlage der vektoriellen Interpretation der Erregungsausbreitung im Oberflächen-EKG ist der elektrische Vektor der Einzelmuskelzelle. Die Zelle verhält sich während der Erregung als Dipol. Der elektrische Vektor zeigt dabei vom elektrisch negativen zum elektrisch positiven Anteil der Zelle. Während des Ruhezustands und während der vollständigen Erregung der Zelle besteht kein elektrischer Vektor entlang der Zellachse. Bei der Depolarisation weist der Einzelzellvektor in die positive Richtung, bei der Repolarisation in die negative (▶ Abb. 2.5).

2.2.1 P-Wellen-Vektor

Normale Lageanatomie des Herzens

Die elektrische Aktivität des Sinusknotens ist im Oberflächen-EKG nicht darstellbar. Bei normaler Lage und Anatomie des Herzens entspricht der Summationsvektor der Vorhöfe im Sinusrhythmus in etwa dem QRS-Hauptvektor; er ist von kranial nach kaudal gerichtet. Dabei weist der Vektor des rechten Vorhofanteils vom Sinusknoten aus überwiegend nach unten und gering

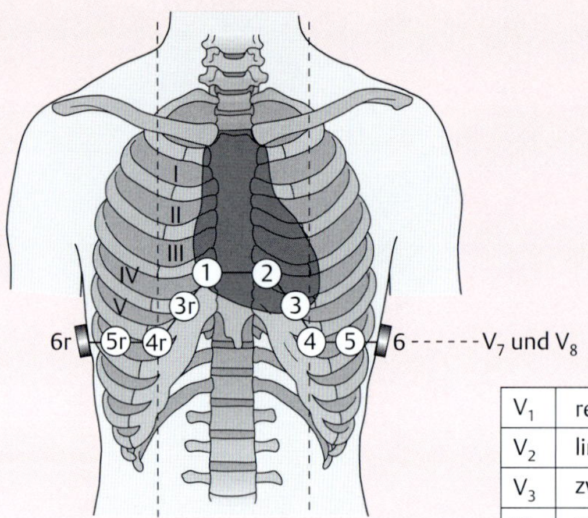

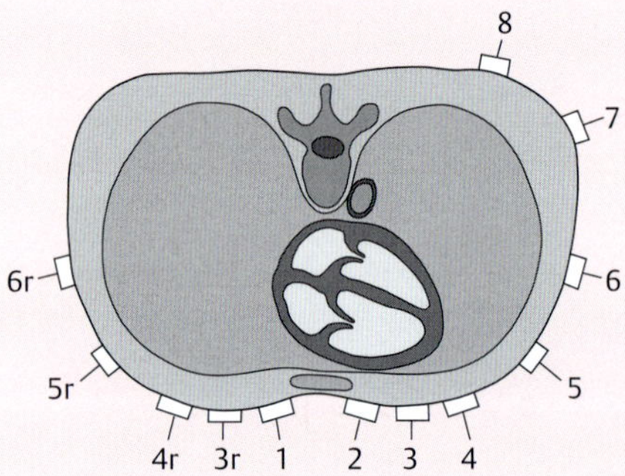

V_1	rechter Sternalrand 4. ICR
V_2	linker Sternalrand 4. ICR
V_3	zwischen V_2 und V4
V_4	MCL 5. ICR
V_5	vordere Axillarlinie 5. ICR
V_6	mittlere Axillarlinie 5. ICR
V_{3r}	zwischen V_1 und V_{4r}
V_{4r}	MCL 5. ICR
V_{5r}	vordere Axillarlinie 5. ICR
V_{6r}	mittlere Axillarlinie 5. ICR

Abb. 2.4 Brustwandableitungen nach Wilson. Gekennzeichnet sind die Ableitungspunkte nach links (Lävokardie) sowie die Ableitungsstellen nach rechts bei Dextrokardie (ICR = Interkostalraum, MCL = Medioklavikularlinie).

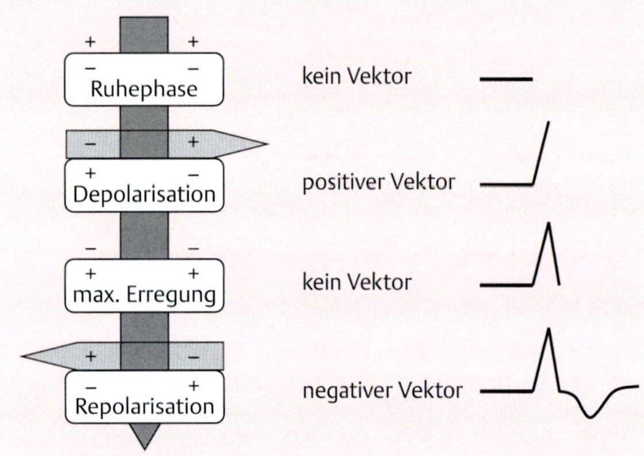

Abb. 2.5 Schematische Darstellung des dipolaren Vektors einer Myokardzelle. Depolarisation und Repolarisation als Grundlage der vektoriellen Betrachtung der elektrischen Erregungsausbreitung des Herzens.

nach rechts. Der Teilvektor des linken Vorhofs ist nach links hinten gerichtet (positive P-Wellen in aVF).

Hypertrophie und Dilatation

Bei Hypertrophie oder Dilatation des rechten Vorhofs verläuft die Depolarisation der Vorhöfe nach rechts und unten, was zu einer spitz positiven P-Welle in den Ableitungen II, III und aVF (Frontalebene) sowie in den Ableitungen V_1 und V_2 (Horizontalebene) führt. Bei Vergrößerung des linken Vorhofs wird der Vorhofsummationsvektor nach links dorsal verschoben. Das Resultat ist ein terminal negativer P-Wellen-Anteil in V_1.

Atriale Arrhythmien

Bei Arrhythmien mit ektopen atrialen Automatiezentren, die anstelle des Sinusknotens die Vorhoferregung übernehmen, ändert sich der Vorhofsummationsvektor in Abhängigkeit vom Ursprung der Erregung. So weist z. B. bei einem ektopen Zentrum im unteren linken Vorhof der P-Summationsvektor von links nach rechts sowie von kaudal nach kranial. Die P-Welle ist in den Ableitungen I und aVF negativ. Bei retrograder Erregung der Vorhöfe von der Basis des rechten Vorhofs oder vom AV-Knoten aus kehrt sich die normale Erregungsausbreitung um und verläuft in kaudokranialer Richtung. Dies spiegelt sich in negativen P-Wellen in den inferior ausgerichteten Ableitungen II, III und aVF wieder (▶ Abb. 2.6).

2.2.2 Q-Vektor

Der Q-Vektor gibt überwiegend die vom linken Tawara-Schenkel kommende Erregung des Interventrikularseptums und der linken Papillarmuskel wieder. Wegen der frühzeitigen Abspaltung des linken Tawara-Schenkels kommt es zu einer primären Erregung des Ventrikelseptums von links nach rechts. Dabei steht der Q-Vektor im rechten Winkel zum QRS-Hauptvektor.

2.2.3 R-Zacke

Im Anschluss an die Erregung des Interventrikularseptums werden die Kammern überwiegend von der Herzspitze und den Seitenwänden aus erregt. Das Erregungsmaximum entspricht dem Hauptvektor der „elektrischen Herzachse“ und im Normalfall

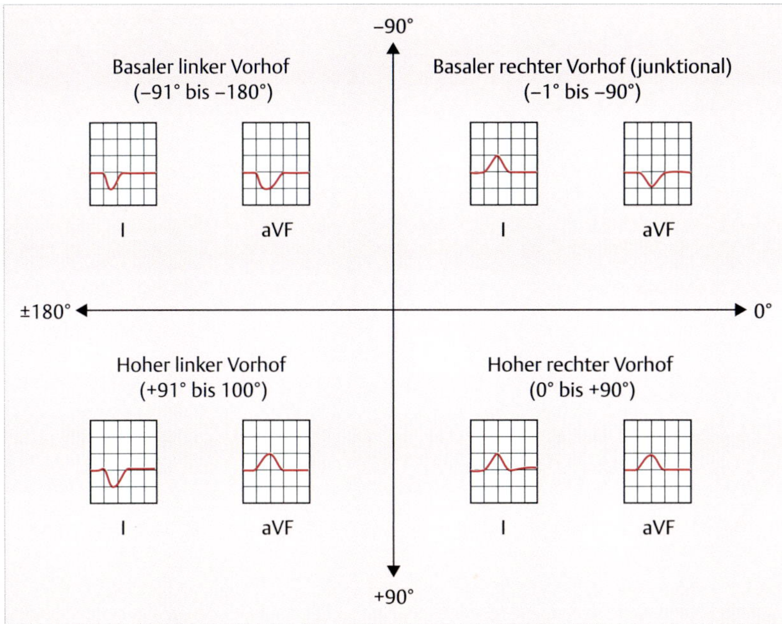

Abb. 2.6 P-Wellen-Vektor in Abhängigkeit vom Ursprung der Vorhoferregung.

auch der anatomischen Herzachse (▸ Abb. 2.7). Die Vektorschleifen können sich sowohl um die Sagittalachse als auch um die Längsachse oder um die Transversalachse drehen (s. ▸ Abb. 2.8).

2.3 Bestimmung des Lagetyps

Der Lagetyp wird durch den elektrischen Hauptvektor des QRS-Komplexes bestimmt. Er wird auf die Frontalebene projiziert und mittels der Nettoamplituden des QRS-Komplexes in den Extremitätenableitungen I, II, III, aVR, aVL und aVF ermittelt.

2.3.1 Definition

Die Nettoamplitude des QRS-Komplexes ist definiert als das Ergebnis der Subtraktion des negativen vom positiven Amplitudenanteil in mV bzw. mm.

Im klinischen Alltag kann mithilfe des Cabrera-Kreises eine relativ genaue Abschätzung des Hauptvektors des QRS-Komplexes erzielt werden (s. ▸ Abb. 2.3). Er wird durch den Winkel α definiert, den der QRS-Vektor mit einer horizontal zu Ableitung I liegenden Linie (entspricht 0°) bildet, die durch den Mittelpunkt des Cabrera-Kreises führt.

Praktischerweise werden die beiden größten Amplituden der Extremitätenableitungen herangezogen. Dabei muss die Amplitude des negativen Anteils des QRS-Komplexes von der Amplitude des positiven Anteils abgezogen werden. Entsprechend ihrer Polarität werden sie vom Mittelpunkt des jeweiligen Schenkels des Einthoven-Dreiecks aus aufgetragen. Im Anschluss daran wird von der Spitze der jeweiligen Amplitude das Lot gefällt. Der Schnittpunkt der beiden Senkrechten gibt – von der Kreismitte aus betrachtet – die Richtung des Hauptvektors an. Der Winkel α kann jetzt zwischen Hauptvektor und der parallel zur Ableitung I durch den Mittelpunkt des Cabrera-Kreises verlaufenden Linie abgelesen werden (▸ Abb. 2.9; ▸ Tab. 2.1).

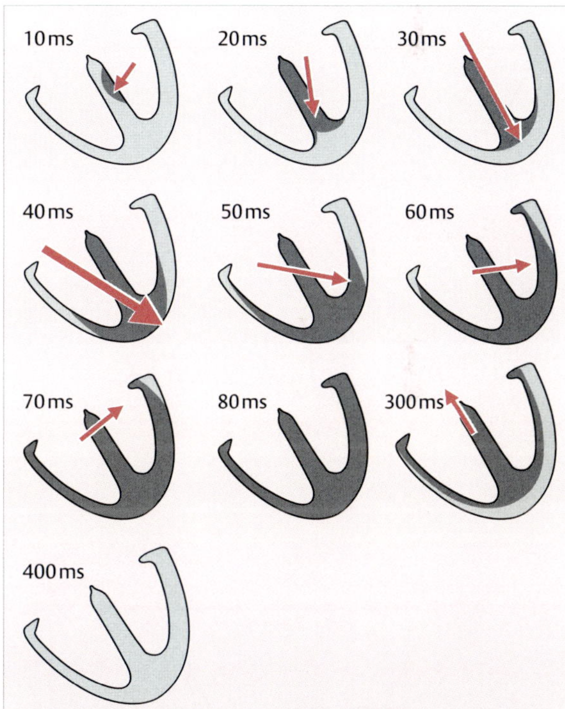

Abb. 2.7 Schematische Darstellung von Depolarisation und Repolarisation des Kammermyokards. Die dunkelgraue Fläche stellt das elektrisch erregte Myokard dar. Die roten Pfeile zeigen zeitabhängig den jeweiligen Summationsvektor. Der breite Pfeil bei 40 ms entspricht dem QRS-Vektor, da zu diesem Zeitpunkt ein großer Teil des Kammermyokards bereits erregt ist.

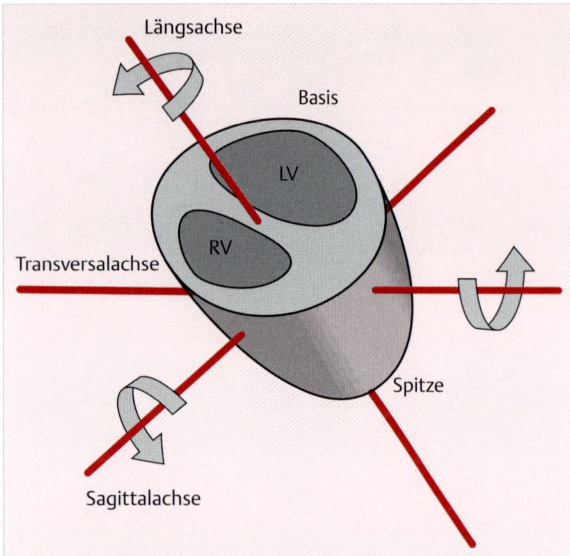

Abb. 2.8 Rotationsmöglichkeiten des Herzens. Rotation in der Längsachse, der Sagittalachse und der Transversalachse.

Tab. 2.1 Altersbezogene Normwerte für den Vektor des QRS-Komplexes (∡α QRS; Quelle: [1]).

Alter	Mittelwert	2.-98. Perzentile
0–1 Tag	+ 135°	+ 59° bis + 192°
1–3 Tage	+ 134°	+ 64° bis + 197°
3–7 Tage	+ 132°	+ 77° bis + 187°
7–30 Tage	+ 110°	+ 65° bis + 160°
1–3 Monate	+ 75°	+ 31° bis + 114°
<3 Jahre	+ 60°	+ 20° bis + 120°
>3 Jahre	+ 60°	+ 10° bis + 105°
Erwachsene	+ 50°	− 30° bis + 105°

Eine einfache Annäherung an den Lagetyp ist auch mit den QRS-Amplituden von I und aVF möglich, die aufeinander senkrecht stehen und somit einen Winkel von 90° bilden. Aus den Nettoamplituden dieser beiden Ableitungen ist über die Bildung des Summationsvektors eine Berechnung des Winkels α möglich (▶ Abb. 2.10).

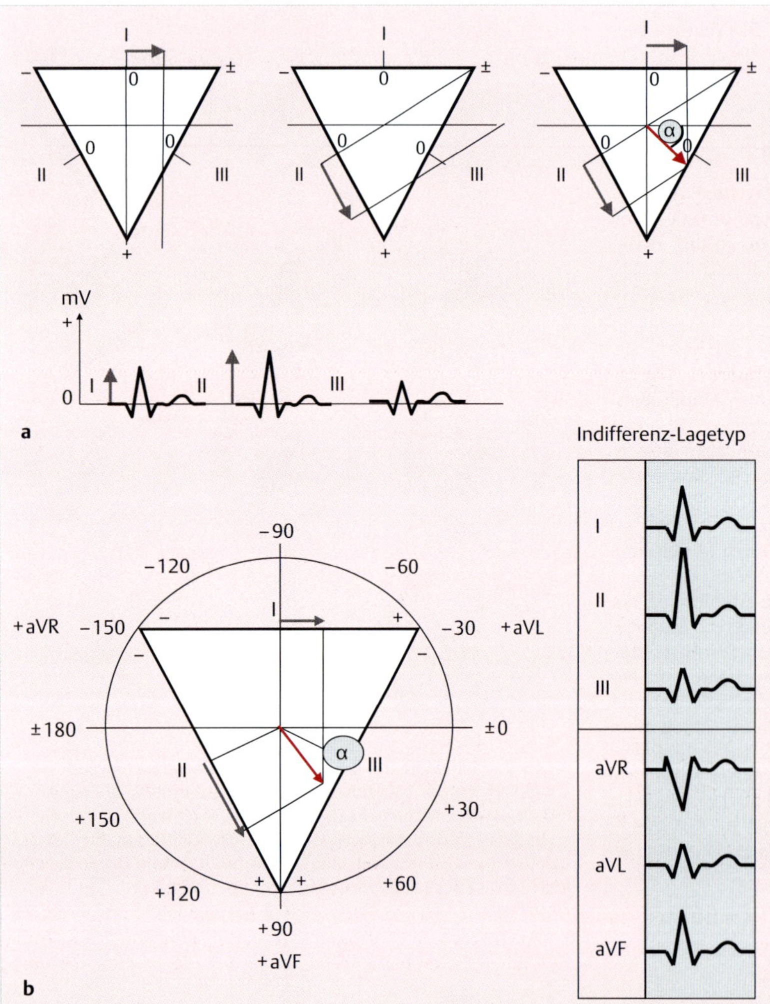

Abb. 2.9 Extremitätenableitungen. Bestimmung des Lagetypes aus dem Hauptvektor von QRS in der Frontalebene.

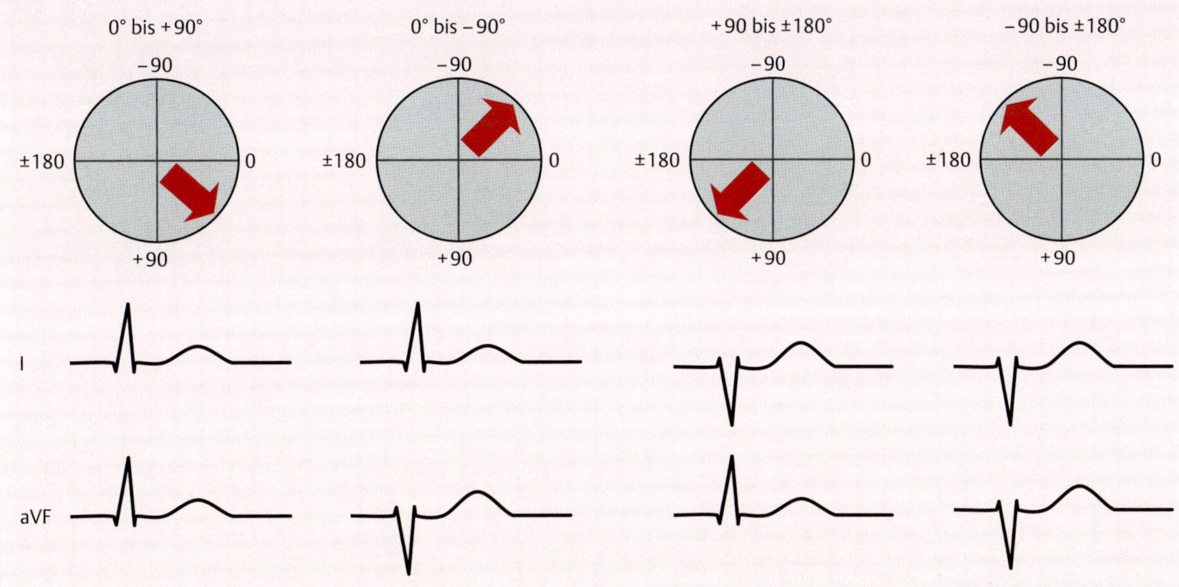

Abb. 2.10 Ermittlung des Lagetyps. Vereinfachte Ermittlung des Lagetyps mithilfe der Ableitung I und aVF.

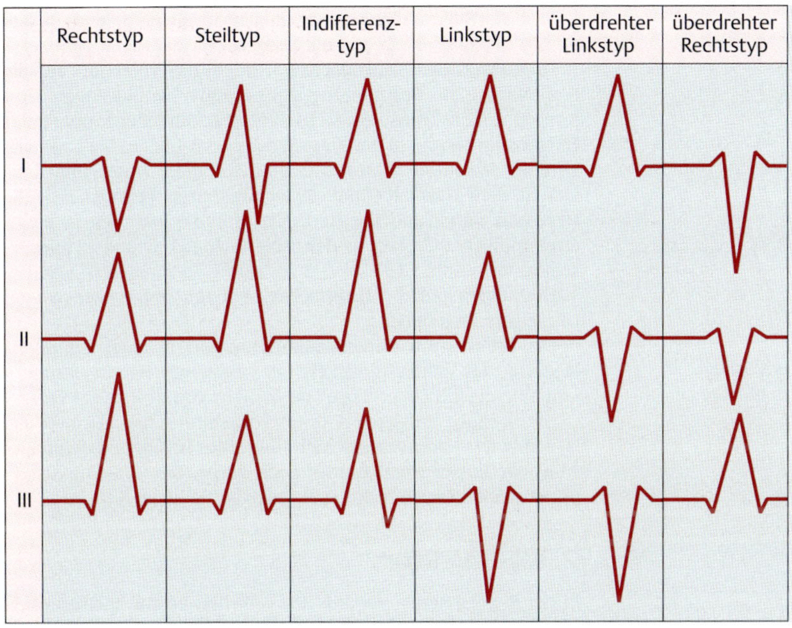

Abb. 2.11 Schemadarstellung der QRS-Komplexe in den Ableitungen I, II und III bei den einzelnen Lagetypen.

Das Auftragen von Amplituden zur Bestimmung des Summationsvektors stellt eine Vereinfachung dar. Denn die eigentliche Berechnungsgrundlage ist das Flächenintegral, bei dem die effektive Fläche unter dem QRS-Komplex berechnet wird. Die Flächenintegralmethode ist die genaueste Messmethode zur Vektorbestimmung und wird in modernen EKG-Geräten bei der automatischen Auswertung verwendet.

Die ▸ Abb. 2.11 zeigt einen Überblick zur EKG-Konfiguration in der Sagittalebene bei den klassischen Lagetypen.

2.3.2 Änderung des Lagetyps

Im Verlauf des Kindesalters kommt es durch eine physiologische Drehung des Herzens in der Sagittalebene zu einer Änderung des Lagetyps (▸ Abb. 2.12). So ändert sich der Rechtstyp des Säuglings bis zum Kleinkindesalter in Richtung Steiltyp und bis zum Schulkindalter zum Steil- und Indifferenztyp. Im Jugend- und Erwachsenenalter überwiegen der Indifferenz- und Linkstyp (▸ Tab. 2.2). Ein nicht zum Alter passender Lagetyp bedarf der Abklärung; überdrehte Lagetypen sind primär als pathologisch anzusehen.

Tab. 2.2 Charakteristika der einzelnen Lagetypen im EKG des Kindesalters.

Lagetyp	Hauptvektor α QRS	Amplitudenhinweise	Interpretation
Rechtstyp	+ 90° bis + 120°	größte positive Amplituden in II, III und aVF	im Säuglingsalter physiologisch, später als Zeichen der Rechtsherzbelastung zu werten
Steiltyp	+ 60° bis + 90°	hohe positive Amplitude in II und aVF	häufigster Lagetyp im Kleinkindalter
Indifferenztyp	+ 30° bis + 60°	positive Amplitude in II und aVF, negative Amplitude in aVR	Lagetyp von Jugendlichen und jungen Erwachsenen
Linkstyp	+ 30° bis −30°	hohe positive Amplitude in I und aVL	physiologischer Lagetyp im Erwachsenenalter, der jedoch auch auf eine Linksherzbelastung hinweisen kann
überdrehter Linkstyp	über −30°	Positive Amplitude in I und aVL, negative Amplitude in II, III und aVF	Häufigste Ursachen im Kindesalter: • atrioventrikulärer Septumdefekt (AVSD) • Trikuspidalatredie • linksanteriorer Hemiblock (LAH)
überdrehter Rechtstyp	über 120°	positive Amplitude in III und aVR, negative Amplitude in I, II und aVL	im Säuglingsalter muss ein AVSD ausgeschlossen werden
Sagittaltyp	elektische Achse senkrecht zur Frontalebene, mit Richtung der Herzspitze nach anterior bzw. posterior	SI-SII-SIII- bzw. QI-QII-QIII-Lagetyp: in allen Extremitätenableitungen niedrigamplitudiger QRS-Komplex mit initial positiven und dann negativen Ausschlägen	Sagittaltyp SI-SII-SIII: kann bei Thoraxdeformität oder Rechtsherzbelastung auftreten

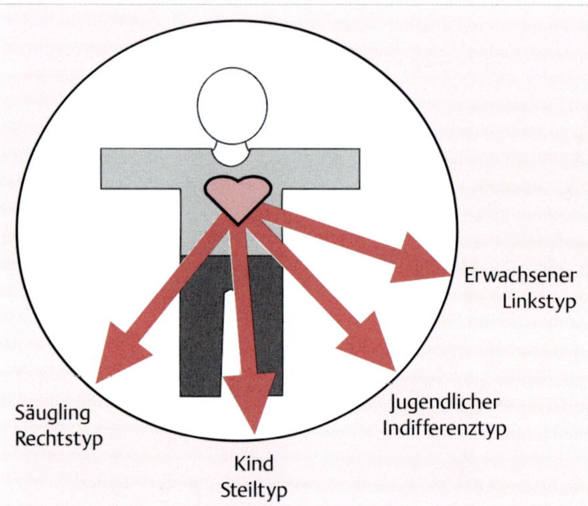

Abb. 2.12 Veränderung des Lagetyps im Laufe des Wachstums bzw. Alters.

Die Veränderungen des Lagetyps bei einer Drehung des Herzens in der Transversalebene sowie in der Längsachse sind in den ▸ Abb. 2.13 und ▸ Abb. 2.14 dargestellt.

Drehungen der **Sagittalachse** werden als Projektion auf die Frontalachse zur Bestimmung des Lagetyps herangezogen. Drehungen um die **Transversalachse** entsprechen einer Kippung des Herzens im Thorax in der anteroposterioren Ebene. Die Lagevariante mit Herzbasis oben rechts und Herzspitze unten links entspricht dem Normalbefund. Beim Sagittaltyp befindet sich die Herzbasis vorne und die Herzspitze hinten, was sich in kleinamplitudigen S-Zacken in den Ableitungen I, II und III niederschlägt (s. ▸ Abb. 2.13).

Drehungen um die **Längsachse** sind im und entgegen dem Uhrzeigersinn möglich.

Die Drehung im Uhrzeigersinn resultiert in einer Dorsalverlagerung des linken Ventrikels mit negativem Hauptvektor in I und aVL; die R/S-Umschlagszone wandert von V_3/V_4 nach V_5/V_6.

Die Drehung entgegen dem Uhrzeigersinn führt zu einer Verlagerung des Hauptvektors nach links. Dies bedingt eine Verlagerung der linken Herzkammer nach vorne; der R/S-Umschlagspunkt wandert nach rechts präkordial ($V_1/V_2/V_3$; ▸ Abb. 2.14).

2.3.3 T-Vektor

In der Repolarisation verläuft der T-Wellen-Vektor normalerweise konkordant zum Hauptvektor der Depolarisation (QRS-Vektor). Abweichungen bis zu 60° zwischen R- und T-Vektor liegen im Normbereich. Der T-Wellen-Vektor ist in den Ableitungen I und II immer positiv.

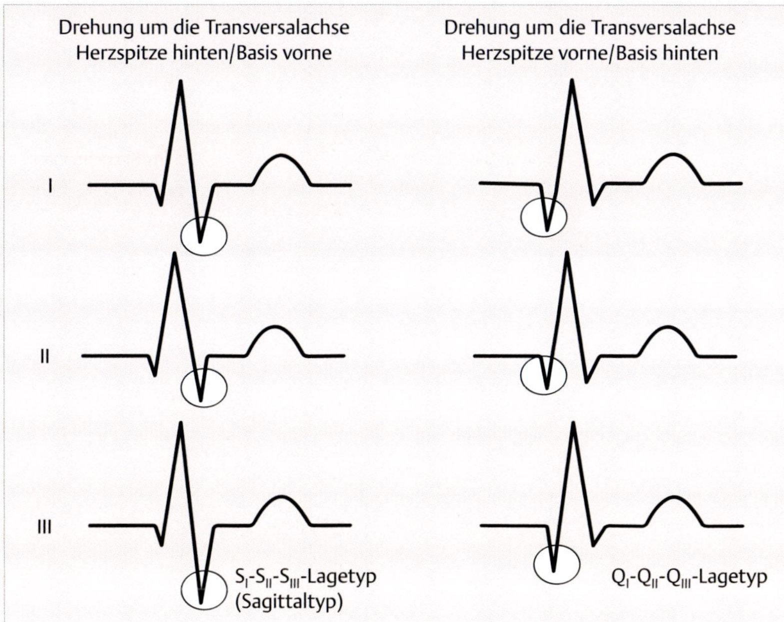

Abb. 2.13 Lagetypen. Lagetyp mit den Ableitungen I, II und III bei Drehung des Herzens um die Transversalachse.

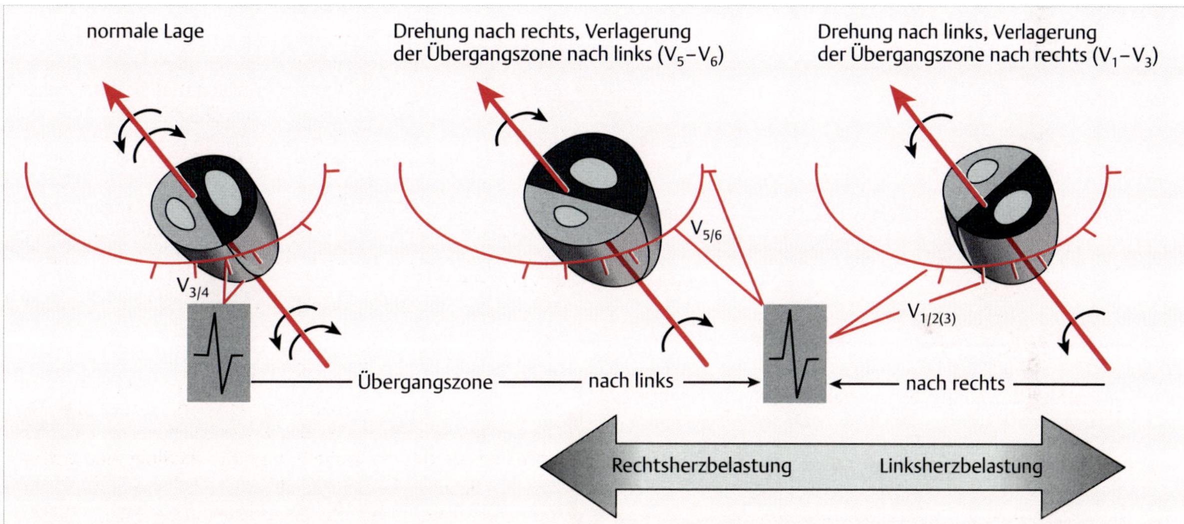

Abb. 2.14 Drehung des Herzens um die Längsachse. Hinweis auf eine chronische Belastungssituation der Kammern.

2.4 Literatur

[1] Davignon A, Rautaharju P, Boisselle E et al. Normal ECG standards for infants and children. Pediatr Cardiol. 1979/80; 1: 123–131

[2] Park MK, Gunteroth WG. How to Read Pediatric ECG's. 3rd ed. St. Louis: Mosby; 1992

[3] v. Olshausen K. EKG-Information, 8. Aufl. Darmstadt: Steinkopff; 2005

3 Ableitung des EKG

M. Gass

3.1 EKG-Dokumentation

Die Dokumentation der elektrischen Potenziale erfolgt auf Millimeterpapier. Im deutschsprachigen Raum wird im Allgemeinen mit einer Papiergeschwindigkeit von 50 mm/s, im angloamerikanischen Raum mit 25 mm/s registriert. Bei einer Geschwindigkeit von 50 mm/s entspricht die Distanz von 1 mm (1 kleines Kästchen) somit 20 ms, 1 cm (1 großes Quadrat) entspricht 200 ms.

Die Amplitude wird in der Regel mit 10 mm/1 mV aufgezeichnet; somit entspricht ein Ausschlag von 1 mm einer Amplitude von 0,1 mV (▸ Abb. 3.1). Es ist immer auf die obligatorische Eichzacke am Beginn eines jeden EKG-Ausdrucks zu achten. Hilfreich für die Auswertung sind EKG-Lineal und Stechzirkel. Aber auch ohne diese Hilfsmittel kann anhand des Millimeterpapiers eine genaue Bestimmung von Amplitude und Zeitintervall erfolgen. Die Herzfrequenz kann mit folgender Formel bestimmt werden:

$$\frac{60\,000}{\text{RR} - \text{Abstand [ms]}} = \frac{\text{Frequenz}}{\text{min}}$$

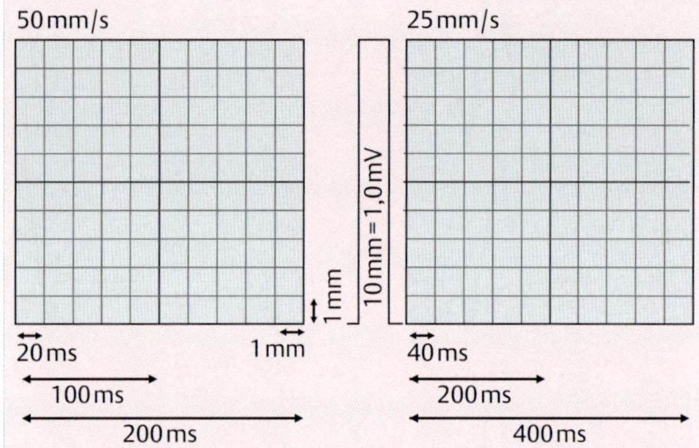

Abb. 3.1 Zeit- und Amplitudenachse. Darstellung auf Millimeterpapier bei einer Aufzeichnungsgeschwindigkeit von 50 mm/s und 25 mm/s.

3.2 Störungen und Fehlermöglichkeiten

Bei der EKG-Ableitung können verschiedene Störungen und Fehler auftreten.

> **Merke**
>
> Die Registrierung eines artefaktarmen Oberflächen-EKG kann sich bei Säuglingen und Kleinkindern als schwierig erweisen.

Bewährt haben sich EKG-Geräte mit der Möglichkeit der Datenspeicherung. Aus der so gewonnenen Aufzeichnung kann dann der beste Abschnitt ausgedruckt werden. Wichtig ist dabei eine warme und ruhige Umgebung, um Artefakte durch Muskelzittern und Bewegung zu minimieren. Das EKG-Gerät sollte einen internen **50-Hz-Filter** zur Unterdrückung von Wechselstromartefakten besitzen (▸ Abb. 3.2). Bei akkubetriebenen EKG-Geräten besteht die Gefahr von Wechselstromartefakten nicht.

Des Weiteren sollte ein guter Hautkontakt der Elektroden bestehen, d. h. auf wiederverwendbaren Elektroden genügend Kontaktgel vorhanden sein. Bei kleinen Säuglingen und Frühgeborenen ist darauf zu achten, dass es bei den Brustwandableitungen zu keinem Kontakt zwischen den einzelnen Elektroden kommt; dies würde zu einer funktionellen „Sammelelektrode" und falschen Ableitungen führen.

Auch ein zu enger Hautkontakt zwischen Mutter und EKG-Elektroden des Kindes kann zu einer Ableitung von mütterlichen Signalen im kindlichen EKG und damit zu einer Fehldiagnose von kindlichen Rhythmusstörungen führen. Beispiele hierfür sind:

- das sog. **Kangorooing** in Frühgeborenenstationen (mütterlicher Hautkontakt mit den kindlichen Monitorelektroden)
- das Halten der Mutter an den Unterarmen des Kindes mit Kontakt zu den Elektroden bei der EKG-Ableitung (▸ Abb. 3.3).

Auch eine Hochfrequenzoszillationsbeatmung kann im kindlichen EKG Ableitungsfehler verursachen, die einem Vorhofflattern ähnlich sind (▸ Abb. 3.4).

Sehr sorgfältig ist ferner auf die Polung, insbesondere bei den Extremitätenelektroden zu achten. Durch Vertauschen von Elektroden bzw. Kabeln können falsche Lagetypen produziert werden (▸ Abb. 3.5).

> **Cave**
>
> Nicht altersadäquate oder vitiumtypische **Lagetypen** sind immer zu hinterfragen (z. B. überdrehte Lagetypen).

Um der geänderten Lage der Herzachse bei einem **Situs inversus thoracalis** gerecht zu werden, müssen die Extremitätenelektroden an den beiden Armen vertauscht werden. Die Brustwandableitungen werden nach rechts abgeleitet: V_1 und V_2 werden vertauscht und zusammen mit den Ableitungen V_{r3}–V_{r6} nach rechts abgeleitet (s. ▸ Abb. 2.4).

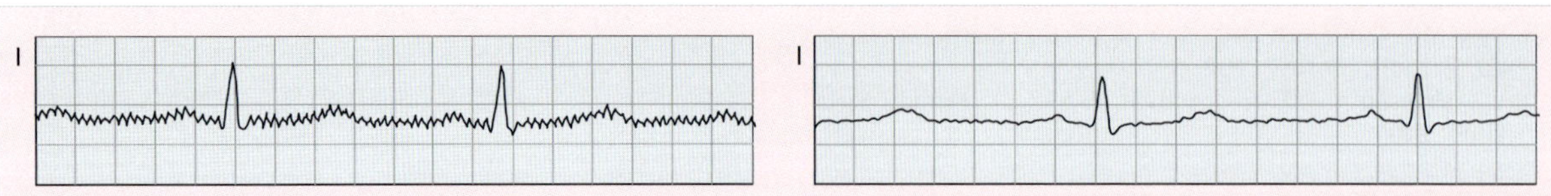

Abb. 3.2 EKG-Ableitung ohne (links) und mit 50-Hz-Filterung (rechts).

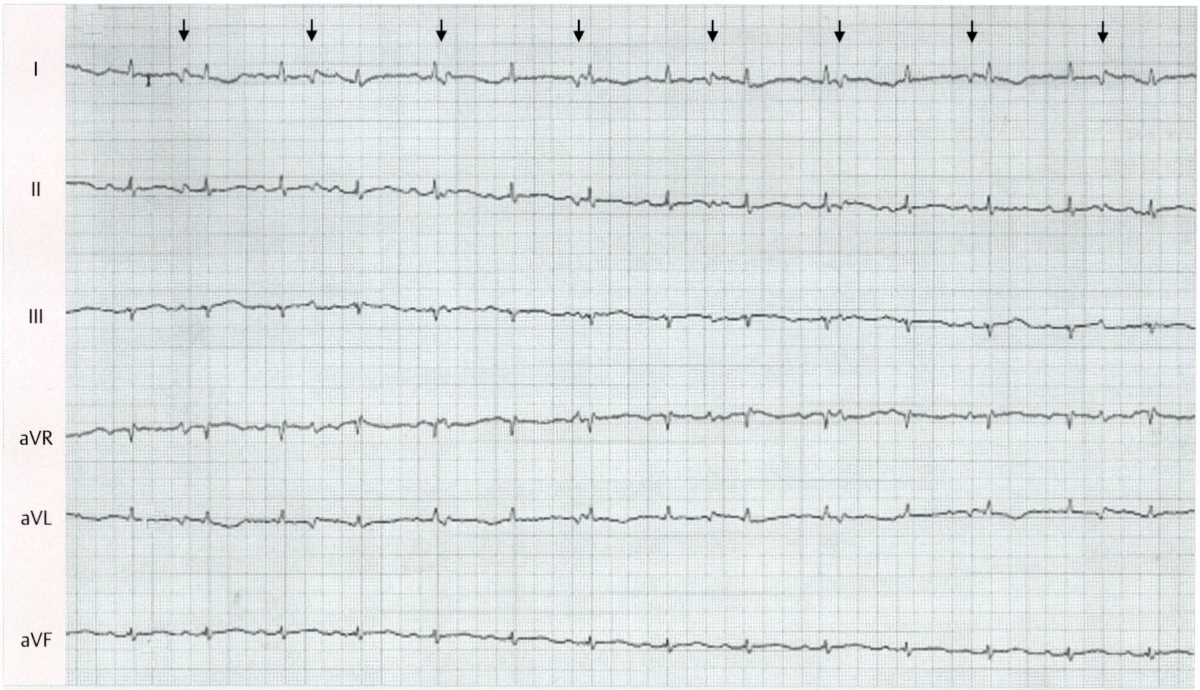

Abb. 3.3 Ableitungsfehler. EKG eines 3-jährigen Kindes, das während der EKG-Ableitung von der Mutter an den Unterarmen mit Kontakt zu den Arm-Elektroden gehalten wurde. Das mütterliche „EKG" ist durch Pfeile markiert. HF des Kindes: 150/min, HF der Mutter: 85/min. (Papiergeschwindigkeit: 50 mm/s).

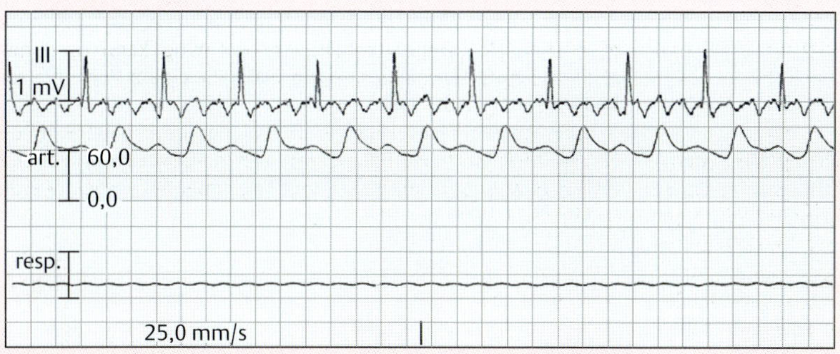

Abb. 3.4 Hochfrequenzoszillationsbeatmung. Artefakte der Grundlinie, die als Vorhofflattern fehlinterpretiert werden können.

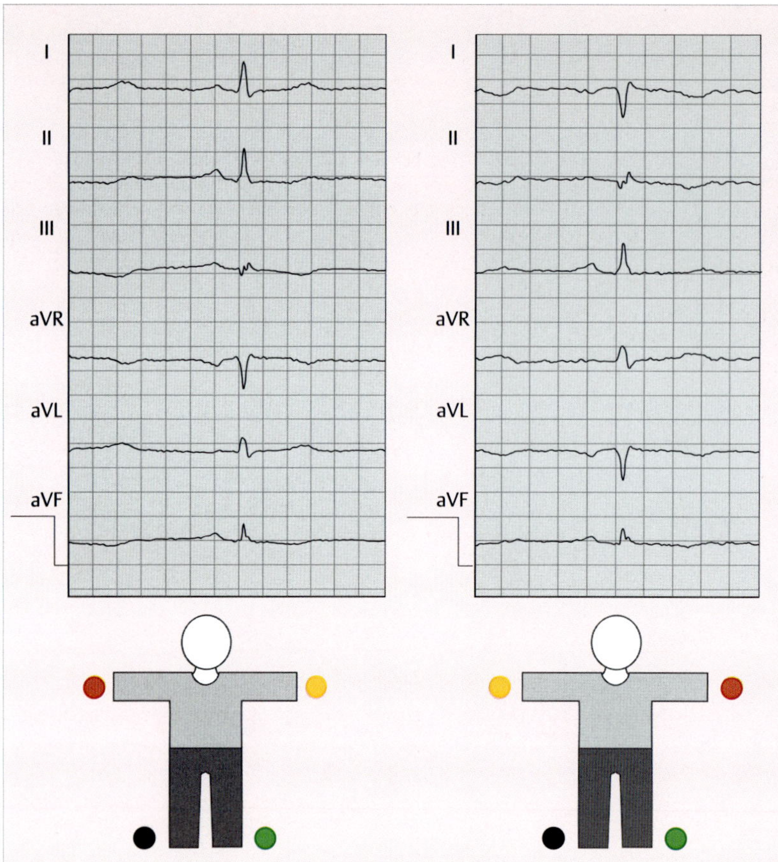

Abb. 3.5 Wechsel des Hauptvektors bei vertauschter Anlage der Armelektroden rechter und linker Arm.

4 Systematik der EKG-Auswertung im Kindesalter – Normalwerte

M. Gass

4.1 EKG-Interpretation

Die Normwerte für Amplituden und Zeitintervalle sind altersabhängig, da sie mit der Muskelmasse, der Größe des Organs und der Leitungsgeschwindigkeit korrelieren. Deshalb ist für die Interpretation des pädiatrischen EKG die Kenntnis des **Patientenalters** maßgeblich. Zusammenfassende altersspezifische Normwerttabellen finden sich in ▶ Tab. 2.1 und ▶ Tab. 4.1.

Die Messung aller Zeitintervalle erfolgt grundsätzlich in Ableitung II. Bei Problemen mit der Definition des T-Wellen-Endes kann auch die Ableitung V_5 oder V_6 verwendet werden [3].

4.1.1 Nomenklatur

Die Nomenklatur bei der EKG-Interpretation wurde willkürlich von Einthoven festgelegt. Sie beginnt mit dem Buchstaben P, da die Buchstaben, die im Alphabet davor stehen, zum damaligen Zeitpunkt bereits in anderen Publikationen verwendet worden waren (▶ Abb. 4.1).

Tab. 4.1 Altersbezogene EKG-Normwerte (2.-98. Perzentile, Mittelwerte in Klammern) für Zeitintervalle und Amplituden (Quelle: [1]).

Alter	Herzfrequenz [/min]	QRS-Achse [in Grad]	PQ-Intervall [ms]	Q in III [mm]	Q in V_1 [mm]	R in V_1 [mm]	S in V_1 [mm]	R/S in V_1	R in V_6 [mm]	S in V_6 [mm]	R/S in V_6	S in V_1 + R in V_6 [mm]	(R + S) in V_4 [mm]
< 1 Tag	94–155 (122)	55–168 (+ 135)	79–160 (107)	5	2	5–27 (14)	0,5–23 (9)	0,2–9,8 (2,3)	0–12 (5)	0,2–10 (4)	0,5–9 (2,5)	2–27 (13)	12–52 (32)
1–3 Tage	91–158 (124)	65–171 (+ 134)	81–139 (108)	5	2	5–27 (15)	0,5–21 (10)	0,2–6,0 (2,0)	0,1–12 (5)	0,2–10 (3)	0,5–11 (3)	2–28 (14)	15–53 (33)
3–7 Tage	90–166 (128)	76–168 (+ 133)	75–137 (104)	5	3	3–25 (13)	0,5–17 (7)	0,2–9,8 (2,8)	0,5–12 (5)	0,4–10 (4)	0,5–10 (2,5)	2–25 (12)	13–48 (31)
7–30 Tage	106–182 (148)	65–159 (110)	73–138 (101)	4	3	3–22 (11)	0,5–12 (4)	1,0–7,0 (2,9)	3–17 (8)	0,2–10 (3)	0,5–10 (4)	3–22 (12)	15–48 (31)
1–3 Mon.	120–179 (149)	31–115 (75)	73–130 (98)	5	3	3–19 (10)	0,5–13 (5)	0,3–7,5 (2,3)	5–22	0,3–7 (3)	0,5–12 (4,5)	6–29 (17)	22–58 (36)
3–6 Mon.	105–185 (142)	7–105 (60)	74–145 (106)	7	3	3–20 (10)	0,5–17 (6)	0,2–6 (2,4)	6–23 (14)	0,2–10 (3)	0,5–18 (6,5)	7–35 (19)	21–58 (38)
6–12 Mon.	107–168 (132)	7–98 (54)	73–156 (156)	6	3	2–20 (9)	0,5–18 (7)	0,1–3,9 (1,8)	6–23 (13)	0,2–8 (2)	0,5–22 88)	7–33 (19)	21–50 (34)
1–3 Jahre	90–151 (119)	8–100 (55)	82–148 (114)	5	3	3–18 (9)	1–21 (9)	0,1–4,2 (1,4)	6–23 (14)	0,1–7 (2)	0,5–28 (9,5)	7–38 (22)	17–48 (33)
3–5 Jahre	73–137 (108)	7–104 (55)	85–161 (118)	4	3	2–18 (8)	2–22 (10)	0,2–8 (0,9)	8–25 (15)	0,1–6 (2)	0,8–30 (11)	13–42 (25)	17–52 (35)
5–8 Jahre	65–133 (100)	10–140 (66)	90–164 (124)	3	5	1–13 (7)	3–24 (12)	0–2,0 (0,8)	9–27 (17)	0,1–4 (1)	1–30 (12)	13–47 (28)	20–53 (36)
8–12 Jahre	63–129 (92)	9–115 (61)	87–171 (128)	3	3	0,5–10 (6)	3–26 (12)	0,1–9 (0,6)	10–26 (17)	0–4 (1)	2–33 (14)	15–45 (28)	21–50 (35)
12–16 Jahre	66–120 (86)	11–133 (58)	92–175 (135)	3	3	0,5–10 (5)	3–22 (11)	0,1–8 (0,5)	7–23 (15)	0–4 (1)	2–39 (15)	11–42 (25)	12–49 (29)

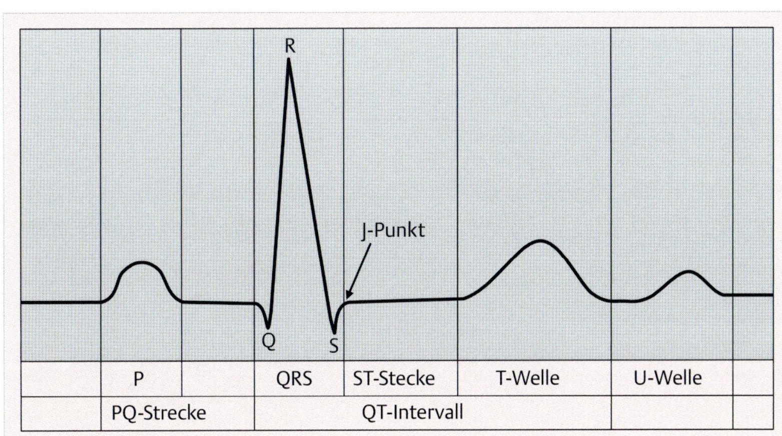

Abb. 4.1 Nomenklatur des EKGs.

4.1.2 P-Welle

Die P-Welle stellt die elektrische Erregungsausbreitung beider Vorhöfe dar. Der linke Vorhof wird über das Bachmann-Bündel 40–60 ms nach dem rechten Vorhof erregt, was zu einer Kerbung der P-Welle führen kann. Die Grenzwerte der P-Wellen-Amplitude und -breite betragen für alle Altersklassen 0,3 mV bzw. 100 ms in der Ableitung II.

Eine Belastung des rechten Vorhofs führt zu einer initial schmalbasigen Amplitudenerhöhung > 0,3 mV in II (**P dextroatriale**). Eine isolierte Belastung des linken Vorhofs äußert sich in einer doppelgipfligen Verbreiterung der P-Welle über 100 ms in Ableitung II (**P sinistroatriale**). Zusätzlich besteht eine biphasische P-Welle in V_1. Der terminal-negative Anteil ist > 40 ms, die Amplitude ist < -0,1 mV. Bei einer Belastung beider Vorhöfe spricht man von einem **P biatriale**. Im EKG zeigen sich die gemeinsamen morphologischen Veränderungen von P dextroatriale und P sinistroatriale (siehe auch Kap. 9).

4.1.3 PQ-Intervall

Das Intervall vom Beginn der P-Welle bis zum Beginn des Kammerkomplexes wird als PQ-Zeit oder PQ-Intervall bezeichnet. Subsummiert ist hierunter die Erregungsausbreitung der Vorhöfe, des AV-Knotens und des His-Bündels.

Fehlt Q, so wird bis zum Beginn der R-Zacke (PR-Intervall) gemessen. Die PQ-Zeit ist altersabhängig und verkürzt sich physiologischerweise bei einer Frequenzzunahme.

Die Verlängerung der PQ-Zeit über die entsprechende Norm hinaus wird als Atrioventrikularblock I° bezeichnet. Sie kann vagoton bedingt sein. Bei der intrakardialen HB-Ableitung zeigt sich dann eine intranodale Verzögerung mit Verlängerung des AH-Intervalls (Vorhof-His-Intervalls).

Eine infranodale Leitungsverzögerung mit verlängertem HV-Intervall (Leitung vom His-Bündel zum Ventrikelmyokard) weist in der Regel auf eine nicht reversible Störung im His-Bereich hin.

Eine verkürzte PQ-Zeit bei schmalem QRS-Komplex ohne Präexzitation wurde früher als Lown-Ganong-Levine-Syndrom bezeichnet, unter der Annahme einer akzessorischen Leitungsbahn zwischen der Vorhofmuskulatur und dem AV-Knoten (James-Bündel). Diese vermutete atrionodale Bahn konnte jedoch elektrophysiologisch nicht nachgewiesen werden. Heute geht man davon aus, dass es sich um die schnelle Überleitungsvariante im AV-Knoten handelt.

Ein verkürztes PQ-Intervall mit einem durch Präexzitation verbreiterten QRS-Komplex ist typisch für das **Wolff-Parkinson-White-Syndrom** (WPW-Syndrom, s. Kap. 18.2.10).

4.1.4 Q-Zacke

Die Q-Zacke ist Ausdruck der initialen Kammererregung, die im Kammerseptum und den Papillarmuskeln beginnt. Der Vektor weist hierbei von der Herzspitze zur Basis des Herzens. Normalerweise ist die Q-Zacke in den Ableitungen mit deutlich positiven R-Zacken am besten zu sehen. Eine Dauer < 15 ms ist normal, die Amplitude beträgt 0,2–0,3 mV.

Die Q-Zacke sollte in Ableitung III nie größer als ¼ der höchsten R-Amplitude aller Extremitätenableitungen sein. Eine infarkttypische Q-Zacke mit einer Q-Amplitude > ¼ der höchsten R-Amplitude und einer Verbreiterung auf > 40 ms kann man im Säuglings- und Kleinkindesalter z. B. beim **Bland-White-Garland-Syndrom** finden. Dabei führt der Fehlabgang der linken Koronararterie aus der A. pulmonalis in der Regel zu Myokardischämiezeichen in den Ableitungen I, aVL sowie V_3–V_6 (s. Kap. 13.4.10).

4.1.5 QRS-Komplex

Die elektrische Erregungsausbreitung in den beiden Kammern wird als QRS-Komplex abgebildet. Der 1. positive Amplitudenausschlag wird definitionsgemäß als R-Zacke bezeichnet. Ihr geht, falls vorhanden, der negative Ausschlag der Q-Zacke voraus. Dann folgt die ebenfalls negativ gerichtete S-Zacke als Abschluss des QRS-Komplexes und der elektrischen Kammererregung.

▸ **Nomenklatur.** Amplituden von > 0,5 mV werden mit einem Großbuchstaben und Amplituden von < 0,5 mV mit einem Kleinbuchstaben bezeichnet. Kommen Zacken ein 2. Mal innerhalb eines QRS-Komplexes vor, werden diese mit R', S', r' oder s' kenntlich gemacht (▸ Abb. 4.2).

Die Breite des QRS-Komplexes ist altersabhängig. Die maximale normale QRS-Breite im Kindesalter bis zum 16. Lebensjahr beträgt 100 ms (s. ▸ Tab. 2.1). Die endgültige Negativitätsbewegung des Kammerkomplexes wird als oberer Umschlagpunkt (oUP) bezeichnet. Eine Verspätung des oUP weist auf eine Erregungsausbreitungsstörung hin, wie z. B. bei einer Volumenbelastung der Ventrikel oder bei Schenkelblockbildung (▸ Abb. 4.3). Die Maximalwerte der QR-Zeit liegen im Kindesalter in V_1 zwischen 20–30 ms. Bei normaler intraventrikulärer Erregungsausbreitung weist eine R-Amplitude über der 98. Perzentile auf eine Kammerhypertrophie hin (s. ▸ Tab. 4.1).

Als **Niedervoltage** bezeichnet man QRS-Amplituden in den Extremitätenableitungen von < 0,5 mV und in den Brustwandableitungen von < 0,7 mV. Sind nur die Amplituden der Extremitätenableitung erniedrigt, so spricht man von einer peripheren Niedervoltage (s. a. Kap. Periphere Niedervoltage). Mögliche Ursachen dafür können sein:

- Entzündliche oder toxische Myokardschädigungen
- Hypothyreose
- Perikarderguss
- Pneumothorax
- Kachexie
- Adipositas

4.1.6 J-Punkt

Der J-Punkt stellt den Übergang der S-Zacke des QRS-Komplexes in die ST-Strecke dar. Zur Beurteilung einer pathologischen ST-Strecken-Senkung wird das elektrische Niveau der ST-Strecke 60 ms hinter dem J-Punkt herangezogen (s. ▸ Abb. 4.1).

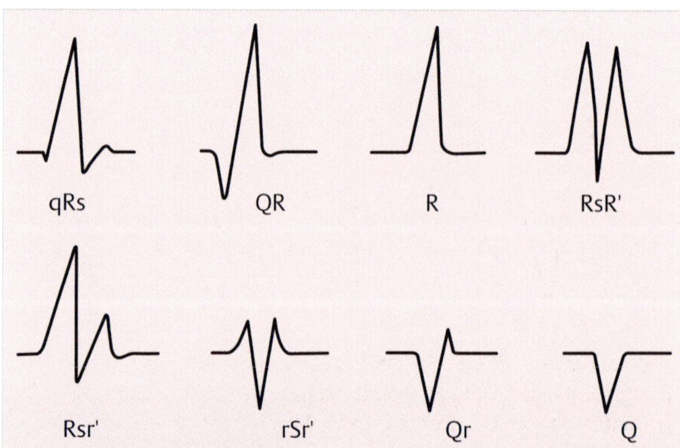

Abb. 4.2 QRS-Komplex. Beschreibung des QRS-Komplexes in Abhängigkeit von Polarität und Ausschlaghöhe der einzelnen Abschnitte.

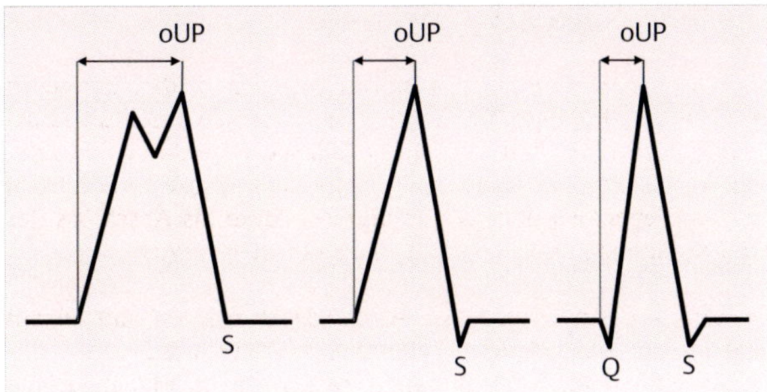

Abb. 4.3 **oUP.** Bestimmung des oberen Umschlagspunkts.

4.1.7 ST-Strecke

Die ST-Strecke dauert vom J-Punkt bis zum Beginn der T-Welle. In diesem Zeitabschnitt sind die Kammern vollständig depolarisiert. Die ST-Strecke verläuft nicht komplett isoelektrisch, sondern üblicherweise gering aszendierend zur T-Welle hin. Hebungen oder Senkungen von ST bis zu 0,1 mV über bzw. unter das Niveau der TP-Strecke können im Kindesalter in allen Ableitungen vorkommen.

Eine Besonderheit stellt das sog. „**frühe Repolarisationssyndrom**“ der Adoleszenz dar. Dabei besteht eine J-Punkt-Anhebung von 0,1 mV bis max. 0,2 mV mit entsprechender ST-Hebung in den Brustwandableitungen V_3 und V_4, die meist mit hohen T-Wellen verbunden ist. Ein Belastungstest (sympathikotone Reaktion) kann diesen Befund normalisieren (s. Kap. 11 und Kap. 18).

ST-Strecken-Senkungen

ST-Strecken-Senkungen können auf Schädigungen im subendokardialen Myokardbereich hinweisen. Davon abzugrenzen sind ST-Strecken-Senkungen im Rahmen von Schenkelblockierungen.

ST-Strecken-Hebungen

Im Gegensatz zu den ST-Strecken-Senkungen gelten ST-Strecken-Hebungen primär als pathologisch und bedürfen der weiteren Abklärung, denn sie sind der sichtbare Ausdruck eines Verletzungsstroms bei Myokardschädigung oder subepikardialer Schädigung, z. B. im Rahmen einer Perikarditis (▸ Abb. 4.4).

4.1.8 T-Welle

Die T-Welle repräsentiert die Erregungsrückbildung (Repolarisation) des Kammermyokards. Die Repolarisationsrichtung verläuft von epi- nach endokardial. Bei normaler Repolarisation ist die T-Welle positiv in I und II, beim Steil- und Rechtstyp positiv in III und etwas asymmetrisch konfiguriert, d. h. dass der ansteigende Teil etwas länger andauert als der absteigende. Sie weist in der Regel eine Amplitude von ¼ der R-Amplitude in den Extremitätenableitungen auf. Die Amplitude wird in der Regel nicht bestimmt.

Überhöhte T-Wellen findet man bei Volumenhypertrophie des linken Ventrikels, aber auch bei Bradykardie und vegetativer Dystonie („vagotones T“) sowie bei Subtypen des Long-QT-Syndroms.

Hohe und spitze T-Wellen werden bei einer Hyperkaliämie von > 7 mmol/l beobachtet. Beim akuten Myokardinfarkt kommt es ebenfalls zu hohen, spitzgipfligen T-Wellen, dem sog. „Erstickungs-T“, das zusammen mit angehobenen ST-Strecken auf ein frühes Infarktstadium hinweist.

Abgeflachte T-Wellen findet man bei:

- Orthostatischer Dysregulation
- Sinustachykardie
- Hypokaliämie
- Digitalisierung
- Myo- und Perikarditis
- Koronarinsuffizienz (▸ Abb. 4.5)

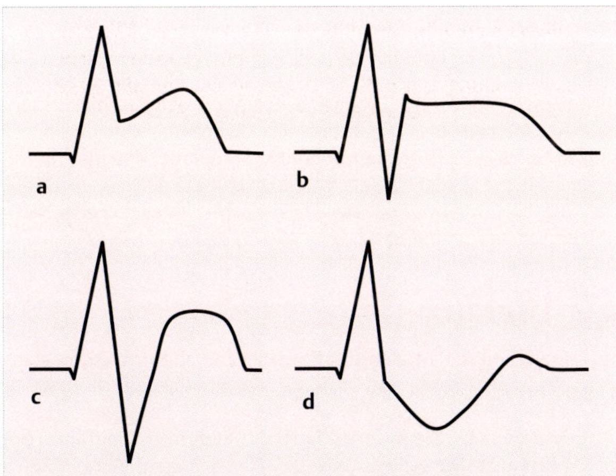

Abb. 4.4 **Terminologie der ST-Strecken-Veränderungen.**
a Konvexbogenförmige ST-Hebung aus dem absteigenden R.
b Plateauförmige ST-Hebung mit J-Punkt-Elevation aus aufsteigendem S.
c Aszendierende ST-Senkung.
d Deszendierende ST-Senkung.

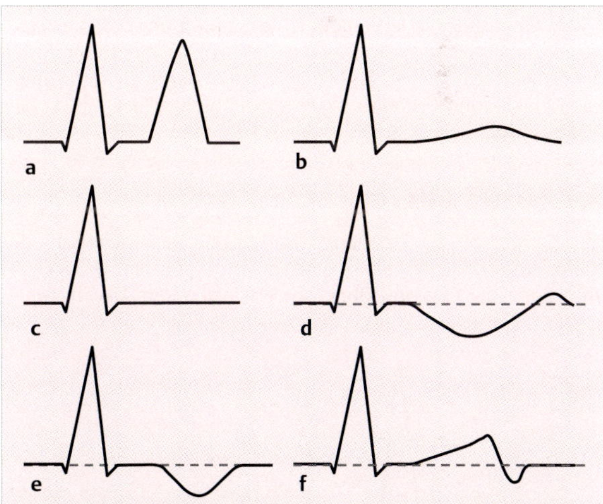

Abb. 4.5 **T-Wellen-Morphologie.**
a Spitzgipflige T-Welle.
b Abgeflachte T-Welle.
c Isoelektrische T-Welle.
d Präterminal negative T-Welle.
e Terminal negative T-Welle.
f Terminal biphasische T-Welle.

Tab. 4.2 Prozentuale Häufigkeit von negativen T-Wellen in den Brustwandableitungen in Abhängigkeit vom Lebensalter.

Alter	V_1 [%]	V_2 [%]	V_3 [%]	V_4 [%]	V_5 [%]	V_6 [%]
1. Woche – 2. Monat	100	95	78	30	2	0
3.–5. Monat	100	92	73	28	2	0
6.–12. Monat	100	97	78	22	0	0
2.–3. Jahr	100	100	75	13	0	0
4.–6. Jahr	98	95	60	5	0	0
7.–10. Jahr	92	80	35	2	0	0
11.–14. Jahr	85	55	10	0	0	0

Morphologie

In der 1. Lebenswoche kann die T-Wellen-Morphologie sehr variabel sein. Danach sollte die T-Welle jedoch in V_1 negativ und in (V_5–)V_6 positiv sein. Bei Säuglingen und Kleinkindern darf die T-Welle noch in V_1–V_5 negativ sein.

Mit zunehmendem Alter verschiebt sich die T-Wellen-Inversion nach rechtspräkordial; bei Jugendlichen ist gelegentlich noch die T-Welle in V_1 negativ (▶ Tab. 4.2). Ansonsten sollten sich die T-Wellen in den Brustwandableitungen konkordant zu den R-Amplituden verhalten.

Eine terminal negative T-Welle kann insbesondere im Erwachsenenalter auf eine Peri- oder Myokarditis, eine durchgemachte Ischämie oder hypertrophe Kardiomyopathie hinweisen. Aber auch nicht primär kardiale Ursachen, wie z. B. Kollagenosen oder endokrine Störungen (Hypothyreose), können eine T-Negativierung bewirken.

4.1.9 U-Welle

Als U-Welle wird eine fakultative Nachschwankung im Anschluss an die T-Welle in den Ableitungen II, aVL sowie den Brustwandableitungen V_2–V_6 bezeichnet. Die U-Welle hat in der Regel die gleiche Polarität wie die T-Welle; negative U-Wellen sind pathologisch. Zurzeit herrscht hinsichtlich der Ursache der U-Wellen keine einheitliche Meinung: Möglicherweise handelt es sich um die Repolarisation der Purkinje-Fasern. Prominente U-Wellen können auch bei Vagotonie und Hypokaliämie auftreten.

Die Amplitude der U-Welle soll max. 2–24 % der T-Welle betragen. Bei einer Amplitude > 50 % der T-Welle ist diese als ein Anteil der T-Welle zu werten. Probleme bereiten kann die Verschmelzung von T- und U-Welle bei der Bestimmung des QT-Intervalls (▶ Abb. 4.6).

4.1.10 QT-Intervall

Im QT-Intervall werden Depolarisation und Repolarisation der Kammern erfasst. Gemessen wird es vom Beginn der Q-Zacke bis zum Ende der T-Welle. Ohne Korrektur können TU-Verschmelzungswellen zu einem „verlängerten" QT-Intervall führen. Das QT-Intervall ist abhängig von der Herzfrequenz; im Normalfall kommt es bei höheren Herzfrequenzen zu einer Verkürzung des QT-Intervalls.

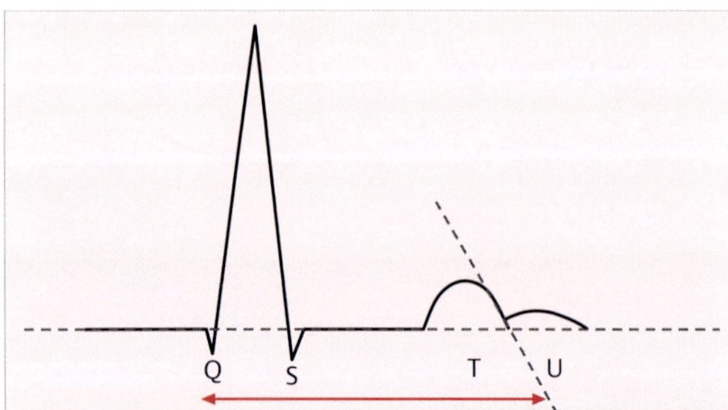

Abb. 4.6 Bestimmung des QT-Intervalls bei TU-Verschmelzungswelle.

Um vergleichbare Messungen und Normwerte zu erhalten, ist es erforderlich, das QT-Intervall frequenzbezogen zu korrigieren (**QTc**). Dazu wird heute am häufigsten die **Formel von Bazett** verwendet, bei der die gemessene QT-Zeit in Sekunden durch die Wurzel der Zeit des vorangegangenen RR-Intervalls in Sekunden dividiert wird:

$$QTc = \frac{\text{QT-Zeit [ms]}}{\sqrt{\text{RR-Intervall [s]}}}$$

Diese Formel gibt bei Frequenzen zwischen 60/min und 100/min exakte Werte an. Bei Frequenzen unter 60/min wird die QTc-Zeit eher zu gering und bei Frequenzen über 100/min zu hoch beziffert.

Bei einer Herzfrequenz von genau 60/min entspricht die gemessene QT-Dauer der frequenzkorrigieren QTc-Zeit. Bei Frequenzen außerhalb dieses Bereichs sollten die **Formeln von Fridericia** [2] oder **Framingham** [4] benutzt werden.

Neben der Berechnung des QTc kann man auch anhand von **Nomogrammen** die korrigierte QT-Zeit im Verhältnis zum RR-Intervall ablesen.

Der mittlere Normwert für QTc liegt in der 1. Lebenswoche bei 397 ± 15 ms; im 2. Lebensmonat besteht eine physiologische QT-Verlängerung mit einem mittleren QTc-Wert von 409 ± 15 ms. Eine allmähliche „Normalisierung" mit Rückkehr auf Werte der 1. Lebenswoche erfolgt dann bis zum 6. Lebensmonat [5].

Bis zum 15. Lebensjahr liegt der obere QTc-Normwert bei 440 ms. Jenseits des 15. Lebensjahres finden sich geschlechtsspezifische Unterschiede: Der untere QTc-Grenzwert liegt für Frauen und Männer bei 340 ms, der obere für Frauen bei 450 ms (Grenzbereich 451–470 ms), sicher pathologisch bei > 470 ms; für Männer liegt der obere Grenzwert bei 430 ms (Grenzbereich 431–450 ms), sicher pathologisch bei > 450 ms (s. Kap. 18.2.12).

4.2 Literatur

[1] Davignon A, Rautaharju P, Boisselle E et al. Normal ECG standards for infants and children. Pediatr Cardiol 1979/80; 1: 123–131

[2] Fridericia LS. Die Systolendauer im Elektrokardiogramm bei normalen Menschen und bei Herzkranken. Acta Medica Scandinavica 1920; 53: 460–469

[3] Garson A. Recording the sequence of cardiac activity. In: The Electrocardiagram in Infants and Children. Philadelpia: Lea & Febiger; 1983

[4] Sagie A, Larson MG, Goldberg RJ et al. Animproved method for adjusting the QT interval for heart rate (the Framingham Heart Study). Am J Cardiol. 1992; 70: 797–801

[5] Schwartz PJ, Garson A, Paul T, Stamba-Badiale M et al. Guidelines for the interpretation of the neonatal electrocardiogram: A task force Report. Eur Heart J 2002; 23: 1329–1344

5 Registrierung, Auswertung und Beurteilung eines EKG

M. Gass

5.1 EKG-Registrierung

5.1.1 Ableitungsprogramm

Bei jeder EKG-Untersuchung sollten die Extremitätenableitungen I–III, aVR, aVL und aVF sowie die Brustwandableitungen V_1–V_6 geschrieben werden. Für die Hypertrophiediagnostik bei angeborenen Herzfehlern ist die zusätzliche Registrierung der rechtspräkordialen Ableitungen Vr_4 und Vr_3 von Vorteil.

5.1.2 Eichung

In der Regel gilt: 1 cm = 1 mV. Bei sehr großen Ausschlägen ist es von Vorteil, zusätzlich eine „Dämpfung" der Kurve vorzunehmen, indem man die Eichung auf 0,5 cm = 1 mV reduziert.

5.1.3 Papiergeschwindigkeit

Die Registrierung einer EKG-Kurve erfolgt in der Regel mit einer Papiergeschwindigkeit von 50 mm/s. Auf der Zeitachse entspricht dann 1 mm 0,02 s und 1 cm 0,2 s. In den angloamerikanischen Ländern wird das Ruhe-EKG generell mit einer Geschwindigkeit von 25 mm/s abgeleitet. 1 mm entspricht dann 0,04 s.

Vorteil: Das 12-Kanal-EKG kann komplett auf einer Seite abgebildet werden.

Nachteil: eine gewisse Ungenauigkeit bei der Vermessung der Zeitintervalle, besonders des QT-Intervalls.

Bei Rhythmusstörungen empfiehlt sich generell eine Ableitung mit 25 mm/s, um einen längeren EKG-Abschnitt beurteilen zu können. Darüber hinaus können so P-Wellen besser lokalisiert werden, da deren Ausschlag deutlicher zur Darstellung kommt.

5.2 EKG-Auswertung

Zweckmäßigerweise werden bei der Auswertung erst der Grundrhythmus, dann die Herzfrequenz bestimmt.

5.2.1 Bestimmung des Grundrhythmus

Analyse der Vorhofaktivität/ P-Wellen-Morphologie und -polarität

Für diese Analyse werden die P-Wellen nach ihrer Größe, Form und Dauer in den Ableitungen II und V_1 beurteilt.

Bei einem normalen Sinusrhythmus sind die P-Wellen in den Ableitungen I und aVF positiv (P-Wellen-Winkel $\alpha = 0–90°$). In der Ableitung III können sie flach sein.

Bei einem Sinusrhythmus mit ungleichen RR-Abständen, die sich phasenweise in bestimmter Regelmäßigkeit wiederholen, kann es sich um eine respiratorische Arrhythmie handeln.

5.2.2 Bestimmung der Herzfrequenz

Die Herzfrequenz lässt sich nach folgender Formel berechnen:

$$\text{Frequenz/min} = \frac{60}{\text{RR-Intervall [ms]}}$$

Eine einfachere Methode zur Bestimmung der Herzfrequenz ist die Benutzung von Messlinealen.

Dauer der PQ-Zeit

Alle Zeitabstände werden in Ableitung II gemessen. Zu den Normwerten für die einzelnen Altersstufen, s. ► Tab. 5.1.

QRS-Komplex

Ausschlagsrichtung und Amplitude von QRS in den Extremitätenableitungen ergeben den Lagetyp in der Frontalebene (Cabrera-Kreis). Für die Hypertrophiediagnostik ist die **RS-Relation** in den Brustwandableitungen (Horizontalebene) von Bedeutung:

- **Hypertrophie des rechten Ventrikels**: R-Zacken in den rechtspräkordialen Ableitungen von großer Amplitude
- **Linkshypertrophie**: hohe R-Zacken in den Ableitungen über dem linken Ventrikel (V_5 und V_6).

Ausmessung der QRS-Dauer (Altersnormwerte s. ► Tab. 5.2).

Tab. 5.1 PQ-Zeit in Abhängigkeit vom Lebensalter (Quelle: [1]).

Alter	Minimum [ms]	2 % [ms]	Mittelwert [ms]	98 % [ms]	Maximum [ms]
< 1 Tag	70	80	110	160	170
1–2 Tage	70	80	110	140	150
3–6 Tage	70	70	100	140	140
1–3 Wochen	60	70	100	140	140
1–2 Monate	60	70	100	130	130
3–5 Monate	60	70	110	150	150
6–11 Monate	40	70	110	160	180
1–2 Jahre	80	80	110	150	150
3–4 Jahre	80	90	120	160	180
5–7 Jahre	80	90	130	170	210
8–11 Jahre	80	90	130	170	210
12–15 Jahre	80	90	140	180	220

Tab. 5.2 Altersbezogene Normwerte für die Dauer des QRS-Komplexes (Quelle: [2]).

Alter	Dauer [ms]
< 1 Monat	50–70
1–6 Monate	50–70
6–12 Monate	50–70
1–3 Jahre	60–70
3–8 Jahre	70–80
8–12 Jahre	70–90
12–16 Jahre	70–100
> 16 Jahre	80–120

Tab. 5.3 Dauer des QT-Intervalls (sek; Ableitung V5) in Bezug zur Herzfrequenz (Quelle: [1]).

Herzfrequenz	Minimal	2 %	Mittelwert	98 %	Maximal
80–80/min	0,222	0,293	0,343	0,380	0,396
90–95/min	0,273	0,280	0,329	0,372	0,378
95–100/min	0,270	0,290	0,325	0,361	0,432
100-105/min	0,267	0,274	0,318	0,364	0,423
105–110/min	0,255	0,264	0,307	0,355	0,417
110–115/min	0,228	0,247	0,300	0,367	0,372
115–120/min	0,207	0,245	0,293	0,344	0,360
120–125/min	0,222	0,233	0,289	0,351	0,363
125–130/min	0,198	0,228	0,280	0,334	0,345
130–135/min	0,204	0,212	0,273	0,331	0,336
135–140/min	0,210	0,228	0,272	0,325	0,330
140–150/min	0,195	0,218	0,263	0,308	0,318

Spaltungen und Verbreiterungen des QRS-Komplexes sprechen für eine intraventrikuläre Erregungsausbreitungsstörung (inkompletter oder kompletter Schenkelblock). Vorzeitig einfallende Kammeraktionen mit schlankem QRS bzw. einem QRS-Muster wie im Sinusrhythmus sprechen für einen supraventrikulären Reizursprung, verbreiterte und deformierte QRS-Komplexe für ventrikuläre Extrasystolen.

ST-Strecken

Hierbei werden Abgang und Verlauf der ST-Strecke beurteilt. Als Referenzniveau gilt das Ende der PQ-Strecke. Verlaufsbeschreibung der ST-Strecke:

- horizontal
- aszendierend
- deszendierend
- konvex, konkav
- muldenförmig

T-Welle

Die T-Welle beschreibt Amplitude und Vektor in Bezug zum QRS-Komplex.

QT-Dauer

Normwerte s. ▶ Tab. 5.3. Bei Verlängerung der Dauer besteht der Verdacht auf ein Long-QT-Syndrom. In diesen Fällen ist auf eine abnorme Konfiguration der ST-T-Strecke zu achten.

5.3 Beurteilung des EKG-Befunds

Bei der Befundung des EKG sollte der Arzt über wichtige klinische Untersuchungsbefunde mit der Verdachtsdiagnose und eventuell verabreichte Medikamente informiert sein. Besteht der Verdacht auf eine entzündliche Herzerkrankung, ist eine Beurteilung selten aus einem einzelnen EKG, sondern am besten aus der Verlaufsbeobachtung möglich.

5.4 Literatur

[1] Davignon A, Rautaharju P, Boisselle E et al. Normal ECG standards for infants and children. Pediatr Cardiol 1979/80; 1: 123–131

[2] Gunteroth WG. Pediatric electrocardiography. Philadelphia: Saunders; 1965

Tab. 5.4 Ursachen und Differenzialdiagnose bedeutsamer Veränderungen des EKG.

	EKG-Veränderung	Ursachen/Vorkommen
P-Welle	P hoch, spitz (> 0,3 mV in Ableitung II)	P dextroatriale
	P breit (> 100 ms in II), doppelgipfelig, negative Komponente in V_1 > 40 ms und > -0,1 mV)	P sinistroatriale
	P hoch und breit	P biatriale
	P mit kleiner Amplitude	• Vagotonus • Hypothyreose • Perikarderguss
	Reguläres P nicht erkennbar	• supraventrikuläre Tachykardie • Vorhofflattern/-flimmern • höhergradiger sinuatrialer Block
	P negativ in Ableitung I	Zusammen mit negativem QRS und T-Welle: Verdacht auf Herz-Lageanomalie (Dextrokardie)
	in den Ableitungen II, III und aVF	kaudokraniale Vorhoferregung (AV-Rhythmus)
PQ-Dauer	verkürzt	• Präexzitationssyndrom (WPW-Syndrom) • oberer AV-Rhythmus bei negativem P in den Ableitungen II und III
	verlängert	• AV-Block I° • Pharmaka (Digitalis, Antiarrhythmika der Klassen Ic und III)
QRS-Komplex	kleine Amplitude	• bei jungen Säuglingen und Frühgeborenen • Perikarderguss • R-Verlust bei Myokarditis, Myokardischämie • Hypothyreose • Therapie mit kardiotoxischen Antimetaboliten
	hohe Amplitude	• asthensicher Habitus • Kammerhypertrophie • Ventrikelstimulation (Schrittmacher)
	Spaltung und/oder Verbreiterung	• Schenkelblock (mit Verbreiterung), inkompletter Schenkelblock (ohne Verbreiterung) • Volumenhypertrophie • Präexzitationssyndrom (WPW-Syndrom) • ventrikuläre Extrasystolen • ausgeprägte Hyperkaliämie
ST-Strecke	ST-Hebung	
	Abgang vom aufsteigenden Schenkel der S-Zacke, nach unten konkav	akute Perikarditis (1. Stadium)
	Abgang vom absteigenden Schenkel der R-Zacke, nach unten konvex	Infarktbild: Verdacht auf Koronargefäßanomalie (Bland-White-Garland-Syndrom, Kawasaki-Syndrom mit Beteiligung der Koronargefäße)
	ansteigend zur positiven T-Welle (Brustwandableitungen)	Vagotonie
	ST-Senkung	Ausdruck einer Erregungsrückbildungsstörung: • Myo-/Perikarditis • Elektrolytstörungen • vegetative Kreislaufregulationsstörungen • Kammerhypertrophie u. a. (s. ► Tab. 11.1)
T-Welle	hoch positiv	• Hyperkaliämie • Vagotonie • Long-QT-Syndrom
	abgeflacht bis negativ	• akute Myo-/Perikarditis (bei chronischer Perikarditis spitz negativ) • ausgeprägte Hypokaliämie • Digitalis (muldenförmig) • Long-QT-Syndrom
QT-Dauer	verkürzt	Hyperkalziämie, Hyperkaliämie, Short-QT-Syndrom
	verlängert	• Long-QT-Syndrom (angeboren, erworben) • Schenkelblockbild • Hypokalziämie, Hypokaliämie • Medikamente: Antiarrhythmika Klasse Ia, c, III (s. ► Tab. 17.2) • Hypothyreose

6 Abnorme EKG-Amplituden

M. Gass

6.1 Voltage-Änderungen

Im Standard-EKG können QRS-Amplituden sowohl pathologisch niedrige als auch überhöhte Amplituden in Bezug auf die altersentsprechenden Normwerte aufweisen.

6.1.1 Niedervoltage

Definition

Als Niedervoltage werden unterhalb der Altersnorm liegende QRS-Amplituden bezeichnet. Im Erwachsenenalter gelten QRS-Amplituden unter 0,5 mV in den Extremitätenableitungen als Niedervoltage. Gemessen wird hierbei von der Spitze von R bis zur Spitze von S (RS-Amplitude). In den Brustwandableitungen müssen die Amplitudenhöhen weniger als 0,7 mV betragen, um das Kriterium der Niedervoltage zu erfüllen.

Definition im Kindesalter [1]:
Amplitude von R plus S < 0,5 mV in I bis aVF bzw.
Amplitude von R plus S < 0,7 mV in V_1–V_6

Es wird zwischen einer **peripheren Niedervoltage**, die nur in den Extremitätenableitungen zu sehen ist, und der **allgemeinen Niedervoltage** mit niedrigen Ausschlägen auch in den Brustwandableitungen unterschieden.

Periphere Niedervoltage

Die Ursachen einer peripheren Niedervoltage können sehr unterschiedlicher Natur sein. Am häufigsten sind extrakardiale Faktoren verantwortlich für den Potenzialverlust an der Körperoberfläche. Hier sind insbesondere die ausgeprägte Adipositas, das Lungenemphysem bzw. ein Pneumothorax und das Myxödem zu nennen. Aber auch ein beim Jugendlichen auftretender Sagittallagetyp kann durch Abweichung des Summationsvektors aus der Frontalebene eine periphere Niedervoltage bewirken.

Allgemeine Niedervoltage

Eine allgemeine Niedervoltage in allen EKG-Ableitungen kann bei Erkrankungen von Perikard und Myokard bestehen. Als perikardiale Faktoren sind der Perikarderguss und die Perikardschwiele zu nennen. Myokardiale Ursachen finden sich bei diffuser ischämischer, toxischer, entzündlicher oder infektiöser Myokardschädigung und bei Stoffwechselerkrankungen wie Amyloidose, Sklerodermie oder Mukopolysaccharidose.

Beispiele hierfür sind die Niedervoltage bei dilatativer Kardiomyopathie als Zeichen der myokardialen Schädigung (▶ Abb. 6.1) oder die Therapie mit kardiotoxischen Antimetaboliten (Daunorubicin, Doxorubicin). Dabei kann die Niederspannung akut oder im Langzeitverlauf auftreten und im Allgemeinen mit einer schweren myokardialen Funktionseinschränkung einhergehen (s. ▶ Abb. 6.1). Bei herztransplantierten Patienten gilt eine neu auftretende Niedervoltage als Hinweis für eine Abstoßungsreaktion.

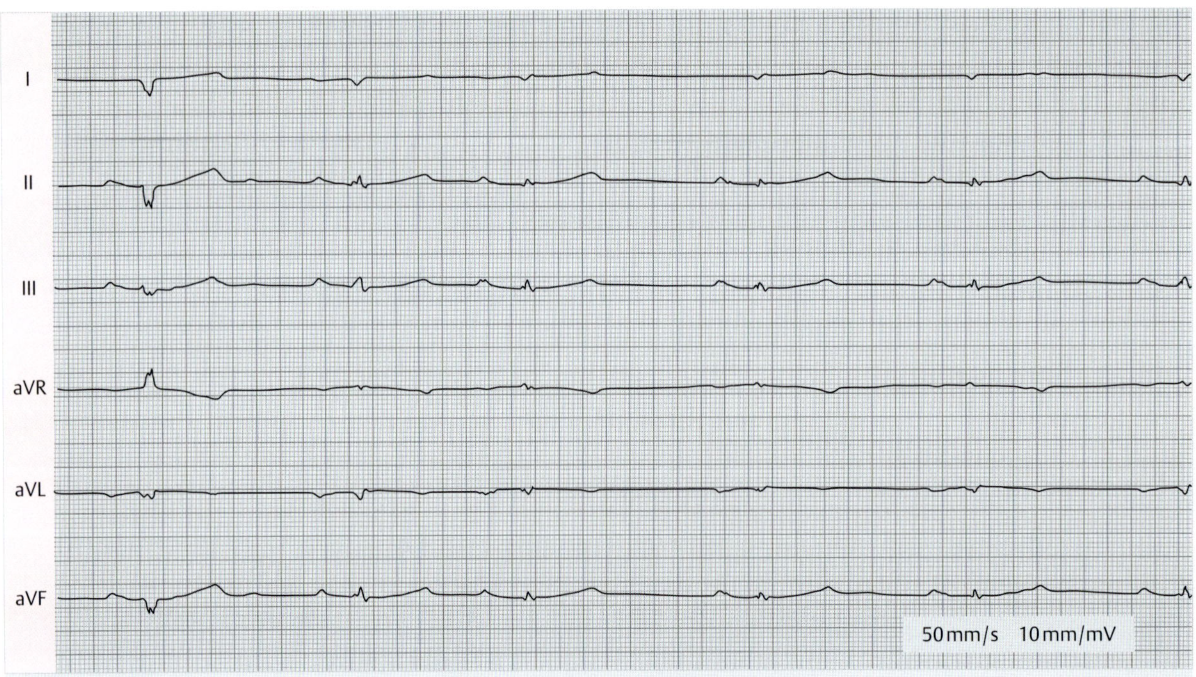

Abb. 6.1 Periphere Niedervoltage. EKG eines 7-jährigen Jungen mit dilatativer Kardiomyopathie.

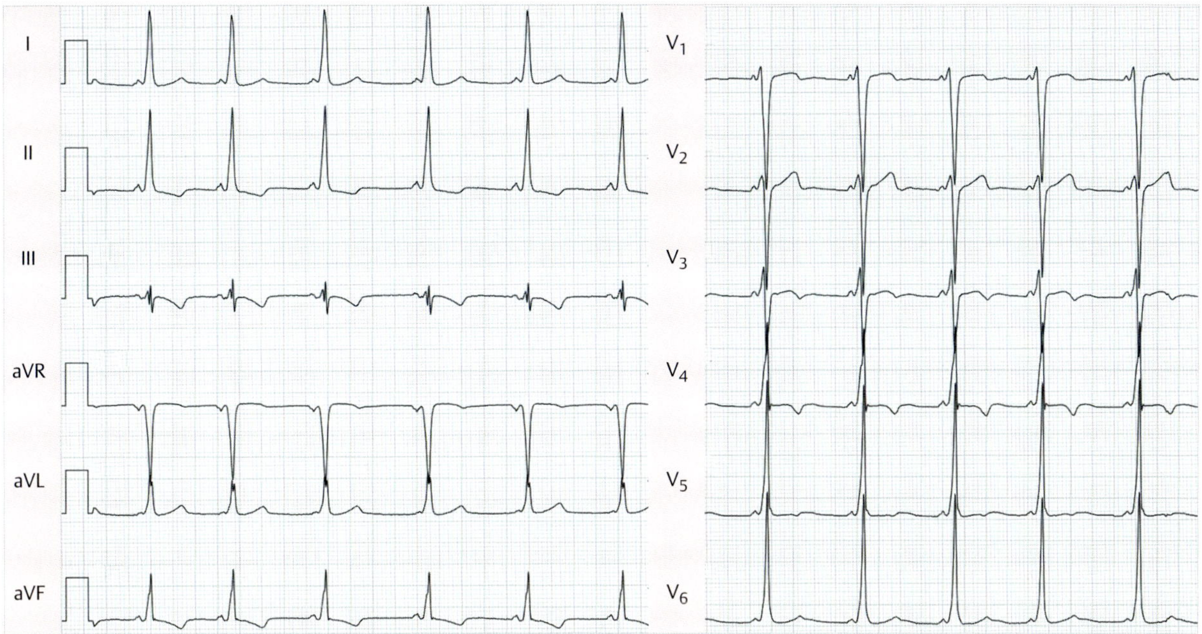

Abb. 6.2 EKG mit hohen QRS-Amplituden. EKG eines 11-jährigen Mädchens mit sehr hohen QRS-Komplexen bei WPW-Syndrom (25 mm/s).

6.1.2 Überhöhte QRS-Amplituden

Bei überhöhten QRS-Amplituden liegen die Amplituden in den Extremitätenableitungen mindestens 2–3 mm oberhalb der Norm, in den Brustwandableitungen können sie noch höher sein.

Ursachen sind eine geringe Distanz zwischen dem Herzen und der Thoraxwand, so z. B. bei einem asthenischen Habitus sowie bei einer Lageanomalie des Herzens. Seltener kommt es im Rahmen von Hyperthyreose, Anämie oder Fieber auf der Basis eines erhöhten Herzzeitvolumens zu hohen Amplituden.

Differenzialdiagnostisch abzugrenzen sind hohe QRS-Amplituden, die durch einen abnormen Erregungsablauf innerhalb des Myokards entstehen. Beispiele hierfür sind:

- Schenkelblockbilder
- Präexzitation (▶ Abb. 6.2)
- schrittmacherinduzierte Ventrikelstimulation.

6.2 Elektrischer Alternans

Beim elektrischen Alternans bestehen von Schlag zu Schlag wechselnde Änderungen von Morphologie und Vektor des QRS-Komplexes oder der T-Welle:

- Für den elektrischen Alternans während supraventrikulärer Tachykardien bestehen wechselnde intraventrikuläre Erregungsleitungsänderungen der Tawara-Schenkel. Je nachdem, welcher Faszikel aktuell betroffen ist, tritt eine alternierende Leitungsverzögerung mit einer mehr oder minder ausgeprägten Verbreiterung des QRS-Komplexes auf (▶ Abb. 6.3).
- Differenzialdiagnostisch abzugrenzen ist ein alternierendes Auftreten von QRS-Komplexen bei intermittierender Präexzitation. Bedingt durch intermittierende Erregungsleitung über eine akzessorische Leitungsbahn kann bei Sinusrhythmus ein Wechsel zwischen einer normalen PQ-Zeit mit normalem QRS-Komplex und einem Präexzitationsmuster vorliegen (▶ Abb. 6.4).
- Bei der katecholaminergen polymorphen ventrikulären Tachykardie kommt es unter Belastung typischerweise zum Auftreten einer bidirektionalen ventrikulären Tachykardie (▶ Abb. 6.5).
- Beim Long-QT-Syndrom tritt mitunter ein Wechsel des T-Wellen-Vektors auf, man spricht vom T-Wellen-Alternans (▶ Abb. 6.6).

6.3 Literatur

[1] Garson A. Recording the sequence of cardiac activity. In: The Electrocardiagram in Infants and Children. Philadelpia: Lea & Febiger; 1983

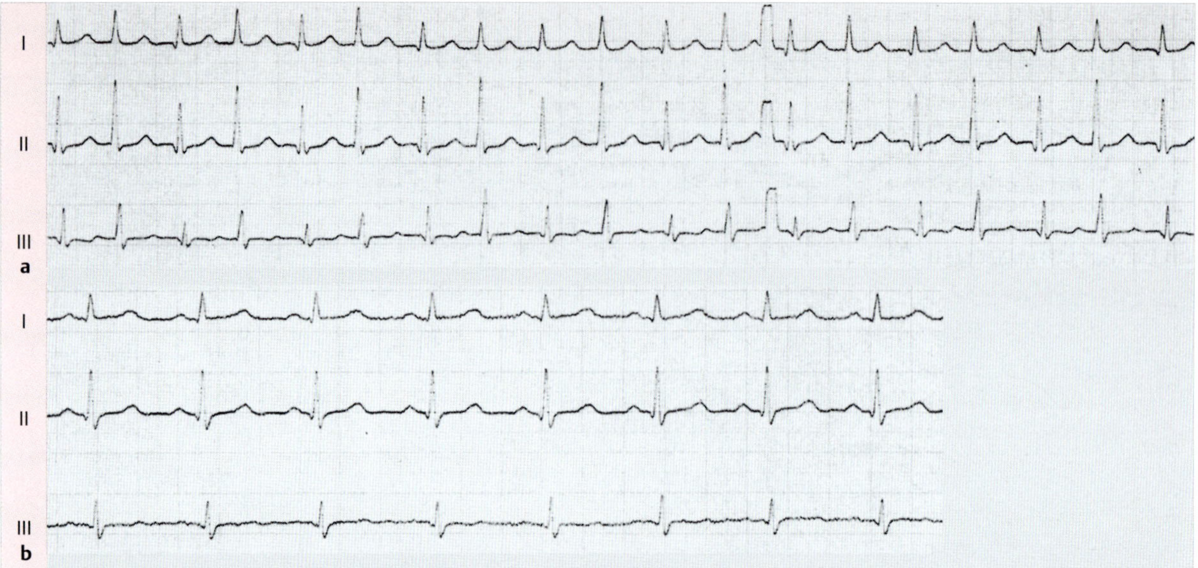

Abb. 6.3 Bild eines elektrischen Alternans während supraventrikulärer Tachykardie. EKG eines 10-jährigen Jungen mit einer AV-Knoten-Reentry-Tachykardie.

a Herzfrequenz während der Tachykardie 185/min. P-Wellen sind nicht erkennbar. Schlanke QRS-Komplexe. Auffallend ist die unterschiedliche Höhe der R-Zacken-Amplitude in unregelmäßigen Abständen, die in allen Ableitungen erkennbar ist (Papiergeschwindigkeit 25 mm/s).

b Nach Unterbrechung des tachykarden Anfalls (Sinusrhythmus mit einer Frequenz von 115/min) sind alle QRS-Komplexe von gleicher Morphologie. Sinus-P-Wellen sind deutlich abgrenzbar.

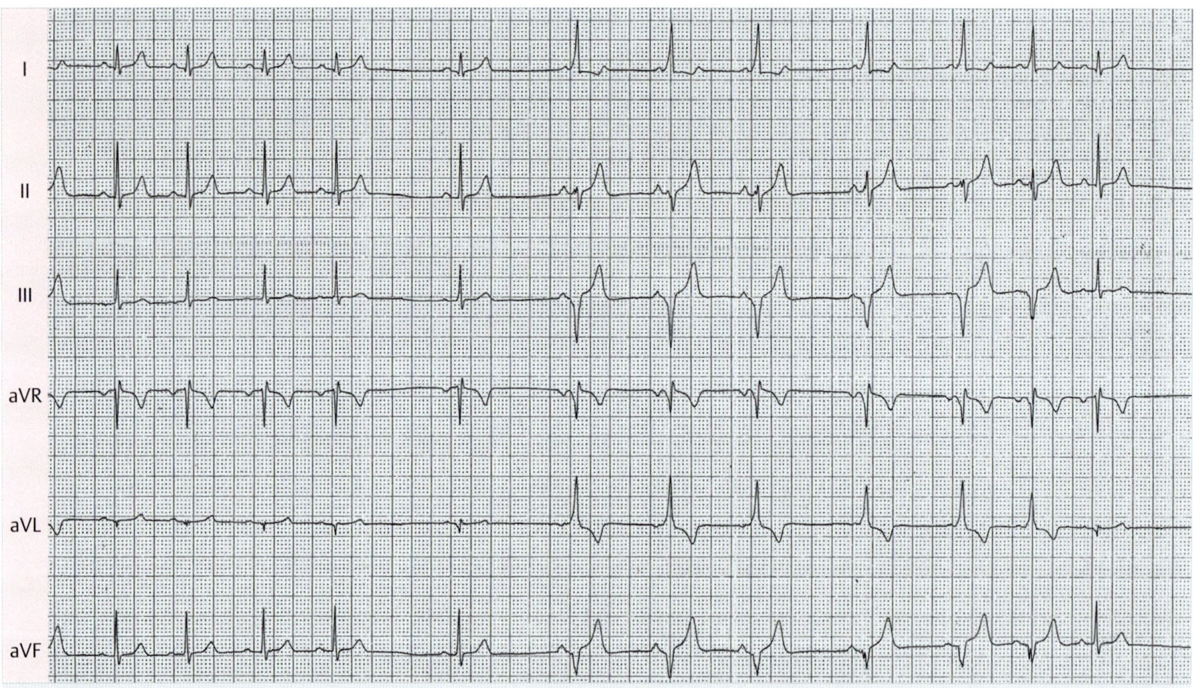

Abb. 6.4 Alternierende QRS-Komplexe bei intermittierender Präexzitation (Papiergeschwindigkeit 25 mm/s).

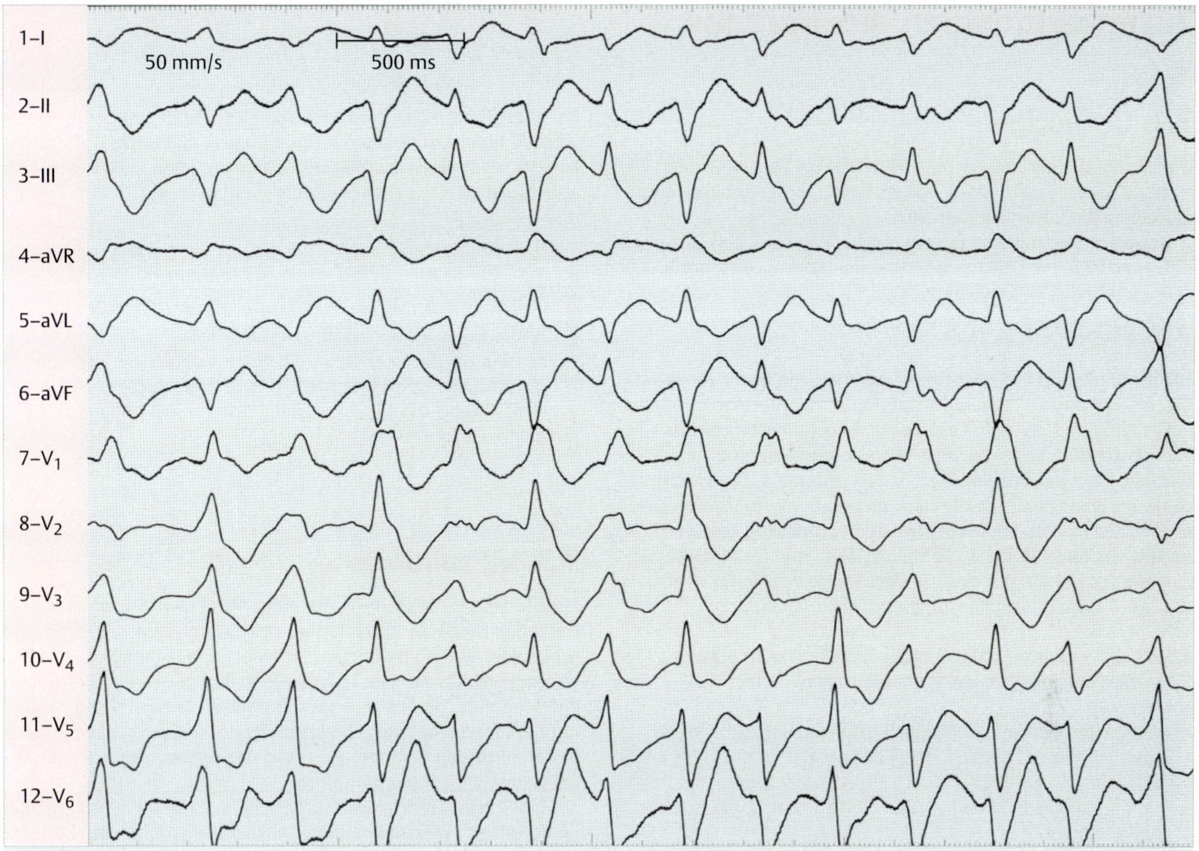

Abb. 6.5 Bidirektionale ventrikuläre Tachykardie. EKG eines 10-jährigen Jungen mit CPVT nach Isoprenalin-Provokation zur Diagnosestellung; ventrikuläre Tachykardie mit von Schlag zu Schlag wechselnden Polaritäten der QRS-Komplexe.

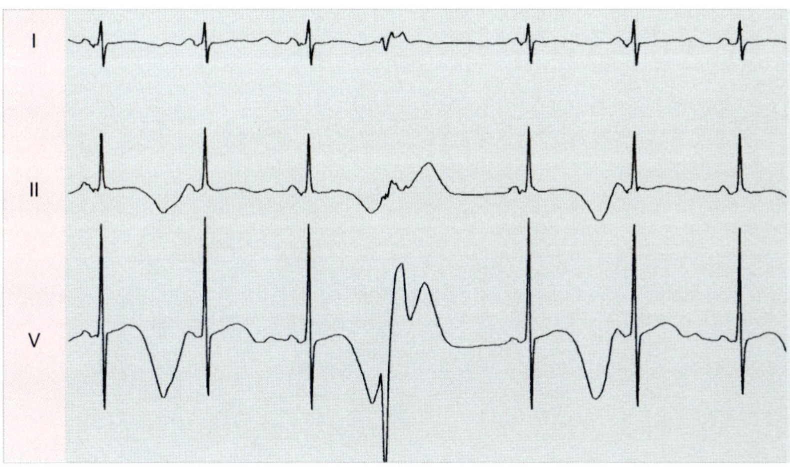

Abb. 6.6 T-Wellen-Alternans. EKG eines 9-jährigen Mädchens mit Long-QT 2-Syndrom (Langzeit-EKG-Aufzeichnung); die 4. Herzaktion ist eine ventrikuläre Extrasystole.

7 Lageanomalien des Herzens

M. Gass

7.1 Definition

Die Lävokardie gibt die normale Herzlage im Thorax wieder: Die Herzspitze weist nach links, der größere Teil des Herzens befindet sich in der linken Thoraxhälfte.

Bei einer Dextrokardie lassen sich im Wesentlichen 2 Formen unterscheiden: die Dextrokardie und die Dextropositio cordis.

7.2 Dextrokardie

Die für Klinik und EKG wichtigste Lageanomalie ist die Dextrokardie, die mit einem **Situs solitus abdominalis** (normaler abdomineller Situs und normale Lage der Vorhöfe) oder einem **Situs inversus totalis** (seitenvertauschte Abdominalorgane und vertauschte Lage der Vorhöfe) verbunden sein kann. Die Herzspitze weist bei einer Dextrokardie nach rechts; der größere Herzanteil liegt in der rechten Thoraxhälfte. Die Dextrokardie kommt selten isoliert vor. Meist bestehen komplexe Herz- und Gefäßfehlbildungen, die zusammen mit der Lage des muskelstärkeren Ventrikels die EKG-Veränderungen bestimmen (▸ Abb. 7.1).

▸ **EKG.** Bei isolierter Dextrokardie ergeben sich bei regulärer EKG-Ableitung folgende EKG-Veränderungen:

- Rechtstyp
- P-Welle (invertierte Vorhöfe bei Situs inversus) und T-Welle sind in Ableitung I negativ, der QRS-Komplex ist ebenfalls negativ.
- Die Ableitungen II, III und entsprechend aVR und aVL erscheinen vertauscht.
- In den Brustwandableitungen finden sich hohe R-Zacken rechtspräkordial sowie eine fehlende R-Progression nach linkspräkordial (rS), die meist mit kleinen QRS-Ausschlägen verbunden ist.

Bei einer Dextrokardie werden die Extremitätenableitungen mit vertauschten Armelektroden geschrieben. Man erhält dann das korrekte Bild des Lagetyps. Außerdem müssen die Brustwandableitungen nach rechts abgeleitet werden (▸ Abb. 7.2, ▸ Abb. 7.3 und ▸ Abb. 2.4).

> **Merke**
>
> M!
>
> Bei Vorliegen einer **kardialen Lageanomalie**, v. a. mit begleitendem Herzfehler, sollten die Begriffe Rechts- oder Linkshypertrophie vermieden werden. Es ist dann besser, von einer Hypertrophie des vorne links oder rechts hinten gelegenen Ventrikels zu sprechen.

7.3 Mesokardie

Die Mesokardie beschreibt ein in der Mitte des Thorax gelagertes Herz, das häufig in Kombination mit Lateralisationsdefekten des thorakalen und abdominellen Bereichs (Situs ambiguus, z. B. Heterotaxie-Syndrome wie Polyplenie bzw. Asplenie) vorkommt. In der Mehrzahl der Fälle liegen komplexe, auch univentrikuläre Herzfehler vor. Sie sind mit einer Lage der unpaaren Bauchorgane in der mittleren Sagittalebene und mit pulmonalen Lateralisationsanomalien vergesellschaftet.

Einheitliche elektrokardiografische Merkmale sind hierbei nicht immer vorhanden. Eine Ausnahme macht das EKG bei **Linksisomerie**, bei der zwei linke Vorhöfe vorliegen. Ein regulärer Sinusknoten ist nicht vorhanden. In Abhängigkeit der sehr variablen Anlage des Vorhofschrittmachers zeigt das EKG einen abnormen Vorhofvektor mit negativen P-Wellen z. B. in den Ableitungen I und aVF (▸ Abb. 7.4). Es liegt häufig eine Bradykardie vor, die unter Umständen bereits pränatal auffällt.

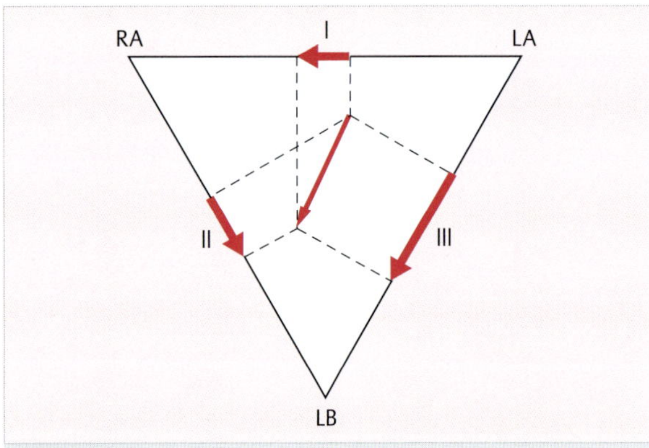

Abb. 7.1 Dextrokardie. Änderung der elektrischen Herzachse bei Dextrokardie und ihre Lagebeziehung zu den Ableitungen I, II und III (RA = rechter Arm, LA = linker Arm, LB = linkes Bein).

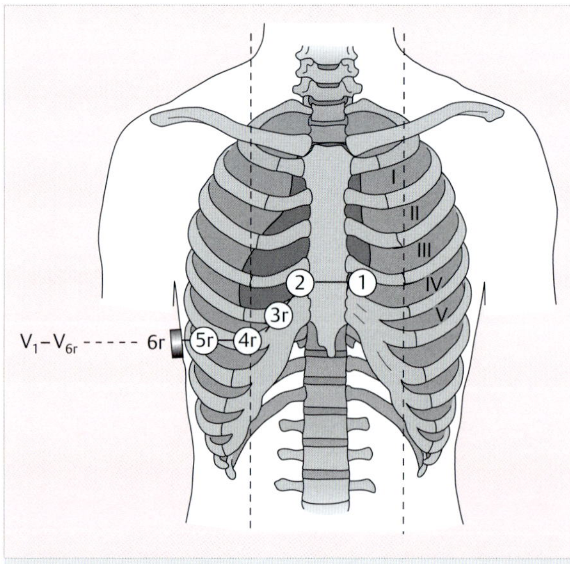

Abb. 7.2 Dextrokardie. Darstellung der Ableitungspunkte an der Brustwand.

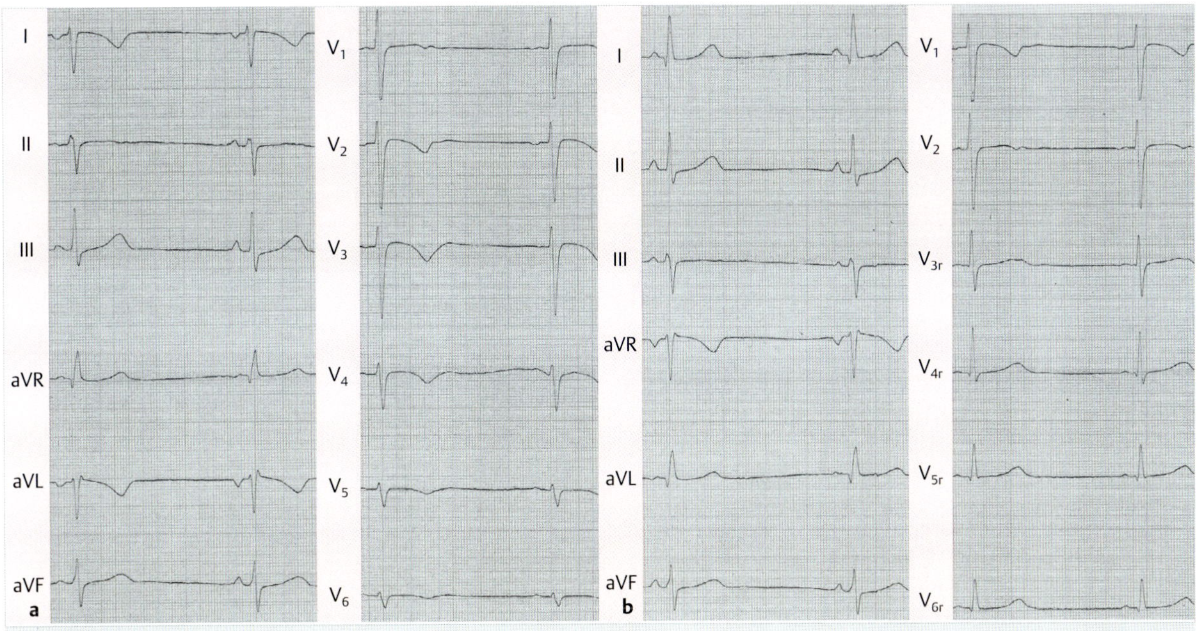

Abb. 7.3 Dextrokardie. EKG eines 5-jährigen Jungen. Zufallsbefund bei EKG-Untersuchung nach einer Scharlacherkrankung.
a EKG-Ableitung mit üblicher Elektrodenplatzierung. P-Wellen in I und aVL negativ, in II, III und aVF positiv. QRS in Ableitung I, II und aVL negativ. In den Brustwandableitungen insgesamt hohe Ausschläge der QRS-Komplexe in V_1–V_3, relativ kleine dagegen in V_5 und V_6 (rS-Form in V_1–V_6). Beurteilung: Sinusbradykardie; Verdacht auf Dextrokardie.
b Daher erneute EKG-Ableitung mit Vertauschung der Elektroden rechter/linker Arm und Ableitung der Brustwandableitungen nach rechts. Jetzt findet sich ein Linkstyp. Positive Ausschläge von P, QRS und T in Ableitung I; spitze P-Welle in II. In den Brustwandableitungen „reguläre“ RS-Relationen bei Ableitung nach rechts.
→ EKG-Befund bei Dextrokardie mit echokardiografischer Bestätigung; zusätzlich bestand ein Situs inversus abdominalis (Situs inversus totalis).

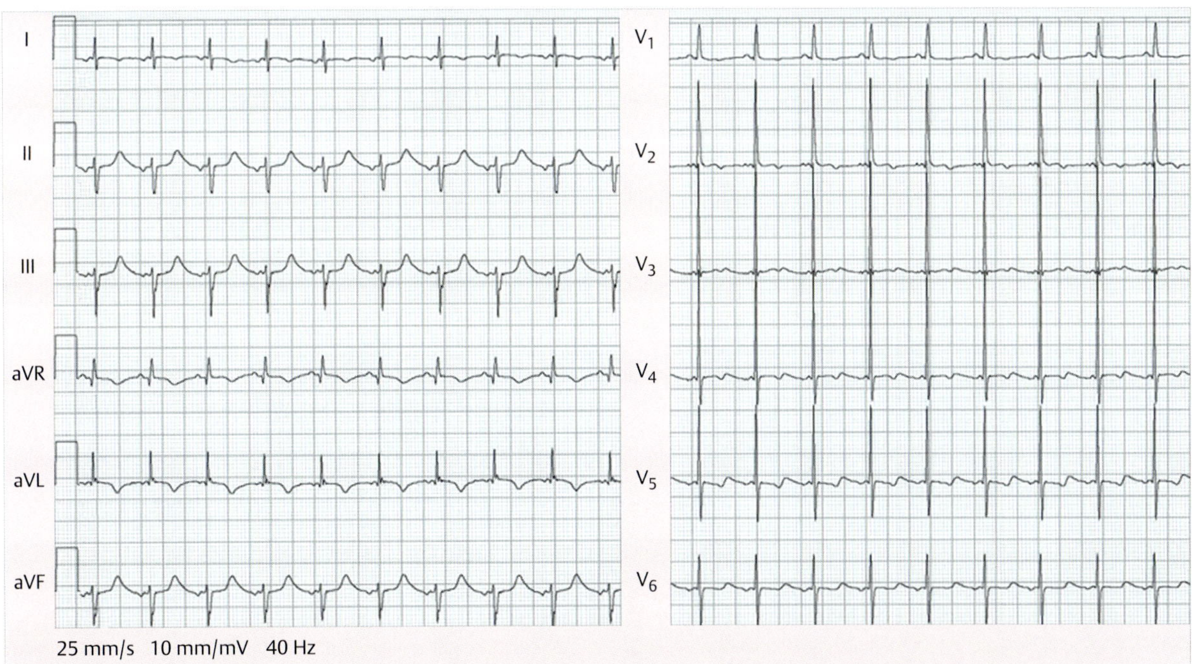

Abb. 7.4 11 Jahre altes Mädchen mit Linksisomerie, Polysplenie und atrioventrikuloseptalem Defekt (AVSD). Ektoper Vorhofschrittmacher aus dem linken Vorhof mit auffälligem P-Wellen-Vektor (neg. P-Welle in Ableitungen I, II und aVF). Der linksüberdrehte Lagetyp des QRS-Vektors ist durch den AVSD bedingt.

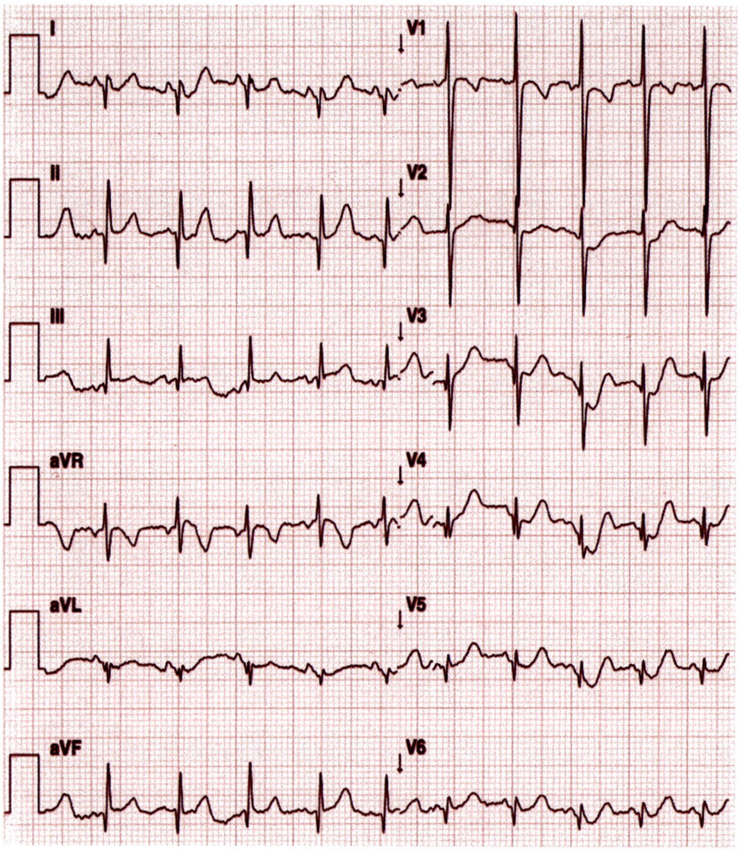

Abb. 7.5 EKG eines 11 Monate alten Säuglings mit Dextropositio cordis. Sinusrhythmus, Herzfrequenz 126/min, Rechtstyp ($\alpha = 118°$), Verlagerung der Übergangszone in den Brustwandableitungen nach rechts, R-Zacke mit geringer und abnehmender Amplitude bis V_6, positive T-Wellen in den linkspräkordialen Ableitungen.

7.4 Dextropositio cordis

Es handelt sich um eine sekundäre Verlagerung des Herzens nach der rechten Seite, auf der Basis einer Lungenvolumenminderung rechts oder Lungenvolumenvermehrung links, wie beispielsweise bei einer Hypoplasie der rechten Lunge, Scimitar-Syndrom, einem Pneumothorax oder einer linksseitigen Zwerchfellhernie.

► **EKG**

- P-Welle (bei regelrechter Lage der Vorhöfe) und T-Welle sind in Ableitung I positiv.
- Extremitätenableitungen sind regelrecht mit eher rechtstypischem Hauptvektor.
- Verlagerung der Übergangszone in den BWA nach rechts (Rotation des Herzens entgegen dem Uhrzeigersinn)
- R-Zacke in V_5 und V_6 meist von kleiner Amplitude (größerer Abstand zur linken Thoraxwand) mit positiven T-Wellen (► Abb. 7.5).

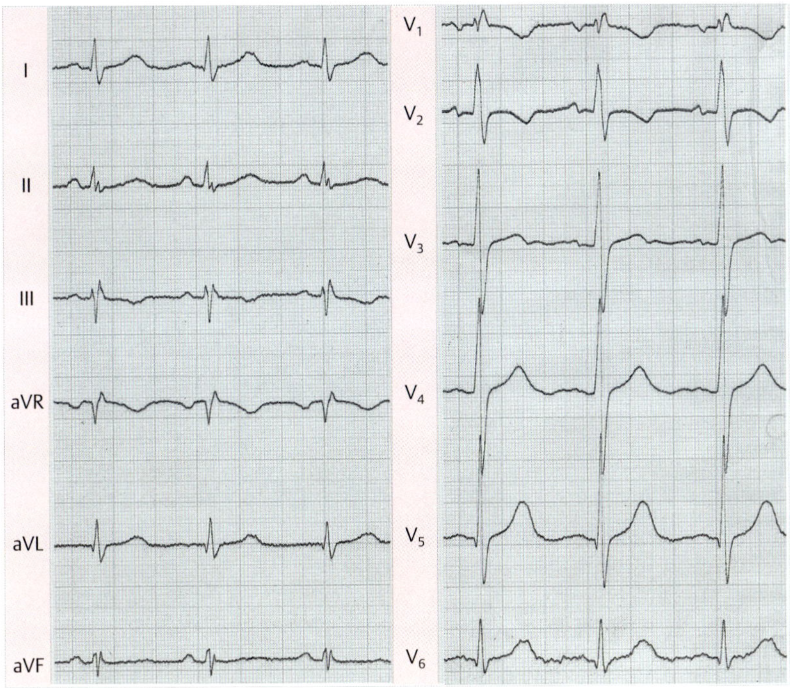

Abb. 7.6 Trichterbrust. EKG eines 5-jährigen Kindes mit ausgeprägter Trichterbrust. Linkstyp; QRS in II, III und aVF gespalten (QRS-Dauer 0,08 s). In den Brustwandableitungen rsR'-Form in V_1, Rs in V_2; Zwischenzone in V_3 und V_4; qRs-Form in V_5 und V_6.
→ Typischer EKG-Befund bei Trichterbrust mit Linkstyp und inkomplettem RSB.

7.5 Herzverlagerung bei Trichterbrust

Die Annäherung des Sternums an die Wirbelsäule mit Verkleinerung des sagittalen Thoraxdurchmessers führt zu einer Verlagerung des Herzens nach links und dorsal.

► **EKG.** Im EKG finden sich häufig folgende Veränderungen:

- Linkstyp mit einer Verschiebung der Übergangszone in den Brustwandableitungen nach rechts
- die P-Wellen weisen eine Morphologie wie beim P-sinistroatriale auf
- inkompletter RSB (► Abb. 7.6).

8 Spezielle EKG-Ableitungssysteme

M. Gass

8.1 Langzeit-EKG

Die Möglichkeit, das EKG kontinuierlich über einen längeren Zeitabschnitt unabhängig vom Aufenthaltsort des Patienten aufzuzeichnen, begann mit den Entwicklungen des Ingenieurs Norman J. Holter Mitte des 20. Jahrhunderts. Es dauerte aber noch mehrere Jahre, bis ein kommerzielles System auf den Markt gebracht wurde, das die nichtinvasive Herzrhythmusdiagnostik revolutionierte. Norman J. Holter zu Ehren wird v. a. in den angloamerikanischen Ländern die Langzeit-EKG-Ableitung auch **Holter-EKG** genannt.

Die Langzeit-Elektrokardiografie ist die bedeutendste Methode zur Erfassung von Auffälligkeiten der elektrischen Aktivität unter Alltagsbedingungen geworden. Die Möglichkeit der EKG-Aufzeichnung über einen Zeitraum von mindestens 24 Stunden ermöglicht die Diagnose von intermittierenden Störungen der Erregungsbildung, Erregungsleitung und der Repolarisation sowie die Darstellung des Einflusses des vegetativen Nervensystems auf die Funktion des Sinusknotens. Die Bestimmung der Herzfrequenzvariabilität erfolgt durch die Erfassung der RR-Abstände in der Darstellung als Histogramm.

Während in der Anfangszeit die Geräte noch mehrere Kilogramm wogen, haben moderne Rekorder ein Gewicht von etwas mehr als 100 g. Die Daten werden inzwischen überwiegend auf digitalen Speichermedien aufgenommen. Analoge Datenspeicherung auf Audiokassetten spielt nur noch eine untergeordnete Rolle, da diese Systeme eine begrenzte Speicherkapazität haben. Außerdem sind sie in der Datenübertragung langsam und gegenüber mechanischen Störungen, wie z. B. Laufzeitfehlern, deutlich anfälliger.

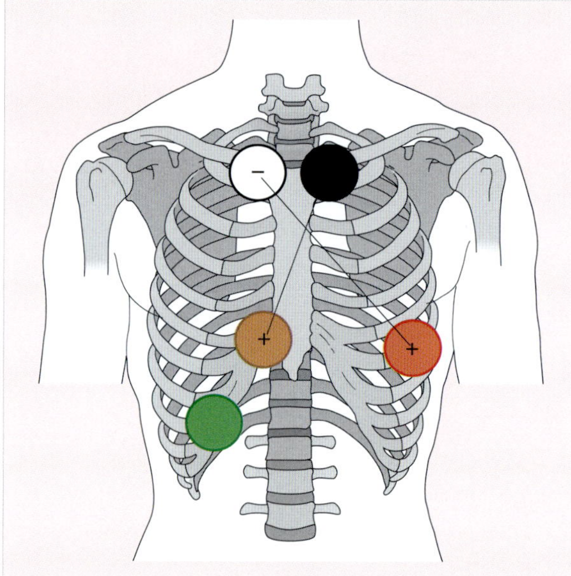

Abb. 8.1 Langzeit-EKG-Ableitung. Beispiel für eine Elektrodenanlage.

8.1.1 Elektrodenanlage

Die Anlage der Elektroden erfolgt nach gründlicher Entfettung und evtl. Rasur der Haut, um einen guten Kontakt über den gesamten Aufzeichnungszeitraum zu gewährleisten. Bewährt haben sich bipolare Ableitungen entsprechend modifiziert V_1 und V_5 (▶ Abb. 8.1). Die Elektroden sollten, um Artefakte zu vermindern, im Bereich von muskel- und fettarmen Regionen platziert werden. Bei Patienten mit Lageanomalien oder bei Herzschrittmacherträgern muss die Positionierung der Elektroden entsprechend modifiziert werden.

8.1.2 EKG-Aufzeichnung

Mit den digitalen Rekordern kann, je nach Speichermedium, auch auf 12 Kanälen über 24 Stunden bis zu maximal 7 Tagen aufgezeichnet werden. Gefordert wird im Rahmen der Qualitätssicherung die Aufzeichnung von mindestens 2 Kanälen über einen Zeitraum von mindestens 24 Stunden. Der Registrierungsbereich der Amplituden sollte −5 bis + 5 mV umfassen und eine Auflösung zwischen 0,05 und 100 Hz haben.

Mit den 5-poligen Standardkabeln lassen sich wahlweise 2- oder 3-Kanalableitungen aufzeichnen. Einige der aktuellen Systeme sind in der Lage, aus 2 gemessenen Ableitungen weitere Ableitungen zu generieren. Für spezielle Fragestellungen wie z. B. intermittierende ST-Senkungen bei Ischämie oder zur Darstellung von Morphologie und Vektor des QRS-Komplexes bei ventrikulären Extrasystolen bzw. Tachykardien, ist auch eine 12-Kanal-Ableitung über 24 Stunden möglich. Ferner gibt es bei einigen Anbietern einen Kanal für die Erfassung von Herzschrittmacherimpulsen.

Merke

M!

Der Patient sollte die Möglichkeit haben, **subjektive Beschwerden** auf dem Markerkanal zu dokumentieren. Dies ermöglicht, zusammen mit dem Patiententagebuch, die spätere Zuordnung von Rhythmusereignissen und subjektiven Beschwerden des Patienten.

8.1.3 EKG-Auswertung

Mit neuen **Algorithmen** sind neben der Erkennung von QRS-Komplexen auch eine P-Wellen-Detektion sowie die Darstellung von Herzschrittmacheraktionen möglich. Insbesondere die computergestützte Auswertung der Daten hat zu einer deutlichen Erleichterung und Verbesserung der Rhythmusdiagnostik geführt. Langzeit-EKG-Systeme sind in der Lage, die QRS-Komplexe nach Formklassen zu ordnen, um sie damit nach Vorzeitigkeit und Morphologie den supraventrikulären oder den ventrikulären Arrhythmien zuordnen zu können.

Weitere Parameter der Auswertung sind:

- Auswertung von Herzfrequenzniveau und -variabilität; (▶ Abb. 8.2, ▶ Abb. 8.3)
- PQ-Analyse
- QT-Analyse und QT-Dispersion
- ST-Strecken-Vermessung zur Aufzeichnung von intermittierenden Myokardischämien
- Detektion von Schrittmacheraktionen

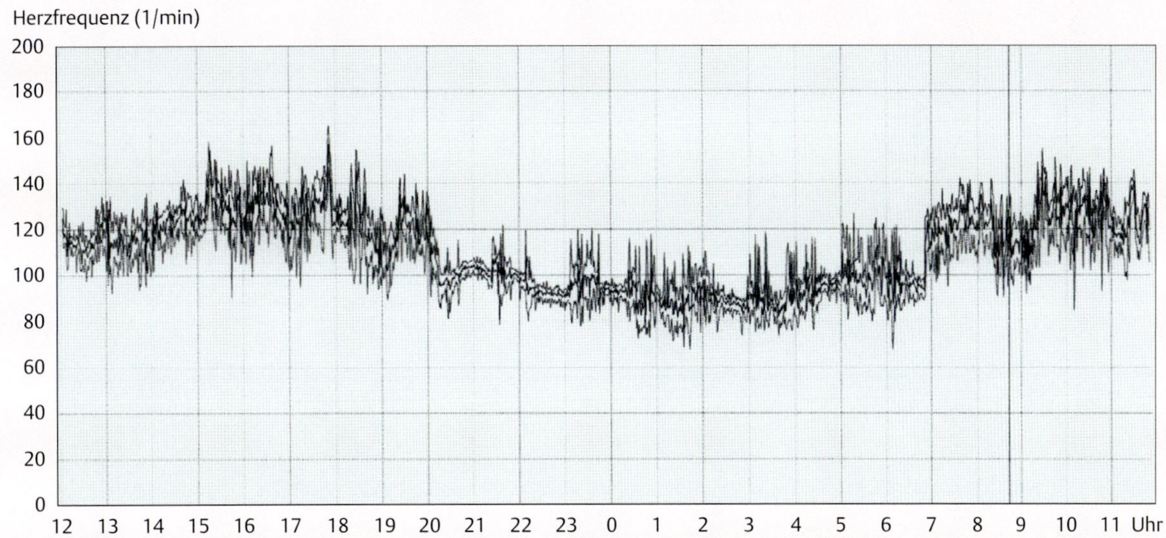

Abb. 8.2 Auswertung der Herzfrequenz. Herzfrequenz über 24 Stunden mit physiologischer Tag-Nacht-Differenz bei einem 13 Monate alten Kleinkind. Dargestellt sind die minimalen, mittleren und maximalen Herzfrequenzen in 5-Minuten-Intervallen.

Die Möglichkeit zum Vollausdruck der 24-Stunden-Aufzeichnung sollte bestehen. In der Regel werden die Daten nach automatischer Auswertung durch das System vom Auswerter am Monitor nochmals geprüft und exemplarische Beispiele ausgedruckt (sog. halbautomatische Auswertung).

> **Merke**
>
> Trotz der verbesserten Algorithmen der Systeme bedarf jede automatische Analyse noch der Überprüfung durch einen erfahrenen Arzt. Dieser hat die Möglichkeit, die automatische Analyse des Auswertesystems zu korrigieren und zu editieren (**halbautomatische Auswertung**).

In der Langzeit-EKG-Befundung sollten die minimale, die mittlere sowie die höchste Herzfrequenz dokumentiert werden. Es sollte eine Aussage zum Grundrhythmus (Sinus- oder Ersatzrhythmus) sowie die qualitative und quantitative Auswertung von supraventrikulären und/oder ventrikulären Arrhythmien erfolgen. Die Häufigkeit und Länge von Pausen (Asystolie) muss dokumentiert werden.

Die Angabe der **Herzfrequenz-Variabilität (HRV)** komplettiert den Befund. Die HRV ist eine Messgröße zur Darstellung der neurovegetativen Funktion des vegetativen Nervensystems. Dabei wird fortlaufend das RR-Intervall in einem bestimmten Zeitfenster vermessen und daraus u. a. Mittelwerte und Standardabweichungen berechnet. Eine prognostische Aussagekraft bei eingeschränkter HRV ist für Patienten mit koronarer Ischämie nachgewiesen worden, bei anderen Krankheitsbildern wird sie kontrovers diskutiert [5].

Bei Patienten mit Herzschrittmachern sollten die prozentuale Häufigkeit der schrittmacherinduzierten Erregungen von Vorhof und/oder Kammer dokumentiert sowie Schrittmacher-Fehlfunktionen erkannt werden (▶ Abb. 8.4).

Die Übereinstimmung von Palpitationen oder Herzrasen, die im Kindesalter wahrgenommen werden, mit den aufgezeichneten tatsächlichen Rhythmusstörungen variiert in Abhängigkeit von der Art der Arrhythmie und vom Alter des Kindes: Sie beträgt bei supraventrikulären Tachykardien 10–15 % und bei ventrikulären Tachykardien 2–5 %. Sinustachykardien stellen mit 50 % die häufigste Ursache für die angegebenen Sensationen dar [3].

Die Rolle des Langzeit-EKG zur Abklärung von Synkopen, Präsynkopen oder Schwindel bei herzgesunden Kindern ist, bedingt durch das in der Regel seltene Auftreten der Beschwerden und der limitierten Aufzeichnungsdauer von 24–48 Stunden, sehr eingeschränkt [3].

8.1.4 Indikationen

Die führende Indikation zur Langzeit-EKG-Ableitung im Kindesalter (s. u.) ist die Abklärung von bradykarden und tachykarden Herzrhythmusstörungen. Dabei ist das Ziel der Untersuchung die Korrelation von subjektiven Beschwerden des Patienten mit den Herzrhythmusereignissen, da die Aufzeichnung eines normalen Herzrhythmus bei klinischen Beschwerden von großer Bedeutung ist.

Indikationen zur Durchführung eines Langzeit-EKG im Kindesalter sind:

- bei der **Abklärung von subjektiven Beschwerden des Patienten**:
  - Palpationen, Herzrasen
  - Schwindel, Präsynkopen, Synkopen
  - thorakale (pektanginöse) Schmerzen
- im Rahmen der **prognostischen Bewertung**:
  - kongenitale Vitien, prä- und postoperativ
  - eingeschränkte linksventrikuläre Funktion
  - Stoffwechselerkrankungen mit kardialer Beteiligung
  - genetische Erkrankungen mit kardialer Beteiligung
  - strukturelle Kardiomyopathien:
    - dilatative Kardiomyopathie (DCM)
    - hypertrophe Kardiomyopathie (HCM)
    - hypertroph-obstruktive Kardiomyopathie
    - arrhythmogene rechtsventrikuläre Kardiomyopathie (ARVC)

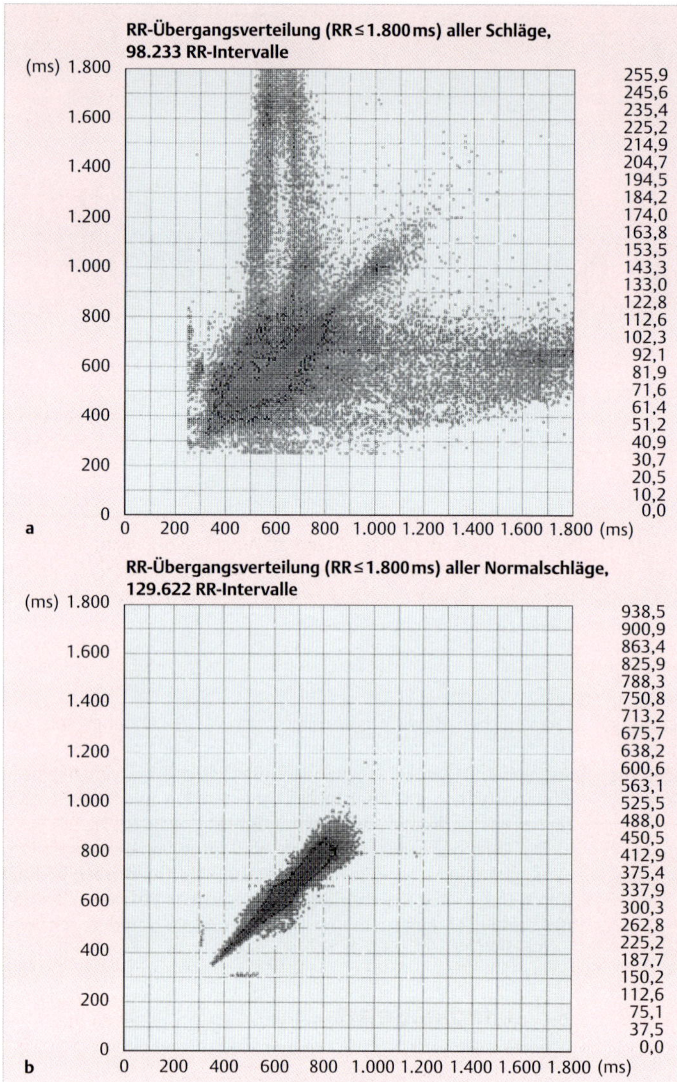

Abb. 8.3 RR-Verteilung. Bei der Darstellung der RR-Verteilung ist jeder Punkt durch den Abstand zum vorangehenden und nachfolgenden QRS-Komplex im Koordinatensystem definiert.

a RR-Intervall-Verteilung bei einem Patienten mit absoluter Arrhythmie. Die Punkte sind wegen der unregelmäßigen RR-Abstände bei vorzeitigen und nachzeitigen QRS-Komplexen weit verstreut von der 1. Winkelhalbierenden.

b Patient mit regelmäßigem Sinusrhythmus, der das gesamte Frequenzspektrum ausschöpft, denn es finden sich kurze und lange RR-Intervalle auf der 1. Winkelhalbierenden.

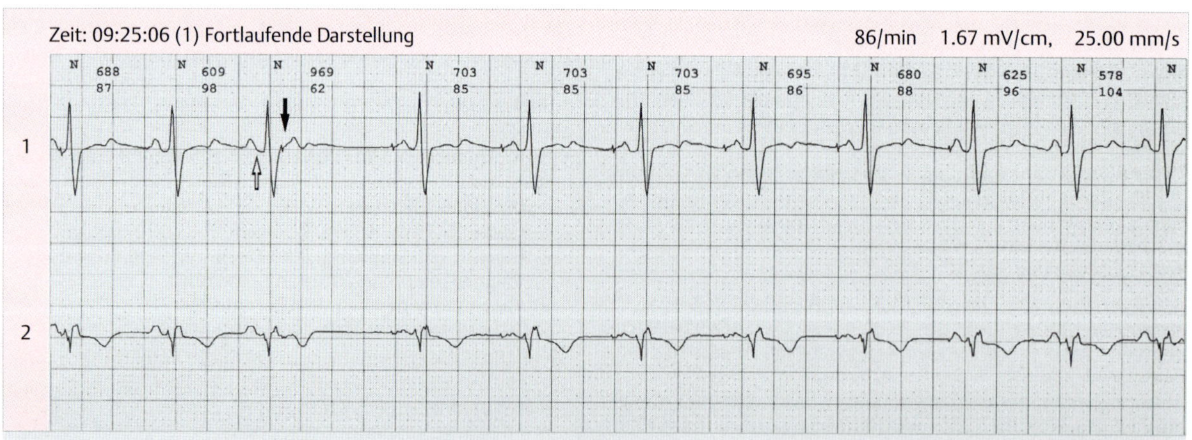

Abb. 8.4 Kontrolle eines Herzschrittmachers. Langzeit-EKG einer 18-jährigen Patientin mit Morbus Down und Sinusknotendysfunktion. Die Patientin wurde bei guter AV-Überleitung mit einem transvenösen AAIR-Schrittmachersystem versorgt. Bei der Kontrolle des Schrittmachers zeigte sich ein intermittierendes Undersensing. Der Schrittmacher-Spike (Vorhofstimulation), markiert durch den schwarzen Pfeil, kommt viel zu früh, weil das Schrittmachersystem die vorausgehende P-Welle nicht detektiert hat (heller Pfeil). Die Stimulation des Vorhofs wird bei noch refraktärem AV-Knoten nicht übergeleitet. Ein Capture-Defekt liegt nicht vor, da jeder Schrittmacher-Spike eine Vorhoferregung bewirkt.

  - elektrische Kardiomyopathien:
    - langes QT-Syndrom (LQTS)
    - kurzes QT-Syndrom (SQTS)
    - Brugada-Syndrom (BS)
    - katecholaminsensitive ventrikuläre Tachykardie (CPVT)
  - asymptomatischer angeborener AV-Block III° ohne Schrittmachertherapie
- **Therapiekontrolle**:
  - Kontrolle einer antiarrhythmischen Pharmakotherapie
  - Kontrolle einer chirurgischen Maßnahme zur Verbesserung der Hämodynamik
  - Kontrolle von Herzschrittmacherfunktionen (Sensing- oder Stimulationsdefekt)
  - Kontrolle vor und nach elektrophysiologischer Untersuchung mit Ablationsbehandlung
- Extrasystolen: häufigste Rhythmusstörung im Kindesalter
- supraventrikuläre Tachykardien: häufigste Ursachen für Palpitationen bzw. Herzrasen im Kindesalter (► Abb. 8.5, ► Abb. 8.6)
- ventrikuläre Tachykardien: im Kindesalter selten (► Abb. 8.7)
- Abklärung von Schwindelattacken und Synkopen: Neben verschiedenen nichtkardialen Ursachen können sowohl tachykarde (supraventrikuläre und ventrikuläre Tachykardien) als auch bradykarde Rhythmusstörungen (AV-Blockierung/Asystolie) verantwortlich sein (► Abb. 8.8)
- Überprüfung von implantierten Schrittmachersystemen.

Mit einem Langzeit-EKG wird zwar der Aufzeichnungszeitraum gegenüber dem Standard-EKG deutlich verlängert; bei sporadisch auftretenden Rhythmusstörungen kann diese Zeitspanne trotzdem nicht ausreichen. Dann muss man auf Langzeit-EKG-Systeme mit einem längeren Aufzeichnungszeitraum oder aber auf einen Eventrecorder zurückgreifen.

> **Merke**
>
> Eine **Langzeit-EKG-Untersuchung** ist nur sinnvoll, wenn die Symptome häufig sind. Ansonsten müssen Event- oder Loop-Rekorder mit der Möglichkeit zu einer längeren Aufzeichnung zum Einsatz kommen.

8.2 Event- und Loop-Rekorder

Treten Herzrhythmusstörungen nur selten auf, ist die Wahrscheinlichkeit gering, diese mittels Langzeit-EKG aufzeichnen zu können. In diesen Fällen werden Event- bzw. Loop-Rekorder eingesetzt. Mit der Verlängerung des Aufzeichnungszeitraums wird die Wahrscheinlichkeit größer, die symptomatische Arrhythmie zu dokumentieren.

Die Indikationen zur Anlage eines Loop-/Event-Rekorders sind:
- seltenes Auftreten von Palpitationen/Herzrasen
- Schwindelattacken
- Präsynkopen und Synkopen

8.2.1 Event-Rekorder

Beim Event-Rekorder handelt es sich um ein externes EKG-Aufzeichnungsgerät, das der Patient bei sich trägt und bei Symptomen auf dem Brustkorb über dem Herzen platziert, um eine EKG-Dokumentation bei Beschwerden durchzuführen (z. B. Geräte von Vitaphone oder getemed). Eine Alternative zu den Ableitungen vom Brustkorb stellt die Aufzeichnung eines EKG-Kanals über die Daumen des Patienten dar (z. B. von der Firma Zenicor). Diese Geräte werden nicht mittels Klebeelektroden mit dem Patienten verbunden. Sie können nur bei Rhythmusstörungen eingesetzt werden, die der Patient subjektiv wahrnimmt und bei denen er nicht synkopal wird. Die EKG-Aufzeichnung wird im Gerät gespeichert und kann später ausgelesen werden, oder die Daten werden direkt nach der Aufzeichnung manuell oder automatisch an die Auswerteeinheit übertragen.

8.2.2 Loop-Rekorder

Externe Loop-Rekorder

Externe Loop-Rekorder sind mittels Klebeelektroden mit dem Körper verbunden und führen eine kontinuierliche EKG-Aufzeichnung durch. Die Daten werden in einer Speicherschleife im Rekorder abgelegt und nach einem gewissen Zeitraum überschrieben. Bei Aktivierung des Geräts können deshalb auch schon vergangene Ereignisse von dem Schleifenspeicher in einen Extraspeicher übertragen und ausgewertet werden. Dadurch kann meistens auch noch der Beginn der Rhythmusstörung dokumentiert oder bei synkopalen Patienten eine Dokumentation der Arrhythmien durch die Angehörigen veranlasst werden.

Ein Teil dieser Geräte ist mit automatischen Erkennungsalgorithmen ausgestattet. So kann selbst bei bewusstlosem Patienten eine EKG-Dokumentation gewährleistet werden. Externe Loop-Rekorder werden in der Regel 1–2 Wochen lang getragen. Ein Nachteil ist die Hautirritation durch die Klebeelektroden; gerade Kinder tolerieren diese Systeme deswegen nicht gut.

Implantierbare Loop-Rekorder

Vorteile des implantierbaren Loop-Rekordersystems sind das Fehlen der Hautirritation sowie der lange Überwachungszeitraum. Loop-Rekorder der neuesten Generation werden in Lokalanästhesie subkutan auf der linken Thoraxseite implantiert und können für maximal 3 Jahre im Patienten verbleiben. Sie sind gegenüber der Vorgängergeneration deutlich kleiner in den Ausmaßen (► Abb. 8.9).

Im Speicher des Loop-Rekorders in ► Abb. 8.10 können für maximal 59 Minuten 1-Kanal-EKG-Daten aufgezeichnet werden. Nach dem Auslesen der Daten wird der Speicher gelöscht, und eine neue Aufzeichnung kann begonnen werden. Auch diese Geräte besitzen intelligente Erkennungsalgorithmen, mit denen eine automatische Aufzeichnung von Arrhythmien möglich ist.

8.3 Ergometrie

Unter einer ergometrischen Belastung kommt es zu einer Steigerung von Herzzeitvolumen und O_2-Verbrauch unter kontrollierten Bedingungen, die bei gesunden Probanden üblicherweise nicht zu pathologischen Befunden führen. Bei Patienten mit komplexen angeborenen Herzfehlern oder koronarer Minderdurchblutung kann es infolge einer myokardialen Ischämie zu ST-Strecken-Veränderungen und/oder klinischen Symptomen in Form von pektanginösen Beschwerden kommen. Während der Belastung können klinisch relevante Arrhythmien induziert werden.

8.3.1 Laufbandergometer

Während im Erwachsenenalter die meisten Belastungsuntersuchungen mit einem Fahrradergometer durchgeführt werden, hat sich in der Pädiatrie auch das Laufbandergometer bewährt [4] (► Tab. 8.1). International bekannt ist das Bruce-Protokoll [1] (► Tab. 8.2).

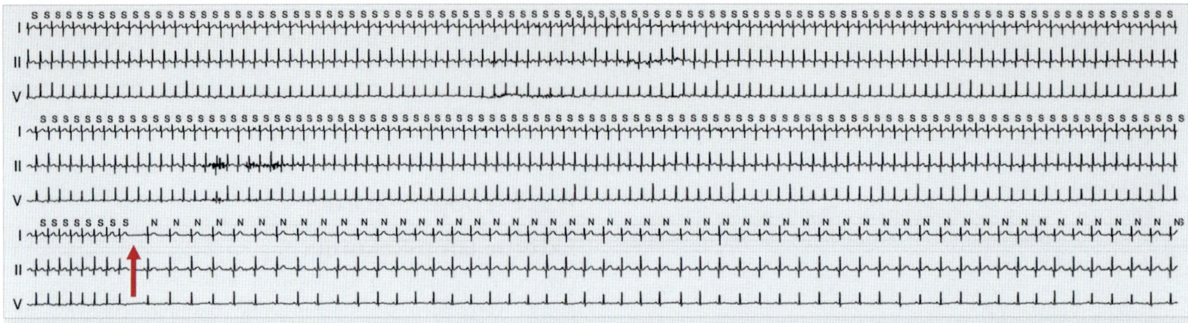

Abb. 8.5 10 Jahre alter Junge mit paroxysmaler SVT. Der Pfeil markiert die spontane Terminierung der Tachykardie.

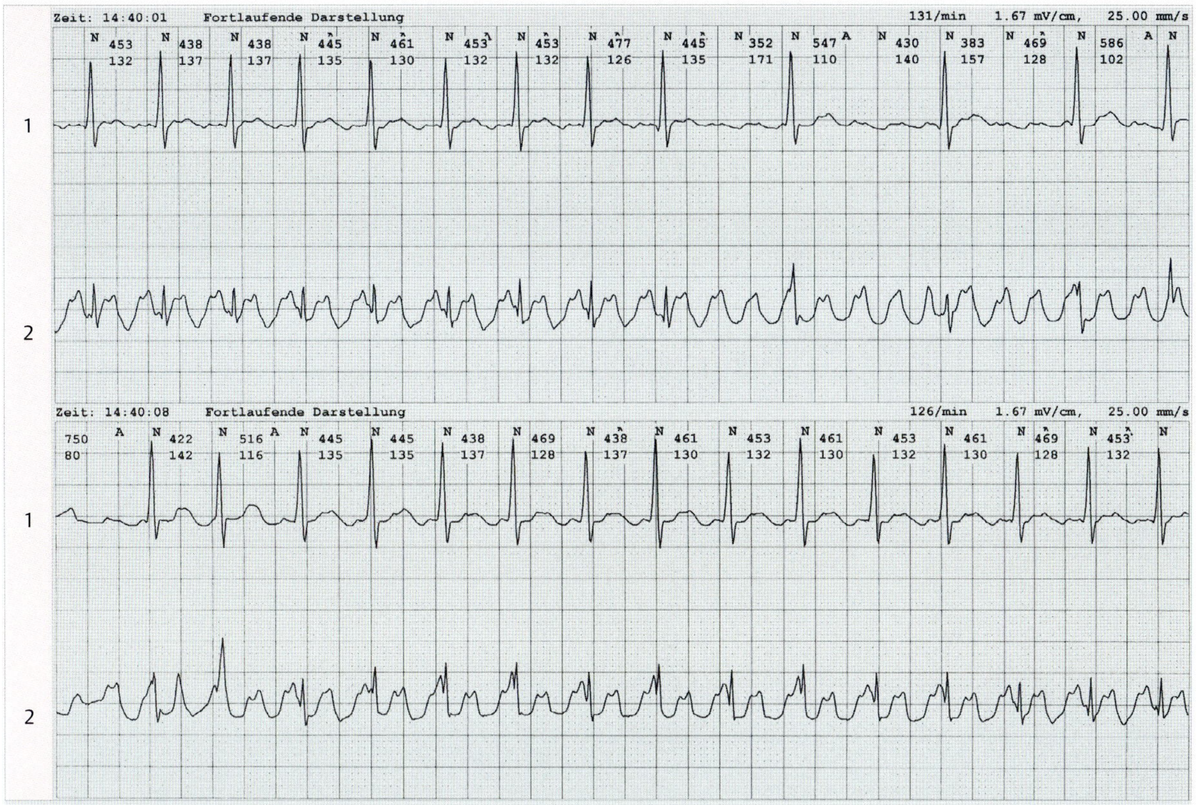

Abb. 8.6 Vorhofflattern mit wechselnder Überleitung. Langzeit-EKG eines 18-jährigen Jugendlichen.

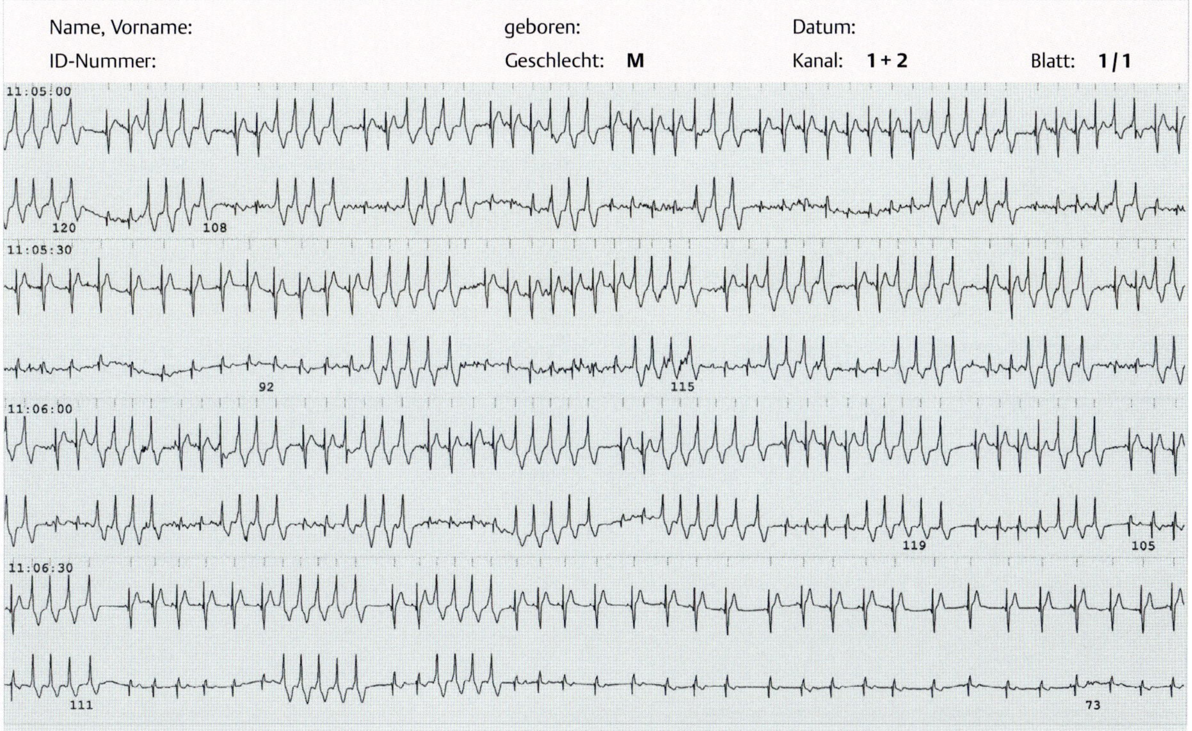

Abb. 8.7 Ventrikuläre Tachykardien. Langzeit-EKG eines 16-jährigen Jungen mit häufen monomorphen, nicht anhaltenden ventrikulären Tachykardien vor Hochfrequenzablation.

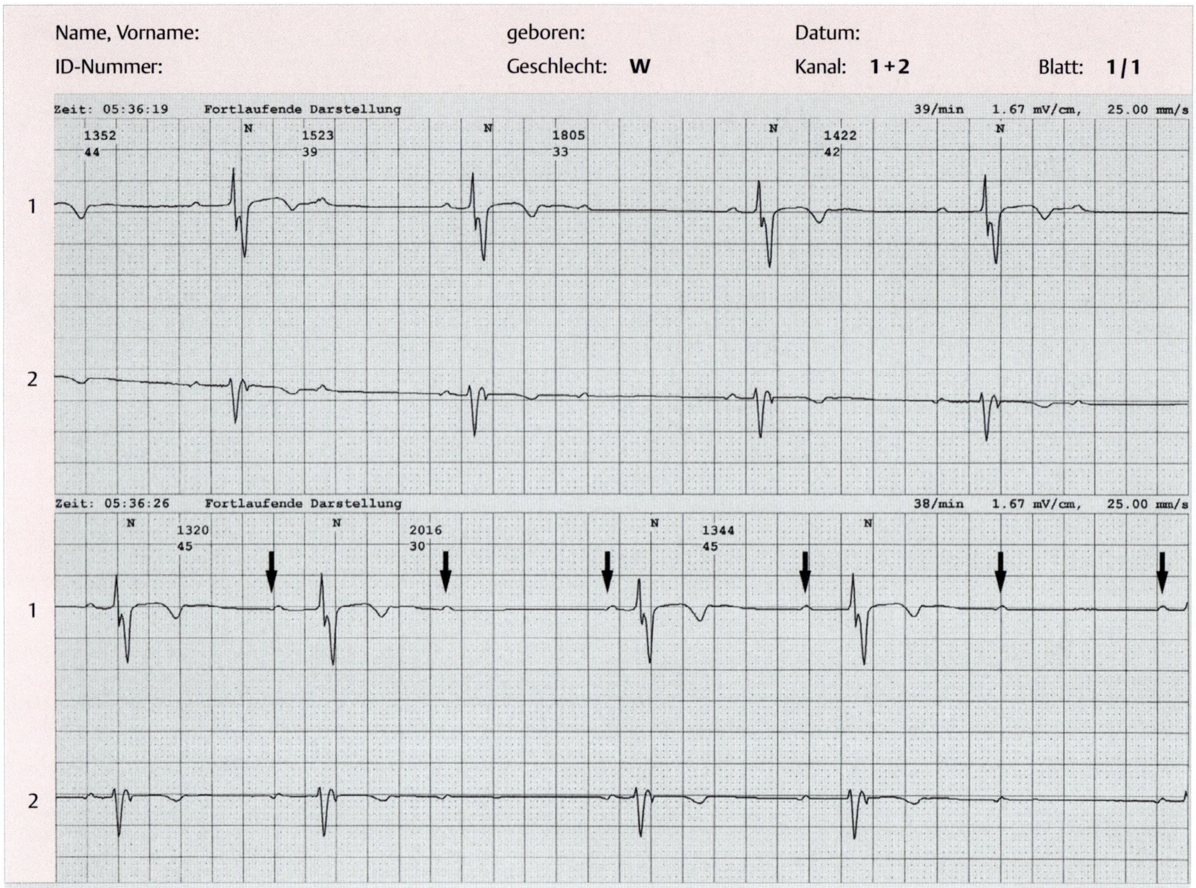

Abb. 8.8 Langzeit-EKG eines 6-jährigen Mädchens mit AV-Block II° bei Nacht; oben AV-Block mit 2 : 1-Überleitung, unten AV-Block II°, Typ 1 (Wenckebach-Periodik).

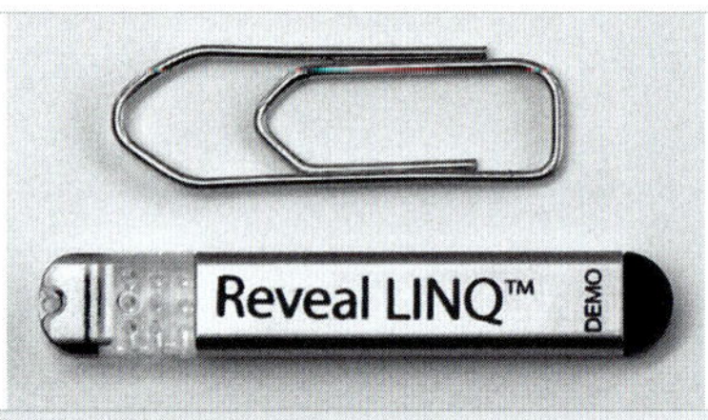

Abb. 8.9 Implantierbarer Loop-Rekorder (LINQ-System).

Tab. 8.1 Belastungsprotokoll für Laufbanderqometrie (Quelle: [4]).

Dauer 90 s/Stufe	Geschwindigkeit [km/h]	Steigung [%]
Start und Erholung	2,0	0
Stufe 1	2,5	0
Stufe 2	3,0	3
Stufe 3	3,5	6
Stufe 4	4,0	9
Stufe 5	4,5	12
Stufe 6	5,0	15
Stufe 7	5,5	18
Stufe 8	6,0	21
Stufe 9	6,5	21
	keine Geschwindigkeitslimitation bis zur Erschöpfung	maximale Steigung bei 21 % limitiert

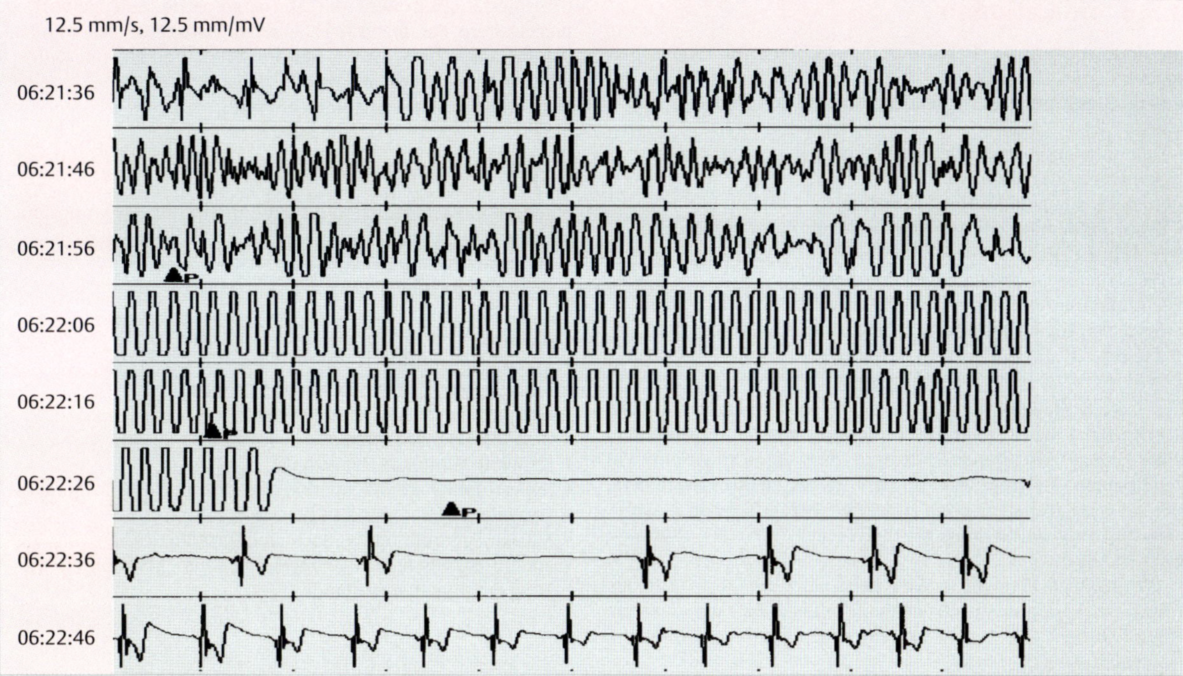

Abb. 8.10 Dokumentation von Torsades de pointes und anschließender ventrikulärer Tachykardie mittels eines implantierbaren Loop-Rekorders bei einem 9-jährigen Mädchen mit rezidivierenden Synkopen und normaler QT-Zeit im Standard-EKG.

Tab. 8.2 Bruce-Protokoll für Laufbandergometrie.

Phase		Dauer [min:s]	Laufgeschwindigkeit [km/h]	Steigung [%]
Ruhe		3:00	0,0	0,0
Belastung	Stufe 1	3:00	2,7	0,0
	Stufe 2	3:00	2,7	5,0
	Stufe 3	3:00	2,7	10,0
	Stufe 4	3:00	4,0	12,0
	Stufe 5	3:00	5,4	14,0
	Stufe 6	3:00	6,7	16,0
	Stufe 7	3:00	8,0	18,0
	Stufe 8	3:00	8,8	20,0
Nachbelastung		3:00	0,0	0,0

8.3.2 EKG-Ableitung

Für die Ergometrie ist eine qualitativ gute 12-Kanal-EKG-Ableitung essenziell. Hierfür werden die Elektroden nach Hautentfettung am Oberkörper platziert. Die Extremitätenelektroden werden dabei im Schulter- bzw. Hüftbereich geklebt, die Brustwandableitungen gemäß den Vorgaben wie beim Ruhe-EKG. In der Pädiatrie kommen in der Regel Einmalklebeelektroden zur Verwendung. Zur kontinuierlichen Überwachung ist ein Monitor erforderlich, der eine permanente EKG-Darstellung ermöglicht, damit ST-Veränderungen und Arrhythmien unverzüglich erkannt werden (ACC/AHA 1997, 2002 [4]).

> **Merke**
>
> Da bei Belastungs-EKG-Untersuchungen potenziell lebensbedrohliche Situationen entstehen können, müssen entsprechende **apparative und personelle Voraussetzungen** vorgehalten werden.

Während der Ergometrie ist die Anwesenheit eines Arztes mit profunden EKG-Kenntnissen und Erfahrung in der Beherrschung von Notfallsituationen erforderlich. Des Weiteren muss die Präsenz von ausgebildetem Pflegepersonal gewährleistet sein. Zu den apparativen Voraussetzungen zählen Defibrillator und Notfallausrüstung.

8.3.3 Indikationen

Die Indikationen zur Belastungsuntersuchung im Kindesalter sind:

- Beurteilung der körperlichen Belastbarkeit und Leistungsfähigkeit
- Dokumentation des Verlaufs im Rahmen von chronischen (kardialen) Erkrankungen
- Abklärung von thorakalen Schmerzen
- belastungsabhängiges Auftreten von Herzrhythmusstörungen (▶ Abb. 8.11)
- Feststellung der chronotropen Kompetenz
- Optimierung von frequenzadaptativen Herzschrittmachern
- Bewertung des Blutdruckverhaltens unter Belastungsbedingungen

Die Ischämiediagnostik, wie sie im Erwachsenenalter häufig durchgeführt wird, spielt im Kindesalter eine untergeordnete Rolle. Eine deszendierende ST-Strecke von > 0,1 mV sowie eine aszendierende ST-Strecke von > 0,15 mV, gemessen 60 ms nach dem J-Punkt, sind als pathologisch zu werten. Aszendierende ST-Strecken < 0,15 mV gelten hingegen bei Tachykardien als physiologisch (▶ Abb. 8.12).

Die alleinige Ergometrie wird heutzutage hauptsächlich bei Fragen zu Rhythmusstörungen durchgeführt. Bei komplexeren Fragestellungen zur kardiorespiratorischen und metabolischen Leistungsfähigkeit wird die Spiroergometrie durchgeführt, da hier weitere Parameter wie Sauerstoffsättigung, Sauerstoffaufnahme, anaerobe Schwelle, Blutdruckverhalten etc. mit beurteilt werden können. Als Auswertehilfe hat sich die 9-Felder-Grafik nach Karlman Wassermann etabliert [6].

8.3.4 Kontraindikationen

Zu den Kontraindikationen der ergometrischen Belastungsuntersuchung zählen [4]:

- akute, fieberhafte Infekte
- akuter Asthmaanfall
- akute Entgleisung einer Stoffwechselstörung (z. B. Diabetes mellitus)
- akute Myokarditis
- aktives rheumatisches Fieber mit Karditis
- unkontrollierte, schwere Hypertonie
- manifeste Herzinsuffizienz
- schwere pulmonale Hypertonie
- hypertrophe Kardiomyopathie mit Synkopen in der Anamnese
- schwere Aorten- oder Mitralstenose
- Marfan-Syndrom mit Verdacht auf Aortendissektion
- andere, passagere Erkrankungen mit deutlicher Beeinträchtigung des Allgemeinzustands

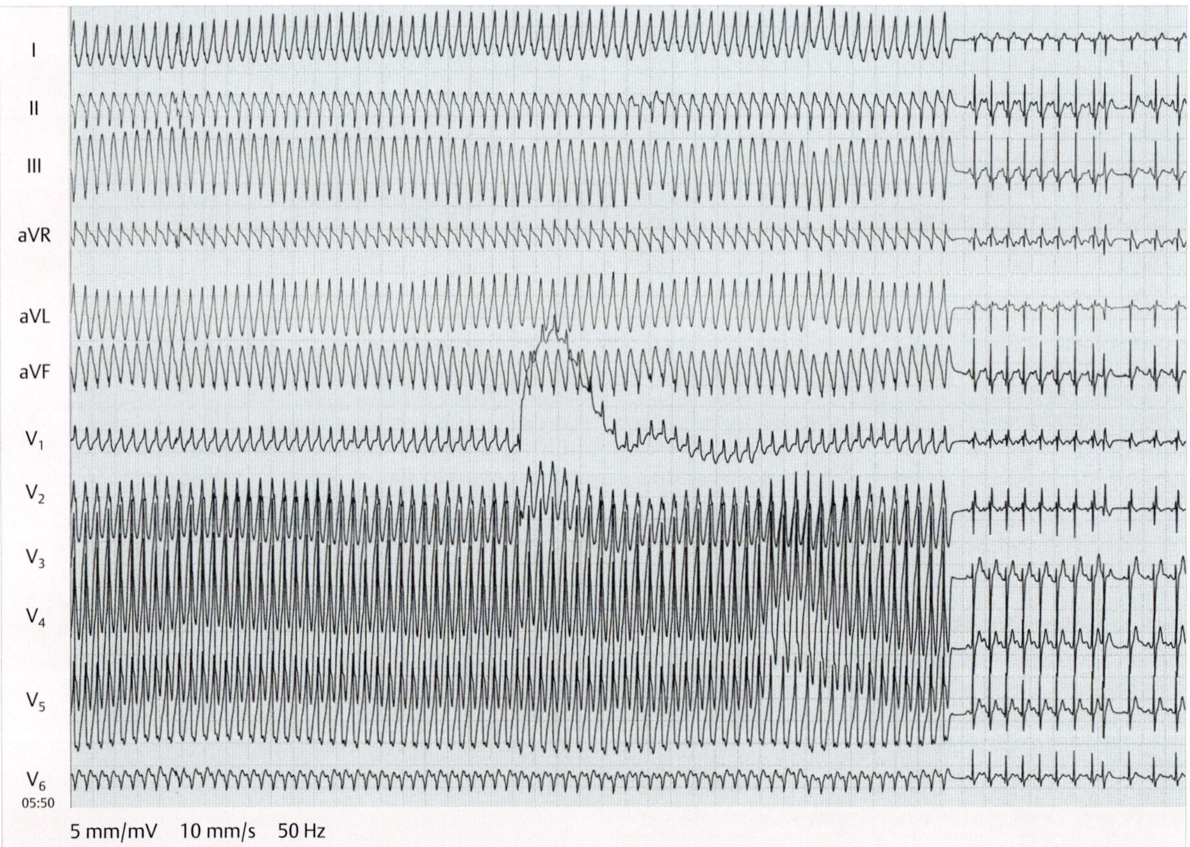

Abb. 8.11 Ventrikuläre Tachykardie unter Laufbandergometrie bei einem 13-jährigen, ansonsten herzgesunden Jungen. Die Tachykardie terminiert spontan.

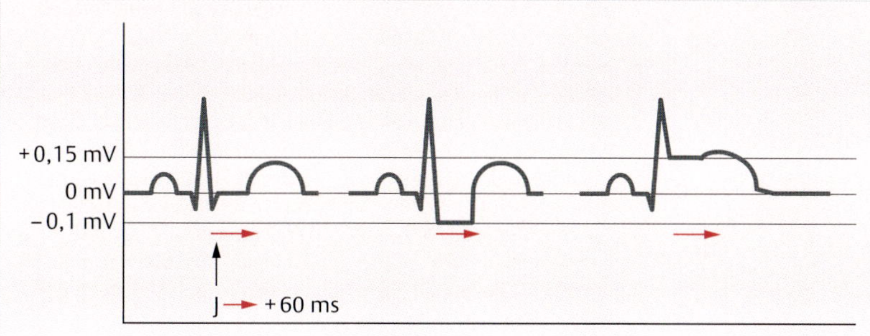

Abb. 8.12 Formen der pathologischen ST-Strecken-Veränderungen bei Belastung. Die Messungen werden im Kindesalter 60 ms nach dem J-Punkt (schwarzer Pfeil) durchgeführt.

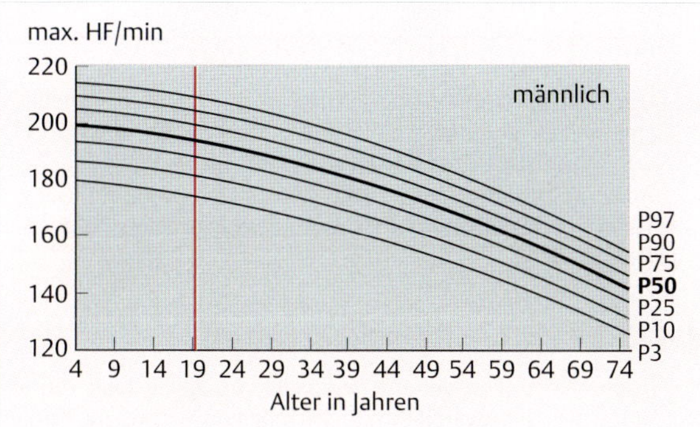

Abb. 8.13 Altersabhängige maximale Herzfrequenz bei männlichen Probanden bei Ergometrie (Quelle: [4]).

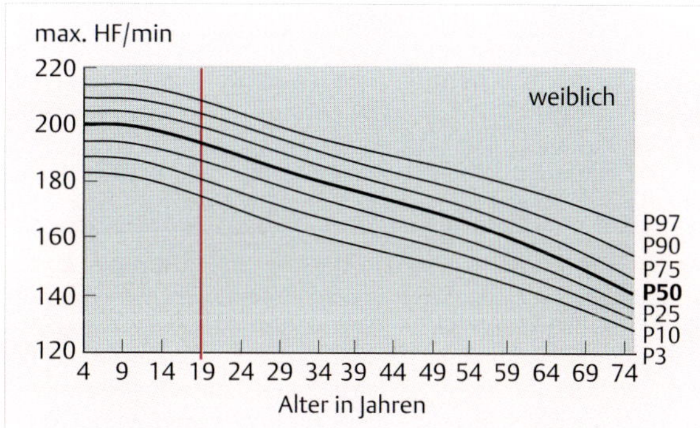

Abb. 8.14 Altersabhängige maximale Herzfrequenz bei weiblichen Probanden bei Ergometrie (Quelle: [4]).

8.3.5 Abbruchkriterien

Abbruchkriterien der Belastungsuntersuchungen sind [4]:

- Erreichen des Untersuchungsziels
- subjektive Erschöpfung:
  - auffällige Blässe
  - Dyspnoe
  - Schwindel
  - Kopfschmerz
  - Angina pectoris
- Erregungsrückbildungsstörungen wie horizontale oder deszendierende ST-Senkungen von > 0,2 mV (ohne Digitalistherapie und bei normalem Ruhe-EKG) oder ST-Hebungen
- signifikante Herzrhythmusstörungen:
  - zunehmende Zahl ventrikulärer Extrasystolen, insbesondere bei Couplets
  - Bigeminus oder Salven
  - Einfall der Extrasystolen in die vulnerable Phase
  - polytope Extrasystolen
  - ventrikuläre oder supraventrikuläre Tachykardien
  - Vorhofflimmern und Vorhofflattern
- Erregungsleitungsstörungen: AV-Blockierungen oder intraventrikuläre Leitungsstörungen
- ein unphysiologisch schneller Anstieg der Herzfrequenz bzw. ein Abfall der Herzfrequenz
- unzureichender Blutdruckanstieg oder pathologischer Blutdruckabfall
- Blutdruckanstieg über 250 mmHg systolisch bzw. wenn der Blutdruck den Messbereich des Geräts übersteigt
- Versagen der Überwachungsgeräte

Die Belastung erfolgt, sofern keine pathologischen Zustände auftreten, bis zum Erreichen der altersspezifischen Richtherzfrequenz oder bis zur subjektiven Erschöpfung des Patienten.

> **Merke** (M!)
>
> **Altersspezifische Richtherzfrequenz bei der Ergometrie:** Herzfrequenz 220 pro Minute – Alter in Jahren

Die Herzfrequenz steigt unter Belastung linear an, gesteuert durch die endogene Katecholaminausschüttung. Ein verzögerter Anstieg der Herzfrequenz kann durch eine frequenzreduzierende Medikation (z. B. Betablocker) oder eine Sinusknotendysfunktion bedingt sein. Ein überschießender Frequenzanstieg legt einen Trainingsmangel, eine Hypovolämie oder eine eingeschränkte Ventrikelfunktion nahe. Für das Laufbandprotokoll sind die maximalen Herzfrequenzwerte am Ende der Belastung für männliche und weibliche Probanden in unterschiedlichen Altersstufen angegeben (▸ Abb. 8.13 und ▸ Abb. 8.14; s. a. Kap. 18).

8.4 Elektrophysiologische Untersuchung

Die elektrophysiologische Untersuchung (EPU) begann mit der Ableitung des His-Bündel-Elektrogramms Anfang der 1960er Jahre. Nachdem die ersten Prozeduren rein diagnostischen Charakter hatten, wurden in den frühen 80er Jahren die ersten Ablationen durch intrakardiale DC-Schockapplikationen durchgeführt, die in den späten 80er Jahren von der heute noch verwendeten **Radiofrequenzablation** (**RFA**) abgelöst wurde. Seit über 10 Jahren steht für spezielle Fragestellungen auch die Kryoenergietechnik zur Verfügung. Beide Techniken werden im Kindesalter angewendet.

8.4.1 Platzierung der Elektrodenkatheter

Der Standardzugang für intrakardiale Ableitungen ist die V. femoralis mittels Seldinger-Technik. Die intrakardiale Platzierung der Elektrodenkatheter erfolgt in der Regel unter Durchleuchtung, kann jedoch auch, soweit möglich und wenn die technischen Voraussetzungen es erlauben, ohne Durchleuchtungskontrolle erfolgen. Mithilfe von 3D-Mappingsystemen kann die Strahlenbelastung deutlich reduziert werden; im Idealfall kann die Prozedur strahlungsfrei durchgeführt werden.

Die intrakardialen Standardableitungen umfassen in der Regel jeweils einen Katheter im hohen rechten Vorhof (HRA), am His-Bündel, an der rechtsventrikulären Spitze (RVA) und im Koronarsinus (CS), ergänzt durch einen Ablationskatheter bei therapeutischen Eingriffen (▶ Abb. 8.15).

Die Elektrodenkatheter haben an der Spitze in der Regel zwischen 4 und 20 Elektroden bzw. 2 und 10 Elektrodenpaare. Die Ableitung der endokardialen Elektrogramme erfolgt im bipolaren Modus von 2 jeweils nebeneinander liegenden Ringelektroden der Katheter, sodass mehrere bipolare Ableitungen mit einem Katheter möglich sind. Über die Elektrodenkatheter kann eine Stimulation der Vorhöfe und Kammern durchgeführt werden. Die Katheterstärken variieren zwischen 2 und 7 French. Die Katheter zum endokardialen Mapping sowie zur Hochfrequenz- und Kryoenergieapplikation weisen eine steuerbare Spitze auf.

Bei komplexen Herzrhythmusstörungen, insbesondere nach Operationen von kongenitalen Herzfehlern, ist mittels 3D-Darstellungen (z. B. CARTO oder NavX-Velocity) eine genaue Lokalisation des Fokus bzw. des zeitlichen Ablaufs der elektrischen Aktivierung möglich.

8.4.2 Technische Voraussetzungen

Die technischen Voraussetzungen zur Durchführung einer EPU bzw. RF umfassen:

- Herzkatheterlabor mit möglichst biplaner Durchleuchtungseinheit
- EPU-System, bestehend aus Verstärkereinheit für intrakardiale und Oberflächen-EKG-Signale
- computergestützte Auswertungseinheit mit digitaler Speichermöglichkeit der Daten
- 3D-Mapping-System (fakultativ) (▶ Abb. 8.16)
- Herzstimulator mit der Möglichkeit der programmierten Stimulation
- externer Defibrillator
- Radiofrequenzgenerator oder Cryokonsole zur Ablationsbehandlung

8.4.3 Basismessungen

Elektrophysiologische Basismessungen umfassen die

- Vorhofaktivierung, wobei das Signal des hohen rechten Vorhofs (HRA) in Relation zur P-Welle im Oberflächen-EKG gesetzt wird: (▶ Abb. 8.15)
- Bei Sinusrhythmus folgt der Beginn der P-Welle innerhalb von 30 ms nach dem lokalen Signal des sinusknotennahen Vorhofkatheters (HRA).
- Ca. 20–45 ms später wird der untere septale rechte Vorhof erregt. Dies lässt sich über den His-Bündel-Katheter aufzeichnen.
- Der linke Vorhof wird spätestens innerhalb von 90 ms nach dem Beginn der P-Welle erregt. Die Aktivierung des linken Vorhofs wird durch den CS-Katheter aufgezeichnet; sie verläuft von proximal nach distal.
- Die AV-Überleitung wird durch den His-Katheter analysiert. Die AH-Zeit wird vom unteren septalen rechten Vorhof bis zum HBE-Potenzial gemessen. Sie gibt die Leitungseigenschaften des AV-Knotens wieder. Normwerte im Kindesalter variieren zwischen 50 und 120 ms. Dieser Teil der AV-Überleitung kann in Abhängigkeit des Sympathikotonus bzw. Vagotonus variieren.
- Das anschließende HV-Intervall, das die Leitung vom HB-Signal zum Ventrikelmyokard (Beginn des QRS-Komplexes im Oberflächen-EKG) darstellt, wird nur gering von Katecholaminen und vegetativem Nervensystem beeinflusst. Normwerte für Kinder liegen zwischen 25 und 50 ms. Eine Verlängerung des HV-Intervalls deutet immer auf eine Schädigung im His-Purkinje-System hin. Bei einer Präexzitation durch eine antegrad leitende akzessorische Leitungsbahn ist das HV-Intervall dagegen verkürzt.
- Im Anschluss an die AV-Überleitung wird die ventrikuläre Leitungssequenz betrachtet: Normalerweise wird die Spitze des rechten Ventrikels (RVA) innerhalb von 5–30 ms nach dem Beginn des QRS-Komplexes im Oberflächen-EKG aktiviert. Die Aktivierung des linken Ventrikels folgt wenige Millisekunden später.

8.4.4 Effektive Refraktärzeiten

Nach den Messungen der intrakardialen Erregung folgt die Bestimmung der effektiven Refraktärperiode von Vorhof, AV-Knoten und rechtem Ventrikel.

Definition

Die effektive Refraktärzeit ist definiert als das kürzeste Intervall von 2 elektrischen Stimuli, die noch eine Antwort des stimulierten Gewebes bewirken.

Normwerte für intrakardial gemessene Zeitintervalle im Kindesalter (ERP = effektive Refraktärperiode) sind:

- ERP Atrium: 170–250 ms
- ERP AV-Knoten: 220–350 ms
- ERP rechter Ventrikel: 200–300 ms
- AH-Intervall: 50–120 ms
- HV-Intervall: 25–50 ms
- Wenckebach-Punkt: < 380 ms

8.4.5 Vorgehen

In der Regel werden vor einer EPU antiarrhythmische Medikamente unter Berücksichtigung ihrer Halbwertszeit abgesetzt. Dies erhöht die Wahrscheinlichkeit, dass die klinische Tachykardie induziert werden kann. Während sich Reentrytachykardien meistens durch programmierte Stimulation induzieren lassen, ist dies bei fokalen Tachykardien nicht der Fall.

Zur Induktion von Reentrytachykardien werden in der Regel 8 Stimuli mit einem Basisintervall (S 1) von einem (S 2) oder mehreren (S 3–S 4) verkürzt angekoppelten Stimuli im Vorhof (HRA) oder in der Kammer (RVA) abgegeben.

Anhand der intrakardial abgeleiteten elektrischen Signale, die im Rahmen von elektrophysiologischen Untersuchungen gewonnen werden konnten, entstand ein neues Verständnis der zugrunde liegenden Tachykardiemechanismen. Die Entwicklung von kurativen Ablationstechniken stellte eine Weiterentwicklung der erweiterten diagnostischen Möglichkeiten dar [2].

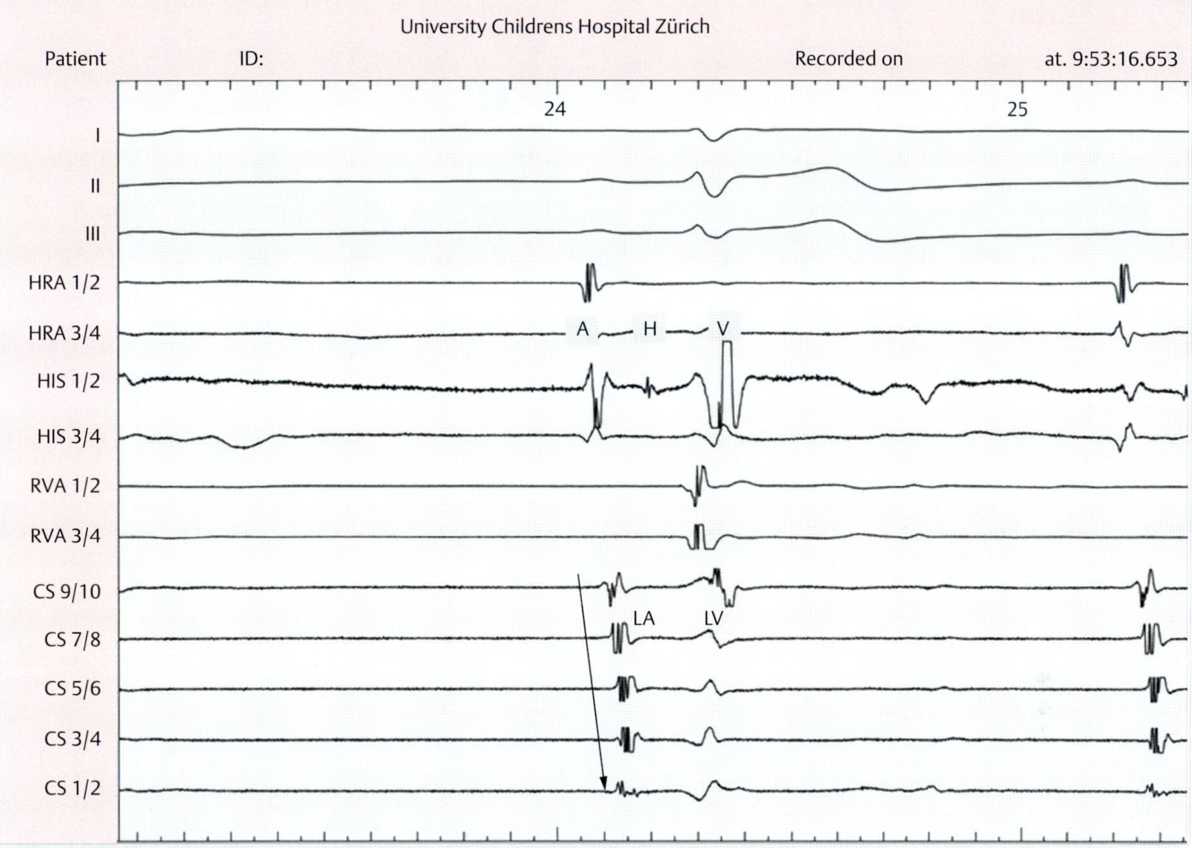

Abb. 8.15 Intrakardiale Ableitungen bei einer elektrophysiologische Untersuchung. HRA = hohes rechtes Atrium, HIS = His-Bündel, RVA = rechter Ventrikel Apex, CS = Koronarvenensinus. HRA ist ein vierpoliger Katheter, der in die Region des Sinusknotens platziert wird. Der HIS-Katheter ist ebenfalls ein vierpoliger Katheter, der am Übergang von rechtem Vorhof zur Kammer im Bereich des AV-Knotens platziert wird. Die früheste Vorhoferregung erfolgt im HRA. Anschließend Aktivierung des basalen rechten Vorhofs (A), gefolgt von dem scharf abgegrenzten His-Bündel-Signal (H) und dem Kammersignal (V). Mit dem vierpoligen RVA-Katheter wird die elektrische Aktivierung der rechten Kammer dokumentiert. Mit den 5 Ableitungen im Koronarvenensinus (CS) kann die elektrische Aktivierung des linken Herzens beurteilt werden. Das scharf abgegrenzte erste Signal stellt die Aktivierung des linken Vorhofs dar (LA), es folgt jeweils das plumpe linksventrikuläre Signal (LV). Der Pfeil zeigt die Erregungsausbreitung von proximal nach distal. Geschwindigkeit: 100 mm/s.

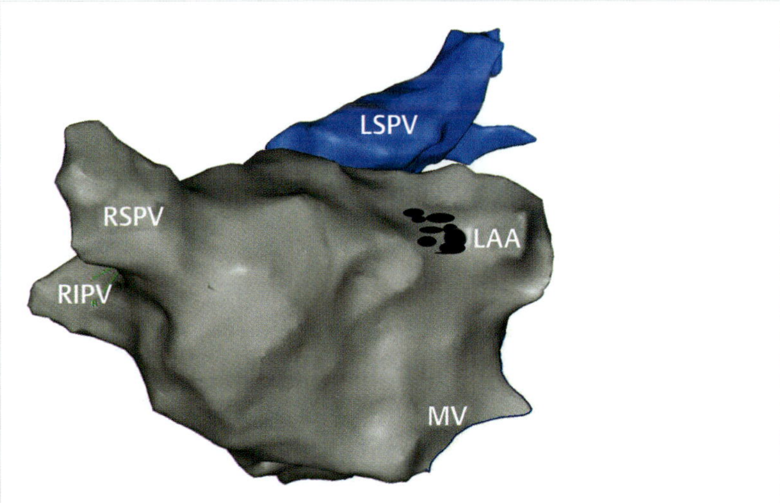

Abb. 8.16 3D-Darstellung des linken Vorhofs von dorsal bei RF einer fokalen atrialen Tachykardie an der Basis des linken Herzohrs mit dem CARTO-System.
Die schwarzen Punkte stellen die Lokalisationen der RF-Ablationen dar.
LAA = linkes Herzohr
LSPV = linke obere Lungenvene
MV = Mitralklappenanulus
RIPV = rechte untere Lungenvene
RSPV = rechte obere Lungenvene

8.5 Literatur

[1] Bruce RA, fisher LD. Unusual prognostic significance of exercise-induced ST elevation in coronary patients. J Electrocardiol 1987; 20: 84–88

[2] Brugada J, Blom N, Sarquella-Brugada G et al. European Heart Rhythm Association; Association for European Paediatric and Congenital Cardiology. Pharmacological and non-pharmacological therapy for arrhythmias in the pediatric population: EHRA and AEPC-Arrhythmia Working Group joint consensus statement. Europace 2013; 9: 1337–82

[3] Crawford M. et al. ACC/AHA Guidelines for Ambulatory Electrocardiography: Executive Summary and Recommendations. Circulation 1999; 100: 886–893

[4] Dubovy KO, Baden W et al. A practical and transferable new protocol for treatmill testing of children and adults. Cardiol Young 2008; 18: 615–623

[5] Löllgen H. Herzfrequenzvariabilität. Dt. Ärztebl 1999; 96: 2029–2032

[6] Wasserman K et al. Principles of Exercise Testing and Interpretation: Including Pathophysiology and Clinical Applications. 5. Aufl. Lippincott & Wiiams; 2011

9 Dilatation und Hypertrophie von Vorhöfen und Kammern

T. Paul, H. Singer

9.1 Einleitung

Das EKG kann in der Diagnostik der Vergrößerung bzw. Hypertrophie der Herzkammern hilfreich sein. Obwohl das EKG bei Kindern besser als bei Erwachsenen mit der Größe der Vorhöfe und Kammern korreliert, ist der prädiktive Wert in der Hypertrophiediagnostik mit ca. 60–70 % doch deutlich eingeschränkt [2]. Domänen der Hypertrophiediagnostik der Vorhöfe wie auch der Ventrikel sind heutzutage die 2D-Echokardiografie sowie die CT- und MRT-Darstellung des Herzens.

Wichtig bei der Hypertrophiediagnostik im Kindesalter ist die Beachtung der altersspezifischen Normalwerte, welche die hämodynamischen und morphologischen Veränderungen vom Neugeborenen bis zum Jugendlichen reflektieren. Grundlage der Hypertrophiediagnostik ist die Betrachtung der Morphologie der P-Wellen sowie Vektor und Morphologie der QRS-Komplexe, ferner deren Amplituden. Bei der Ventrikelhypertrophie werden zudem die R/S-Relationen gemessen und mit den altersspezifischen Normalwerten verglichen. Auch sind ab dem Jugendalter Unterschiede der R-Amplituden bzw. der R/S-Relationen zwischen Mädchen und Jungen zu beachten.

Merke

Bei der Hypertrophiediagnostik mit dem EKG muss allerdings berücksichtigt werden, daß bereits geringe Abweichungen der Position der Brustwandelektroden beim selben Patienten zu erheblichen Unterschieden in den R-Zacken-Amplituden sowie den R/S-Relationen führen können.

Zusätzlich ist die Situation bei komplexen angeborenen Herzfehlern zu bedenken, bei denen durch Hypoplasie eines Ventrikels die elektrischen Kräfte dieses Ventrikels auch bei einer Hypertrophie nicht adäquat abgebildet werden. Eine Hypertrophiediagnostik kann heutzutage deshalb nicht mehr allein auf EKG-Befunden basieren.

Schließlich bildet sich im Kindesalter, abgesehen vom Neugeborenenalter, eine pathologische Rechtsherzhypertrophie im EKG eindeutiger durch ein Abweichen der elektrischen Herzachse nach rechts sowie eine Zunahme der rechtspräkordialen R-Zacken-Amplituden ab als eine Linksherzhypertrophie. Die Rechtshypertrophie weicht komplett von der physiologischen Entwicklung (Linksüberwiegen der elektrischen Kräfte) ab, während bei der Linkshypertrophie die physiologische Situation verstärkt ausgeprägt ist. Eine Ausnahme hiervon ist das Neugeborenenalter, in dem die Rechtshypertrophie physiologisch ist und damit Vitien mit Rechtsherzbelastung weniger gut im EKG abgegrenzt werden können.

9.2 Belastung der Vorhöfe

Eine Beurteilung der Vorhofbelastung kann im EKG nur bei einem normalen Sinusrhythmus erfolgen, da nur dann eine normale P-Wellen-Achse und Morphologie zu erwarten sind. In den meisten Fällen besteht eine Volumenbelastung der Vorhöfe. Eine Widerstandshypertonie besteht bei den sehr seltenen angeborenen oder erworbenen Stenosen der Trikuspidal- und Mitralklappe. In den Vorhöfen führt eine Volumenbelastung und eine Druckerhöhung zum Anstieg der P-Wellen-Amplitude und zur Verlängerung der P-Wellen-Dauer.

Bei der Interpretation der P-Welle ist zu beachten, daß die Erregung des rechten Vorhofs aufgrund der Impulsbildung im Sinusknoten sowie der nachfolgenden atrialen Erregungsausbreitung in den initialen 40–60 ms der P-Welle abgebildet wird. Die Erregung des linken Vorhofs erfolgt dagegen in den terminalen 40–60 ms der P-Welle.

Bei einem normalen Sinusrhythmus beträgt in der Ableitung II in allen Altersklassen die P-Wellen-Amplitude maximal 0,25 mV und die Dauer der P-Welle maximal 100 ms.

9.2.1 Definitionen

Eine Belastung des rechten Vorhofs wird als **P-dextroatriale** bezeichnet, eine Belastung des linken Vorhofs als **P-sinistroatriale** und eine beidseitige Belastung als **P-biatriale**.

P-dextroatriale

Die Vergrößerung des rechten Vorhofs nach anterior und inferior resultiert in einer vergrößerten und spitzen P-Welle mit normaler Dauer.

EKG

Im EKG zeigt sich bei einem P-dextroatriale eine überhöhte, spitz konfigurierte P-Welle > 0,3 mV in Ableitung II für alle Altersstufen (▶ Abb. 9.1 und ▶ Abb. 9.2).

Vorkommen

Ein P-dextroatriale kommt z. B. bei Vorhofseptumdefekten vor.

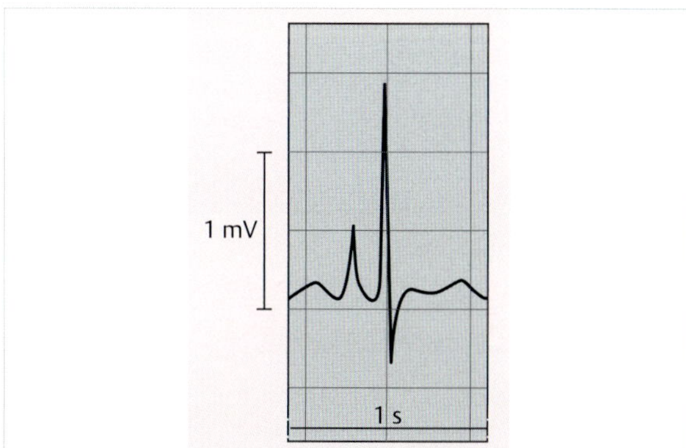

Abb. 9.1 P-dextroatriale (siehe Text), Ableitung II.

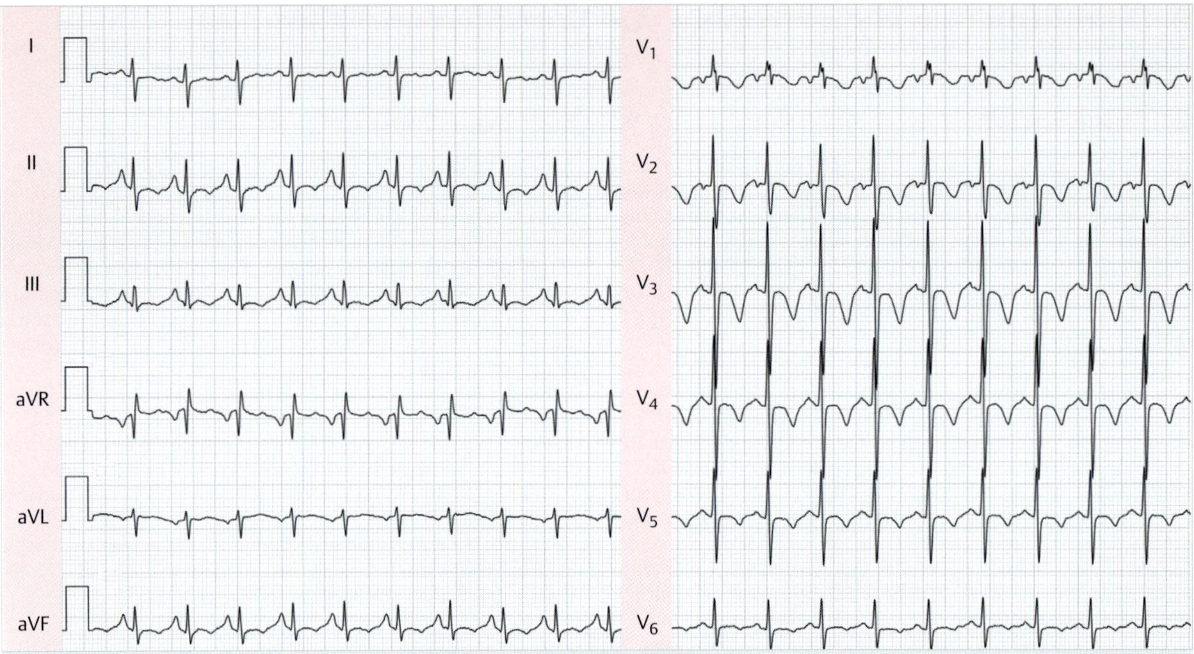

Abb. 9.2 P-dextroatriale. EKG eines 2-jährigen Mädchens mit einem Vorhofseptumdedekt vom Sekundumtyp: Sinusrhythmus, Herzfrequenz 124/min, rechtstypischer QRS-Vektor (α = 102°), P-dextroatriale (P-Amplitude in Ableitung II 0,4 mV), inkompletter RSB (gesplitterter QRS-Komplex in V_1), tiefe S-Zacken links-präkordial (Ableitgeschwindigkeit: 25 mm/s).

P-sinistroatriale

Der zuverlässigste Parameter zur Beurteilung der Vergrößerung des linken Vorhofs ist eine späte negative Deflektion in V_1. Ein weiterer, wenn auch weniger sensitiver Parameter, ist eine Verbreiterung der P-Welle in Ableitung II [2].

EKG

- Verbreiterte, doppelgipflige P-Welle in Ableitung II, Dauer > 100 ms (▶ Abb. 9.3 und ▶ Abb. 9.4)
- biphasische P-Welle in Ableitung V_1: Das terminale Ende der P-Welle ist negativ, die Dauer dieses Anteils beträgt > 40 ms, die Amplitude > 0,1 mV für alle Altersstufen.

Vorkommen

Ein P-sinistroatriale kommt z. B. bei einer Mitralklappeninsuffizienz vor.

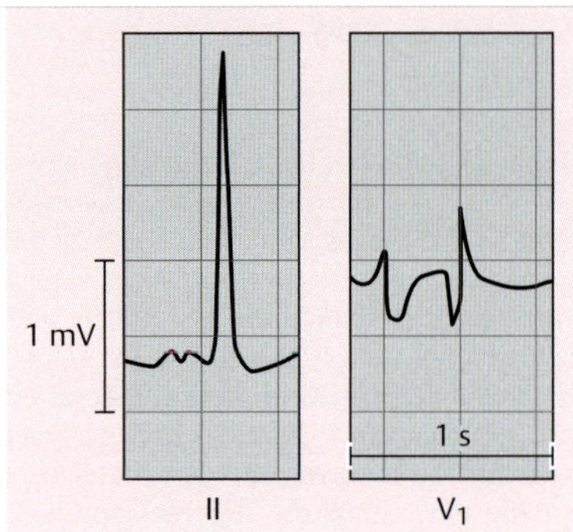

Abb. 9.3 P-sinistroatriale (siehe Text).

P-biatriale

Ein P-biatriale ist eine Kombination der Kriterien des P-dextro- und sinistroatriale (▶ Abb. 9.5).

Vorkommen

Ein P-biatriale kommt z. B. bei einer restriktiven Kardiomyopathie vor.

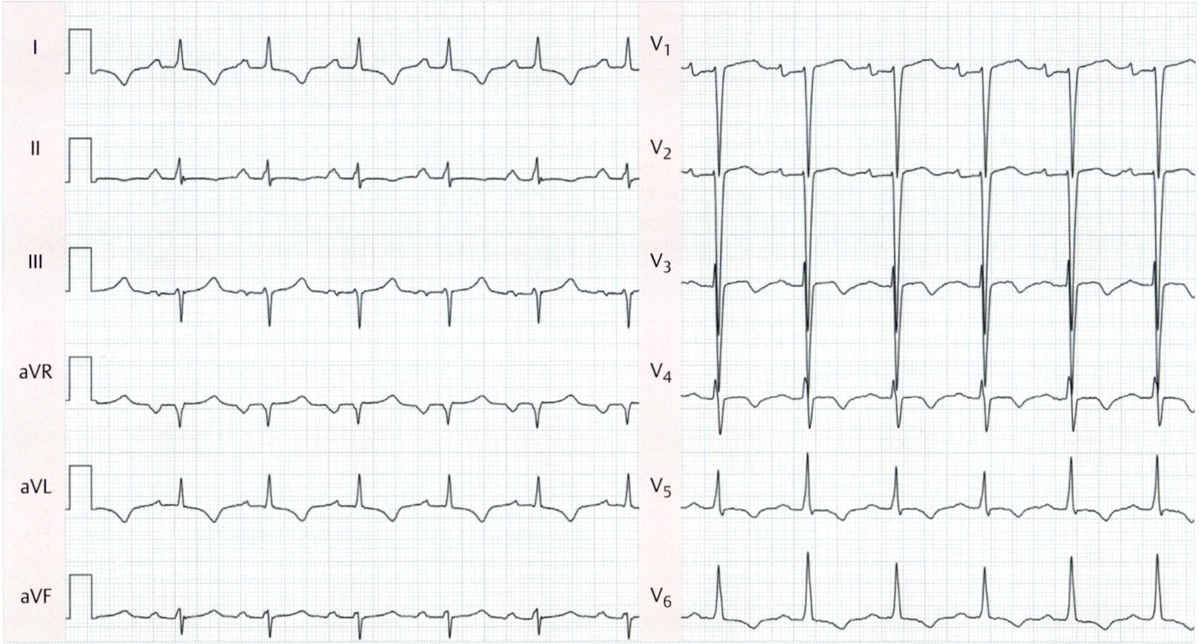

Abb. 9.4 P-sinistroatriale. EKG eines 16-jährigen Jungen mit dilatativer Kardiomyopthie: Sinusrhythmus, Herzfrequenz 74/min, linkstypischer QRS-Vektor (α = -17°), AV-Block I° bei einer PQ-Zeit von 240 ms.
P-sinistroatriale (Dauer der P-Welle 140 ms in Ableitung II, biphasische P-Welle in V_1, negative Komponente mit 80 ms Dauer und −0,2 mV Amplitude), linksventrikuläre Hypertrophie mit tiefem S rechtspräkordial und hohem R linkspräkordial; ST-T-Senkungen in den Ableitungen I, aVF sowie linkspräkordial (Ableitgeschwindigkeit: 25 mm/s).

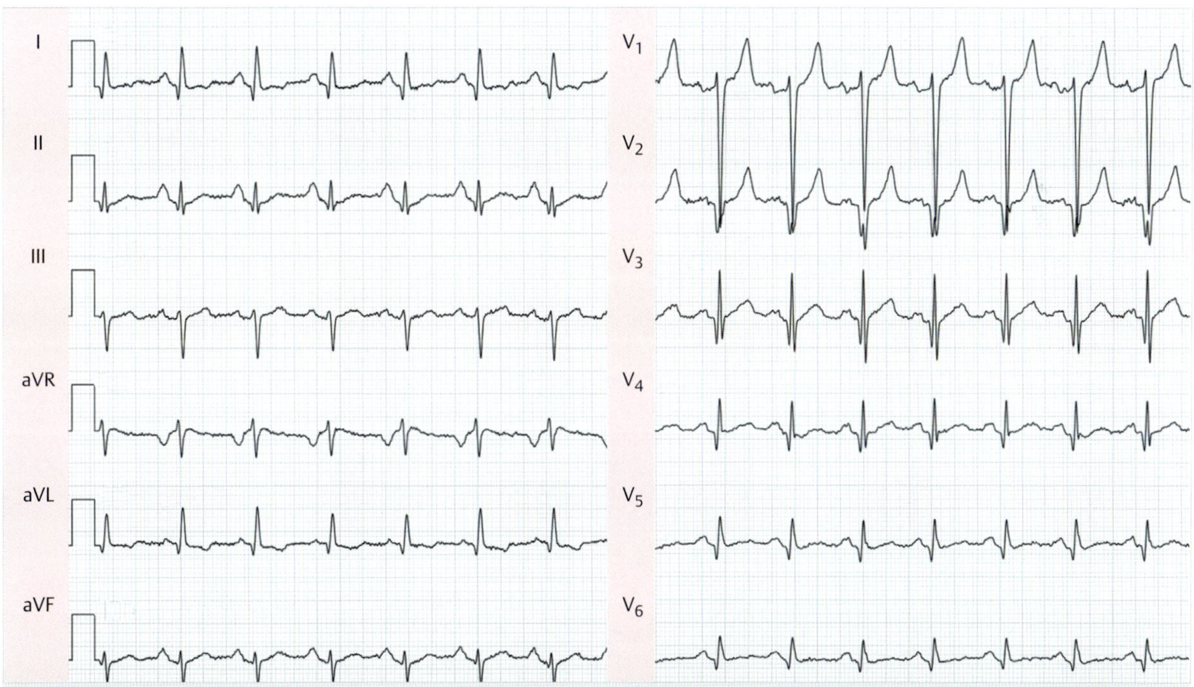

Abb. 9.5 P-biatriale. EKG eines 20-jährigen Mannes mit Noonan-Syndrom mit supravalvulärer Pulmonalstenose und hypertropher Kardiomyopathie: Sinusrhythmus, Kammerfrequenz 94/min, P-biatriale (P-Amplitude in Ableitung II 0,4 mV, Dauer der P-Welle 120 ms, biphasische P-Welle in V_1, negative Komponente mit 80 ms Dauer und −0,2 mV Amplitude), linkstypischer QRS-Komplexvektor (α = -13°), tiefes S in V_1, fehlende R-Progression nach linkspräkordial (Ableitgeschwindigkeit: 25 mm/s).

9.3 Druck- und Volumenbelastung der Ventrikel

9.3.1 Widerstandshypertrophie

Eine intraventrikuläre Drucksteigerung und eine konzentrische Myokardhypertrophie entstehen, wenn der Ventrikel gegen einen erhöhten Widerstand pumpen muss. Ursachen hierfür sind Obstruktionen des rechts- und linksventrikulären Ausflusstrakts sowie die Widerstandserhöhung bei systemarterieller und pulmonaler Hypertonie.

Im EKG bildet sich eine Widerstandshypertrophie der Ventrikel durch ein Abweichen des QRS-Vektors, eine Zunahme der R-Amplituden der belasteten Herzkammer sowie durch Veränderungen der Repolarisation ab. Eine Übersicht ist in der ▶ Abb. 9.6 dargestellt.

9.3.2 Volumenbelastung

Eine Volumenbelastung des Herzens entsteht durch Rezirkulationsvolumina bei Shunt-Vitien sowie bei Insuffizienzen der AV- oder Semilunarklappen. Diese führen zu einer primären Dilatation mit Verzögerung der Erregungsausbreitung, gefolgt von einer Zunahme der entsprechenden Amplituden. Zur Übersicht siehe ▶ Abb. 9.6.

9.3.3 Hypertrophie des rechten Ventrikels

Zur Übersicht der Kriterien der rechtsventrikulären Hypertrophie siehe ▶ Tab. 9.1 sowie die ▶ Abb. 9.6.

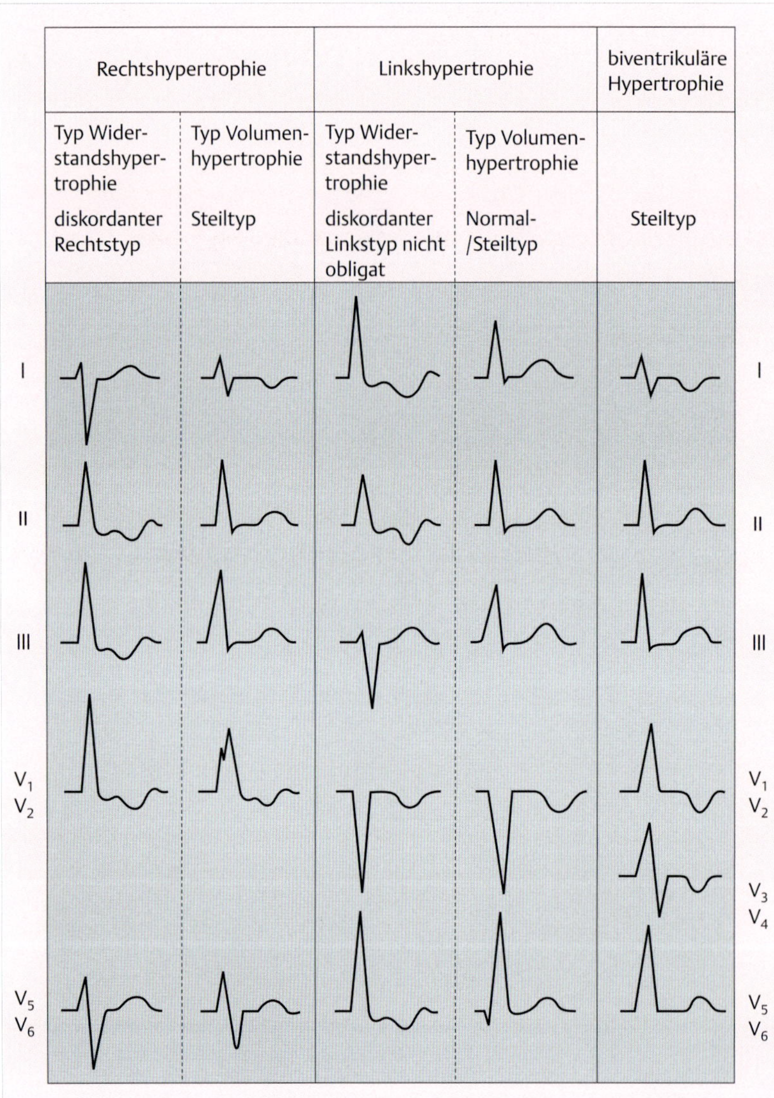

Abb. 9.6 Ventrikuläre Hypertrophie. EKG-Kriterien (Übersicht).

Tab. 9.1 EKG-Kriterien der rechtsventrikulären Hypertrophie.

Widerstandshypertrophie	Volumenhypertrophie
(ausgeprägter) Rechtstyp	Steil-/Rechtstyp
P-dextroatriale	P meist normal
hohe, meist schlanke R-Zacken (R, Rs) rechtspräkordial bis V_2, ST gesenkt, T negativ	R-Zacken rechtspräkordial bis V_2 von kleinerer Amplitude als bei der Widerstandshypertrophie, meist gesplittert (rR's, rsR'-Form)
Umkehr der RS-Relation nach linkspräkordial (rS in V_6)	Rudimentärer RSB vom Belastungstyp (QRS noch im Normbereich)
Klinisch verwertbare Korrelation zwischen dem EKG-Befund und der Ausprägung der Druckbelastung des rechten Ventrikels	V_5 und V_6: RS- oder Rs-Form, S dabei relativ plump
jenseits des Säuglingsalters: Sensitivität des EKG bei der Beurteilung der Rechtshypertrophie eindeutig größer als bei der Linkshypertrophie	

Widerstandshypertrophie des rechten Ventrikels

EKG

- Rechtstypischer QRS-Vektor, Alter > 3 Monate
- qR-Muster in den rechtspräkordialen Ableitungen, entsprechend einer frühen septalen Erregungsausbreitung nach posterior
- R-Amplitude > 98. Alters-Perzentile in den rechts-präkordialen Ableitungen (V_1; ▸ Tab. 9.2)
- S-Amplitude > 98. Alters-Perzentile in den links-präkordialen Ableitungen (V_6) (▸ Tab. 9.3)
- R/S-Relation in V_1 oberhalb der Altersnorm (▸ Tab. 9.4)
- Erregungsrückbildungsstörungen mit deszendierenden ST-Strecken in den inferioren Ableitungen (II, II und aVF) sowie in den rechts-präkordialen Ableitungen (V_1–V_2), präterminal negative T-Welle in V_1
- positive T-Wellen zwischen dem Ende der 1. Lebenswoche und dem 12. Lebensjahr
- häufig zusätzlich P-dextroatriale

Tab. 9.2 Normwerte der R-Amplitude in V_1 (Quelle: [1]).

Alter	Minimum [mV]	2 % [mV]	Durchschnitt [mV]	98 % [mV]	Maximum [mV]
< 1 Tag	3,6	5,2	13,8	26,1	29,2
1–2 Tage	0,9	5,3	14,4	26,9	38,0
3–6 Tage	1,0	2,8	12,9	24,2	27,2
1–3 Wochen	2,5	3,2	10,6	20,8	23,0
1–2 Monate	2,8	3,3	9,5	18,4	20,6
3–5 Monate	0,7	2,7	9,8	19,8	25,2
6–11 Monate	1,4	1,4	9,4	20,3	24,0
1–2 Jahre	2,0	2,6	8,9	17,7	34,4
3–4 Jahre	0,4	1,0	8,1	18,2	20,6
5–7 Jahre	0,0	0,5	6,7	13,9	14,8
8–11 Jahre	0,0	0,0	5,4	12,1	15,4
12–15 Jahre	0,0	0,0	4,1	9,9	12,6

Tab. 9.3 Normwerte der S-Amplitude in V_1 (Quelle: [1]).

Alter	Minimum [mV]	2 % [mV]	Durchschnitt [mV]	98 % [mV]	Maximum [mV]
< 1 Tag	0,0	0,0	8,5	22,7	28,4
1–2 Tage	0,0	0,0	9,1	20,7	30,0
3–6 Tage	0,0	0,0	6,6	16,8	21,4
1–3 Wochen	0,0	0,0	4,2	10,8	14,2
1–2 Monate	0,0	0,0	5,0	12,4	13,4
3–5 Monate	0,0	0,0	5,7	17,1	26,6
6–11 Monate	0,0	0,4	6,4	18,1	24,4
1–2 Jahre	0,0	0,7	8,4	21,0	33,0
3–4 Jahre	0,6	1,8	10,2	21,4	26,2
5–7 Jahre	0,8	2,9	12,0	23,8	29,4
8–11 Jahre	1,8	2,7	11,9	25,4	28,8
12–15 Jahre	1,4	2,8	10,8	21,2	23,0

Tab. 9.4 Normwerte der R/S-Relation in Ableitung V_1 (Quelle: [1]).

Alter	Minimum	2 %	Durchschnitt	98 %	Maximum
< 1 Tag	0,04	0,1	2,2	U	U
1–2 Tage	0,03	0,1	2,0	U	U
3–6 Tage	0,06	0,2	2,7	U	U
1–3 Wochen	0,9	1,0	2,9	U	U
1–2 Monate	0,2	0,3	2,3	U	U
3–5 Monate	0,03	0,1	2,3	U	U
6–11 Monate	0,02	0,1	1,6	3,9	5,2
1–2 Jahre	0,01	0,05	1,4	4.3	5,2
3–4 Jahre	0,01	0,03	0,9	2,8	4,6
5–7 Jahre	0,0	0,02	0,7	2,0	4,4
8–11 Jahre	0,0	0	0,5	1,8	2,2
12–15 Jahre	0,0	0	0,5	1,7	3,0

U = undefinierbar (S ± 0)

Vorkommen

Eine Widerstandshypertrophie des rechten Ventrikels kommt z. B. bei Pulmonalstenose bzw. Stenosierung des rechtsventrikulären Ausflusstrakts, d-Transposition der großen Arterien nach Vorhofumkehroperation oder bei pulmonaler Hypertonie vor (► Abb. 9.7).

Volumenbelastung des rechten Ventrikels

Die Zeichen der Hypertrophie sind deutlich geringer ausgeprägt als bei der Widerstandshypertrophie; führend sind die Zeichen der Verzögerung der Erregungsausbreitung im rechten Ventrikel (► Abb. 9.6).

EKG

- Steiltypischer QRS-Vektor
- inkompletter RSB mit rsR'-Muster in V_1
- plumpe S-Zacke in V_6 (► Abb. 9.8)
- gelegentlich P-dextroatriale

Vorkommen

Eine Volumenbelastung des rechten Ventrikels tritt z. B. bei Vorhofseptumdefekten auf (► Abb. 9.8).

9.3.4 Hypertrophie des linken Ventrikels

Zur Übersicht der Kriterien der linksventrikulären Hypertrophie s. ► Tab. 9.5 sowie die ► Tab. 9.6.

Widerstandshypertrophie des linken Ventrikels

EKG

- Linkstypischer QRS-Komplex-Vektor im Säuglingsalter, später nicht mehr hilfreich
- R-Amplitude > 98. Alters-Perzentile in den linkspräkordialen Ableitungen (V_6; ► Tab. 9.6)
- S-Amplitude > 98. Alters-Perzentile in den rechtspräkordialen Ableitungen (V_1; ► Tab. 9.7)
- Summe S in V_1 plus R in V_6 > 98. Altersperzentile = linksventrikuläre Hypertrophie gemäß Amplitudenkriterien (► Tab. 9.8)
- abnorm tiefe Q-Zacken in den Ableitungen II, III, aVF, V_5 und V_6 aufgrund der initialen Erregungsausbreitung nach rechts anterior und superior, fehlende Q-Zacke in V_6
- Erregungsrückbildungsstörungen mit konvexbogigen ST-Strecken in den inferioren Ableitungen (II, II und aVF) sowie in den linkspräkordialen Ableitungen (V_5–V_6), präterminal negative oder komplett negative T-Welle oder ST-T-Absenkung in V_5 und V_6

Tab. 9.5 EKG-Kriterien der linksventrikulären Hypertrophie.

Widerstandshypertrophie	Volumenhypertrophie
leichte bis mittelschwere Hypertrophie • variabler Lagetyp • tiefe S-Zacken in den Brustwandableitungen V_1–V_4 • leicht überhöhte R-Zacken in V_5 und V_6 ohne ST-T-Veränderungen	• unterschiedlicher Lagetyp • tiefe S-Zacken in V_1–V_3
ausgeprägte Hypertrophie • V_1 und V_2: rS- oder reine S-Form • V_5 und V_6: hohe R-Zacken mit Senkung von ST und diskordant negativem T (strain pattern)	überhöhte R-Zacken in V_6 und deutlich ausgeprägte Q-Zacke mit verlängerter QR-Zeit (Verspätung des oUP)

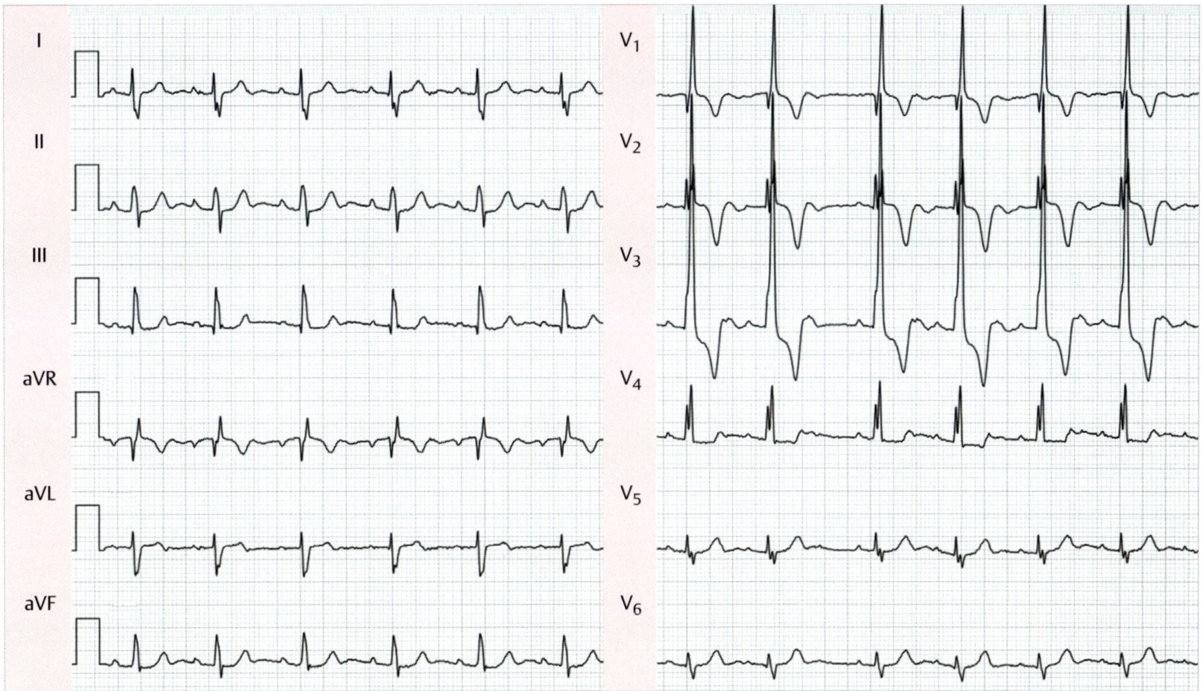

Abb. 9.7 Widerstandshypertrophie des rechten Ventrikels. EKG eines 5-jährigen Jungen mit signifikanter Reststenose nach Homograftimplantation bei Fallot-Tetralogie mit Pulmonalatresie: Sinusrhythmus, Herzfrequenz 79/min, rechtstypischer QRS-Vektor ($\alpha = 102°$), AV-Block I° bei einer PQ-Zeit von 175 ms, qR-Muster mit hohen R-Amplituden in den rechtspräkordialen Ableitungen, R/S-Relation in V_1 oberhalb der Altersnorm. Erregungsrückbildungsstörungen mit deszendierenden ST-Strecken in den rechtspräkordialen Ableitungen (V_1–V_4), präterminal negative T-Welle in V_1–V_4 (Ableitgeschwindigkeit: 25 mm/s).

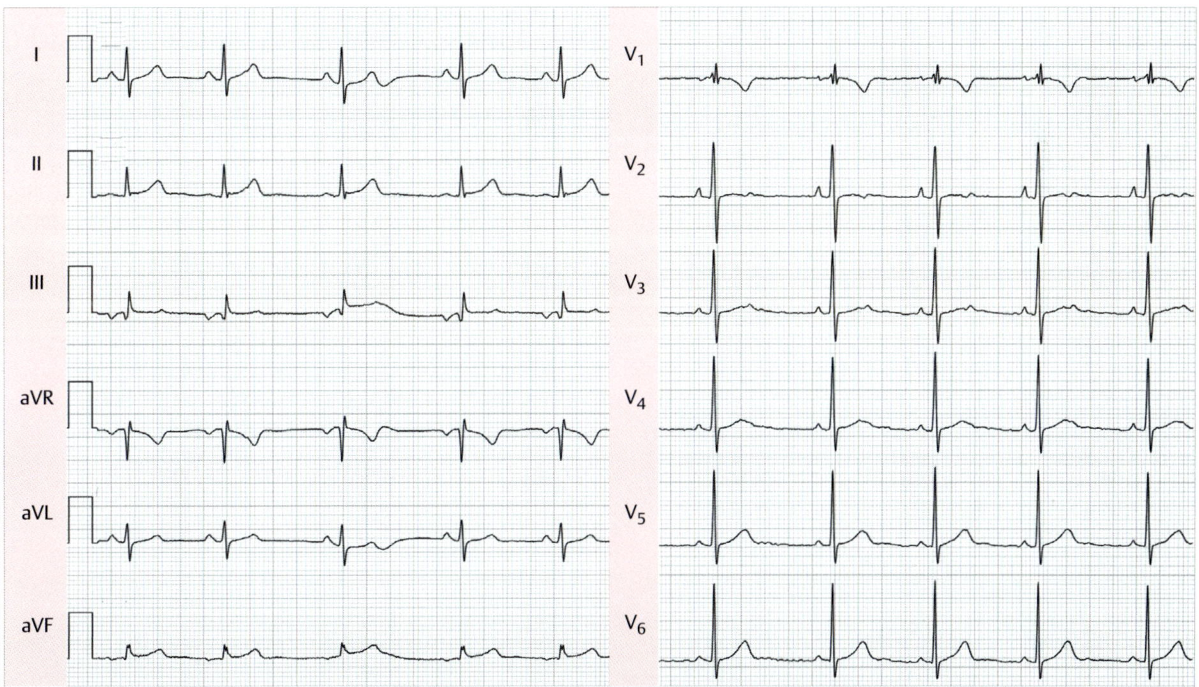

Abb. 9.8 Volumenbelastung des rechten Ventrikels. EKG eines 12 Jahre alten Mädchens mit einem hämodynamisch signifikanten Vorhofseptumdefekt vom Sekundum-Typ mit Zeichen der Volumenbelastung des rechten Ventrikels: Sinusrhythmus, Herzfrequenz 64/min, Indifferenztyp ($\alpha = 64°$), inkompletter Rechtsschenkelblock (rsR in V_1), grenzwertige S-Amplitude in V_6 (Ableitgeschwindigkeit 25 mm/s).

Tab. 9.6 R-Amplitude in Ableitung V_6 (Quelle: [1]).

Alter	Minimum [mV]	2 % [mV]	Durchschnitt [mV]	98 % [mV]	Maximum [mV]
< 1 Tag	0,0	0,0	4,2	11,1	22,8
1–2 Tage	0,0	0,0	4,5	12,2	17,0
3–6 Tage	0,0	0,3	5,2	12,1	14,5
1–3 Wochen	1,2	2,6	7,6	16,4	24,0
1–2 Monate	3,1	5,2	11,6	21,4	24,2
3–5 Monate	5,0	6,4	13,1	22,4	25,0
6–11 Monate	5,8	5,8	12,6	22,7	24,6
1–2 Jahre	3,7	5,9	13,3	22,6	24,6
3–4 Jahre	7,6	8,1	14,8	24,4	36,0
5–7 Jahre	6,4	8,4	16,3	26,5	28,4
8–11 Jahre	7,0	9,2	16,3	25,4	33,0
12–15 Jahre	5,5	6,5	14,3	23,0	32,2

Tab. 9.7 S-Amplitude in Ableitung V_6 (Quelle: [1]).

Alter	Minimum [mV]	2 % [mV]	Durchschnitt [mV]	98 % [mV]	Maximum [mV]
< 1 Tag	0,0	0,0	3,2	9,6	16,3
1–2 Tage	0,0	0,0	3,0	9.4	12,4
3–6 Tage	0,0	0,0	3,5	9,8	10,4
1–3 Wochen	0,0	0,0	3,4	9,8	13,0
1–2 Monate	0,0	0,0	2,7	6,4	6,4
3–5 Monate	0,0	0,0	2,9	9,9	12,8
6–11 Monate	0,0	0,0	2,1	7,2	14,2
1–2 Jahre	0,0	0,0	1,9	6,6	10,4
3–4 Jahre	0,0	0,0	1,5	5,2	5,4
5–7 Jahre	0,0	0,0	1,2	4,0	4,3
8–11 Jahre	0,0	0,0	1,0	3,9	4,6
12–15 Jahre	0,0	0,0	0,8	3,7	4,4

Tab. 9.8 R-Amplitude in Ableitung V_6 plus S-Amplitude in Ableitung V_1 (Quelle: [1]).

Alter	Minimum [mV]	2 % [mV]	Durchschnitt [mV]	98 % [mV]	Maximum [mV]
< 1 Tag	0,04	0,1	2,2	U	U
1–2 Tage	0,03	0,1	2,0	U	U
3–6 Tage	0,06	0,2	2,7	U	U
1–3 Wochen	0,9	1,0	2,9	U	U
1–2 Monate	0,2	0,3	2,3	U	U
3–5 Monate	0,03	0,1	2,3	U	U
6–11 Monate	0,02	0,1	1,6	3,9	5,2
1–2 Jahre	0,01	0,05	1,4	4,3	5,2
3–4 Jahre	0,01	0,03	0,9	2,8	4,6
5–7 Jahre	0,0	0,02	0,7	2,0	4,4
8–11 Jahre	0,0	0	0,5	1,8	2,2
12–15 Jahre	0,0	0	0,5	1,7	3,0

U = unbestimmt (S-Zacke 0 mV)

Vorkommen

Eine Widerstandshypertrophie des linken Ventrikels kommt z. B. vor bei:

- Aortenstenose
- hypertropher Kardiomyopathie
- arterieller Hypertonie (▶ Abb. 9.9)

Volumenbelastung des linken Ventrikels

Bei einer Volumenbelastung des linken Ventrikels sind die Zeichen der Hypertrophie (hohe QRS-Amplituden) deutlich geringer ausgeprägt. Führend sind die Zeichen der Verzögerung der Erregungsausbreitung im linken Ventrikel (▶ Tab. 9.5).

EKG

- Variabler QRS-Komplex-Vektor
- überhöhte R-Zacken in V_6 und tiefe S-Zacken in V_1
- verlängerte qR-Zeit linkspräkordial

Vorkommen

Eine Volumenbelastung des linken Ventrikels kommt z. B. bei Aortenklappeninsuffizienz oder angeborenen Herzfehlern mit signifikantem Links-rechts-Shunt auf Ventrikel- oder Gefäßebene bzw. einer Mitralklappeninsuffizienz vor (▶ Abb. 9.10).

9.3.5 Biventrikuläre Hypertrophie

Zur Übersicht der EKG-Kriterien der biventrikulären Hypertrophie s. u. sowie die ▶ Abb. 9.6.

EKG

- Variabler Lagetyp
- Zeichen einer Rechts- und Linkshypertrophie bestehen nebeneinander
- abnorm hohe R-Zacken und tiefe S-Zacken in den rechts- und linkspräkordialen Ableitungen
- Rs rechtspräkordial bis V_1: Übergangszone RS-Form; Rs in V_5 und V_6
- gelegentlich uniformes Bild einer rS- oder RS-Form durchgehend von V_1–V_6

Beispiel: rechtsventrikuläre Hypertrophie (hohes R in V_1 und tiefes S in V_6) plus S in V_1 und R in V_6 > altersgemäßem Mittelwert [2]. Empfehlenswert sind zusätzliche Ableitungen (Vr_4, Vr_3, V_7 und V_8).

Vorkommen

Eine biventrikuläre Hypertrohpie kommt z. B. vor bei einem großen Ventrikelseptumdefekt (VSD) mit pulmonaler Hypertonie sowie bei Kardiomyopathien und komplexen angeborenen Herzfehlern (▶ Abb. 9.11).

9.4 Literatur

[1] Davignon A., Rautaharju P, Boiselle E et al. Normal ECG standards for infants and children. Pediatr Cardiol 1979/80; 1: 123–131

[2] Garson A. The electrocardiogram in infants and children. A systematic approach. Lea&Febiger: Philadelphia; 1983

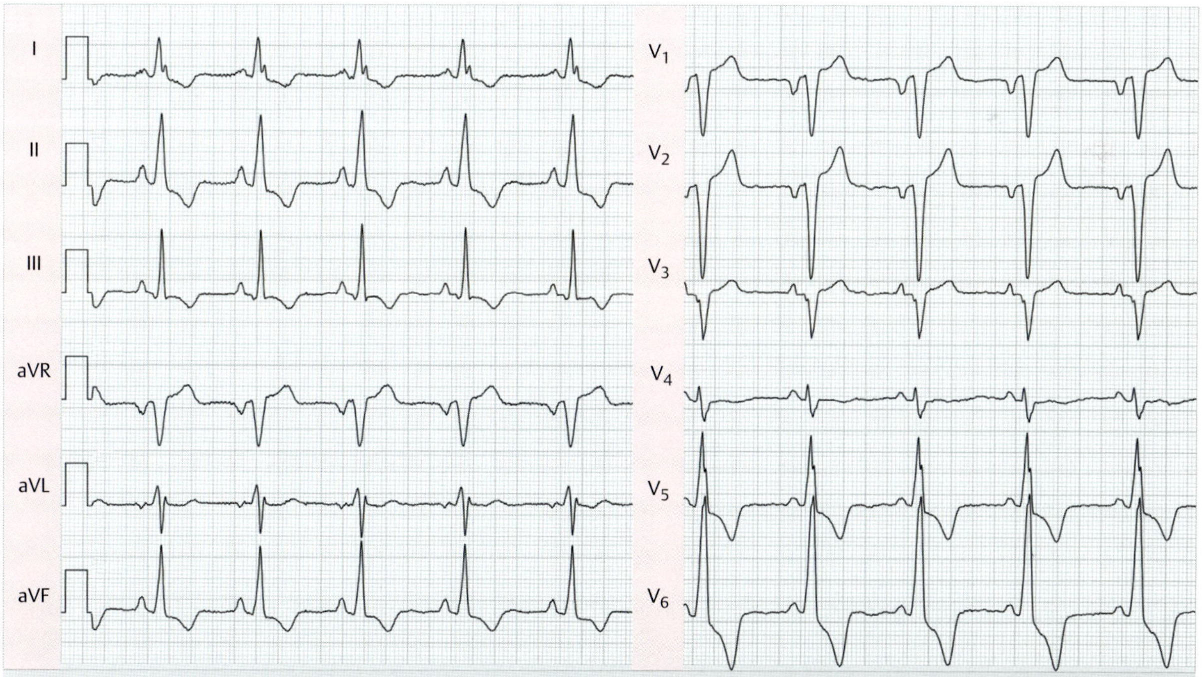

Abb. 9.9 Widerstandshypertrophie des linken Ventrikels. EKG eines 17-jährigen Mädchens mit hypertropher obstruktiver Kardiomyopathie: Sinusrhythmus, Herzfrequenz 61/min, steiltypischer QRS-Komplex-Vektor ($\alpha = 70°$), breiter und plumper QRS-Komplex mit einer Dauer von 141 ms, hohe R-Zacken linkspräkordial, tiefe S-Zacken in V_1–V_3. Summe S in V_1 + R in V_6 > 98. Altersperzentile. Tiefe ST-T-Senkungen in den Ableitungen I, II, III, aVF, V_5 und V_6 (Ableitgeschwindigkeit: 25 mm/s).

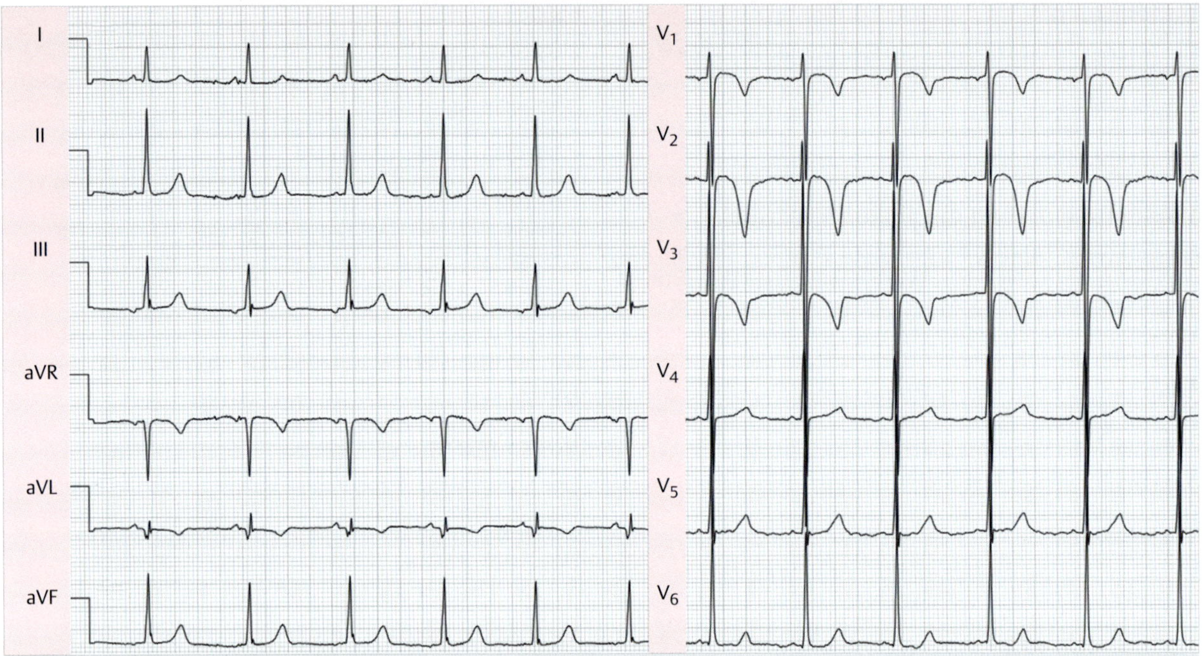

Abb. 9.10 Volumenbelastung des linken Ventrikels. EKG eines 8-jährigen Jungen mit mittelgradiger Mitralklappeninsuffizienz: Sinusrhythmus, Herzfrequenz 70/min, Indifferenztyp ($\alpha = 70°$), hohe R-Zacken linkspräkordial, tiefes S in V_1–V_3, hohes R in V_5 und V_6. Summe S in V_1 + R in V_6 > 98. Altersperzentile. Diskrete ST-Strecken-Senkungen in den Ableitungen V_5 und V_6 (Ableitgeschwindigkeit: 25 mm/s).

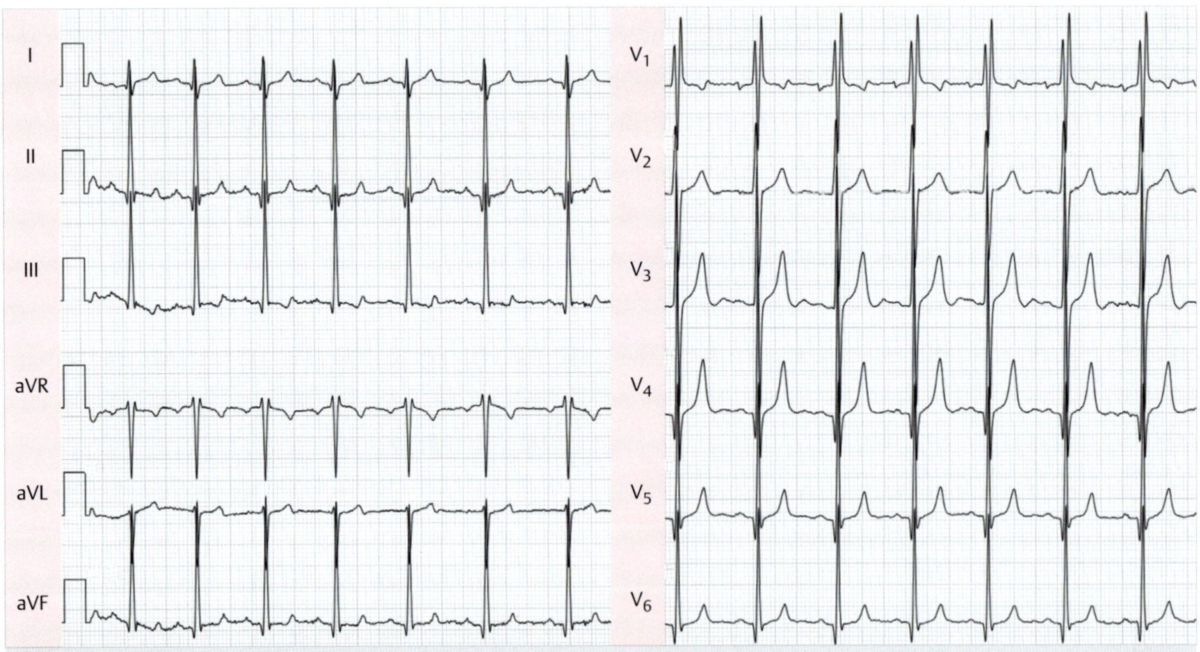

Abb. 9.11 Biventrikuläre Hypertrophie. EKG eines 13-jährigen Jungen mit einer hypertrophen Kardiomyopathie mit Beteiligung des rechten und linken Ventrikels: Sinusrhythmus, Herzfrequenz 85/min, steiltypischer QRS-Komplex-Vektor ($\alpha = 84°$), hohe R-Zacken links- und rechtspräkordial, tiefes S-Zacken in V_1–V_3. Summe S in V_1 + R in V_6 > 98. Altersperzentile. RSR-Konfiguration in V_1, diskrete ST-Strecken-Senkungen in den Ableitungen III und aVF (Ableitgeschwindigkeit: 25 mm/s).

10 Störungen der ventrikulären Erregungsausbreitung (Schenkelblockierungen)

A. Lindinger, H.-J. Volkmann

10.1 Einleitung

10.1.1 Definition

Bei Schenkelblockierungen handelt es sich um intraventrikuläre Erregungsausbreitungsstörungen. Sie treten infolge einer Leitungsunterbrechung in einem der Tawara-Schenkel (**kompletter Schenkelblock**) oder einer Verzögerung der Erregungsleitung auf (**inkompletter Schenkelblock**). Ein Schenkelblockbild kann auch durch eine Abnahme der Erregungsleitungsgeschwindigkeit bei diffuser Schädigung der Purkinje-Fasern oder des Ventrikelmyokards entstehen – im Kindesalter ist das allerdings selten.

Schenkelblockierungen sind die häufigste Ursache einer verlängerten QRS-Dauer. Da die Breite des QRS-Komplexes bei Kindern und Jugendlichen altersabhängig ist, werden Schenkelblockbilder in diesen Altersgruppen als verlängerte QRS-Dauer oberhalb des altersabhängigen maximalen Normwerts definiert (s. ▸ Tab. 2.1 und ▸ Tab. 5.2).

10.1.2 Einteilung

Nach Lokalisation und Ausmaß der Blockierung lassen sich folgende intraventrikuläre Erregungsausbreitungsstörungen unterscheiden (▸ Abb. 10.1, ▸ Abb. 10.2):

- **Rechtsschenkelblock (RSB)**, *kompletter bzw. inkompletter*: Blockierung bzw. Leitungsverzögerung im rechten Tawara-Schenkel
- **Linksschenkelblock (LSB)**, *kompletter bzw. inkompletter*: Blockierung bzw. Leitungsverzögerung beider Faszikel des linken Tawara-Schenkels
- **linksseitiger Hemiblock**: Blockierung in einem der beiden Faszikel des linken Tawara-Schenkels:
    - linksanteriorer Hemiblock (LAH)
    - linksposteriorer Hemiblock (LPH)
- **unifaszikulärer Block**: Blockierung in einem der 3 Faszikel des Erregungsleitungssystems
- **bifaszikulärer Block**: Blockierung in 2 der 3 Faszikel; z. B. bei operierten Vitien (Fallot Tetralogie) Kombination eines RSB mit einem LAH
- **trifaszikulärer Block**: distale Leitungsblockierung in allen 3 Faszikeln (im Kindesalter selten)

10.1.3 EKG

Allgemeine Zeichen eines Schenkelblocks sind:

- verlängerte QRS-Dauer (oberhalb der entsprechenden Altersnorm)
- QRS-Komplex von plumper Form, aufgesplittert und mit meist großer Amplitude
- Beginn der endgültigen Negativitätsbewegung verspätet (QR verlängert, verspäteter oUP)
- sekundäre Störung der Erregungsrückbildung als Folge der abnormen Depolarisation: ST und T sind häufig diskordant.
- PQ-Zeit in der Regel normal, selten verlängert

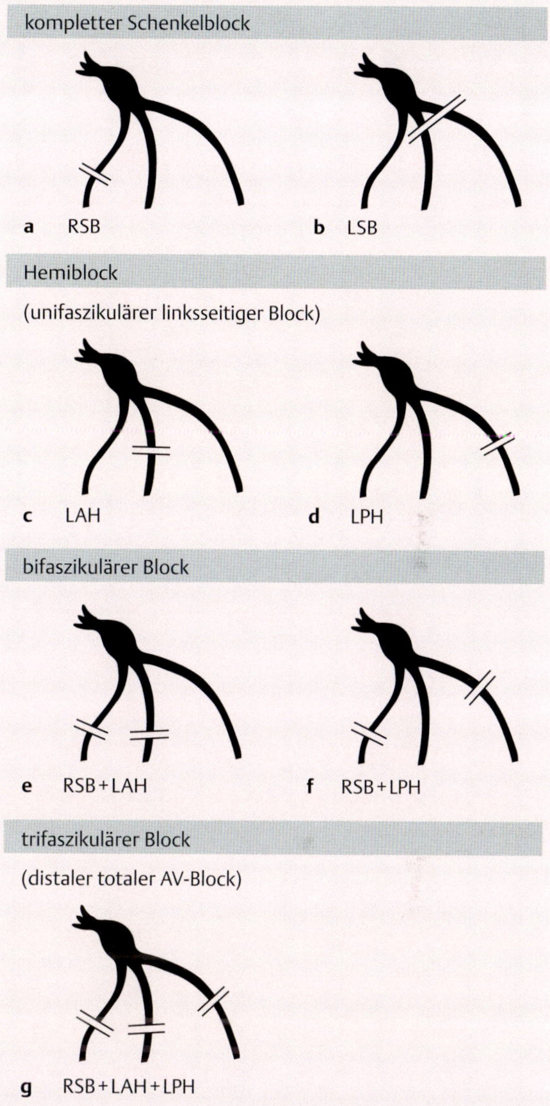

Abb. 10.1 Lokalisation der einzelnen Formen eines Schenkelblocks. Lokalisation der einzelnen intraventrikulären Leitungsstörungen und der möglichen Kombinationen (schematische Darstellung).
a RSB.
b LSB.
c LAH.
d LPH.
e RSB + LAH.
f RSB + LPH.
g RSB + LAH + LPH.

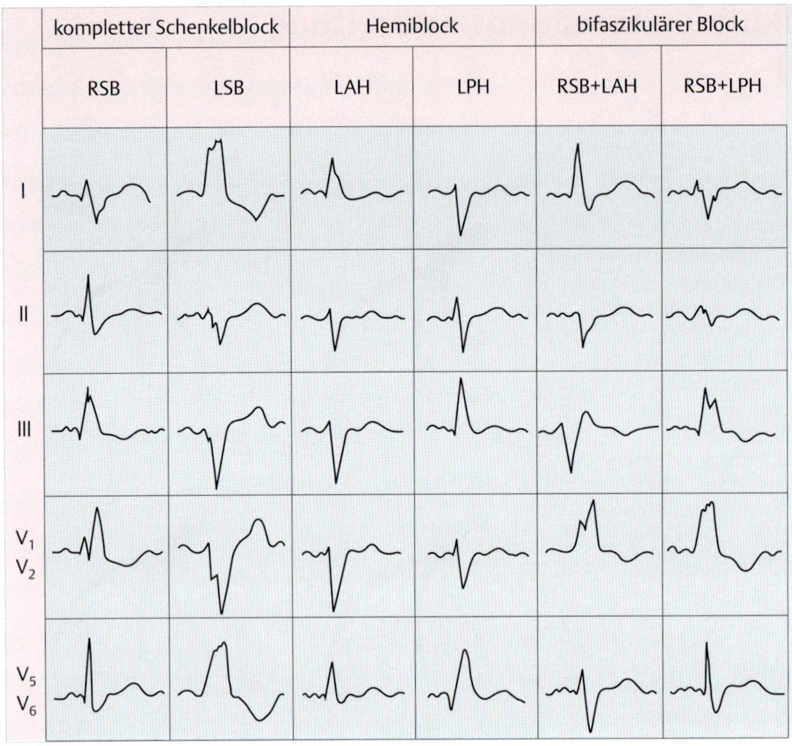

Abb. 10.2 Grafische EKG-Darstellung der einzelnen Schenkelblockformen.

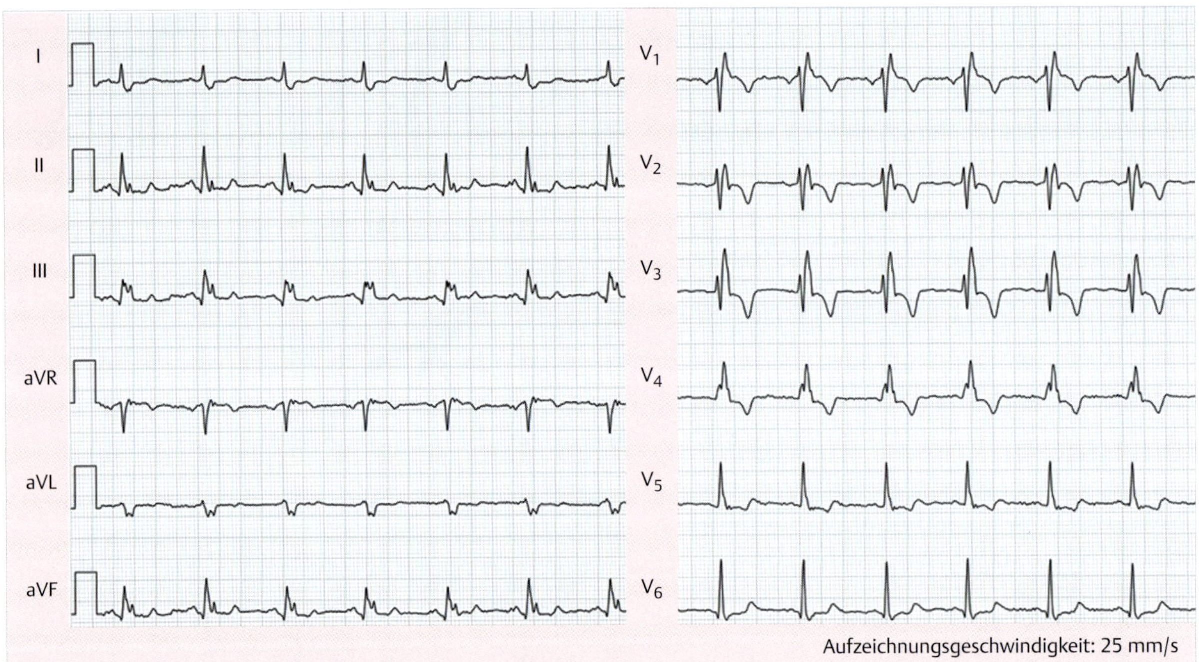

Abb. 10.3 Kompletter Rechtsschenkelblock. 18-jähriger Patient nach Operation einer Fallot-Tetralogie. Sinusrhythmus, HF 78/min; kompletter RSB mit QRS-Verbreiterung (154 ms).

10.2 Rechtsschenkelblockformen

10.2.1 Kompletter Rechtsschenkelblock

Pathophysiologie

Bei einer Blockierung im rechten Tawara-Schenkel erfolgt die Ausbreitung der Erregungswelle zunächst über den im kranialen Ventrikelseptum liegenden Anteil des linken Tawara-Schenkels und von hier aus auf den peripher der Leitungsunterbrechung gelegenen Abschnitt des rechten Schenkels. Diese initial „regulär" verlaufende Erregungsleitung erklärt den relativ schlanken Anfangsteil von QRS, der durch eine steile Deflektion gekennzeichnet ist. Es ist deshalb auch möglich, aus dem Initialvektor in den Extremitätenableitungen den Lagetyp beim RSB zu bestimmen.

Ursachen und Vorkommen

Die Ursachen des RSB im Kindesalter sind vielfältig:

- Bei Kindern und Jugendlichen ist der RSB überwiegend Folge eines herzchirurgischen Eingriffs mit mechanischer Schädigung des Faszikels; die Häufigkeit des Auftretens nach operativem Verschluss eines Ventrikelseptumdefekts liegt unter 1 % und ist nach Korrektur einer Fallot-Tetralogie und eines AVSD häufiger.
- im Rahmen entzündlicher Herzkrankheiten

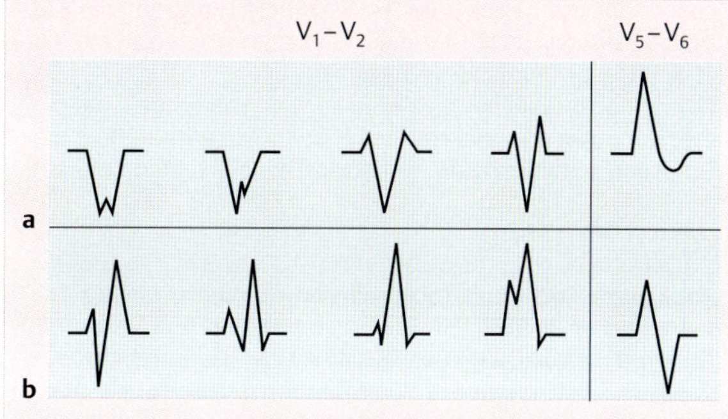

Abb. 10.4 Inkompletter RSB. Grafische EKG-Darstellung unterschiedlicher QRS-Konfigurationen in den Brustwandableitungen V_1–V_2 und V_5–V_6.

- **a** Bei einem isolierten inkompletten RSB (reine Leitungsverzögerung).
- **b** Inkompletter RSB in Verbindung mit einer Rechtsvolumenbelastung.

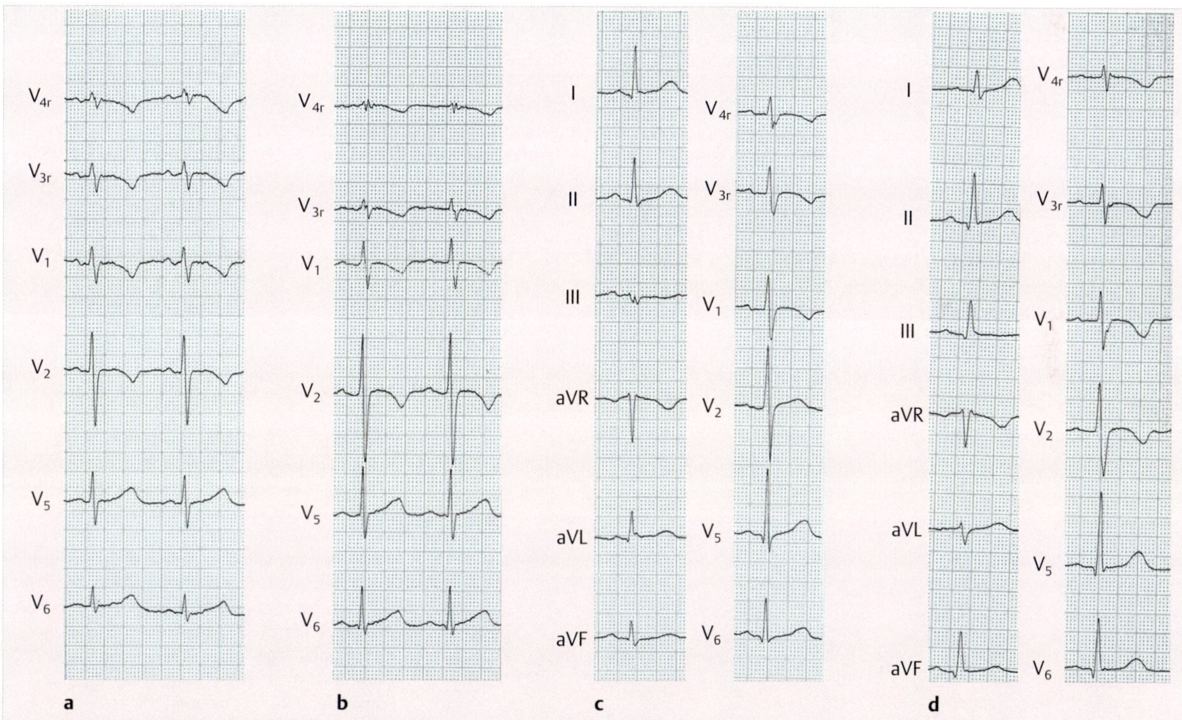

Abb. 10.5 QRS-Konfiguration des isolierten rudimentären RSB. Normalbefunde.

- **a** 6 Monate alter Säugling. Brustwandableitungen: In Ableitung V_{4r} Splitterung im absteigenden Schenkel von R.
- **b** 8 Monate alter Säugling. Brustwandableitungen: M- bis W-förmige QRS-Konfiguration in Ableitung V_{4r}, Splitterung von R im absteigenden Schenkel.
- **c** 14 Monate altes Kleinkind. Extremitäten- und Brustwandableitungen: Die Splitterung von QRS ist in den Ableitungen III, aVF und rechtspräkordial zu erkennen.
- **d** 3 Jahre altes Kleinkind. Extremitäten- und Brustwandableitungen: in Ableitung V_{4r} RSr'; in den Ableitungen V_{3r} und V_1 Knotung im aufsteigenden Schenkel von S.

- eine chronische Druck- oder Volumenbelastung kann ein RSB-Bild (verbreiterter QRS-Komplex) bei angeborenen Herzfehlern (z. B. Ebstein-Anomalie) verursachen
- RSB-ähnliches Bild bei speziellen Formen von Ionenkanalerkrankungen oder elektrischen Kardiomyopathien (Brugada-Syndrom, arrhythmogene rechtsventrikuläre Kardiomyopathie)

EKG

- Verlängerte QRS-Dauer (oberhalb der Altersnorm)
- Extremitätenableitungen: Der Lagetyp ist aus dem Vektor des Anfangsteils von QRS (etwa initiale 40 ms) bestimmbar; überwiegend Rechtstyp mit rS-Konfiguration in Ableitung I (und II); R' in aVR; tiefe breite S-Zacke in I und aVL.
- Brustwandableitungen:
  - rechtspräkordial: große, breite und meist grob gesplitterte R-Zacken; klassische rSR'-Konfiguration in V_1; Diskordanz von ST und T; Verspätung der endgültigen Negativitätsbewegung (des oUP)
  - linkspräkordial: schlankes R, breite und tiefe, plumpe S-Zacke (rS, RS oder Rs)

10.2.2 Inkompletter Rechtsschenkelblock

Vorkommen

Ein isolierter rudimentärer RSB nach Ausschluss von strukturellen oder funktionellen Herzanomalien ist im Kindesalter ohne Krankheitswert. Er kommt in folgenden Konstellationen vor:

- sehr häufig bei Säuglingen, Klein- und Schulkindern; jenseits des Jugendalters ist er seltener. Ursächlich liegt eine Reizleitungsverzögerung im rechtsventrikulären Ausflusstrakt zugrunde.
- Trichterbrust (Pectus excavatum): Es liegt eine Rotations- und Lageanomalie des Herzens vor, das Herz ist nach links verlagert. Durch die Rotation des Herzens um die Längsachse im Uhrzeigersinn wird der rechte Ventrikel mit dem Ausflusstrakt nach anterior gedreht.
- im Zusammenhang mit strukturellen Herzanomalien, die mit einer rechtsventrikulären Volumenbelastung einhergehen (z. B. ASD II mit hämodynamischer Relevanz)

EKG

Der Unterschied zwischen einem kompletten und einem inkompletten (rudimentären) RSB ist im EKG formal quantitativ:

- altersbezogen normale QRS-Dauer mit Splitterung oder Knotung von R und plumpen S-Zacken
- Zweite, leicht verbreiterte R-Zacke (R'-Zacke) in den rechtspräkordialen Ableitungen bis V_2
- hohe R'-Zacken rechtspräkordial: Hinweis auf eine gleichzeitig bestehende Rechtsvolumenhypertrophie, für die auch relativ breite S-Zacken linkspräkordial (Rs- oder RS-Konfiguration) sowie eine Diskordanz der T-Welle in den rechtspräkordialen Ableitungen bis V_2 sprechen (▶ Abb. 10.4, ▶ Abb. 10.5).

10.3 Linksschenkelblockformen

10.3.1 Kompletter Linksschenkelblock

Pathophysiologie

Bei einer Leitungsverzögerung oder Blockierung im linken Tawara-Schenkel kommt es initial zu einer Ausbreitung der Erregung über den rechten Tawara-Schenkel zum Myokard des rechten Ventrikels und auf diesem „Umweg" zum linksventrikulären Myokard. Dies bedeutet – im Gegensatz zum RSB-Bild – eine vom Beginn des QRS-Komplexes an deutliche Leitungsverzögerung.

Vorkommen

Ein LSB ist im Kindesalter immer pathologisch. Er ist bei Kindern und Jugendlichen selten und in der Regel Ausdruck einer schweren Myokardschädigung. Für eine solche Schädigung kommen in Betracht:

- Vitien mit ausgeprägter Linksherzhypertrophie
- hypertrophe und dilatative Kardiomyopathien (▶ Abb. 10.6)
- entzündliche Herzerkrankungen bzw. Zustand nach Myokarditis oder kardiochirurgischem Eingriff (▶ Abb. 10.7)

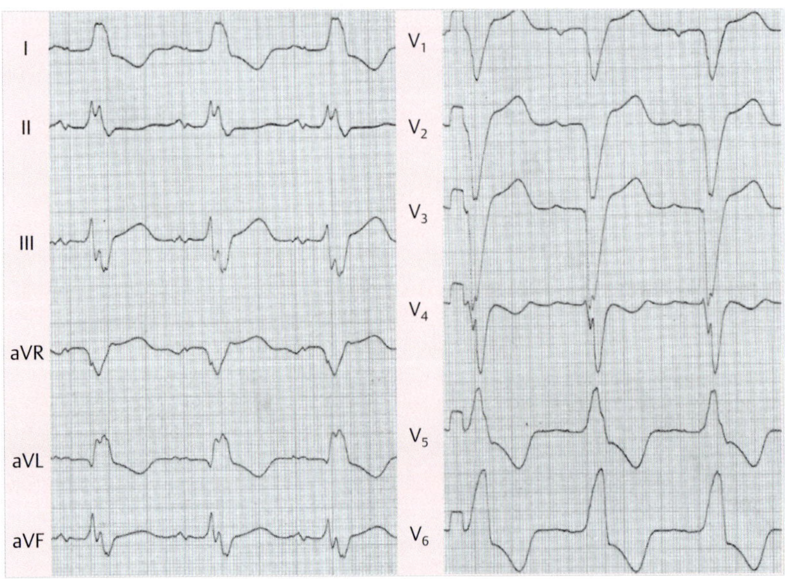

Abb. 10.6 Hypertrophe obstruktive Kardiomyopathie. EKG eines 12-jährigen Jungen: Druckgradient im linksventrikulären Ausflusstrakt 80 mmHg. Sinusrhythmus, diskordanter Linkstyp; P verbreitert (0,12 s) und doppelgipfelig, in den rechtspräkordialen Ableitungen mit Betonung des negativen Anteils (P sinistrokardiale); R in I, II und aVL verbreitert und gesplittert (0,16 s), S in III und aVF verbreitert. In den Brustwandableitungen QS-Form rechtspräkordial bis V_3 bei Fehlen der R-Zacke; in V_4 rS-Form, Rs in V_5 und V_6. ST-Strecken in V_1–V_3 angehoben mit positivem T, linkspräkordial konvexbogenförmig gesenkt mit tief negativen T-Wellen (diskordant).
Eichung: Extremitätenableitungen 1 cm = 1 mV, Brustwandableitungen 0,5 cm = 1 mV.
→ Ausgeprägte intraventrikuläre Leitungsverzögerung mit dem Bild eines LSB.

EKG

- Verlängerte QRS-Dauer (oberhalb der Altersnorm)
- Extremitätenableitungen:
  - häufig Linkstyp: R in Ableitung I hoch positiv, grob aufgesplittert und verbreitert; keine Q- oder S-Zacke, Hauptausschlagsrichtung von QRS in II und III (aVL und aVF) überwiegend negativ, fehlendes oder kleines R in Ableitung III
  - ST-Strecken und T-Wellen diskordant zum QRS-Vektor
- Brustwandableitungen:
  - in V_1 und V_2 meist Fehlen einer R-Zacke (QS-Form), gelegentlich kleines R bei großer S-Zacke (rS)
  - in V_5 und V_6 große, verbreiterte und aufgesplittert deformierte R-Zacken mit verspätetem oUP, oft M-förmiger QRS-Komplex; Q-Zacke fehlend
  - ST rechtspräkordial angehoben, linkspräkordial gesenkt; T diskordant
  - gelegentlich Fehlen der Übergangszone mit plötzlichem Übergang der QS- in eine R-Form

10.3.2 Inkompletter Linksschenkelblock

Vorkommen

Im Kindes- und Jugendalter ist ein isolierter inkompletter LSB sehr selten. Er kann bei Herzfehlern mit Druck- oder Volumenbelastung des linken Ventrikels oder entzündlichen Herzerkrankungen auftreten.

EKG

Die EKG-Kriterien für einen inkompletten LSB sind:

- QRS nicht über die Altersnorm verbreitert, mit gering ausgeprägter Deformierung
- charakteristisch: sehr kleine oder fehlende R-Zacken in V_1 und V_2
- Übergangszone in den Brustwandableitungen oft schmal oder ganz fehlend
- fehlende oder nur diskret erkennbare Q-Zacken in I und V_6, ebenso Fehlen der S-Zacken
- QR-Zeit (oUP) über dem linken Herzen meist gering verlängert

10.3.3 Linksanteriorer Hemiblock

Vorkommen

Die Ursachen eines LAH bei Kindern sind:

- häufig angeborene Herzfehler mit anomaler Lage des linksanterioren Faszikels (partieller und kompletter atrioventrikulärer Septumdefekt, singulärer Ventrikel mit L-TGA, Trikuspidalatresie)
- Schädigung des linksanterioren Faszikels während eines operativen Eingriffs, wobei wegen der unmittelbaren Nähe zumeist auch der rechte Tawara-Schenkel betroffen ist (LAH in Kombination mit komplettem RSB, z. B. nach Operation einer Fallot-Tetralogie, s. u.).

EKG

Die EKG-Kriterien für einen LAH sind:

- QRS nicht über die Altersnorm verbreitert
- überdrehter Linkstyp mit Drehung des QRS-Vektors nach −30 bis −60°; hohes R in Ableitung I und aVL, dominantes S in II und III sowie in aVF
- in den rechtspräkordialen Ableitungen rS, linkspräkordial qRs- oder Rs-Form

10.3.4 Linksposteriorer Hemiblock

Vorkommen

Im Kindesalter sehr selten; nach entzündlichen Herzerkrankungen.

EKG

- QRS nicht verbreitert
- ausgeprägter bis überdrehter Rechtstyp (QRS-Vektor + 90 bis + 180°) bei sonst fehlenden Rechtshypertrophiezeichen; in den Ableitungen I und aVL besteht eine rS-Form, in III und aVF eine qR-Form mit hohen R-Ausschlägen und leicht verzögertem oUP
- in den Brustwandableitungen rechtspräkordial rS-, linkspräkordial qR-Form
- Ausschluss anderer Ursachen eines Rechtstyps (z. B. Vitien mit schwerer Rechtsherzbelastung)

Mit Ausnahme des auffälligen Rechtstyps liegt sonst ein relativ normales EKG vor, das die Diagnose des LPH schwierig gestaltet (▸ Abb. 10.7).

10.4 Bifaszikulärer und trifaszikulärer Block

10.4.1 Bifaszikulärer Block

Definition und Pathophysiologie

Es besteht eine Blockierung in 2 der 3 Faszikel. Von klinischer Bedeutung ist im Kindesalter die Kombination eines kompletten RSB mit einer Leitungsunterbrechung im linksanterioren Faszikel (LAH).

Vorkommen

Die anatomische Nähe von proximalem rechtem Tawara-Schenkel und linksanteriorem Faszikel erklärt die Läsion beider Leitungsbahnen im Rahmen von operativen Eingriffen.

Typisches Beispiel: Wechsel vom präoperativen Rechtstyp mit schlanken QRS-Komplexen zum überdrehten Linkstyp mit RSB nach Operation einer Fallot-Tetralogie.

EKG

Im EKG sind bei einem bifaszikulären Block Zeichen des kompletten RSB-Bildes in Kombination mit einem überdrehten Linkstyp zu sehen (▸ Abb. 10.7).

10.4.2 Trifaszikulärer Block

Pathophysiologie

Ein kompletter trifaszikulärer Block im Sinne einer distalen Leitungsunterbrechung aller 3 Faszikel ist aus dem Oberflächen-EKG nicht sicher differenzierbar. Ein inkompletter trifaszikulärer Block kann bei der Kombination eines bifaszikulären Blocks (z. B. postop. RSB + LAH) mit einem AV-Block I° (HV-Intervall verlängert) oder einem AV-Block II° Typ Mobitz (Blockierung distal His) vorliegen.

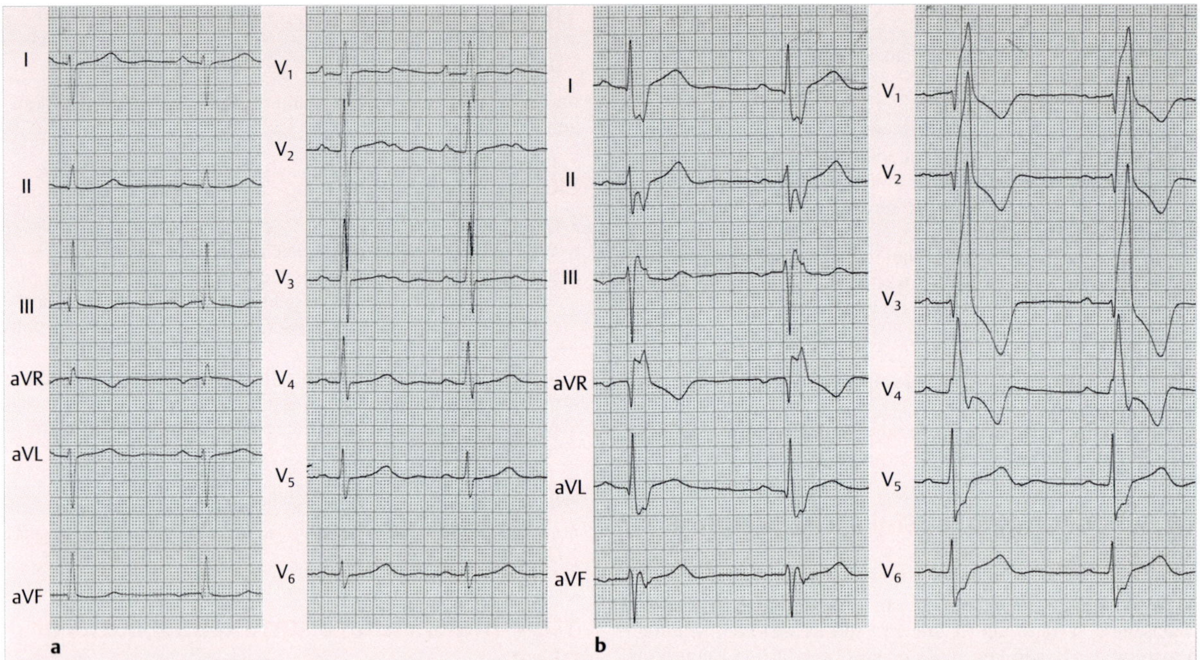

Abb. 10.7 Fallot-Tetralogie. EKG eines 9 Monate alter Säuglings.
a Präoperatives EKG: Sinusrhythmus, Rechtstyp, pathologische Rechtshypertrophie; QRS-Breite 0,07 s.
b Postoperatives EKG: deutlich verbreiterter QRS-Komplex (0,14 s), kompletter RSB mit überdrehtem Linkstyp im Sinne eines bifaszikulären Blockbildes.

Vorkommen und EKG

Im Kindesalter kommt ein trifaszikulärer Block sehr selten vor. Er kann sich z. B. aus einem unmittelbar postoperativ bestehenden bifaszikulären Block im weiteren Verlauf durch zusätzliche Leitungsverzögerung bzw. Blockierung des 3. Faszikels entwickeln. Das Resultat ist dann ein verbreiterter QRS-Komplex mit den EKG-Kriterien eines bifaszikulären Blockbildes, in Kombination mit einer AV-Blockierung I° oder II° (▶ Abb. 10.7).

Auch die **ventrikuläre Präexzitation (WPW-Muster)** und **akzessorische Leitungsbahnen mit antidromer Leitung** werden zu den (intra-)ventrikulären Erregungsausbreitungsstörungen gezählt und gehen mit einer QRS-Verbreiterung einher. Sie sind ausführlich im Kap. 19 beschrieben.

11 Repolarisationsstörungen

H.-J. Volkmann, A. Lindinger

Repolarisationsstörungen (Erregungsrückbildungsstörungen) sind in primäre und sekundäre Erregungsrückbildungsstörungen zu unterscheiden. Sie äußern sich im EKG in pathologischen Veränderungen von ST-Strecke und T-Welle (▸ Abb. 11.1). Prinzipiell sind Repolarisationsstörungen ausgesprochen unspezifisch und bezüglich ihrer Genese relativ uncharakteristisch.

Ursachen **primärer** Erregungsrückbildungsstörungen sind vielfältig; sie können organisch bedingt oder auch funktioneller Natur und damit reversibel sein.

Sekundäre Erregungsrückbildungsstörungen sind Folge einer abnormen ventrikulären Erregungsausbreitung, z. B. bei Schenkelblock, ventrikulärem Erregungsursprung, Präexzitation oder Kammerhypertrophie.

11.1 ST-Strecken-Veränderungen

Die ST-Strecke beginnt mit dem J-Punkt und endet am Beginn der T-Welle; sie verläuft üblicherweise isoelektrisch, ggf. mit geringer Aszendenz zur T-Welle hin. Hebungen der ST-Strecke bis zu 0,1 mV oder Senkungen bis zu 0,05 mV über bzw. unter das Niveau der PQ-Strecke und somit der isoelektrischen Linie können im Kindesalter in allen Ableitungen vorkommen, ohne dass sie gleich als pathologisch zu bezeichnen sind.

Abweichend vom Normalbefund gibt es jedoch Ausnahmen, die Normvarianten darstellen:

- erhöhter ST-Abgang (mit Anstieg zur T-Welle) bei Vagotonie bzw. bei Sportlern, am häufigsten in den Brustwandableitungen V_2–V_4, seltener auch in V_1 (s. auch Kap. 11.1.1)
- leicht angehobene, konkave ST-Strecke bei fehlender S-Zacke v. a. in den linkspräkordialen Ableitungen
- tiefer Abgang der ST-Strecke mit Aszendenz („aszendierende ST-Senkung") bei Tachykardie oder unter sympathikotonem Einfluss

> **Merke**
>
> Als Grundsatz gilt, dass funktionelle ST-Strecken und T-Wellen-Veränderungen stark variieren können und vegetativen Einflüssen unterliegen. So ist es empfehlenswert, bei aufgeregten Kindern und Jugendlichen mit „unklaren" Erregungsrückbildungsstörungen die EKG-Ableitung nach ½-1 Stunde zu wiederholen oder zu verschiedenen Tageszeiten abzuleiten.

11.1.1 Frühes Repolarisationssyndrom

Eine Besonderheit stellt das sog. „frühe Repolarisationssyndrom" (early repolarisation, ER) dar, das in den letzten Jahren einen bemerkenswerten Wandel hinsichtlich Definition und Bewertung erfahren hat. Die Prävalenzangaben in der Literatur schwanken stark auf Grund unterschiedlicher Definitionen und Studienpopulationen. Es wird jedoch übereinstimmend berichtet, dass eine alleinige ST-Anhebung bei Jugendlichen und vor allem bei Athleten relativ häufig zu finden ist (35–91 %) und hier bei Fehlen von Symptomen als ein benigner EKG-Befund gewertet wird (▸ Abb. 11.2). Es kommt bei dieser Population am häufigsten in den Brustwandableitungen vor, kann jedoch auch in allen anderen Ableitungen vorhanden sein. Es ist typischerweise mit einem aufwärts gerichteten ST-Segment und einer positiven T-Welle verbunden („Seattle Criteria"; [2]), s. auch Kap. „Besonderheiten des EKG bei Sportlern" (S. 163).

Eine aktuelle Definition aus einem Konsensuspapier 2015 sieht folgende Kriterien für das ER-Syndrom vor:

- die QRS-Dauer liegt unter 120 ms
- im absteigenden Schenkel (letzte 50 %) von QRS besteht eine Knotung oder eine abgeflachte Kurve, die in die ST-Strecke übergeht,
- der Höhenabstand zwischen J-Punkt und Gipfel der Knotung/Mitte der Kurve beträgt mehr als 0,1 mV in zwei oder mehr benachbarten Ableitungen (mit Ausnahme von V_1–V_3, da hier eine Überlappung mit dem Brugada-Syndrom besteht)

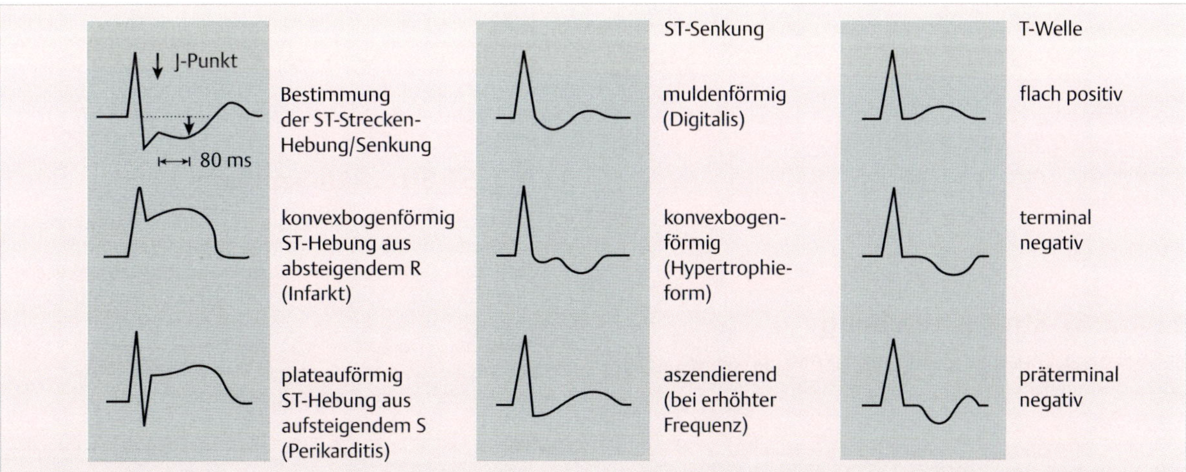

Abb. 11.1 Schematische Darstellung des Verlaufs der ST-Strecken und Veränderungen der T-Wellen bei Repolarisationsstörungen.

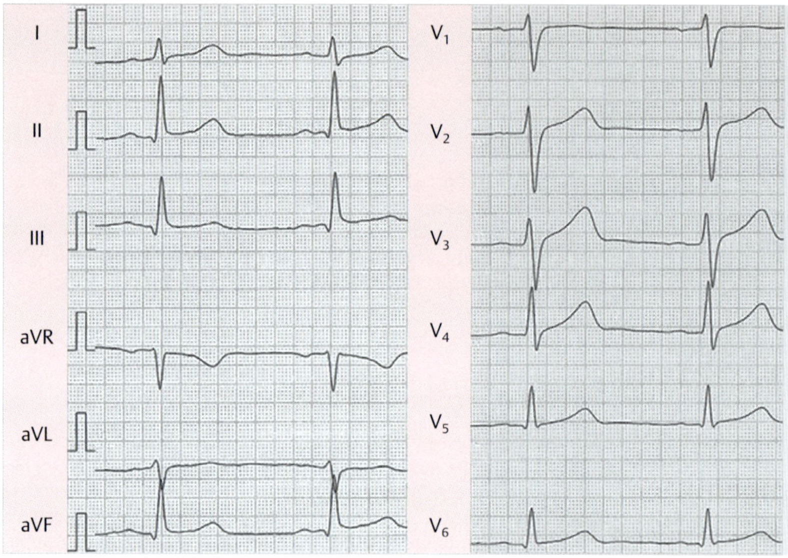

Abb. 11.2 Repolarisationsveränderungen. EKG eines 16-jährigen athletischen herzgesunden Jungen: Anhebung des J-Punkts in den Ableitungen II, aVF und V_2–V_4 um 0,1-max.0,17 mV; Übergang in hohe T-Wellen in V_2–V_4. Nach aktueller Definition wird dieser Befund nicht mehr als „frühes Repolarisationssyndrom" beschrieben, da im endständigen QRS-Komplex keine Knotung oder Abflachung vorhanden ist.

- bei ansteigender ST-Strecke mit positiver T-Welle soll dieser Befund als „ER mit aszendierendem ST", bei horizontal verlaufendem oder abwärts gerichtetem ST als „ER mit horizontalem bzw. deszendierendem ST" bezeichnet werden.

Die aus dieser Differenzierung resultierende **klinische Bedeutung** besagt, dass
- ein horizontal oder abwärts gerichtetes ST mit einer End-QRS-Knotung/Abflachung als potenziell „gefährlich" betrachtet werden muss, da die meisten Notfälle mit idiopathischem Kammerflimmern hiermit assoziiert sind [7]
- ein aufwärts gerichtetes ST mit positivem T und einer End-QRS-Knotung/Abflachung dagegen nach heutigem Wissen mit großer Wahrscheinlichkeit als benigne eingestuft werden kann, da diese Merkmalkombination bisher in keiner Publikation einen prädiktiven Aussagewert für Tod oder plötzlichen Herztod hatte.

Es wird jedoch auch betont, dass ein ER-Befund im EKG nach o. g. Definition bei Fehlen von stattgehabten Synkopen und bei einer negativen Familienanamnese hinsichtlich eines juvenilen plötzlichen Herztodes, unabhängig von der Richtung der ST-Bewegung, keine weiteren Untersuchungen zur Folge haben muss.

M!

Merke

Eine alleinige ST-Anhebung ohne End-QRS-Knotung oder -Abflachung soll nicht als „frühe Repolarisation" bezeichnet werden.

11.1.2 ST-Strecken-Hebung

Eine ST-Strecken-Hebung gilt als Hinweis für eine epimyokardiale oder transmurale Schädigung („Außenschichtschaden").

Vorkommen

Eine ST-Strecken-Hebung kommt vor bei:
- **akuter Peri-/Myokarditis**: ST-Hebung mit nach oben konkavem Verlauf, oft in (fast) allen Ableitungen
- **Myokardischämie** und **akutem transmuralem Infarkt**: Abgang von ST aus dem absteigenden R-Schenkel mit nach oben konvexbogigem Verlauf (▸ Abb. 11.1), z. B. bei Kawasaki-Syndrom (s. Kap. 14.4.1), Bland-White-Garland-Syndrom (s. Kap. 13.4.10)
- **Tako-Tsubo-Kardiomyopathie** (bislang bei Kindern nicht beschrieben)

Differenzialdiagnose

Bei **Vagotonie** findet sich ein gering erhöhter Abgang der ST-Strecke mit Anstieg zu einer hohen T-Welle (s. Kap. 17.3.3).

Beim **Brugada-Syndrom** zeigt sich das Bild eines RSB mit einem R′ in den Ableitungen V_1–V_3 und konvexbogigen schulterförmigen ST-Hebungen in V_1–V_3, s. Kap. Brugada-Syndrom (S. 246)), wobei die EKG-Veränderungen auch nur intermittierend auftreten können oder erst nach Gabe von Klasse-1-Antiarrhythmika (Ajmalin) demaskiert werden.

Als **Infarktzeichen** gewertet werden ST-Hebungen am J-Punkt in den Ableitungen V_2–V_3 bei weiblichen Erwachsenen ab 0,15 mV, bei männlichen erwachsenen Patienten erst ab 0,25 mV und in den übrigen Standardableitungen schon ab 0,1 mV [6].

11.1.3 ST-Strecken-Senkung

Eine ST-Strecken-Senkung ist Ausdruck einer Schädigung des subendokardialen Myokards. Sie tritt im Allgemeinen in Verbindung mit einer mehr oder minder stark veränderten T-Welle auf. Häufigste kardiale Ursachen von ST-Strecken-Senkungen sind (▸ Tab. 11.1):
- Myokardhypertrophie
- entzündliche Herzerkrankungen
- Myokardischämie (im Kindesalter sehr selten)

Bevorzugt betroffen ist der linke Ventrikel, weil er – abgesehen vom frühen Säuglingsalter – der muskelstärkere ist und einen entsprechend höheren Sauerstoffbedarf hat.

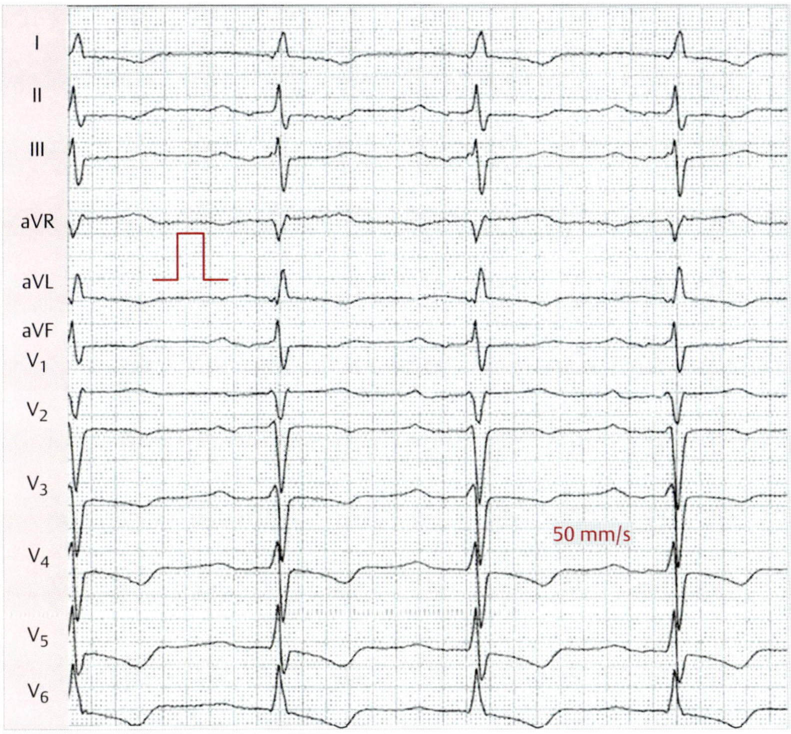

Abb. 11.3 Myokarditis. EKG eines 16-jährigen Mädchens mit bioptisch gesicherter Myokarditis: Sinusrhythmus, Herzfrequenz 69/min, Linkstyp; linksventrikuläre Erregungsrückbildungsstörungen mit deszendierender ST-Senkung in den Brustwandableitungen V_3–V_6 und den Extremitätenableitungen I, II und aVL sowie mit T-Negativierungen in I, II, aVL und V_2–V_6. AV-Block I° mit verlängerter PQ-Zeit und inkomplettem RSB (kleines r' in V_1).

Merke

M!

Eine **ST-Senkung** ist als pathologisch zu werten, wenn sie in 2 Extremitätenableitungen oder mindestens einer Brustwandableitung mehr als 0,05 mV unter dem Niveau der PQ-Strecke liegt.

Vorkommen

- Bei einer **Kammerhypertrophie** kann die ST-Senkung einen konvexbogenförmigen Verlauf zeigen.
- Zeichen der gestörten Erregungsrückbildung vom Typ des „**Innenschichtschadens**" (Hypertrophie, Myokardischämie, Myokarditis) bestehen über den geschädigten Arealen, so bei Hypoxie des linken Ventrikels vornehmlich in den linkspräkordialen Ableitungen V_5 und V_6 als Senkung der ST-Strecke mit Abflachung oder Negativierung der T-Welle. In den Extremitätenableitungen zeigen sich entsprechende ST-T-Veränderungen v. a. in den Ableitungen mit der größten R-Amplitude (▸ Abb. 11.3).
- Bei einer **Rechtshypertrophie** sind die Veränderungen der ST-Strecke und der T-Welle entsprechend in den rechtspräkordialen Ableitungen V_{4r}–V_2 sowie in den Extremitätenableitungen zu finden, wobei zwischen der Hauptausschlagrichtung des QRS-Komplexes und der ST-Strecken-Senkung bei hoher Druckbelastung eine Diskordanz besteht.
- Eine muldenförmige Senkung von ST kann bei Behandlung mit **Digitalisglykosiden** bestehen (s. ▸ Abb. 11.1, Kap. 17.2.3).

Differenzialdiagnose

Bei sympathikotonen Zuständen mit Sinustachykardie (z. B. unter Belastung, s. Kap. 19.6) verläuft die ST-Strecke leicht gesenkt und gleichmäßig aszendierend zur T-Welle.

Bei Elektrolytstörungen finden sich ST-Senkungen v. a. bei Hypokaliämie; hier sind die Extremitätenableitungen mit den höchsten R-Zacken und die Brustwandableitungen V_2–V_6 bevorzugt betroffen (s.auch Kap. 17.1.1).

11.2 T-Wellen-Veränderungen

Die T-Welle repräsentiert die Erregungsrückbildung (Repolarisation) des Kammermyokards. Die Repolarisationsrichtung verläuft von epi- nach endokardial. Bei Säuglingen und Kindern sind die altersspezifischen T-Wellenveränderungen zu berücksichtigen (s. Kap. 11.2).

Die **primären T-Wellen-Veränderungen** treten im Wesentlichen unabhängig von Veränderungen der Kammerdepolarisation auf, entsprechend einem unveränderten QRS-Komplex. Die Myokardschädigung kann dabei kardialer oder extrakardialer Natur sein (▸ Tab. 11.1). Als kardiale Ursachen kommen Myokardischämien oder entzündliche Herzerkrankungen (▸ Abb. 11.3) in Betracht.

Extrakardiale Ursachen sind:

- Elektrolytstörungen
- vegetative sympathikotone oder vagotone Regulationsstörungen
- pharmakologische und toxische Einflüsse auf das Myokard
- Systemerkrankungen mit Myokardbeteiligung

Tab. 11.1 Einteilung und Ursachen von Störungen der Erregungsrückbildung.

primäre Veränderungen von ST-T mit normalem QRS-Komplex		sekundäre Veränderungen von ST-T mit pathologischem QRS-Komplex
kardial	**extrakardial**	
ausgeprägte Myokardhypertrophie, Myokardischämie, koronare Durchblutungsstörungen (Kawasaki-Syndrom)	Elektrolytstörungen	Schenkelblockbilder
entzündliche Herzerkrankungen (Myo-/Perikarditis)	Stoffwechselstörungen	ventrikuläre Extrasystolen und Tachykardien
	endokrine Erkrankungen	vestibuläre Präexzitation
	neuromuskuläre Erkrankungen	Myokardhypertrophie
	vegetative Regulationsstörungen	
	Medikamente (Digitalis u. a.)	

Den **sekundären Veränderungen** im Bereich der ST-Strecken und T-Wellen liegt eine Repolarisationsstörung als Folge einer abnormen Depolarisation zugrunde. Hier weist der QRS-Komplex mehr oder weniger ausgeprägte Veränderungen auf: Eine Verbreiterung von QRS im Sinne einer Erregungsausbreitungsstörung besteht bei einem Schenkelblock, bei ventrikulären Arrhythmien oder bei einer Präexzitation (WPW-Syndrom). Im Gefolge der Erregungsausbreitungsanomalie ist hierbei auch der Ablauf der Erregungsrückbildung gestört, was zu einer Diskordanz der T-Welle in Relation zum QRS-Vektor führt.

Bei einer Myokardhypertrophie sind die Repolarisationsstörungen abhängig vom Ausmaß der ventrikulären Hypertrophie; sie nehmen mit der Druckbelastung der Kammer zu und sind v. a. in den Brustwandableitungen über dem jeweils belasteten Ventrikel zu erkennen. So entsteht z. B. eine zunehmende linkspräkordiale T-Wellen-Abflachung bis hin zur T-Inversion („strain pattern"-Belastungsmuster) bei zunehmendem Gradienten über einer valvulären Aortenstenose.

Überhöhte T-Wellen bestehen bei:

- Volumenhypertrophie des linken Ventrikels
- Bradykardie, Vagotonie
- ausgeprägter Hyperkaliämie
- im frühen Infarktstadium (hohe spitzgipfelige T-Wellen, sog. „Erstickungs-T")
- Long-QT-Syndrom

Abgeflachte bis negative T-Wellen findet man bei:

- Tachykardie, orthostatischer Dysregulation
- ausgeprägter linksventrikulärer Hypertrophie mit Myokardinsuffizienz
- Hypokaliämie
- Myo- und Perikarditis
- Digitalisierung
- Long-QT-Syndrom
- Koronarinsuffizienz

Hervorzuheben ist, dass T-Wellen-Veränderungen (wie ST-Strecken-Senkungen) ausgesprochen unspezifisch und bezüglich ihrer Ursache uncharakteristisch sind. Ein Gleichsetzen mit Myokardischämie oder Koronarinsuffizienz wird insbesondere im Kindes- und Jugendalter der Komplexität dieser EKG-Veränderungen nicht gerecht.

11.3 U-Welle

U-Wellen sind bei Kindern und Jugendlichen relativ häufig und überwiegend in den Ableitungen II und aVL sowie V_2–V_6 zu sehen. Die U-Welle ist konkordant zur T-Welle. Sie hat daher in der Regel eine positive Polarität; die U-Wellen-Amplitude beträgt etwa 10 % (4–28 %) der T-Wellen-Amplitude.

Physiologisch sind negative U-Wellen nur bei negativem T in Ableitung III und aVF. Betonte U-Wellen können auf einen erhöhten Vagotonus oder eine Hypokaliämie hinweisen.

Pathologische Situationen: Mit zunehmendem Kaliummangel entsteht eine breite wechselsinnige TU-Verschmelzungswelle mit negativem T und breiter, positiver U-Welle (s. Kap. 11.3). Negative U-Wellen in den Brustwandableitungen können auch bei Kammerhypertrophien beobachtet werden [3]). U-Wellenveränderungen beim LQTS: siehe dort.

11.4 Literatur

[1] De Asmundis C, Conte G, Levinstein M et al. Prevalence and electrocardiographic characteristics of early repolarization pattern in young teen athletes. Acta Cardiol 2014; 69(1): 3–6

[2] Drezner JA, Ackerman MJ, Anderson J et al. Electrocardiographic interpretation in athletes: The „seattle criteria". Br J Sports Med 2013; 47: 122–124

[3] Gonska BD, Heinecker R. EKG in Klinik und Praxis: das Referenzwerk zur elektrokardiographischen Diagnostik, 14. Aufl. Stuttgart: Thieme; 1999

[4] Haïssaguerre M, Derval N, Sacher F et al. Sudden cardiac arrest associated with early repolarization. N Engl J Med 2008; 358: 2016–2023

[5] Macfarlane PW, Antzelevitch C, Haïssaguerre M et al. The Early Repolarization Pattern, A Consensus Paper. JACC 2015; 66: 470–477

[6] Steg PG, James SK, Atar D et al. ESC Guidelines for the Management of acute myocardial infarction in patients presenting with ST-segment elevation. Eur Heart J 2012; 33: 2569–2619

[7] Rosso G, Glikson E, Belhassen B et al. Distinguishing „benign" from „malignant early repolarization": the value of the ST-segment morphology. Heart Rhythm 2012; 9: 225–229

12 EKG des Neugeborenen und Säuglings

T. Paul, H. Singer

12.1 Einleitung

Das normale EKG reflektiert die wachstumsbedingten Veränderungen von Physiologie, Körpergröße, Lage und Größe des Herzens in Bezug zum Körper sowie die Veränderungen der Größe und Position der Herzkammern zueinander. Die bedeutsamen Veränderungen im kindlichen EKG vollziehen sich im 1. Lebensjahr. Wichtig ist es, an dieser Stelle festzuhalten, dass die Mehrzahl der Normalwerte des Erwachsenen-EKG für das Neugeborene nicht zutrifft.

Die Normalwerte des EKG im Neugeborenen-, Säuglings- und Kindesalter sind von Davignon [1] erstellt worden. Hierfür wurden u. a. die EKGs von 1027 Kindern < 1 Jahr ausgewertet; 668 davon waren zum Zeitpunkt der EKG-Ableitung im 1. Lebensmonat. In der ▸ Tab. 12.1 sind die wesentlichen Normalwerte des EKG in den ersten 3 Lebensmonaten zusammengefasst.

Eine umfangreiche Studie von Rijnbeck [3] erfasste dagegen nur eine kleine Zahl vom Neugeborenen, sodass der Gebrauch der Davignon-Tafeln als Referenzwerte unverändert zu empfehlen ist.

12.2 EKG des Neugeborenen

Zum Verständnis des Neugeborenen-EKG hilft die Reflektion der fetalen Zirkulation sowie der postnatalen Adaptationsvorgänge. In der Fetalperiode ist die Lunge nicht belüftet, der Lungengefäßwiderstand ist erhöht. Der rechte Ventrikel pumpt über den Ductus arteriosus das Blut präferentiell in die Aorta abdominalis. Es herrscht Druckgleichheit zwischen dem rechten und linken Ventrikel.

Der rechte Ventrikel ist muskelstark, es besteht eine physiologische Hypertrophie des rechten Ventrikels. Das Verhältnis der Muskelmasse des rechten Ventrikels zum linken Ventrikel beträgt bei der Geburt 1,3 : 1. Die absolut kleine Muskelmasse in diesem Lebensalter führt allerdings zu entsprechend kleinen Amplituden der QRS-Komplexe im Oberflächen-EKG.

12.2.1 Physiologische Rechtsherzhypertrophie

EKG

- Rechtstypischer QRS-Vektor, α ca. 90–120°
- V_1: R/S-Relation 1,5 : 1
- V_5–V_6: dominante S-Zacke (▸ Abb. 12.1, ▸ Tab. 12.1), R/S-Relation jedoch < 1 : 2

> **Merke**
>
> Aufgrund der besonderen hämodynamischen Situation im 1. Lebensjahr ist die Abgrenzung der pathologischen Rechtshypertrophie von der **physiologischen Rechtsbelastung** (▸ Abb. 12.2) nicht immer exakt möglich.
>
> Ein linkstypischer QRS-Vektor bzw. eine überdrehter Linkstyp sind beim Neugeborenen ein Hinweis auf einen angeborenen Herzfehler (z. B. Trikuspidalatresie, AVSD).

Postnatal kommt es mit Entfaltung der Lunge zum Absinken des Lungengefäßwiderstands, zum Verschluss des Ductus arteriosus sowie des Foramen ovale. Nach den ersten 4 Lebenswochen liegen damit niedrige Druckverhältnisse im kleinen Kreislauf vor.

Die Abnahme der rechtsventrikulären Muskelmasse und die Zunahme des linksventrikulären Myokards führen zu einer Abnahme der R-Amplituden rechts-präkordial sowie zu einer Zunahme der R-Amplituden links-präkordial. Reziprok hierzu kommt es zu einer Reduktion der S-Zacken links-präkordial mit Umkehr des R/S-Verhältnisses (▸ Abb. 12.1, ▸ Abb. 12.2, ▸ Abb. 12.3).

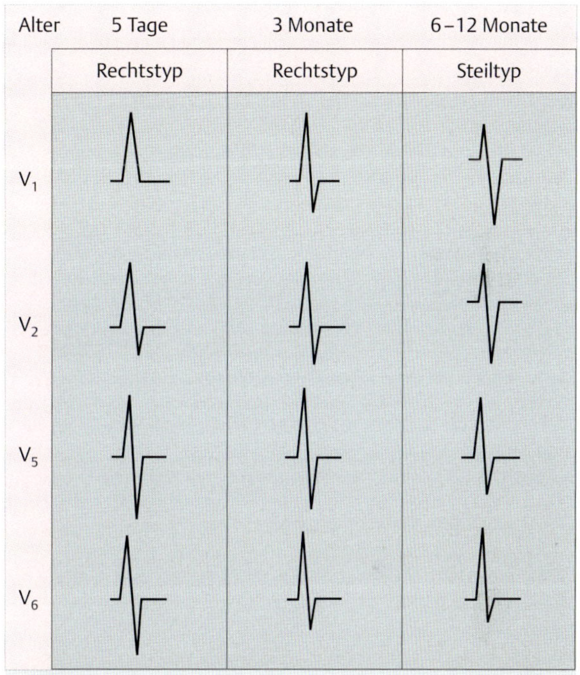

Abb. 12.1 Schematische Darstellung unterschiedlicher RS-Relationen in den Brustwandableitungen während der Umwandlung des physiologischen Rechtsüberwiegens (5 Tage), über eine Übergangsform (3 Monate) zum physiologischen Linksüberwiegen (6–12 Monate) innerhalb des 1. Lebenshalbjahres.

12.2.2 Pathologische Rechtsherzhypertrophie

In Abgrenzung zur physiologischen Rechtsherzhypertrophie liegt bei der pathologischen Rechtsherzhypertrophie ein qR-Komplex in den rechts-präkordialen Ableitungen vor; ebenso gilt eine R/S-Relation > 1 : 2 in V_6 als Zeichen der pathologischen Hypertrophie [2]. Ein weiterer Hinweis ist die T-Welle in den rechts-präkordialen Ableitungen: Die T-Wellen sind nur in den ersten 7 Lebenstagen positiv, anschließend sind sie bis in das Jugendalter negativ. Eine positive T-Welle in dieser Alterspanne spricht für eine pathologische Rechtshypertrophie.

Merke

Eine R/S-Relation > 1 : 2 in V_6 gilt bei Neugeborenen als **pathologische Rechtsherzhypertrophie**. Eine positive T-Welle in den rechts-präkordialen Ableitungen ist nach der 1. Lebenswoche bis zum Jugendalter auf eine Rechtsherzhypertrophie hinweisend.

12.3 Literatur

[1] Davignon A, Rautaharju P, Boiselle E et al. Normal ECG standards for infants and children. Pediatr Cardiol 1980; 1: 123–131

[2] Garson A. The electrocardiogram in infants and children. A systematic approach. Lea&Febiger: Philadelphia; 1983

[3] Rijnbeek PR, Witsenburg M, Schrama E et al. New normal limits for the paediatric electrocardiogram. Eur Heart 2001; 22: 702–711

[4] Schwartz PJ, Garson A, Paul T et al. Guidelines for the interpretation of the neonatal electrocardiogram. A Task Force of the European Society of Cardiology. Eur Heart J 2002; 23: 1329–1344

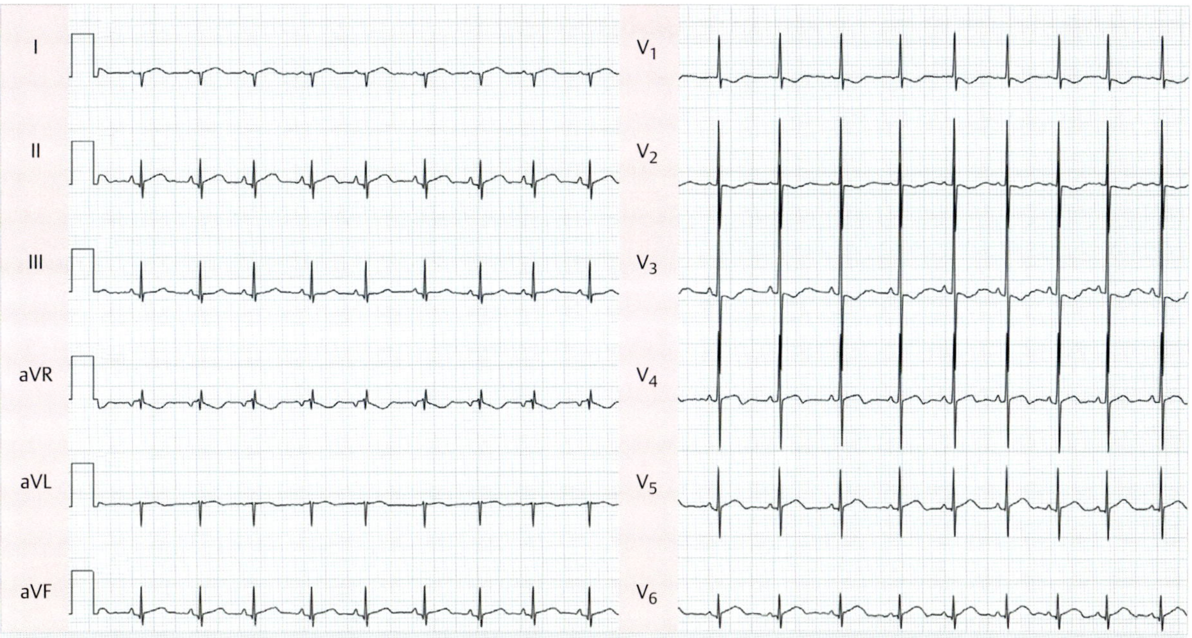

Abb. 12.2 Physiologische Rechtsherzhypertrophie. EKG eines 5 Tage alten Neugeborenen: Sinusrhythmus, Herzfrequenz 115/min, rechtstypischer QRS-Vektor ($\alpha = 115°$), physiologische Rechtsherzhypertrophie mit nahezu monophasischem R in V_1 und R/S-Relation von nahezu 1 in V_5 und V_6.

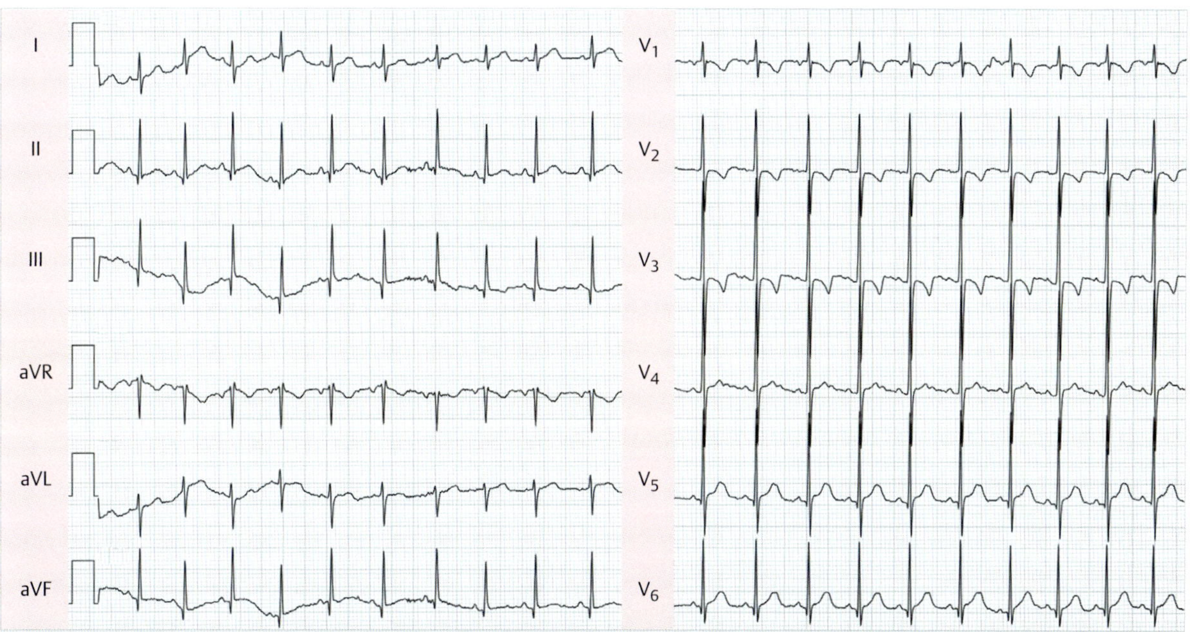

Abb. 12.3 Übergang zum physiologischen Linksherzüberwiegen. EKG eines 3 Monate alten Säuglings: Sinusrhythmus, Herzfrequenz 128/min, steiltypischer QRS-Vektor ($\alpha = 77°$), R/S in V_1 ca. 1, überwiegend R in V_6.

13 Angeborene Herz- und Gefäßanomalien

A. Lindinger, H. Singer, G. Heßling

13.1 Shuntvitien

Für die Hämodynamik und damit auch für die entsprechenden EKG-Veränderungen spielt neben der Größe der Shuntverbindungen deren Lage in Bezug auf die AV-Klappenebene die entscheidende Rolle. Defekte oberhalb der AV-Klappenebene (Vorhofseptumdefekt [ASD], partielle Lungenvenen-fehleinmündung) führen zur Rechtsvolumenhypertrophie. Große Defekte bzw. Verbindungen jenseits der Ventilebene (VSD, atrioventrikulärer Septumdefekt, persistierender Ductus arteriosus und aortopulmonales Fenster) hingegen erzeugen zunächst eine linksventrikuläre Volumenbelastung, die durch die Fortpflanzung des Systemdrucks in den kleinen Kreislauf um eine rechtsventrikuläre Druckkomponente erweitert wird. Entsprechend den Shuntbewegungen ist der linke Vorhof beim Links-rechts-Shunt auf Vorhofebene entlastet, während er bei Querverbindungen jenseits der Ventilebene volumenbelastet und vergrößert ist.

13.1.1 Herzfehler mit Rechtsvolumenbelastung

Vorhofseptumdefekt (ASD)

Definition

80 % aller ASD sind **Ostium-secundum-Defekte** im Bereich der Fossa ovalis (**ASD II**). Weitere Defektpositionen sind: oberer bzw. unterer Sinus-venosus-Defekt mit Lokalisation im kranialen bzw. kaudalen posterioren Vorhofseptumbereich. Beim oberen Sinus-venosus-Defekt besteht häufig zusätzlich eine partielle Lungenvenenfehleinmündung.

Der **Ostium-primum-Defekt** (**ASD I**) wird den Endokardkissendefekten zugeordnet (s. dort).

Hämodynamik

In Abhängigkeit von der Größe des Defekts: Links-rechts-Shunt auf Vorhofebene mit Volumenbelastung des rechten Vorhofs, des rechten Ventrikels und der Pulmonalarterien. Funktionelle (relative) Stenose der Trikuspidal- und Pulmonalklappe bei großem Shunt.

EKG

Ab einem Links-rechts-Shunt von etwa 50 % des Kleinkreislauf-Minutenvolumens bestehen im EKG Zeichen der Volumenbelastung von rechtem Vorhof und rechtem Ventrikel.

Bei geringerem Links-rechts-Shunt ist das EKG normal oder weist nur diskrete Veränderungen auf, die diagnostisch nicht sicher verwertbar sind. Weitere EKG-Kriterien für einen ASD sind:

- im Kindesalter üblicherweise Sinusrhythmus; selten Sinusknotendysfunktion und AV-Rhythmus, die v. a. bei ASD vom Sinus-venosus-Typ auftreten können [7].
- Steil- bis Rechtstyp
- P-dextroatriale
- inkompletter RSB mit rsR' rechtspräkordial und vertieften, plumpen S-Zacken linkspräkordial; kleine Q-Zacken linkspräkordial aufgrund des Septum-Shifts nach links durch die Vergrößerung des rechten Ventrikels (▶ Abb. 13.1)
- mit zunehmendem Patientenalter bereits präoperativ verlängerte AV-Zeit bis zum AV-Block I°, AV- Rhythmen und atriale Tachyarrhythmien (Vorhofflattern und Vorhofflimmern); weitere Risikofaktoren hierfür sind das Ausmaß der Rechts-Volumenbelastung und der pulmonalen Hypertension.

Postoperativer und Langzeit-Verlauf

Bei Verschluss des Defekts im Kindesalter sind Langzeitprobleme wie atriale Arrhythmien selten. Die Volumenbelastung des rechten Herzens bildet sich umso früher und nachhaltiger zurück, je früher die Korrektur erfolgt. Pulmonaler Hochdruck und prä- wie postoperative Arrhythmien, die durch die Volumenbelastung des rechten Vorhofs bedingt sind, treten andererseits umso häufiger auf, je später der Verschluss erfolgt. Auch rechts- und in der Folge davon linksventrikuläre Dysfunktionen entwickeln sich erst im Erwachsenenalter.

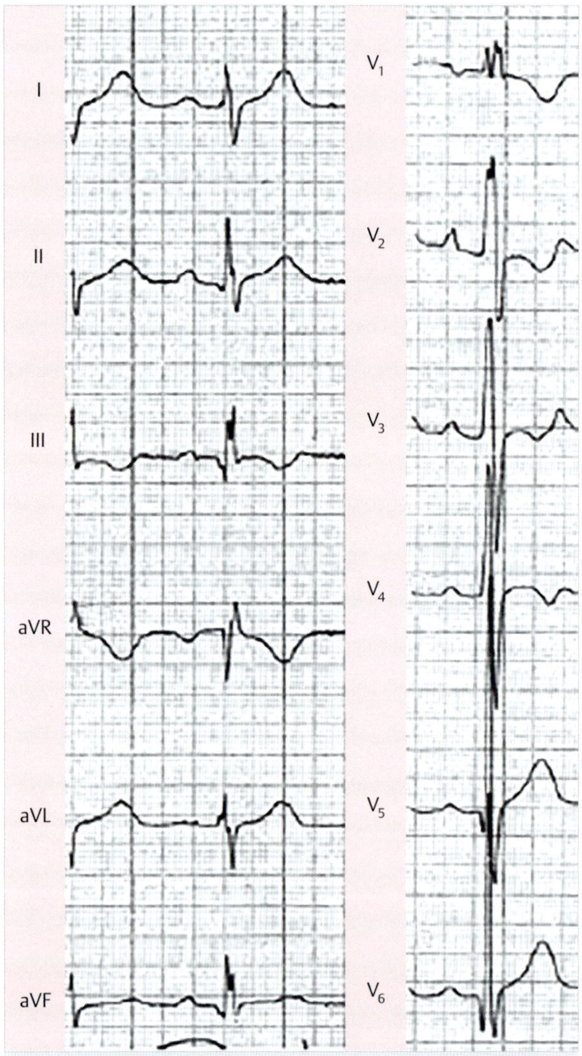

Abb. 13.1 ASD II. EKG bei einem Ostium-secundum-Defekt. In den Brustwandableitungen inkompletter Rechtsschenkelblock: QRS in V1 grob aufgesplittert, plumpes S in V2 bis V6.

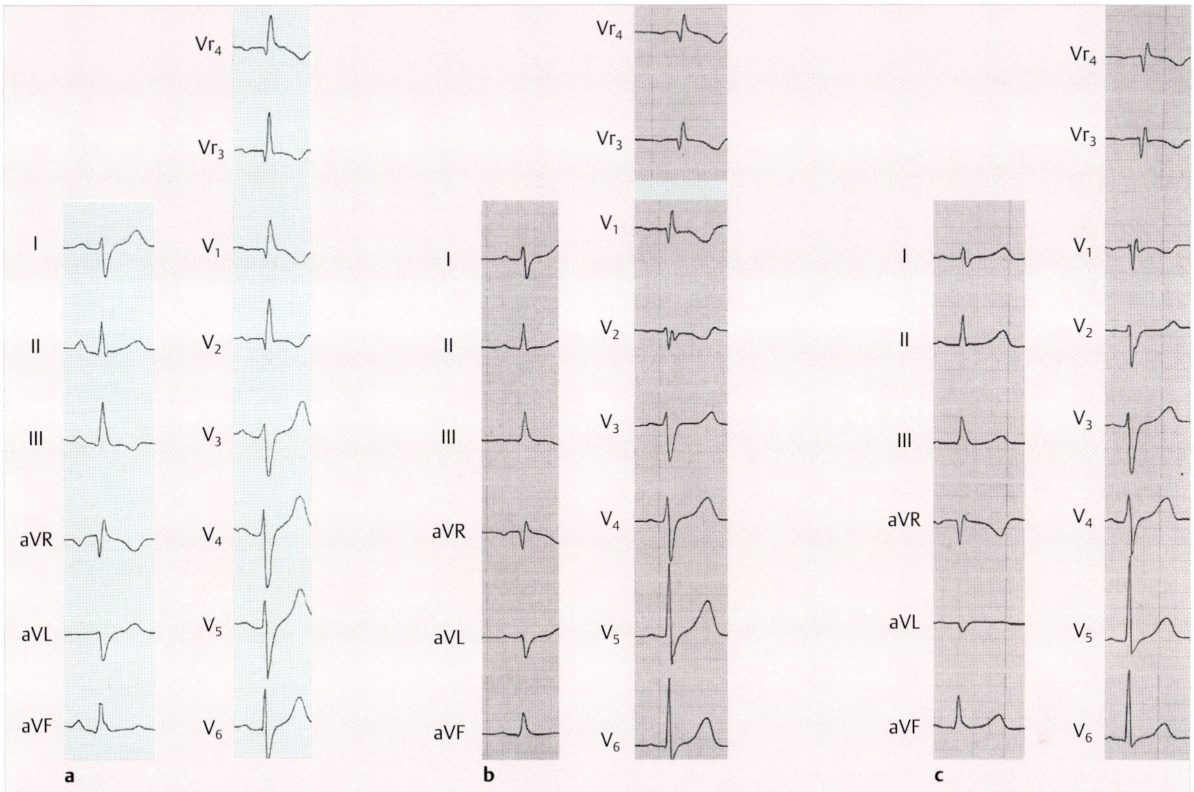

Abb. 13.2 ASD II. EKG-Verlaufsbeobachtung bei einem 8-jährigen Kind mit ASD vom Ostium-secundum-Typ und Patch-Verschluss des Defekts.
a Sinusrhythmus, Rechtstyp, inkompletter RSB mit Rechtsvolumenhypertrophie (überhöhte R'-Zacke rechtspräkordial und tiefe S-Zacken linkspräkordial).
b 8 Wochen postoperativ: Rückbildung der Rechtsvolumenhypertrophie mit Abnahme der R'-Zacken in den rechtspräkordialen Ableitungen und der S-Zacken V_5 und V_6.
c Nahezu völlige Normalisierung der RS-Relation in den Brustwandableitungen mit regelrechter Erregungsrückbildung 1 Jahr postoperativ.

EKG

Im EKG zeigt sich eine relativ rasche Rückbildung der präoperativen Rechtsvolumenbelastung, vor allem der tiefen S-Zacken in den linkspräkordialen Brustwandableitungen. Die überhöhten R'-Zacken rechtspräkordial können hingegen noch monatelang bestehen bleiben [34] (▶ Abb. 13.2).

Herzrhythmusstörungen

Eine postoperative Rückbildung der atrialen Arrhythmien ist umso seltener, je älter der Patient bei der Operation ist; jenseits des 40. Lebensjahres sind auch postoperativ neu entstandene Vorhofarrhythmien deutlich häufiger [6]. In einer Langzeituntersuchung über 35 Jahre hatten 16 % der Patienten nach operativem ASD-Verschluss im Alter unter 15 Jahren symptomatische supraventrikuläre Tachykardien. Bei 6 % war eine Schrittmacherimplantation erforderlich [15].

Der häufigste Tachykardiemechanismus ist das Isthmus-abhängige „typische" Vorhofflattern; auch kreisende Erregungen um die Atriotomienarbe oder seltener um den ASD-Patch sind beschrieben [51], [84]. Nach interventionellem ASD-Verschluss scheinen atriale Rhythmusstörungen deutlich seltener aufzutreten als nach operativem Verschluss [35].

Totale Lungenvenenfehleinmündung

Definition

Bei der totalen Lungenvenenfehleinmündung drainieren alle Lungenvenen entweder direkt in den rechten Vorhof oder in ein venöses Gefäß, das mit dem rechten Vorhof in Verbindung steht. Der Systemkreislauf wird dabei ausschließlich durch den Rechts-links-Shunt über die interatriale Kommunikation gesichert, die für das Überleben erforderlich ist.

Anatomisch unterschieden werden folgende Formen:

- **kardialer Typ**: Einmündung aller Lungenvenen direkt in den rechten Vorhof oder in den Koronarvenensinus
- **suprakardiale Form**: Einmündung in die Vena verticalis links, die in die obere Hohlvene drainiert.
- **infrakardialer Typ**: Einmündung in die untere Hohlvene, die V. portae, den Ductus venosus oder die Lebervenen (▶ Abb. 13.3)

Hämodynamik

Entscheidend ist, ob der pulmonalvenöse Rückfluss zum linken Vorhof durch eine Obstruktion (restriktives Foramen ovale, Gefäßobstruktionen insbesondere bei der infrakardialen Form) behindert wird. Daraus entsteht eine oft lebensgefährliche Stauung im kleinen Kreislauf mit Widerstandsbelastung des rechten Ventrikels; dabei häufig schmales linkes Herz.

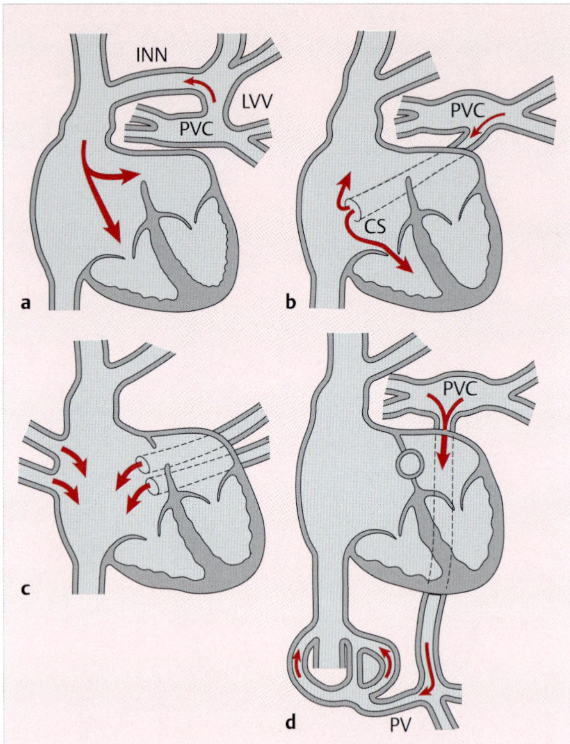

Abb. 13.3 Formen der Lungenvenenfehleinmündungen. Schematische Darstellung.
CS = Koronarvenensinus
LVV = linke V. verticalis
PV = Portalvene
PVC = pulmonalvenöse Konfluenz
RA = rechter Vorhof
a Suprakardiale Form.
b Kardiale Form.
c Kardiale Form.
d Infrakardiale Form.

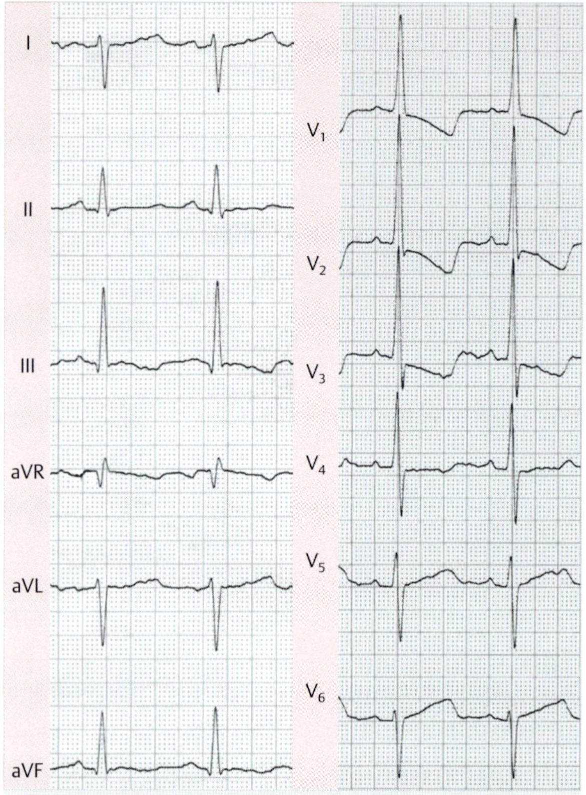

Abb. 13.4 Totale Lungenvenenfehleinmündung. EKG eines 4 Monate alten Säuglings mit der suprakardialen Form einer totalen Lungenvenenfehleinmündung: Sinusrhythmus, Rechtstyp, Rechtsherzhypertrophie mit hohen R-Amplituden rechtspräkordial und tiefen S-Zacken linkspräkordial; tiefe negative T-Wellen in den Ableitungen V_1–V_3 mit konvexbogig gesenkter ST-Strecke.
→ Die vorliegende ausgeprägte Rechtshypertrophie übersteigt die Rechtshypertrophie eines einfachen ASD.

EKG

- Steil- bis Rechtstyp
- P-dextroatriale
- Rechtshypertrophie mit überhöhten R'-Zacken rechtspräkordial und tiefen S-Zacken linkspräkordial; rechtsventrikuläre Leitungsverzögerung
- Erregungsrückbildungsstörungen bei pulmonaler Hypertonie (▸ Abb. 13.4)

Postoperativer und Langzeit-Verlauf

Die Korrekturoperation wird in Abhängigkeit von der pulmonalen Druckerhöhung im Neugeborenen- bzw. frühen Säuglingsalter durchgeführt. Wenn eine unobstruierte Anbindung der Lungenvenen an den linken Vorhof gelingt, ist mit einem unkomplizierten Verlauf zu rechnen. Bei Obstruktion (Hypoplasie oder Stenosierung der Pumonalvenen): Persistenz des pulmonalen Hochdrucks in etwa 15 % der Fälle; in dieser Situation ist die postoperative Sterblichkeit hoch [66].

Postoperatives EKG

Abhängig vom postoperativen Befund normalisiert sich entweder das EKG oder die Rechtsbelastung besteht fort.

Postoperative Arrhythmien

Postoperative Arrhythmien sind selten und abhängig von der Technik des chirurgischen Eingriffs. Sie treten meist spät in Form von Sinusbradykardien, Vorhofflattern oder supraventrikulären Tachykardien auf [66].

13.1.2 Herzfehler mit Linksvolumenbelastung

Persistierender Ductus arteriosus

Definition

Ein persistierender Ductus arteriosus (PDA) ist eine postportal fortbestehende embryonale Verbindung zwischen distalem Aortenbogen und Pulmonalarterienbifurkation.

Hämodynamik

Systolisch-diastolischer Links-rechts-Shunt in Abhängigkeit von der Weite des Duktus und des Lungengefäßwiderstandes. Es resultiert eine Linksvolumenbelastung, ggf. mit Druckerhöhung im kleinen Kreislauf.

EKG

- Normale QRS-Achse
- bei großem Links-rechts-Shunt: Zeichen der Linksvolumenhypertrophie mit überhöhten R-Zacken, tiefen Q-Zacken und spitz-hohen T-Wellen in V_5 und V_6 (▸ Abb. 13.5)
- bei Drucksteigerung im kleinen Kreislauf auch biventrikuläre Hypertrophie

Postinterventioneller und Langzeit-Verlauf

Der Verschluss erfolgt überwiegend interventionell. Bei normalen Druckverhältnissen im kleinen Kreislauf unkomplizierter Langzeitverlauf mit Normalisierung der Hämodynamik und des EKG.

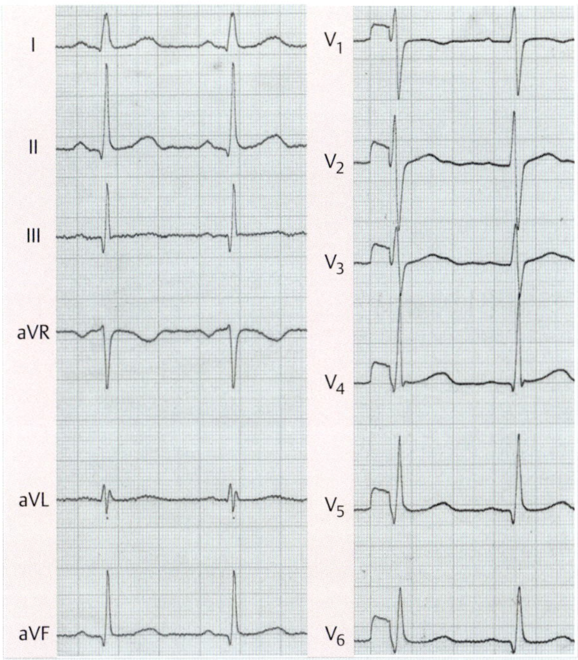

Abb. 13.5 PDA. EKG eines 3-jährigen Kindes mit persistierendem Ductus arteriosus. Großer Links-rechts-Shunt bei normalen Druckverhältnissen im Lungenkreislauf.
Normaltyp. Brustwandableitungen: rS-Form in V_1–V_2, Zwischenzone V_3, qS in V_5 und V_6 mit hoher, schlanker R-Zacke (Eichung: 1 cm = 1 mV bei den Extremitätenableitungen; 0,5 cm = 1 mV bei den Brustwandableitungen).
→ Befund einer Volumenbelastung des linken Ventrikels.

Ventrikelseptumdefekt (VSD)

Definition

Der VSD kann in folgenden Abschnitten des Ventrikelseptums lokalisiert sein:
- im subaortal gelegenen perimembranösen Septum mit seinen angrenzenden muskulären Septumanteilen (40 %)
- im Auslassseptum (5 %)
- im Einlassseptum (5 %)
- im trabekulierten Teil des muskulären Kammerseptums (50 %)

Hämodynamik

Der Links-rechts-Shunt wird bestimmt von der Defektgröße in Relation zum Durchmesser des links-ventrikulären Auslasses und durch den Widerstand im kleinen Kreislauf.

Sehr kleine und kleine Defekte haben wegen des nur geringfügigen Links-rechts-Shunts im Kindesalter keine wesentliche hämodynamische Relevanz.

Mittelgroße Defekte (zwischen 30 % und 50 % des Aortenklappendurchmessers) sind zwar überwiegend drucktrennend, führen aber zu einem deutlichen Links-rechts-Shunt mit Volumenbelastung des linken Vorhofs und des linken Ventrikels. Der Druck in der Pulmonalarterie ist meist nur gering erhöht.

Bei **großen Defekten** gleicht sich der Druck zwischen beiden Ventrikeln an. In den ersten Lebensmonaten steht wegen des niedrigen Lungengefäßwiderstands die Linksvolumenbelastung im Vordergrund. In der 2. Hälfte des 1. Lebensjahres steigt der pulmonale Gefäßwiderstand durch die progredienten Lungengefäßveränderungen an. Der Links-rechts-Shunt nimmt ab, und es entwickelt sich eine zunehmende Rechtsherzbelastung.

EKG

Kleiner Defekt: normaler EKG-Befund (▸ Abb. 13.6)

Mittelgroßer Defekt mit mäßigem Links-rechts-Shunt:
- altersentsprechender Lagetyp
- biphasisches P in I, aVR, V_1 mit betonter Negativität
- Linksvolumenhypertrophie mit überhöhten R-Zacken linkspräkordial, Verlängerung der QR-Zeit (oUP) in V_6; betonte Q-Zacken und T-Wellen in II, III, aVF und V_6
- bei Drucksteigerung im rechten Ventrikel rsR' in Vr_4 als Zeichen der rechtsventrikulären Hypertrophie (▸ Abb. 13.7)

Großer Defekt mit erhöhtem Lungengefäßwiderstand:
- Lagetyp uncharakteristisch
- P biatriale
- biventrikuläre Hypertrophie: hohe R-Zacken bzw. große biphasische RS-Komplexe in den Brustwandableitungen V_2–V_4; jenseits des 10. Lebenstages weisen positive T-Wellen rechtspräkordial auf einen Druckangleich zwischen beiden Ventrikeln hin (Systemdruck im rechten Ventrikel; ▸ Abb. 13.8)

Große Defekte mit fixiertem Lungengefäßwiderstand (Eisenmenger-Reaktion):
- Rechtstyp
- P-dextroatriale
- reine Rechtshypertrophie mit hohen R- oder R'-Zacken rechtspräkordial und zunehmenden S-Zacken linkspräkordial; in den rechtspräkordialen Brustwandableitungen strain pattern (deszendierende ST- und negative T-Wellen) möglich (▸ Abb. 13.9)

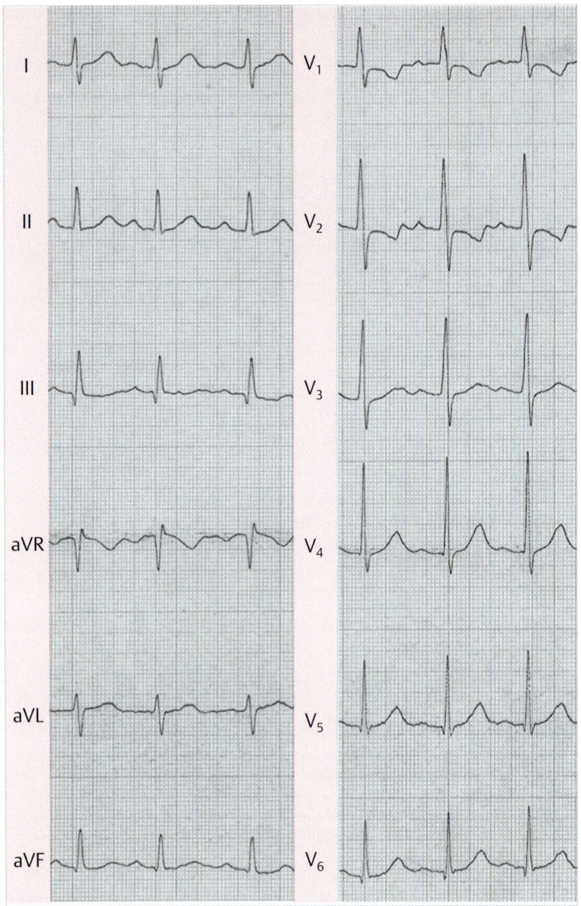

Abb. 13.6 Kleiner VSD. EKG eines 10 Monate alten Kindes. Farbdopplersonografisch kleiner, spitzennah gelegener, muskulärer VSD mit normaler Druckrelation zwischen beiden Kammern. Sinusrhythmus, Steiltyp. Brustwandableitungen: Rs-Form in V_1–V_3, qRs-Form ab V_4.
→ Der EKG-Befund entspricht einer altersgemäßen Übergangsform zwischen physiologischem Rechts- und Linksüberwiegen. Keine pathologische Kammerhypertrophie bei einem hämodynamisch irrelevanten kleinen VSD.

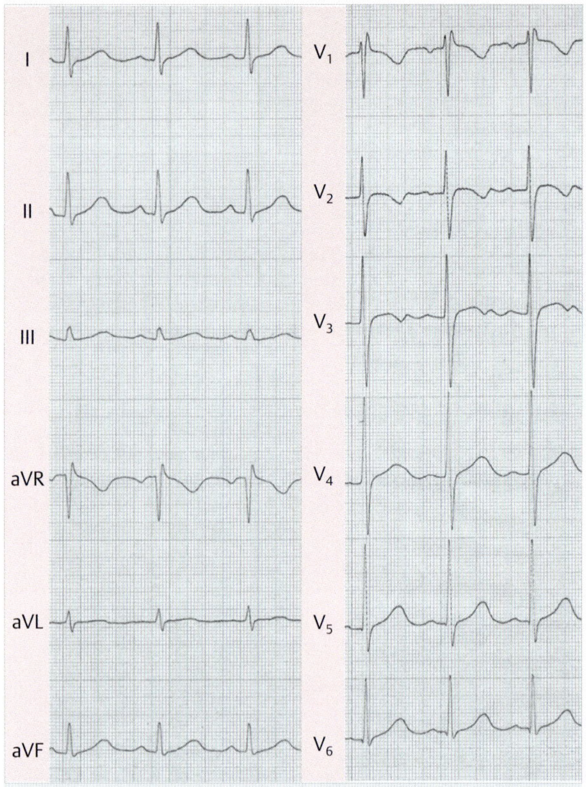

Abb. 13.7 Mittelgroßer VSD. EKG eines 15 Monate alten Kindes: perimembranös gelegener VSD mit noch normaler Druckrelation zwischen rechter und linker Kammer.
Sinusrhythmus, Normaltyp. Brustwandableitungen: rSr' in V_1, qRs in V_5 und V_6.

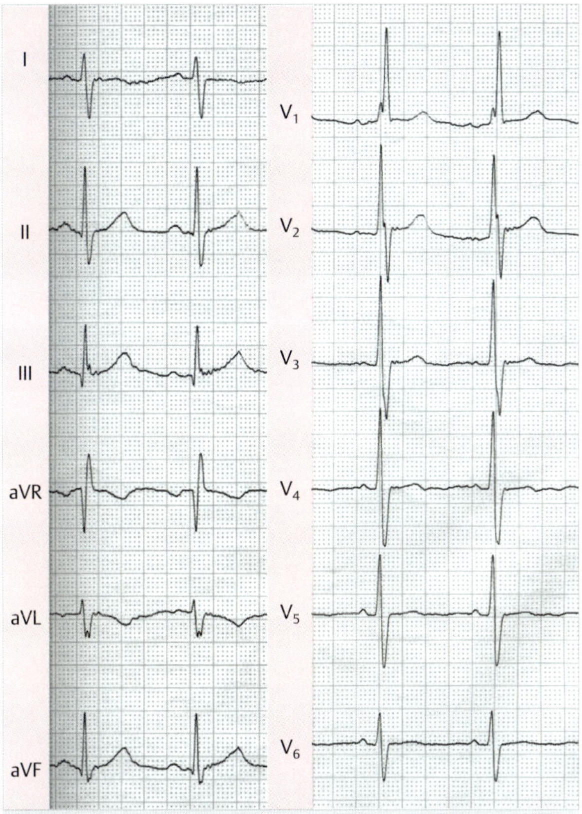

Abb. 13.8 Sehr großer VSD. EKG eines 5 Monate alten Säuglings mit sehr großem, perimembranösem VSD, Druckangleich zwischen beiden Herzkammern und pulmonaler Widerstandserhöhung: Rechtstyp, Sinusrhythmus, rudimentärer RSB, Rechtshypertrophie mit durchgehend positiven T- Wellen in den Brustwandableitungen V_1–V_6.

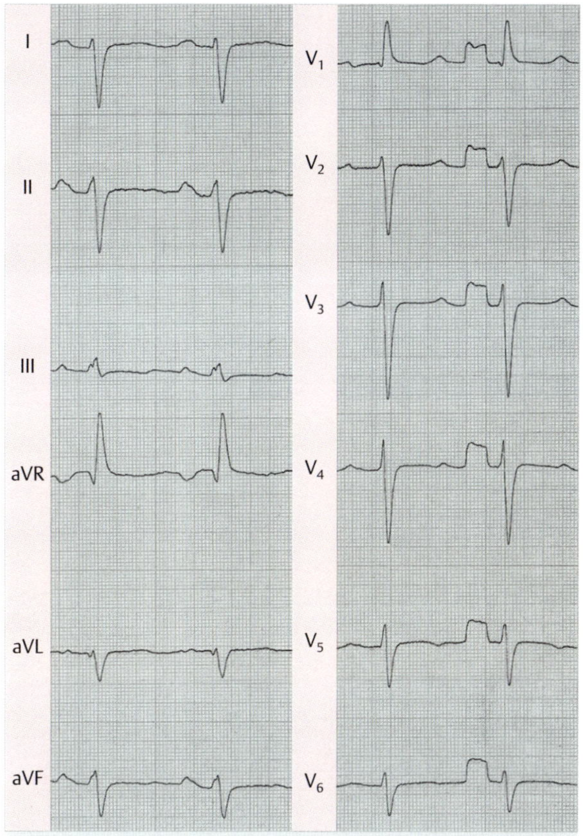

Abb. 13.9 Großer VSD. EKG einer 21-jährigen Frau mit einem großen, perimembranös gelegenen VSD mit pulmonaler Hypertonie und Rechts-links-Shunt (Eisenmenger-Physiologie): Überdrehter Rechtstyp; R in Ableitung III gesplittert, von kleiner Amplitude; ungewöhnlich hohe R'-Zacke in aVR; P-dextroatriale. Brustwandableitungen: rsR'-Form in V_1, plötzlicher Umschlag zu einer rS-Form ab V_2. T positiv in V_1–V_3, präterminal negativ in V_4, abgeflacht in V_6 (Eichung: 1 cm = 1 mV in den Extremitätenableitungen; 0,5 cm = 1 mV in den Brustwandableitungen).
→Ausgeprägte Rechtshypertrophie bei überdrehtem Lagetyp. Auffallend der plötzliche Umschlag zwischen V_1 und V_2 von einer R- in eine rS-Form, entsprechend dem bestehenden systolischen Druckangleich zwischen beiden Herzkammern.

Postoperativer und Langzeit-Verlauf

Nach VSD-Verschluss besteht bei normalem Druck im kleinen Kreislauf eine sehr gute Prognose; auch das EKG ist in der Regel vollständig normal (▸ Abb. 13.10). Bei lange vorbestehender pulmonaler Hypertonie ist jedoch mit einer erhöhten früh- und spätoperativen Letalität zu rechnen [60].

Cave

Auch **kleine, nicht operierte Ventrikelseptumdefekte** bedürfen der regelmäßigen Kontrollen im Langzeitverlauf, da sie im Erwachsenenalter mit einer erhöhten Rate an Endokarditiden, Arrhythmien und Aorteninsuffizienz verbunden sind [54].

Postoperatives EKG

- Die Häufigkeit des postoperativen RSB hat seit dem transatrialen Operationsverfahren deutlich abgenommen und liegt heute bei ca. 25 % [65].
- Bei postoperativer Persistenz einer pulmonalen Hypertension entwickelt sich eine progrediente Rechtshypertrophie mit zunehmender QRS-Breite und hohen R-Zacken rechtspräkordial als Ausdruck einer rechtsventrikulären Druckbelastung (▸ Abb. 13.11).

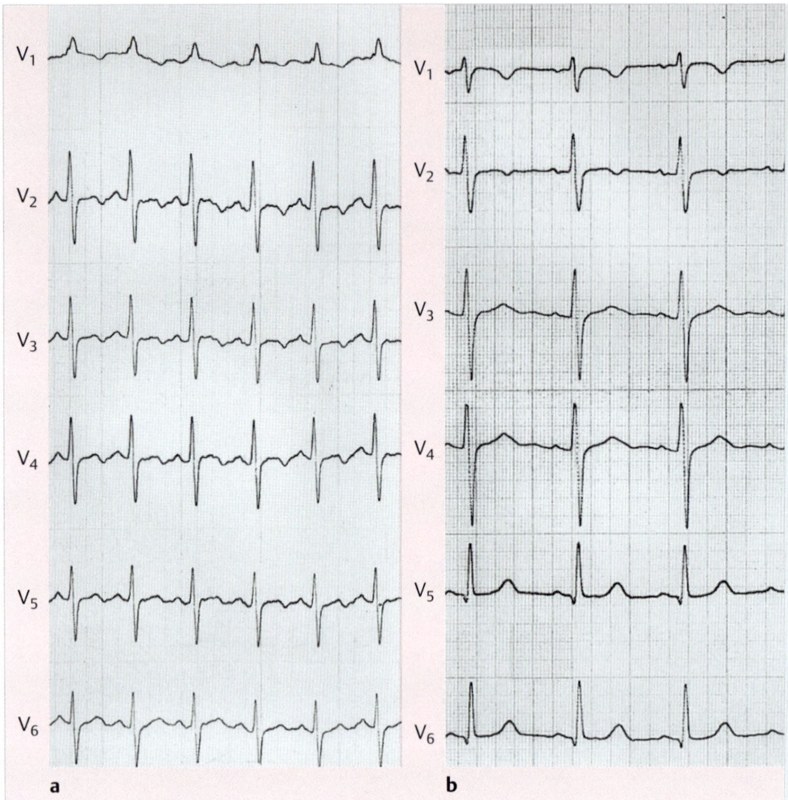

Abb. 13.10 Großer VSD. Prä- und postoperatives EKG eines 6 Jahre alten Kindes, bei dem im Alter von 8 Monaten ein großer VSD mit pulmonalem Hochdruck transatrial mit einem Patch verschlossen wurde.

a Präoperatives EKG: Brustwandableitungen V_1–V_6: R-Zacken rechtspräkordial (V_1) und RS in V_2–V_6 als Zeichen der Rechtsbelastung (oben).

b Postoperatives EKG: Normalisierung der RS-Relation in den Brustwandableitungen bei jetzt normalem Druck im kleinen Kreislauf (unten).

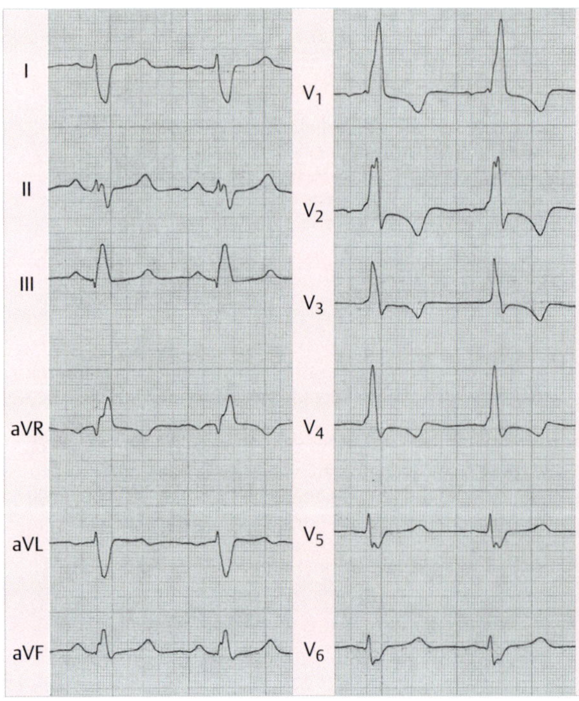

Abb. 13.11 Großer VSD. Postoperatives EKG eines 13-jährigen Jungen nach Korrekturoperation eines großen VSD mit pulmonalem Hochdruck und erhöhtem Lungengefäßwiderstand im Alter von 12 Monaten. Persistierender Lungenhochdruck (Eisenmenger-Reaktion mit suprasystemischem Druck im rechten Ventrikel).
Sinusrhythmus, Rechtstyp, kompletter postoperativer RSB.

Postoperative Rhythmusstörungen

- Erregungsleitungsstörungen sind heute nach VSD-Korrektur selten. Ein kompletter AV-Block tritt in weniger als 1 % der Fälle auf [2], [65]. Vorsicht ist jedoch beim unmittelbar postoperativen passageren AV-Block III° geboten; eine konsequente Langzeit-EKG-Überwachung ist hier angezeigt.
- Selten können intraatriale Reentry-Tachykardien (in der Regel als isthmusabhängiges Vorhofflattern) auftreten.
- Ventrikuläre Arrhythmien i. S. von ventrikulären Extrasystolen oder sehr selten auftretenden ventrikulären Tachykardien sind ebenfalls beschrieben, insbesondere bei spät operierten Patienten [10], [60].

13.1.3 Herzfehler mit biventrikulärer Belastung

Atrioventrikulärer Septumdefekt

Definition

Beim atrioventrikulären Septumdefekt (AVSD; AV-Kanal) handelt es sich um Defekte im Septum-primum-Anteil des Vorhofseptums und im Einlassabschnitt des Ventrikelseptums (Inlet-Septum). Ferner bestehen:

- fehlgebildete AV-Klappen mit Cleft der linksseitigen AV-Klappe
- eine abnorme Lage der Aortenwurzel in Bezug auf die AV-Klappenebene mit Elongation des linksventrikulären Ausflusstrakts
- ein anormaler Verlauf des Reizleitungssystems; dieser führt zum typischen überdrehten Lagetyp (∡α QRS von −30 bis −150°), überdrehten Links- bzw. selten überdrehten Rechtstyp.

Beim inkompletten AVSD besteht entweder ein ASD I (häufigere Form) oder ein Inlet-VSD (selten).

Hämodynamik

Partieller AVSD: Links-rechts-Shunt auf Vorhofebene (ASD I) mit Volumenbelastung des rechten Herzens; bei Mitralinsuffizienz zusätzliche Volumenbelastung des linken Herzens.

Kompletter AVSD: bei niedrigem oder nur mäßig erhöhtem Lungengefäßwiderstand Links-rechts-Shunt auf Vorhof- und Ventrikelebene sowie Druckangleich zwischen beiden Vorhöfen und beiden Ventrikeln. AV-Klappeninsuffizienz mit zusätzlicher Volumenbelastung des entsprechenden Ventrikels; mit zunehmendem Lungengefäßwiderstand Ausbildung einer überwiegenden Rechtsherzbelastung (Eisenmenger-Reaktion).

EKG

Partieller AVSD:

- überdrehter Linkstyp (−30 bis −120°), häufig verlängerte AV-Überleitungszeit
- Vorhofüberlastungszeichen des linken oder des rechten Vorhofs oder beider Vorhöfe
- Rechtsvolumenhypertrophie mit rsR' in Vr_4–V_1 und entsprechend tiefe S-Zacken linkspräkordial (▶ Abb. 13.12); diese können bei gleichzeitigem Vorliegen einer Linksvolumenhypertrophie aufgrund einer erheblichen Mitralinsuffizienz fehlen.

Kompletter AVSD:

- überdrehter Lagetyp (−30 bis −150°), AV-Überleitungszeit verlängert
- Vorhofüberlastungszeichen in Form eines P-dextro-, sinistro- oder biatriale
- Rechtshypertrophie mit inkomplettem RSB, hohe R-(R'-)Zacken rechtspräkordial mit qRs- bis hin zu qrS-Komplexen linkspräkordial; bei Anstieg des Lungengefäßwiderstands zunehmende Rechtshypertrophie mit überhöhten R-Zacken rechtspräkordial (▶ Abb. 13.13)
- zusätzlich Linkshypertrophiezeichen

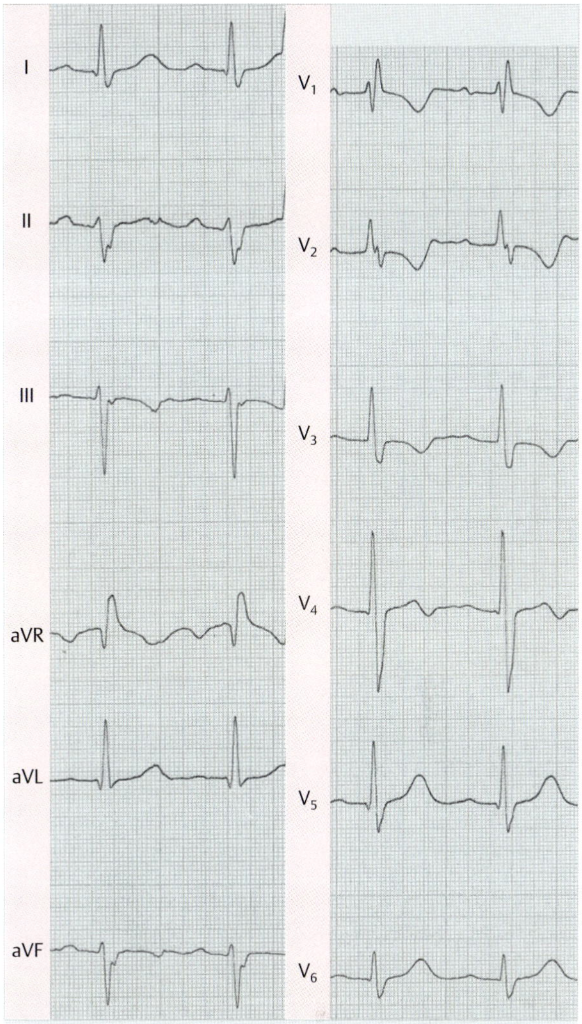

Abb. 13.12 Partieller AVSD. EKG eines 4-jährigen Mädchens mit partiellem AVSD (VSD vom Ostium-primum-Typ und Mitral-Cleft). Bei der invasiven Diagnostik geringe Druckerhöhung im rechten Ventrikel bei normalem Druck in der Pulmonalarterie. Links-rechts-Shunt 60 % des Kleinkreislauf-Minutenvolumens.
Überdrehter Linkstyp; plumpe, relativ hohe R'-Zacke in aVR. Brustwandableitungen: rSR' in V_1, qRs in V_5 und V_6.
→ Typischer EKG-Befund eines partiellen AVSD mit Zeichen einer rechtsventrikulären Volumenbelastung.

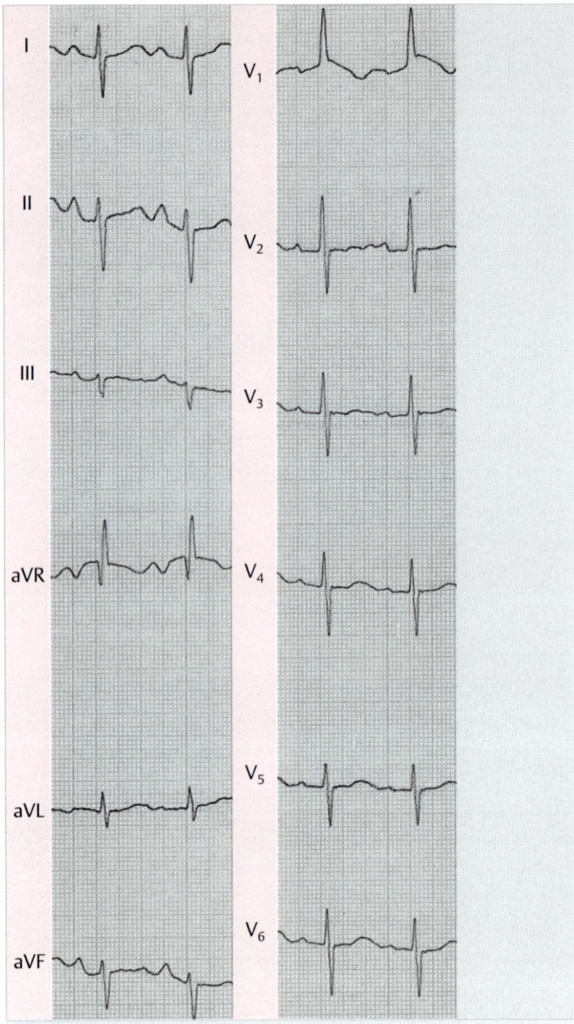

Abb. 13.13 Kompletter AVSD. EKG eines 3 Monate alten Kindes mit Down-Syndrom: Überdrehter Lagetyp (∡α −110°); große spitze P-Wellen (P-dextroatriale) in Ableitung II, hohe R'-Zacke in aVR. Brustwandableitungen: hohe schlanke R-Zacken in V_1, RS-Form in V_2 und V_3, rS-Form in V_4–V_6.
→ Typischer EKG-Befund: überdrehter Lagetyp mit Zeichen der Rechtshypertrophie.

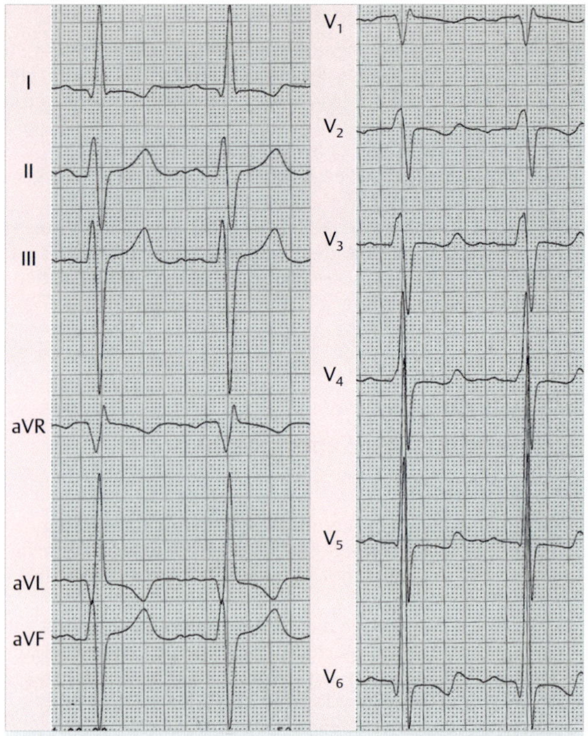

Abb. 13.14 Partieller AVSD und Mitralinsuffizienz. Postoperatives EKG eines 11-jährigen Mädchens mit partiellem AVSD und Mitralinsuffizienz, die durch die Korrektur des AVSD nicht beseitigt wurde.
Sinusrhythmus, überdrehter Linkstyp, P 0,12 s mit ausgeprägter Doppelgipfeligkeit und breitem linksatrialem Anteil (in Ableitung II, aVF und in den Brustwandableitungen): P sinistroatriale.
QRS mit 0,1 s grenzwertig verbreitert; rSr' in V_1. Linksvolumenhypertrophie mit Erregungsrückbildungsstörungen v. a. in den linkspräkordialen Ableitungen

Postoperativer und Langzeit-Verlauf

Partieller AVSD

Postoperativ kann eine Mitralklappeninsuffizienz fortbestehen, die dann die Hämodynamik bestimmt (▸ Abb. 13.14).

Postoperatives EKG: Bei residueller Mitralinsuffizienz liegen eine Linksvolumenhypertrophie und linksseitige Vorhofüberlastung vor.

Kompletter AVSD

Die postoperative Hämodynamik wird von einer nicht selten persistierenden Insuffizienz der linksseitigen AV-Klappe mit Linksherzbelastung bestimmt. Ein Fortbestehen der pulmonalen Hypertonie führt zu Rechtsbelastungszeichen.

> **Cave**
>
> **Linksventrikuläre Ausflusstraktobstruktionen** können sich im postoperativen Langzeitverlauf entwickeln.

Postoperatives EKG: Die EKG-Befunde sind die Gleichen wie beim partiellen AVSD; zusätzlich besteht meist ein postoperativer RSB (▸ Abb. 13.15).

Postoperative Rhythmusstörungen:

- Früh postoperative Arrhythmien sind relativ häufig und treten v. a. in Form von passageren junktional-ektopen Tachykardien auf [21]. Ein persistierender kompletter AV-Block mit Schrittmacherpflichtigkeit wird heute in weniger als 2,5 % der Fälle beobachtet [2], [52].
- Postoperatives Vorhofflattern und Sinusknotendysfunktion sind sehr selten [10].

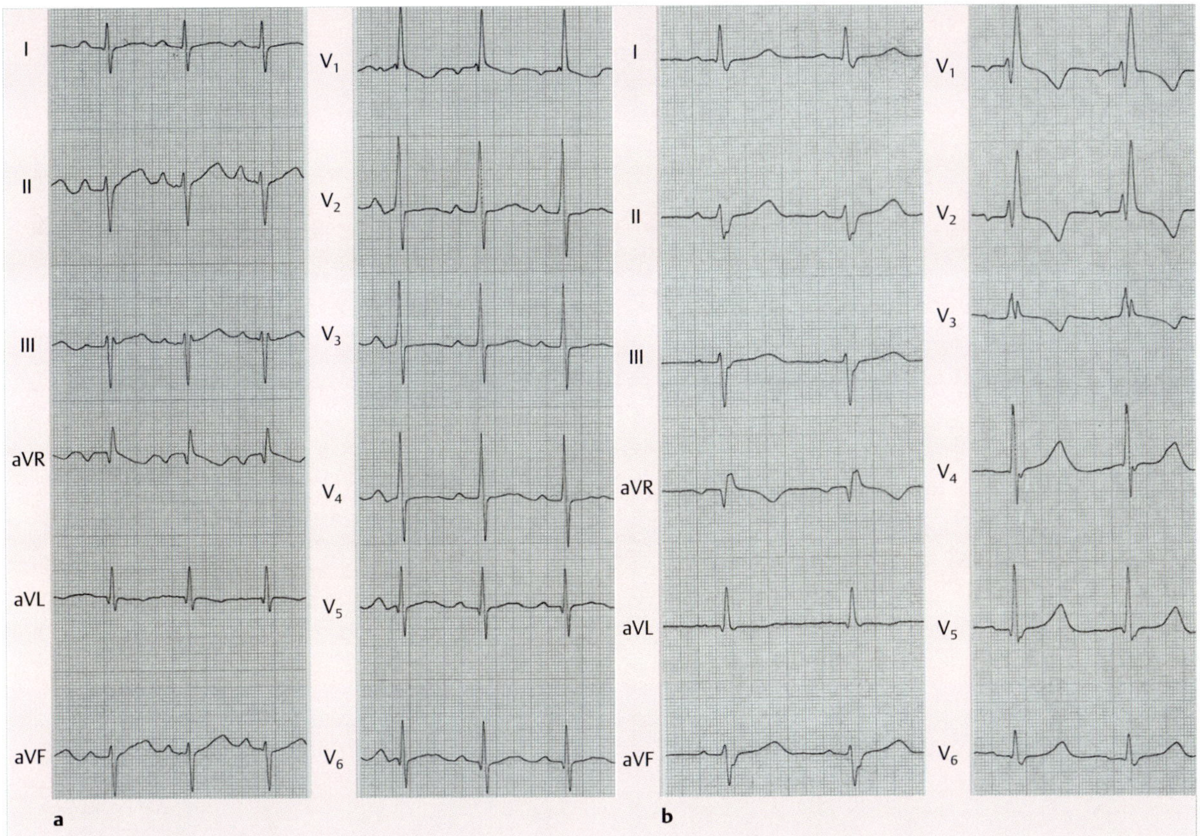

Abb. 13.15 Kompletter AVSD. EKG eines 4 Monate alten Säuglings.
a Präoperatives EKG: Sinusrhythmus, überdrehter Linkstyp, P-dextroatriale, inkompletter RSB, pathologische Rechtshypertrophie mit gut entwickelter elektrischer Aktivität über dem linken Ventrikel (relativ hohe R-Zacken in V_5 und V_6).
b Postoperatives EKG im Alter von 7 Jahren nach operativer Korrektur mit 6 Monaten: überdrehter Linkstyp, kompletter postoperativer RSB ohne pathologisch verwertbare Hypertrophiezeichen (Rückbildung der präoperativ tiefen S-Zacken in den Ableitungen V_5 und V_6).

13.2 Herzfehler mit Rechtsherzobstruktion

Gemeinsam ist diesen Fehlbildungen, dass sie dem Auswurf des rechten Ventrikels einen Widerstand entgegensetzen.

13.2.1 Pulmonalstenose

Definition

Häufigste Form: **valvuläre Pulmonalstenose**. Einengung der Pulmonalklappenöffnung durch fusionierte Kommissuren und engen Klappenring, seltener Dysplasie der Klappe; meist kombiniert mit einem ASD. Weitere Formen:

- **subvalvuläre Pulmonalstenose**: fibromuskuläre Enge im Infundibulumbereich (isoliert sehr selten)
- **Double-chambered-right-Ventrikel**:Einengung im rechtsventrikulären Kavum durch anormale und hypertrophierte Muskelbündel (Kombination mit VSD)
- **supravalvuläre Pulmonalstenose**:umschriebene oder tubuläre Stenose/Hypoplasie im Pulmonalarterienstamm oder den Pulmonalarterienästen (z. B. bei Williams-Beuren-Syndrom)

Hämodynamik

Abhängig vom Ausmaß, jedoch unabhängig von der Lokalisation der Stenose kommt es zur Widerstandshypertrophie des rechten Ventrikels mit/ohne Belastung des rechten Vorhofs.

EKG

Der Schweregrad der Stenose korreliert mit der Amplitude der rechtspräkordialen R-Zacken und dem RS-Verhältnis in V_1 und V_6 [33]. Lagetyp: Steil- bis Rechtstyp.

► **Geringe Pulmonalstenose.**
Normalbefund in etwa der Hälfte der Fälle, inkompletter RSB.

► **Mittelgradige Pulmonalstenose**

- zunehmende R-(R'-)Amplitude in V_{4r}, V_{3r} und V_1 bei gut entwickelter elektrischer Aktivität über dem linken Ventrikel (qRs). R/S-Relation in $V_1 > 4:1$
- normale Erregungsrückbildung in 50 % der Fälle (► Abb. 13.16)

► **Hochgradige Pulmonalstenose**

- Rechtstyp ($\measuredangle\alpha$ QRS > 110°)
- P-dextroatriale
- Rechtshypertrophie mit hohen R-Zacken rechtspräkordial (> 20 mm bei Systemdruck im rechten Ventrikel)

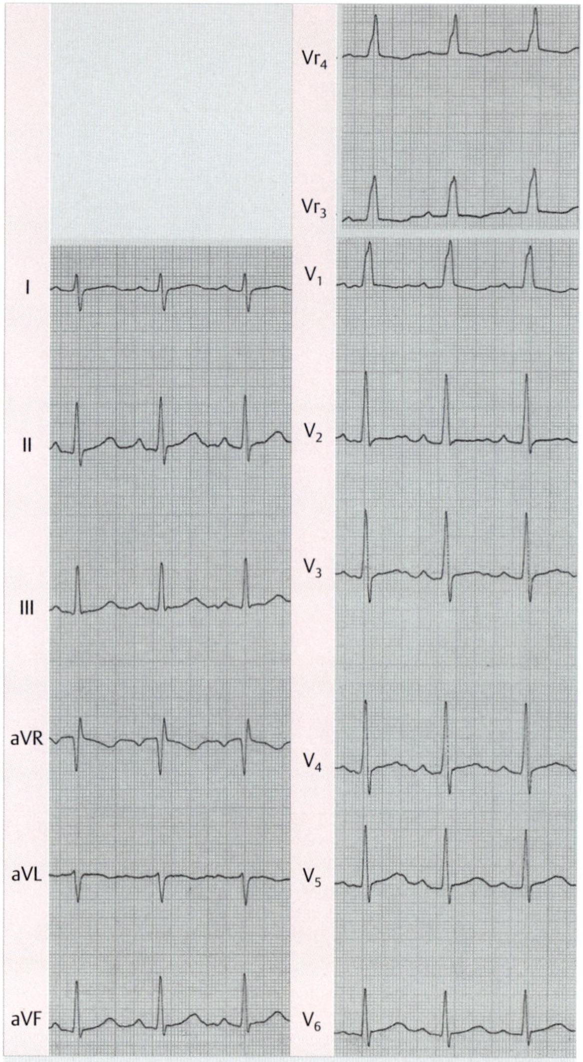

Abb. 13.16 Mittelgradige valvuläre Pulmonalstenose. EKG eines 6 Monate alten Säuglings: maximaler dopplersonografischer Druckgradient 65 mmHg. Steiltyp; P-Welle von gering erhöhter Amplitude und spitzer Form in Ableitung II. Brustwandableitungen: R- Form rechtspräkordial bis V_1; die R-Zacke weist eine geringe Knotung auf; Rs bis V_6.

→ Typisches EKG einer Pulmonalstenose mit Zeichen der Rechtshypertrophie. Angedeutetes P-dextroatriale.

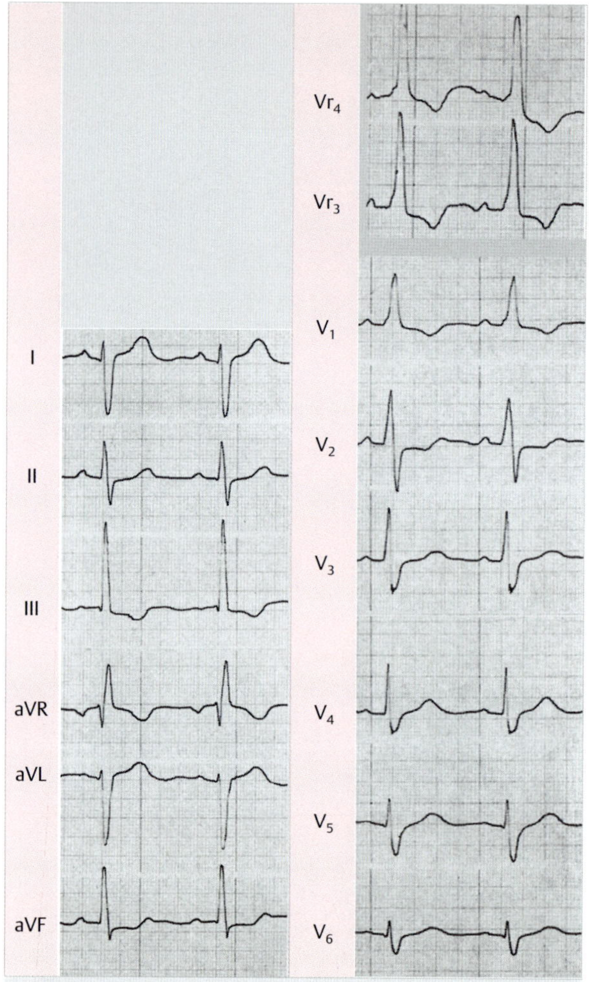

Abb. 13.17 Hochgradige valvuläre Pulmonalstenose. EKG eines 6-jährigen Mädchens: invasiv gemessener Druckgradient 170 mmHg. Diskordanter Rechtstyp; ST in I angehoben, in III konvexbogenförmig gesenkt; T in I und II positiv, in III präterminal negativ; große spitze R'-Zacke in aVR. Brustwandableitungen: rechtspräkordial R-Form; R im aufsteigenden Schenkel geknotet; ST-Strecken konvexbogenförmig gesenkt mit Übergang in tief negative T-Wellen; Amplitude der R-Zacken nach links schrittweise abnehmend bei gleichzeitiger Zunahme der S-Zacken-Amplitude; in V_5 und V_6 qrS-Form (Eichung: Extremitätenableitungen, Vr_4 und Vr_3 1 cm = 1 mV; V_1–V_6 0,5 cm = 1 mV).

→ EKG einer hochgradigen Widerstandshypertrophie des rechten Ventrikels, wie sie in dieser Form nur selten beobachtet wird. Typisch die vollständige Umkehr der RS-Relation in den Brustwandableitungen mit einer Rs-Form rechtspräkordial und rS über dem linken Herzen in V_5 und V_6.

- Belastungszeichen in den rechtspräkordialen Ableitungen in Form von konvexbogig gesenkter ST-Strecke und diskordanter, präterminal negativer T-Welle
- linkspräkordial RS oder rS
- im Gegensatz zur Fallot-Tetralogie allmählicher Übergang der Rs-Relation in eine RS- oder rS-Konfiguration in den Brustwandableitungen von rechts- nach linkspräkordial (► Abb. 13.17 und ► Abb. 13.18).

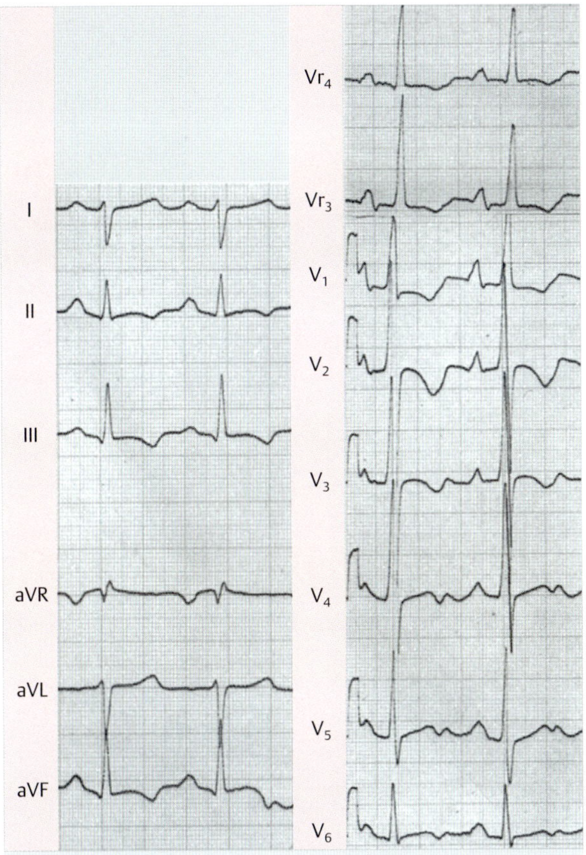

Abb. 13.18 Hochgradige valvuläre Pulmonalstenose. EKG eines 1½-jährigen Kindes: invasiv gemessener, systolischer Druckgradient von 95 mmHg. Diskordanter Rechtstyp; negative T-Wellen in III und aVF; spitz positives P in II. Brustwandableitungen: rechtspräkordial hoch positive, schlanke R-Zacke; ST-Strecken in diesen Ableitungen konvexbogenförmig gesenkt mit negativen T-Wellen; in V_5 und V_6 Rs-Form, in Vr_3 und V_1 spitz positives P von großer Amplitude. → Hochgradige Pulmonalstenose mit ausgeprägten Zeichen der rechtsventrikulären Druckbelastung und strain pattern in den rechtspräkardialen Ableitungen mit konvexbogig gesenkter ST-Strecke und diskordanter, präterminal negativer T-Welle (Zeichen der myokardialen Ischämie).

Postinterventioneller und Langzeit-Verlauf

Therapie der Wahl ist seit den 80er Jahren die Ballonvalvuloplastie (Pulmonalklappendilatation), die in jedem Lebensalter durchgeführt wird. Abgesehen von den Patienten mit dysplastischen Klappen und engem Klappenring kann bei allen unkomplizierten Pulmonalklappenstenosen eine anhaltende Reduktion des Druckgradienten auf etwa 20 mmHg erzielt werden. Postoperative und postinterventionelle Ergebnisse unterscheiden sich hier nicht wesentlich. In weniger als 5 % der Fälle muss mit einer Restenosierung bzw. einer ungenügenden Beseitigung der Stenose beim Primäreingriff gerechnet werden [63]. Die hämodynamischen Befunde und das Überleben nach 30–40 Jahren sind sehr gut.

Postinterventionelles EKG

- Rückbildung der Rechtshypertrophie mit Reduktion der R-Zacken rechtspräkordial (▶ Abb. 13.19). Persistenz der Rechtshypertrophie nur bei ungenügendem Interventions- bzw. Operationserfolg.
- Entwickelt sich im weiteren Verlauf eine hämodynamisch relevante Pulmonalklappeninsuffizienz, kommt es zusätzlich zur Verbreiterung der QRS-Komplexe. Bewirkt die Ventrikeldilatation eine sekundäre Trikuspidalinsuffizienz, so kann sich ein P-dextroatriale entwickeln.

Postoperative Herzrhythmusstörungen

Im Langzeitverlauf können Arrhythmien in Form von atrialen oder seltener von ventrikulären Ektopien auftreten [25]; Letztere sind häufig im Belastungs-EKG provozierbar.

13.2.2 Fallot-Tetralogie und Pulmonalatresie mit VSD

Definition

Einengung des rechtsventrikulären Ausflusstrakts durch die Abweichung des Infundibulumseptums nach anterior mit Anteposition der Aorta über einem Malalignement-VSD. Bei der Pulmonalatresie mit VSD (PA/VSD) besteht eine Atresie der Pulmonalklappe, die vom Infundibulum bis in die zentralen Pulmonalarterien reichen kann; retrograde Perfusion der Lungenarterien über einen persistierenden Ductus arteriosus oder systemikopulmonale Kolleralarterien (▶ Abb. 13.20).

Hämodynamik

Der Schweregrad der rechtsventrikulären Ausflussbahnobstruktion (infundibuläre und valvuläre Pulmonalstenose in 70 % der Fälle) bestimmt im Wesentlichen die Blutverteilung zwischen großem und kleinem Kreislauf. Bei hochgradiger Stenose ist die Lungendurchblutung stark reduziert, das venöse Blut aus dem rechten Ventrikel wird über den großen VSD in die Aorta befördert. Es besteht Systemdruck im rechten Ventrikel, unabhängig vom Ausmaß der Pulmonalstenose.

Bei nur mäßiggradiger rechtsventrikulärer Ausflusstraktstenose, wie das im Säuglingsalter bei der Fallot-Tetralogie zunächst vorkommen kann, ist ein Links-rechts-Shunt möglich: es liegt eine sog. Pink-Fallot-Situation vor, bei der eine gleichzeitige Volumenbelastung des linken Ventrikels besteht. Bei der PA/VSD ist für das Ausmaß der Lungendurchblutung die Weite des offenen Ductus arteriosus bzw. der systemikopulmonalen Kollateralen maßgeblich.

EKG

- Steil- bis Rechtstyp, bei azyanotischen Formen kann ein altersentsprechender Lagetyp vorliegen; überdrehter Lagetyp bei der Kombination aus Fallot-Tetralogie und AVSD
- P-dextroatriale
- Rechtshypertrophie-Zeichen in den rechtspräkordialen Ableitungen mit einem meist plötzlichen Umschlag der (q)Rs-Komplexe rechtspräkordial in uniforme rS-Komplexe ab V_2 (▶ Abb. 13.21)
- Überwiegend positive QRS-Komplexe in den linkspräkordialen Ableitungen sprechen für eine gute Füllung des linken Ventrikels und damit eine gute Lungendurchblutung (▶ Abb. 13.22).
- Eine Ausdehnung der hohen R-Zacken über V_1 hinaus bis nach V_4 gilt als Hinweis auf eine Pulmonalklappenaplasie bei der Fallot-Tetralogie.

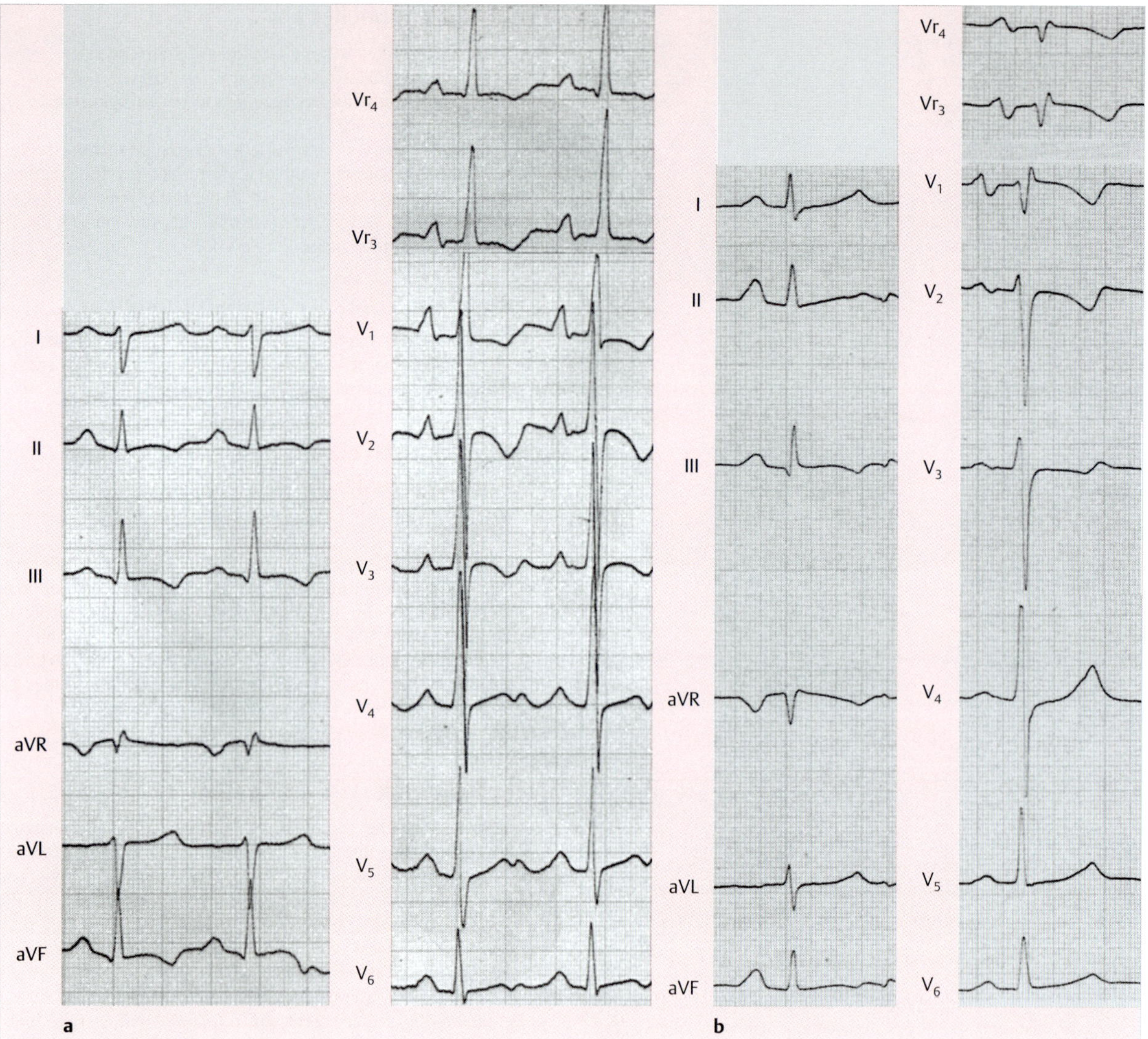

Abb. 13.19 Valvuläre Pulmonalstenose. EKG eines 15 Monate alten Kindes mit valvulärer Pulmonalstenose (Druckgradient 95 mmHg). Ballondilatation im Alter von 1½ Jahren.

a Präinterventionell: diskordanter Rechtstyp; P-dextroatriale; rechtspräkordial große schlanke R-Zacken; in V_5 und V_6 Rs-Form, ST rechtspräkordial gesenkt; negatives T bis V_3, T positiv in V_4–V_6.

b 3 Jahre nach Ballondilatation: Steiltyp; P-Wellen in II noch von großer Amplitude; Brustwandableitungen: rSR' rechtspräkordial bis V_1, rS in V_2–V_4; R-Form in V_5 und V_6. Rückbildung der Rechtshypertrophie im EKG entsprechend einem Abfall des Druckgradienten auf 30 mmHg.

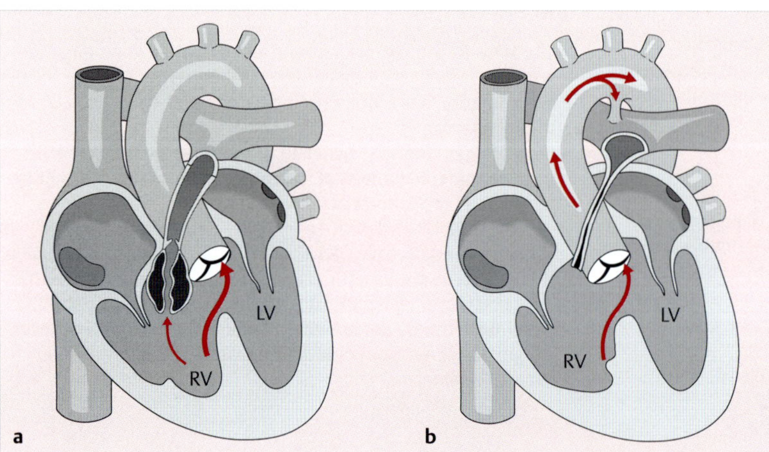

Abb. 13.20 Fallot-Tetralogie und PA/VSD. Schematische Darstellung der anatomischen Verhältnisse bei

a Fallot-Tetralogie und

b PA/VSD mit persistierendem Ductus arteriosus.

LV = linker Ventrikel

RV = rechter Ventrikel

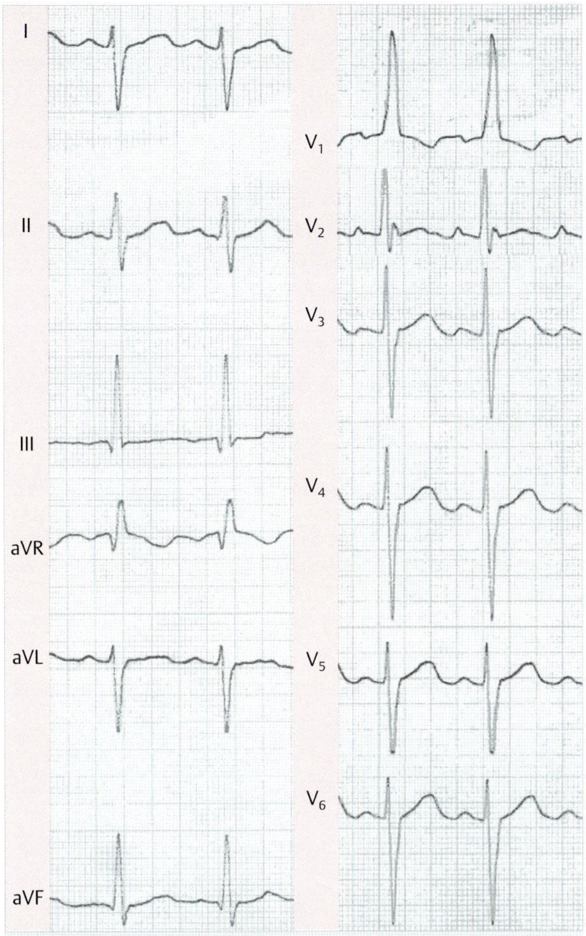

Abb. 13.21 Fallot-Tetralogie. EKG eines 6 Monate alten Säuglings: Rechtstyp, typische Rechtshypertrophie mit überhöhten R-Zacken rechtspräkordial und tiefen S-Zacken linkspräkordial.
Der bei manchen Patienten mit Fallot-Tetralogie auftretende plötzliche Umschlag von R in rS zwischen V_1 und V_2 wird in diesem Fall weniger deutlich.

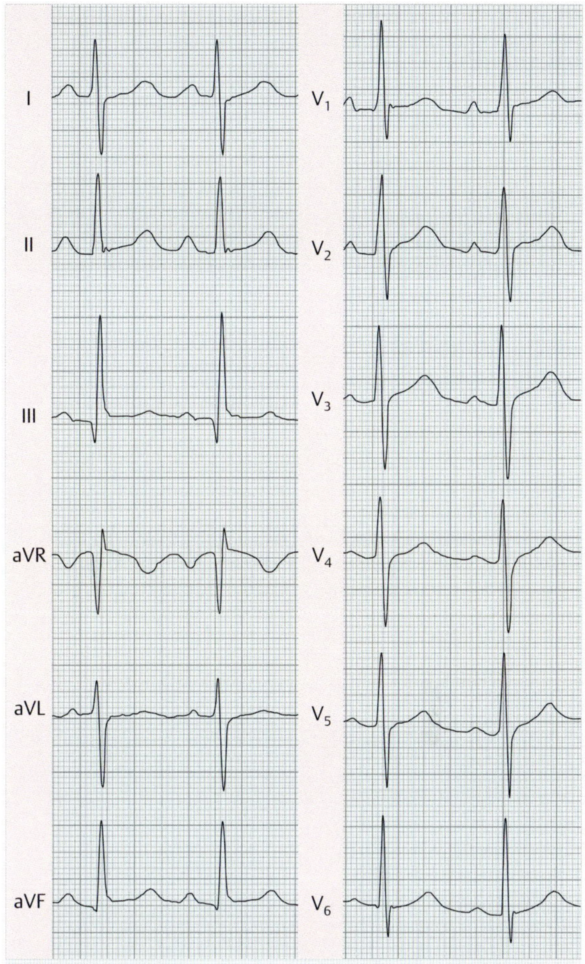

Abb. 13.22 PA/VSD. EKG eines 2-jährigen Mädchens mit PA/VSD und sehr guter Perfusion über systemikopulmonale Kollateralarterien.
Dementsprechend typisches EKG: Sinusrhythmus, Steiltyp, biventrikuläre Hypertrophie mit großen R-Zacken in den rechts- bis linkspräkordialen Ableitungen. Auf den Systemdruck im rechten Ventrikel weisen die durchgehend positiven T-Wellen zwischen V_1 und V_6 hin.

> **Cave**
>
> In den ersten Lebenswochen kann die pathologische Rechtshypertrophie der **Fallot-Tetralogie** oft schwer vom physiologischen Rechtsüberwiegen des Neugeborenen und jungen Säuglings abzugrenzen sein.

Postoperativer und Langzeit-Verlauf

Die Korrektur der Fehlbildungen beseitigt die Zyanose, die Rechtsherzbelastung und den Rechts-links-Shunt. Häufige Residuen bzw. Folgen des Eingriffs sind ein Restgradient zwischen rechtem Ventrikel und Pulmonalarterie oder eine im Verlauf progrediente Pulmonalinsuffizienz mit zunehmender Dilatation des rechten Ventrikels. Dadurch büßt das rechte Ventrikel an Funktion ein, sodass ein rechtzeitiger Ersatz der Pulmonalklappe bzw. eine Reoperation des rechtsventrikulären Ausflusstraktes erforderlich wird [70]. Operierte Fallot-Patienten sind dann besonders gefährdet, eine schwere Pulmonalinsuffizienz mit Dilatation des rechten Ventrikels zu entwickeln, wenn die Pulmonalstenose mittels eines großen, transanulären Patches beseitigt wurde [11]. Mit zunehmender Ventrikelgröße geht eine progrediente Verbreiterung des QRS-Komplexes mit Zeitwerten bis zu 250 ms einher [29]; sie ist ferner Basis einer pathologischen interventrikulären Interaktion mit abnormer Septumbewegung und Einschränkung der linksventrikulären Funktion.

Therapeutische Konsequenzen: Der rechtzeitige Einsatz von chirurgischen bzw. interventionellen Maßnahmen zur Behebung von höhergradigen Obstruktionen im rechtsventrikulären Ausflusstrakt oder einer Insuffizienz der Pulmonalklappe ist von großer Bedeutung zur Vermeidung von hämodynamischer Beeinträchtigung sowie von ventrikulären (und sekundär atrialen) Tachyarrhythmien. Ein enddiastolisches rechtsventrikuläres Volumen über 160 ml/m² gilt deshalb heute als Indikation zur Beseitigung der Pulmonalinsuffizienz durch operative oder interventionelle Eingriffe.

Postoperatives EKG

- Im Idealfall (niedriger Druck im rechten Ventrikel ohne Restgradienten, keine oder geringe Pulmonalklappeninsuffizienz, kein Restdefekt, keine Erregungsleitungsstörung) kommt es zu einer weitgehenden Normalisierung des EKG-Befundes mit altersentsprechender Relation in den Brustwandableitungen (▸ Abb. 13.23).
- Der in 70–90 % der Fälle intraoperativ entstandene RSB erschwert die postoperative EKG-Beurteilung (▸ Abb. 13.24, ▸ Abb. 13.25 und ▸ Abb. 13.26). Er ist häufig Folge der Ventrikulotomie. Dementsprechend orientiert sich die Beurteilung der Rechtshypertrophie an den initialen, in ihrem Erregungsablauf noch nicht gestörten Vektoren des QRS-Komplexes. Wie bei fast allen Formen der Rechtshypertrophie kommt auch hier der S-Zacke in den linkspräkordialen Brustwandableitungen die entscheidende Rolle zu.
- Die Kombination eines RSB mit einem linksanterioren Hemiblock (bifaszikulärer Block) als typisches postoperatives Blockbild nach Fallot-Korrektur wird zunehmend seltener beobachtet [68]. Wenn gleichzeitig eine Verlängerung der AV-Überleitung vorliegt, kann diese Kombination als Vorläufer für einen kompletten AV-Block (trifaszikulärer Block) angesehen werden (▸ Abb. 13.27). Besonders gefährdet für einen späteren kompletten AV-Block sind die Patienten, bei denen unmittelbar postoperativ über mehr als 3 Tage ein transienter AV-Block III° bestanden hat [37].

Postoperative Rhythmusstörungen

- Atriale Arrhythmien in Form von intraatrialen Reentry-Tachykardien sind beschrieben in Assoziation mit der Atriotomie, einer Volumenbelastung des rechten Vorhofs bei Trikuspidalinsuffizienz, einer Pulmonaklappeninsuffizienz oder einem höheren Alter bei der Operation [60], [71]. Häufig handelt es sich um „typisches" isthmusabhängiges Vorhofflattern, das einer Katheterablation gut zugänglich ist [20].
- Ventrikuläre Arrhythmien: ein durch eine schwere Pulmonalinsuffizienz dilatierter rechter Ventrikel mit verbreitertem QRS-Komplex über 160 ms, eine linksventrikuläre Dysfunktion sowie ein höheres Alter gehen mit einem erhöhten Risiko für lebensbedrohliche ventrikuläre Arrhythmien (2,4 %) bzw. einen plötzlichen Herztod (0,5 %/Jahr) einher [22].

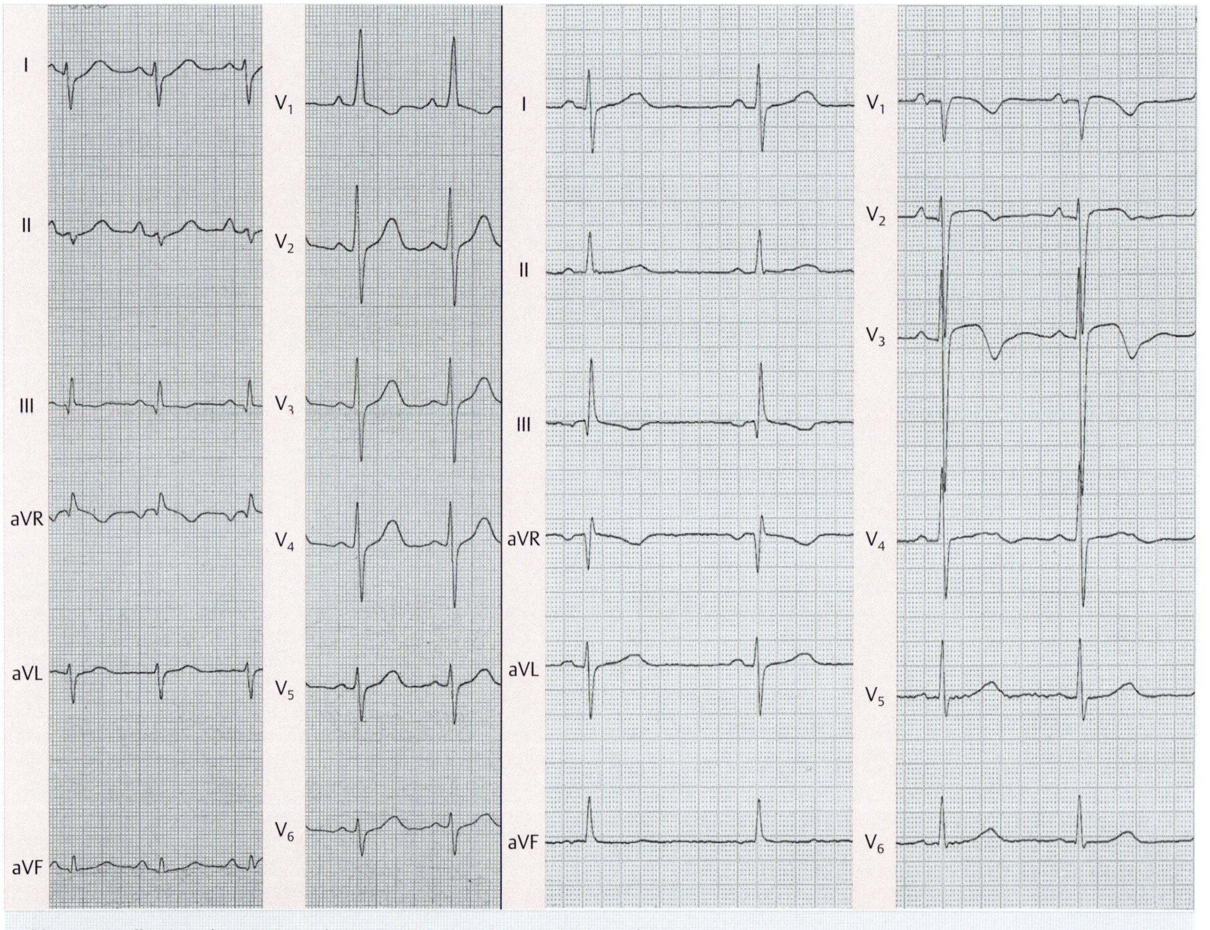

Abb. 13.23 Fallot-Tetralogie. Prä- und postoperatives EKG eines 8 Monate alten Kindes.
Linke Seite: Präoperatives EKG. Rechtstyp, P-dextroatriale, pathologische Rechtshypertrophie mit überhöhten R-Zacken rechtspräkordial und tiefen S-Zacken linkspräkordial.
Rechte Seite: Postoperatives EKG des nun 5 Jahre alten Kindes nach Korrekturoperation; völlige Normalisierung der RS-Relation ohne intraventrikuläre Leitungsstörung.

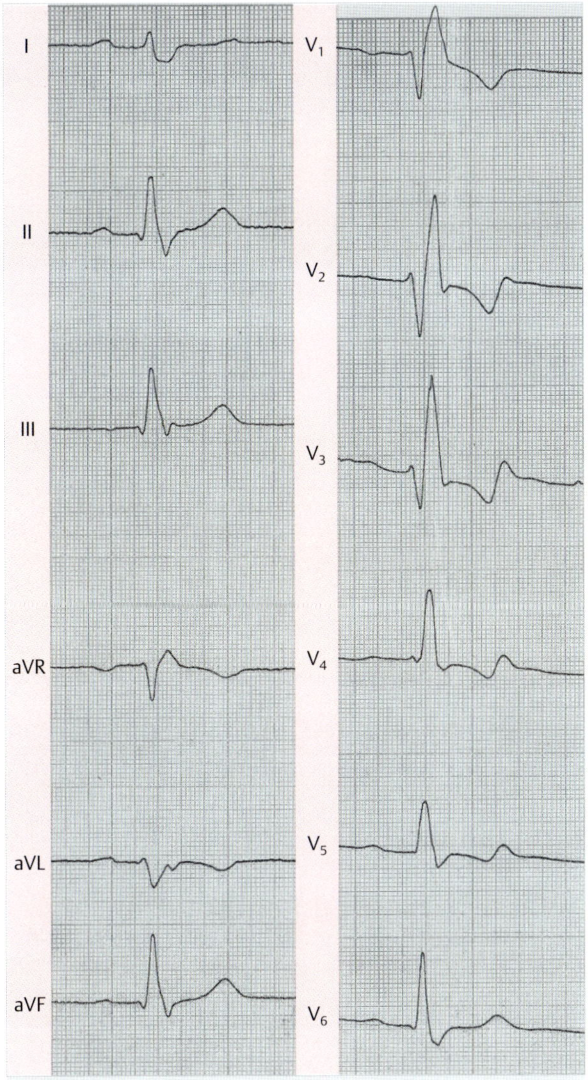

Abb. 13.24 Fallot-Tetralogie. Postoperatives EKG eines 19-jährigen Patienten mit Fallot-Tetralogie. Druck RV 38/0–7 mmHg, Pulmonalinsuffizienz.
Sinusrhythmus; Steiltyp; kompletter postoperativer RSB ohne pathologisch verwertbare Hypertrophiezeichen und annähernd normaler RS-Relation in der Ableitung V_6.

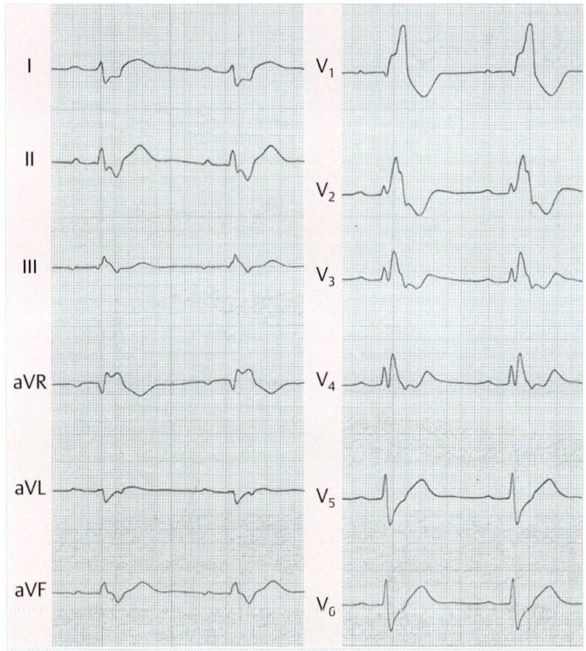

Abb. 13.25 Fallot-Tetralogie. Postoperatives EKG eines 20-jährigen Patienten mit Zustand nach Fallot-Korrektur im Alter von 5 Jahren. Mäßige Restpulmonalstenose; ΔP 35 mmHg, Druck RV 62/0.8 mmHg.
Rechtstyp, kompletter postoperativer RSB mit tiefen S-Zacken linkspräkordial; mäßige Rechtshypertrophie.

Risikofaktoren

Es wurden 3 Kategorien von Risikofaktoren für postoperative Rhythmusstörungen identifiziert [29], [45], [73]:

1. **Anamnese**: Vorgeschichte von Synkopen und ein höheres Alter bei der Korrekturoperation
2. **elektrophysiologische Marker**: Breite des QRS-Komplexes, das Vorhandensein nicht-anhaltender ventrikulärer Tachykardien oder das Auftreten von atrialen Tachyarrhythmien
3. **hämodynamische Restbefunde**: Pulmonalklappeninsuffizienz, rechtsventrikuläre Dilatation, Druckerhöhung im rechten Ventrikel und eine eingeschränkte rechts- bzw. linksventrikuläre Funktion

Zumeist beruhen die ventrikulären Tachykardien auf einem Reentry-Mechanismus, z. B. um die Ventrikulotomienarbe, den Ausflusstrakt- oder VSD-Patch, und sind einer Katheterablation zugänglich. Ein vielversprechender Ansatz besteht in der Ablation der anatomischen Korridore, durch die die kreisenden Erregungen laufen [83].

Neben der elektrophysiologischen Behandlung ist der rechtzeitige Einsatz von chirurgischen Maßnahmen zur Behebung von höhergradigen Obstruktionen im rechtsventrikulären Ausflusstrakt oder einer Insuffizienz der Pulmonalklappe ein wichtiger Ansatz zur Vermeidung von ventrikulären (und sekundär atrialen) Tachyarrhythmien.

Bei anhaltenden hämodynamisch wirksamen ventrikulären Tachykardien oder einem überlebten plötzlichen Herztod besteht (auch nach Katheterablation) nach derzeitigen Richtlinien in der Regel die Indikation zur Implantation eines Kardioverter-Defibrillators [10], [27].

13.2.3 Pulmonalatresie mit intaktem Ventrikelseptum

Definition

Bei der Pulmonalatresie mit intaktem Ventrikelseptum (PA/IVS) besteht meist eine Atresie der Pulmonalklappe, seltener des Infundibulums, ferner eine Hypoplasie des Pulmonalklappenrings bei häufig annähernd normal weiter Pulmonalarterie. Die Größe des rechten Ventrikels reicht von extremer Hypoplasie mit Myokardsinusoiden, Koronarfisteln und retrograder Koronarperfusion, bis hin zu stark dilatierten Formen. Die Einteilung der PA/IVS orientiert sich an der Größe des Trikuspidalklappenrings bzw. des Verhältnisses von Trikuspidal- zu Mitralklappenringdurchmesser und an der anatomischen Anlage des rechten Ventrikels (uni-, bi- oder tripartite Anlage).

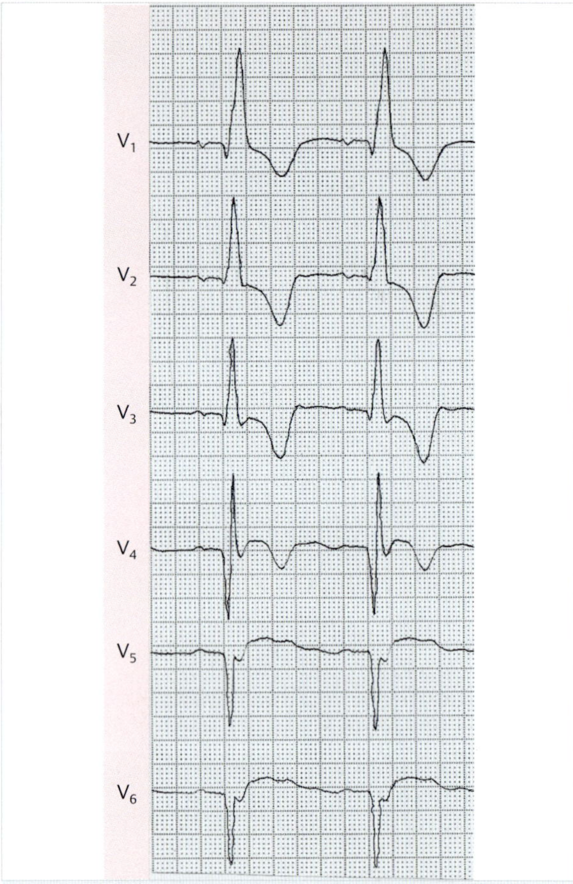

Abb. 13.26 Fallot-Tetralogie. EKG eines 6-jährigen Jungen nach operativer Korrektur einer Fallot-Tetralogie (Brustwandableitungen). rsR'-Form in V_1 mit QRS-Verbreiterung; S-Zacken nach links an Amplitude zunehmend, in V_5 und V_6 qS-Form. Postoperativ weiter bestehende Obstruktion im Bereich der Pulmonalklappe mit Druckerhöhung im rechten Ventrikel auf 120 mmHg.

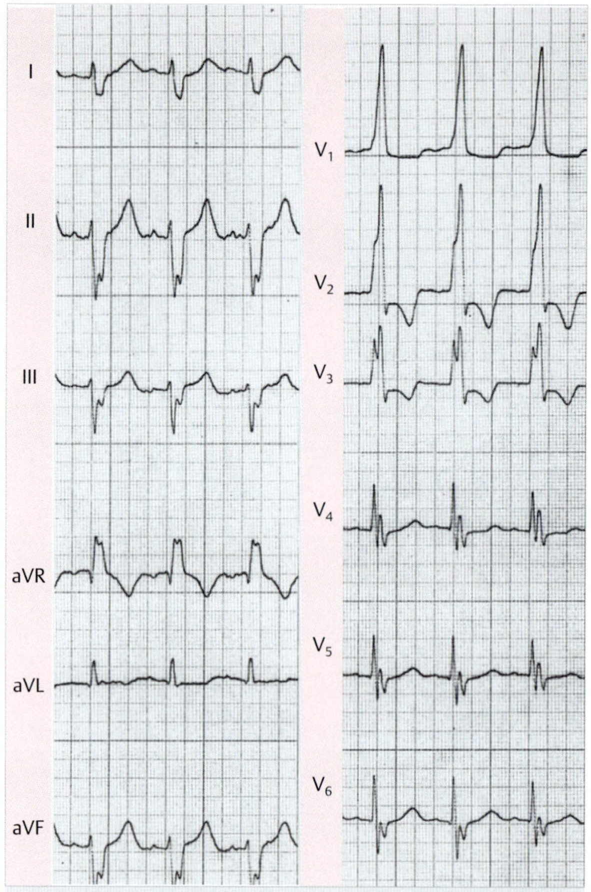

Abb. 13.27 Bifaszikulärer Block. Postoperatives EKG eines Säuglings mit bifaszikulärem Blockbild: überdrehter Lagetyp, kompletter RSB mit LAH.

Hämodynamik

Das venöse Blut wird unter Umgehung des rechten Ventrikels über eine Vorhofseptumlücke vom rechten zum linken Vorhof geleitet, wo die Zumischung des arterialisierten Blutes stattfindet. Lungendurchblutung und Ausmaß der Zyanose werden durch die Weite des persistierenden Ductus arteriosus bestimmt. Die Zyanose ist im Neugeborenen- und jungen Säuglingsalter dann wenig ausgeprägt, wenn über den weit offenen Duktus eine gute Lungenperfusion stattfindet. Die Größe der interatrialen Verbindung entscheidet über eine eventuelle systemvenöse Kongestion. Die Myokardsinusoide mit Koronarfisteln können über Steal-Mechanismus und retrograde Koronarperfusion zur Myokardischämie führen.

EKG

- Altersentsprechende Herzachse, Steil- bis Rechtstyp, aber auch Linkstyp
- P-dextroatriale mit spitz überhöhten P-Zacken in II, III, aVF und V_1 bei geringer bzw. verbreitert bei ausgeprägter Trikuspidalklappeninsuffizienz
- bei sehr kleinem rechtsventrikulärem Kavum überwiegende Linkshypertrophie mit qRs-Zacken in den Ableitungen V_5 und V_6; bei großem rechtsventrikulärem Kavum bestehen Zeichen der Rechtshypertrophie.
- Erregungsrückbildungsstörungen in Form von T-Inversionen oder ST-Veränderungen weisen auf eine Myokardischämie hin (▸ Abb. 13.28).

Postoperativer und Langzeit-Verlauf

Verlauf und Überleben bei der PA/IVS hängen von den anatomischen Gegebenheiten ab. Die operativen Möglichkeiten sind dabei überwiegend durch Struktur und Größe des rechten Ventrikels und der Trikuspidalklappe bestimmt:

Bei sehr hypoplastischem RV mit rudimentärer Anlage des Ein- oder Auslassteils ist überwiegend nur ein univentrikuläres Vorgehen möglich.

Bei besser ausgebildetem RV kann ein 1½-Ventrikel-System angestrebt werden mit partieller Entlastung des Ventrikels durch eine bidirektionale Glenn-Anastomose.

Bei annähernd adäquater Ausbildung des RV wird ein biventrikuläres Vorgehen angestrebt.

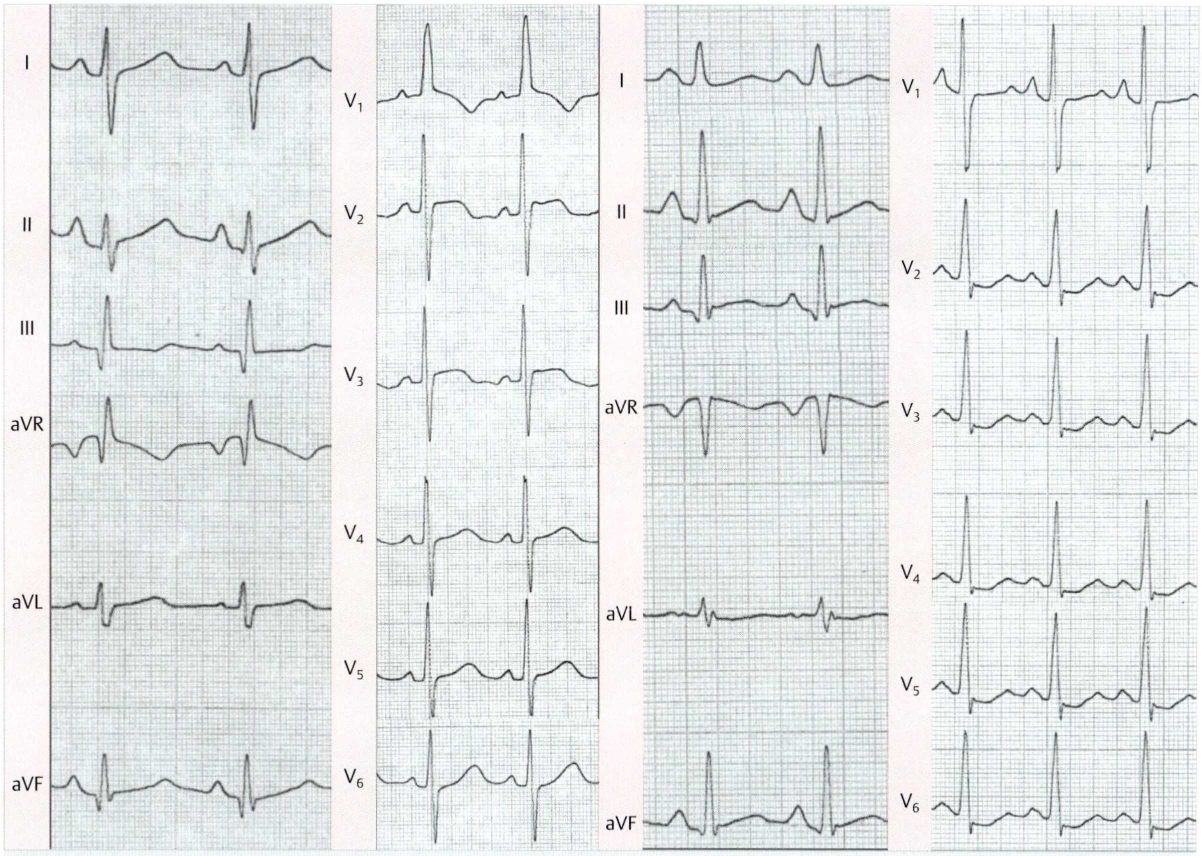

Abb. 13.28 PA/IVS. Vergleich der EKG-Befunde zweier Patienten mit PA/IVS.
Linke Seite: Kind mit PA/IVS und fast normal großem rechten Ventrikel. Sinusrhythmus, Rechtstyp, ausgeprägtes P-dextroatriale, Rechtshypertrophie mit strain pattern in der Ableitung V_1 (deszendierendes ST mit negativer T-Welle); deutliche Rechtsverspätung in V_1 gegenüber V_6.
Rechte Seite: Patient mit PA/IVS und hypoplastischem Ventrikel. Steiltyp, überwiegende Linkshypertrophie mit Erregungsrückbildungsstörungen, wobei die ST-Senkungen v. a. in den Ableitungen V_2–V_6 zur Darstellung kommen.

Patienten mit einem tripartiten rechten Ventrikel und einem biventrikulären Vorgehen haben dabei die besten Überlebenschancen (Überleben nach 8–10 Jahren: 70–86 %). Ein stark dilatierter RV und eine Ebstein-Malformation der Trikuspidalklappe sind dagegen mit einem hohen Mortalitätsrisiko behaftet [17], [55]. Aufgrund der individuellen Verhältnisse ist die postoperative strukturelle und hämodynamische Situation im Einzelfall zu betrachten; eine generelle EKG-Beurteilung ist daher nicht möglich.

Postoperatives EKG

- **Univentrikuläres Vorgehen**: s. dort. Der Langzeitverlauf ist überwiegend von atrialen Arrhythmien geprägt.
- **1½-Ventrikel-Vorgehen**: Je nach Größe und Muskelmasse des rechten Ventrikels überwiegen Rechts- oder Linksbelastungszeichen; P-dextroatriale.
- **biventrikuläres Vorgehen**: Es können rechtsatriale (und rechtsventrikuläre) Belastungszeichen unterschiedlichen Ausmaßes bestehen bleiben.

Arrhythmien im Langzeitverlauf

Atriale Arrhythmien sind v. a. nach biventrikulärem Vorgehen relativ häufig (80 %), aber auch ventrikuläre Rhythmusstörungen können vorkommen (15 %; [42]).

13.3 Herzfehler mit Linksherzobstruktionen

Gemeinsam ist diesen Herzfehlern die Behinderung des linksventrikulären Auswurfs durch eine fixierte Stenose zwischen linkem Ventrikel und Aorta bzw. in der Aorta selbst, die zur konzentrischen Hypertrophie des linken Ventrikels führt. Genügt die Myokardperfusion den zunehmenden Anforderungen nicht, kommt es zur subendokardialen Ischämie mit der Gefahr des plötzlichen Herztodes.

13.3.1 Kongenitale valvuläre Aortenstenose

Definition

Am häufigsten sind valvuläre Aortenstenosen (75 %), seltener sub- (20 %) bzw. supravalvuläre (5 %) Aortenstenosen.

Valvuläre Aortenstenose: Es besteht eine Fusion der Kommissuren bei uni-, bi- oder trikuspider Klappe mit exzentrischer oder zentraler Restöffnung; der Klappenring kann eng oder normal weit sein.

Subaortenstenose: umschriebene membranöse oder fibromuskuläre, manchmal auch tunnelförmige Engstellen.

Supravalvuläre Aortenstenose: eine sanduhrförmige Stenose in Höhe des sinutubulären Übergangs mit Hypoplasie der gesamten Aorta ascendens und descendens sowie des Abgangs der Koronararterien. Sie ist pathognomisch für das Williams-Beuren-Syndrom.

Hämodynamik

Im Neugeborenenalter kann eine über den offenen Ductus arteriosus stattfindende, retrograde Perfusion der aszendierenden Aorta die negativen Auswirkungen einer kritischen valvulären Aortenstenose teilweise kompensieren. Später bestimmen das Ausmaß der Stenosierung und das Verhältnis zwischen Myokardhypertrophie und Koronarperfusion den weiteren Verlauf.

EKG

In der Regel altersentsprechender Lagetyp, im weiteren Verlauf linkstypischer Vektor in der Frontalebene.

▸ **Geringe Aortenstenose.** Normales EKG.

▸ **Mittelgradige Aortenstenose.** Linksventrikuläre Hypertrophie mit tiefen S-Zacken rechtspräkordial und hohen R-Zacken linkspräkordial (oberhalb der 98. Perzentile der Normwerte).

Insgesamt sind die EKG-Kriterien bei der mittelgradigen Aortenstenose unsicher. So kann der Schweregrad der Aortenstenose zunehmen, ohne dass es zu wesentlichen EKG-Veränderungen kommt (▸ Abb. 13.29).

▸ **Hochgradige Aortenstenose.** Im Neugeborenenalter können bei hypoplastischem linken Ventrikel rechtsventrikuläre Hypertrophiezeichen bestehen (▸ Abb. 13.30); im späteren Alter Linkshypertrophie. Zeichen für eine erhebliche Aortenstenose bzw. eine beginnende myokardiale Ischämie ist das strain pattern mit konvexbogiger Senkung der ST-Strecken mit präterminaler T-Negativität in den linkspräkordialen Ableitungen.

Die Entwicklung zu diesem Befund kündigt sich durch die Abflachung der T-Wellen mit konsekutiver Negativierung im Verlauf an. Das Fehlen dieser Veränderungen schließt jedoch eine hochgradige Aortenstenose mit schwerer Myokardhypertrophie nicht aus und ist bei Säuglingen jenseits des Neugeborenenalters mit kritischer Aortenstenose ein sehr häufiger Befund (▸ Abb. 13.31, ▸ Abb. 13.32).

Ein Belastungs-EKG kann Erregungsrückbildungsstörungen bei ansonsten normalem Ruhe-EKG provozieren und auf die hämodynamische Bedeutung der Stenose hinweisen.

Cave

Die Beurteilung des Schweregrades einer **Aortenstenose** kann mittels EKG-Kriterien nicht sicher erfolgen.

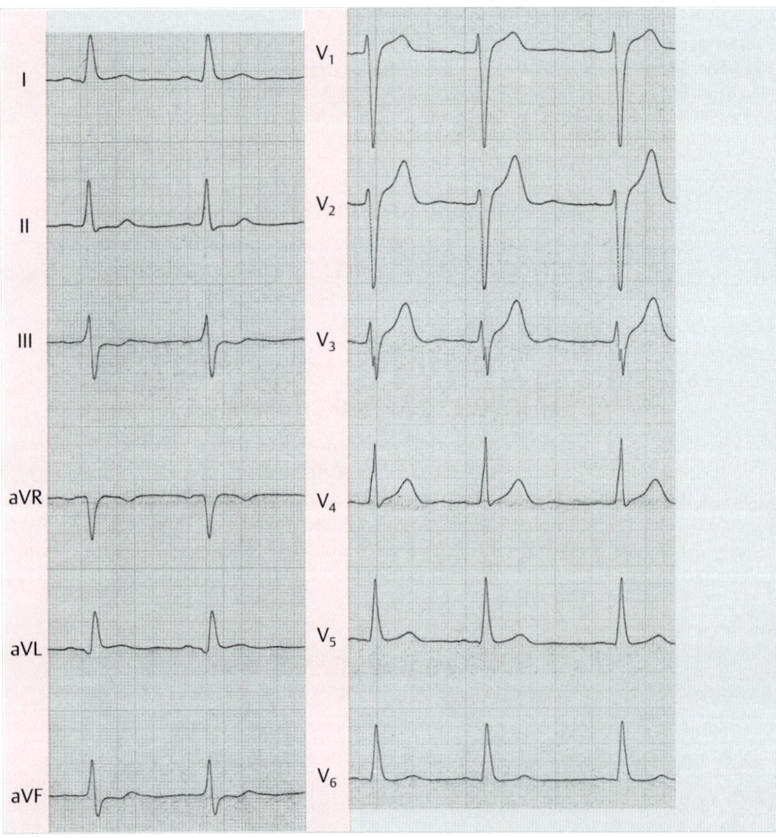

Abb. 13.29 Mittelgradige valvuläre Aortenstenose. EKG eines 18-jährigen Patienten: dopplersonografischer Druckgradient 60 mmHg.
Linkstyp; ST in II, III und aVF leicht gesenkt, in I und aVL leicht angehoben; T in I und II positiv, in III präterminal negativ. Brustwandableitungen: rS-Form in V_1–V_3 mit tiefen schlanken S-Zacken; S in V_3 im absteigenden Schenkel gesplittert; Rs-Form in V_4, qR in V_5 und V_6; T positiv in V_1–V_6, bis V_4 von hoher Amplitude mit aszendierender, angehobener ST-Strecke in V_1–V_3.
→ Als Hinweis auf eine geringe Linksherzbelastung können die relativ tiefen, schlanken S-Zacken rechtspräkordial angesehen werden. In diesem Zusammenhang keine Bedeutung hat der Befund einer Anhebung der ST-Strecken in V_1–V_3, die in relativ hohe R-Zacken übergehen.

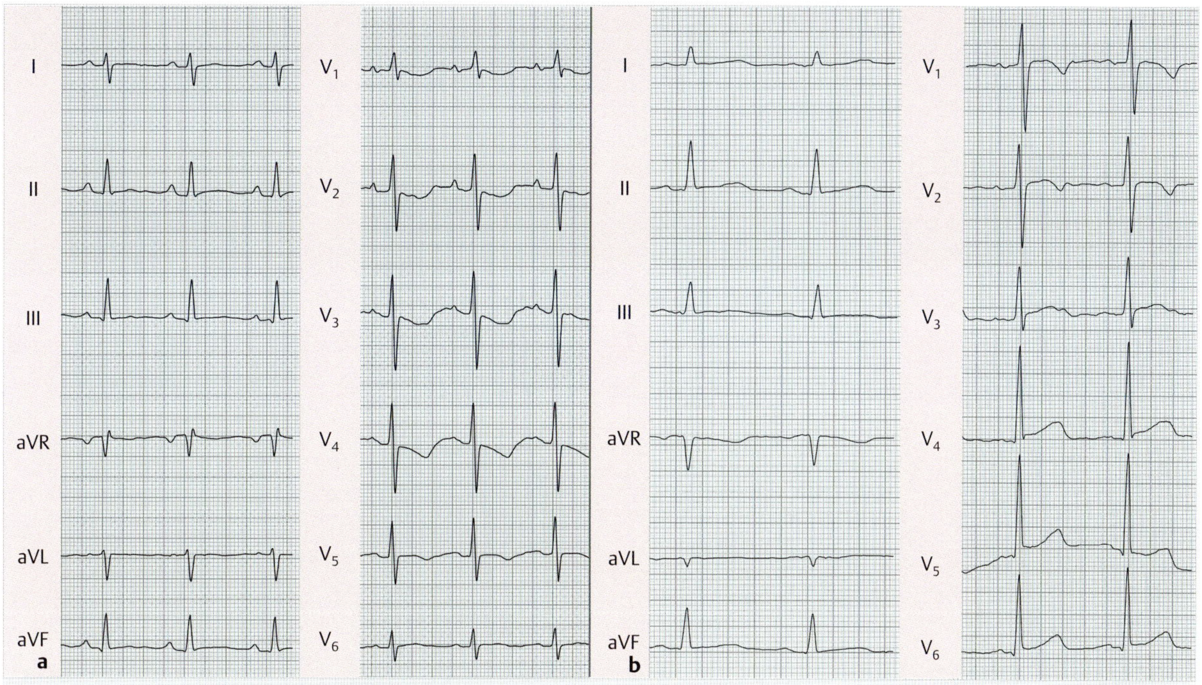

Abb. 13.30 Valvuläre Aortenstenose. EKG eines Säuglings vor und nach Ballondilatation.

a EKG des 14 Tage alten Säuglings: systolischer Druck im linken Ventrikel 164 mmHg, systolischer Druckgradient im Bereich der Aortenklappe 76 mmHg, pulmonale Hypertonie mit einem systolischen Druck von 64 mmHg im rechten Ventrikel. Sinusrhythmus, Rechtstyp, P biatriale. In allen Brustwandableitungen uniformes RS-Bild mit breiten, fast gleichschenkligen negativen T-Wellen zwischen V_1 und V_5; Rechtsverspätung.

b Nach Intervention mit Ballondilatation der Aortenklappe zeigt sich im Alter von 6 Monaten der Übergang in einen Normal- bis Steiltyp. Linkshypertrophie mit tiefen S-Zacken in V_1–V_2 und hohen R-Zacken V_4–V_6.

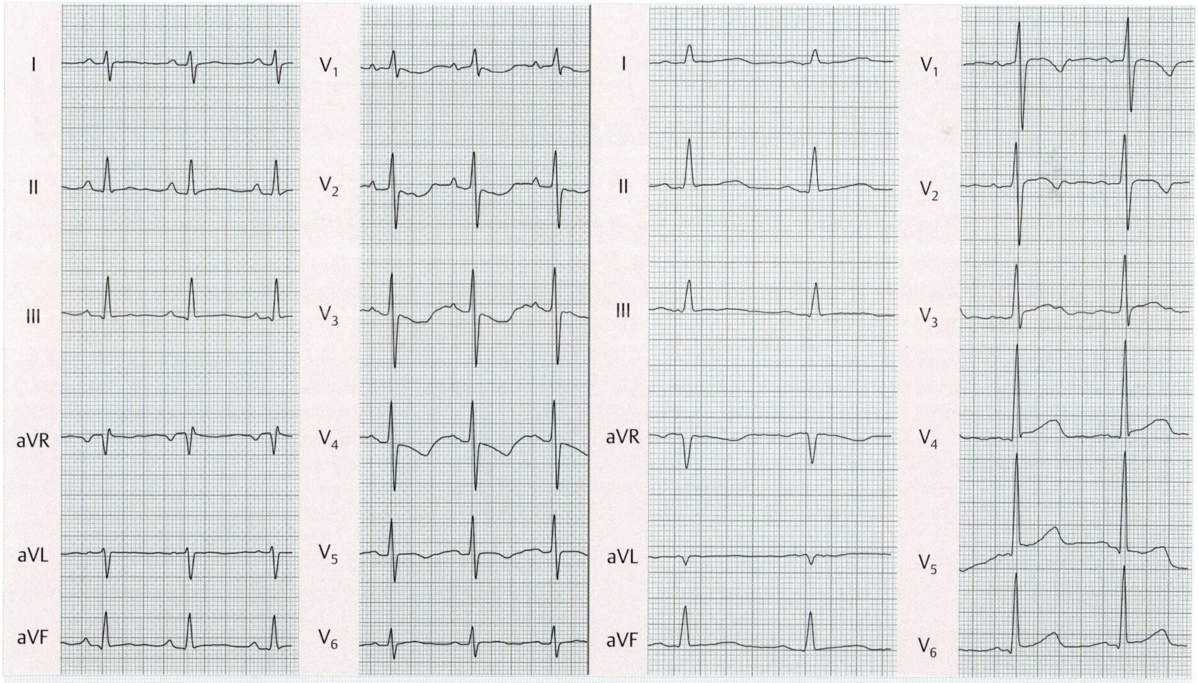

Abb. 13.31 Hochgradige Aortenklappenstenose. EKG eines 14-jährigen Jungen. Invasiv gemessener systolischer Druckgradient von 85 mmHg. Normaltyp; T in I–III positiv. Brustwandableitungen: rS-Form in V_1–V_3 mit tiefem schlankem S in V_2; zwischen V_3 und V_4 abrupter Übergang in eine Rs-Form; positive T-Wellen V_3–V_6.

→ Die tiefen schlanken S-Zacken in V_2 weisen ebenso wie die hohen R-Zacken ab V_4 auf eine Linkshypertrophie hin. Keine Erregungsrückbildungsstörungen.

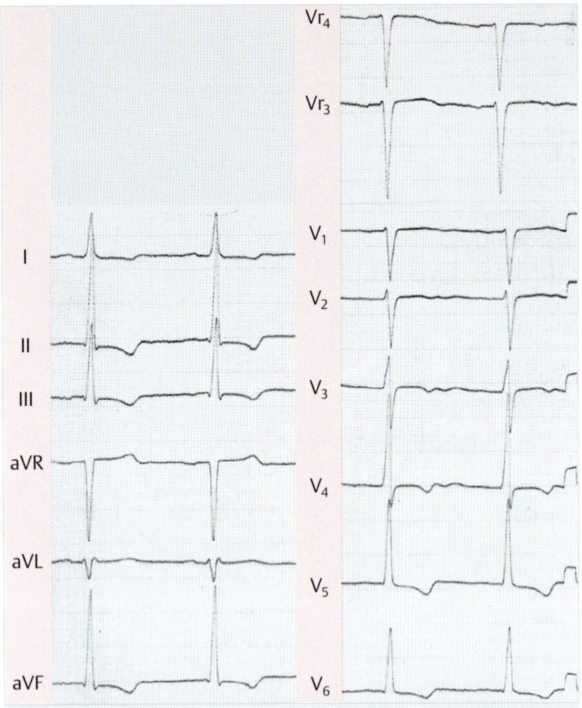

Abb. 13.32 Hochgradige valvuläre Aortenstenose. EKG eines 14-jährigen Jungen. Invasiv gemessener Druckgradient von 120 mmHg. Normaltyp: ST in II, III und aVF konvexbogenförmig gesenkt; in diesen Ableitungen T überwiegend präterminal negativ. Brustwandableitungen: ausgeprägte Linkshypertrophie mit tiefen schlanken S rechtspräkordial und hohen R linkspräkordial; ST-Strecken linkspräkordial gesenkt mit negativen T-Wellen (Eichung: Extremitätenableitungen, Vr_4 und Vr_3 1 cm = 1 mV; Brustwandableitungen V_1–V_6 0,5 cm = 1 mV).
→ Typisches EKG einer ausgeprägten Linkshypertrophie vom Typ Widerstandshypertrophie und strain pattern als Ischämiezeichen.

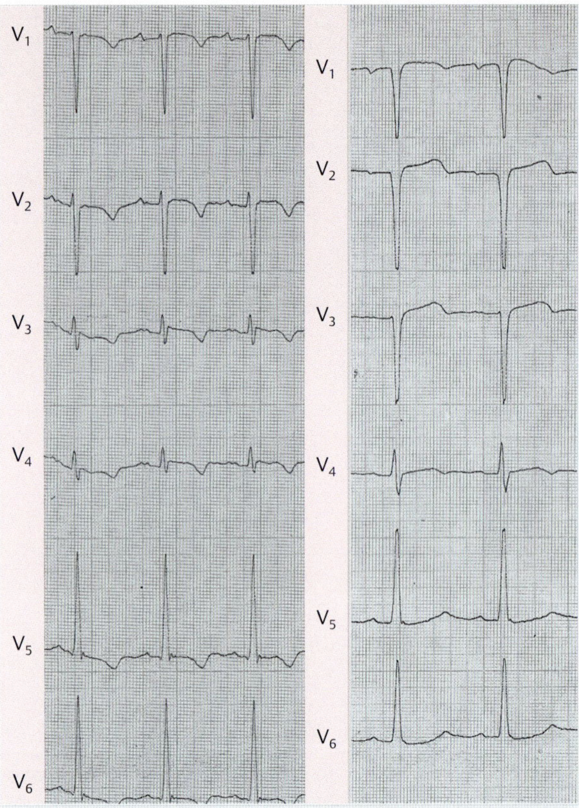

Abb. 13.33 Hochgradige valvuläre Aortenstenose. Prä- und postoperatives EKG (initialer ΔP 80 mmHg).
Linke Seite: Präoperatives EKG im Alter von 10 Monaten (Brustwandableitungen); pathologische Linkshypertrophie mit Erregungsrückbildungsstörungen in den linkspräkordialen Ableitungen V_5 und V_6.
Rechte Seite: Postoperatives EKG des nun 7-jährigen Patienten (Brustwandableitungen). Zustand nach Kommissurotomie der hochgradigen valvulären Aortenstenose im Alter von 11 Monaten. Mäßige Linkshypertrophie mit nur noch geringen Erregungsrückbildungsstörungen über dem linken Ventrikel (V_5 und V_6); im Gegensatz zum präoperativen Befund finden sich hier jetzt flach positive T-Wellen.

Postoperativer/postinterventioneller und Langzeit-Verlauf

Die angeborene valvuläre Aortenklappenstenose muss als lebenslange Erkrankung angesehen werden. Auch nach chirurgischem und interventionellem Vorgehen persistieren häufig Druckgradienten, und es kann sich im weiteren Verlauf eine Aortenklappeninsuffizienz entwickeln. Bei initial hochgradiger Klappenstenose mit dilatiertem linken Ventrikel ist die eingeschränkte Pumpfunktion postoperativ/-interventionell nicht immer komplett rückläufig.

Postoperatives EKG

- Bei effektiver Drucksenkung im linken Ventrikel ist von einer Reduktion der Linkshypertrophiezeichen auszugehen.
- Die Normalisierung der vor dem Eingriff bestehenden Erregungsrückbildungsstörungen zeigt die Druckentlastung des linken Ventrikels an (▸ Abb. 13.33). Diese EKG-Veränderung ist allerdings nicht geeignet, das Ausmaß der Drucksenkung wiederzugeben.

Rhythmusstörungen im Langzeitverlauf

- Es können ventrikuläre Extrasystolen und ventrikuläre Tachykardien auftreten, bei älteren Patienten auch Vorhofflimmern [71]. Der plötzliche Herztod bei operierten Aortenstenosen steht in Zusammenhang mit einem hohen (residualen) Druckgradienten und der damit verbundenen linksventrikulären Hypertrophie [44].
- Komplette AV-Blockierungen kommen nach Resektion von subvalvulären Aortenstenosen, aber auch nach Aortenklappenersatz, z. T. auch noch im späteren Verlauf [71], vor.
- Prognostisch ungünstig ist eine zunehmende AV-Überleitungsverzögerung mit gleichzeitiger Verbreiterung des QRS-Komplexes bei bereits vorliegendem LSB (▸ Abb. 13.34).

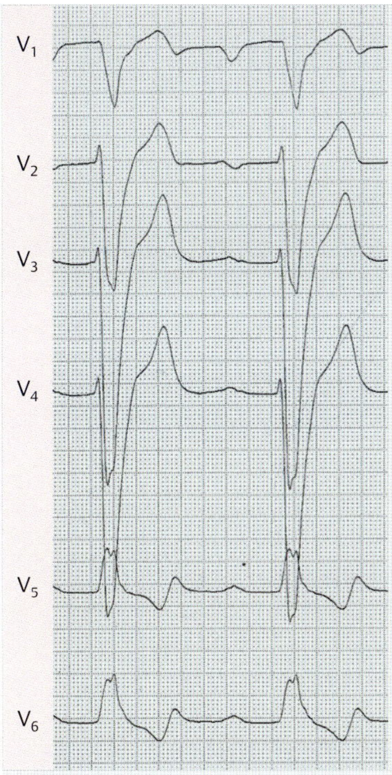

Abb. 13.34 Hochgradige valvuläre Aortenstenose. EKG eines 30-jährigen Patienten mit Zustand nach Kommissurotomie im Alter von 12 Jahren und Klappenersatz mit 16 Jahren. Eingeschränkte systolische Ventrikelfunktion (S.F. 22 %).
Brustwandableitungen: Sinusrhythmus, AV-Überleitungsstörung I° (PQ = 0,25 s), kompletter, sehr breiter LSB (QRS = 0,16 s), entsprechende Erregungsrückbildungsstörungen.

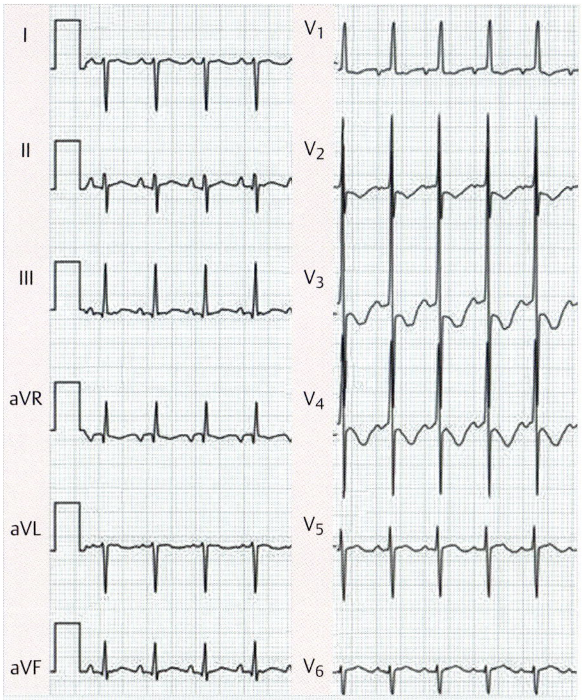

Abb. 13.35 Aortenisthmusstenose. EKG eines Neugeborenen: HF 150/min, ausgeprägter Rechtstyp, pathologische Rechtshypertrophie, die das Ausmaß einer Rechtshypertrophie des Neugeborenen deutlich übersteigt (rS in V_6, Papiervorschub: 25 mm/s).

13.3.2 Aortenisthmusstenose

Definition

Es besteht eine hämodynamisch relevante Einengung des Aortenisthmus mit offenem oder geschlossenem Ductus arteriosus. Symptomatische Neugeborene und Säuglinge zeigen neben einer Duktusabhängigkeit des großen Kreislaufs häufig Begleitfehlbildungen wie VSD, Aortenbogenhypoplasie sowie Aorten- und Mitralklappenfehler. Die älteren, häufig asymptomatischen Kinder haben eine isolierte Stenose mit geschlossenem Duktus und häufig bikuspider Aortenklappe. Isthmusstenosen können auch bei komplexen angeborenen Herzfehlern auftreten (z. B. bei singulärem Ventrikel, Transposition der großen Arterien).

Hämodynamik

Bei hochgradiger Stenose im Neugeborenenalter kann eine Duktuspersistenz zunächst das Krankheitsbild verschleiern. Wesentliche Teile des großen Kreislaufs werden vom rechten Ventrikel über die Pulmonalarterie und den persistierenden Ductus arteriosus perfundiert, sodass die Rechtsherzbelastung im Vordergrund steht. Bei älteren Kindern mit isolierter Isthmusstenose und geschlossenem Duktus stehen Druckbelastung und Hypertrophie des linken Ventrikels im Vordergrund.

EKG

Symptomatisches Neugeborenes und **junger Säugling** mit präduktaler Aortenisthmusstenose („Koarktationssyndrom") (▸ Abb. 13.35):

- ausgeprägter Rechtstyp
- Rechtshypertrophie bzw. auch altersentsprechendes Rechtsüberwiegen des Neugeborenen
- Erregungsrückbildungsstörungen als Hinweis auf eine kritische subendokardiale Myokardhypoxie

Älteres Kind mit Aortenisthmusstenose (isolierte Isthmusstenose):

- normale Herzachse, später Übergang in einen Linkstyp
- insgesamt inadäquate Abbildung der Linkshypertrophie im EKG (▸ Abb. 13.36)

Postoperativer und Langzeit-Verlauf

Trotz effektiver Beseitigung der Stenose besteht postoperativ ein erhöhtes Risiko für eine persistierende arterielle Hypertonie, das mit zunehmendem Operationsalter des Kindes steigt. Auch die Rate an Aortenaneurysmen, -ruptur oder -dissektion, Endarteriitis, koronarer Herzerkrankung, Netzhautschäden und Schlaganfällen ist generell erhöht. Eine relevante Restenosierung bedarf daher der erneuten – überwiegend interventionellen – Therapie; auch ist eine medikamentöse Behandlung des Hypertonus erforderlich.

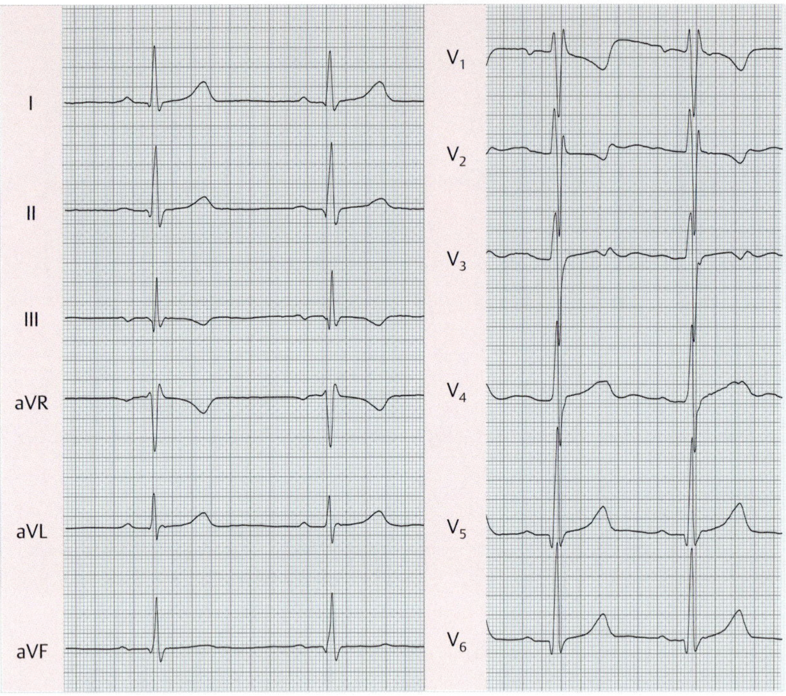

Abb. 13.36 Isolierte Aortenisthmusstenose. EKG eines 6-jährigen Mädchens, systolischer Druckgradient von 34 mmHg im Isthmusbereich.
Sinusrhythmus, Normaltyp, rudimentärer RSB, normale RS-Amplituden; geringgradige Linkshypertrophiezeichen.

Postoperatives EKG

Präoperative Hypertrophiezeichen bilden sich bei gutem Operationsergebnis zurück. Jedoch lässt sich die postoperative Hämodynamik im EKG nicht gut abbilden.

13.4 Komplexe angeborene Herzfehlbildungen

13.4.1 D-Transposition der großen Arterien

Definition

Bei einer D-Transposition der großen Arterien (D-TGA) entspringt die Aorta dem rechten und die Pulmonalarterie dem linken Ventrikel (sog. einfache D-TGA). Ca. 25 % der Fälle sind kompliziert durch einen VSD und/oder eine linksventrikuläre Ausflussbahnobstruktion (Subpulmonalstenose); selten besteht zusätzlich eine Aortenisthmusstenose (▶ Abb. 13.37).

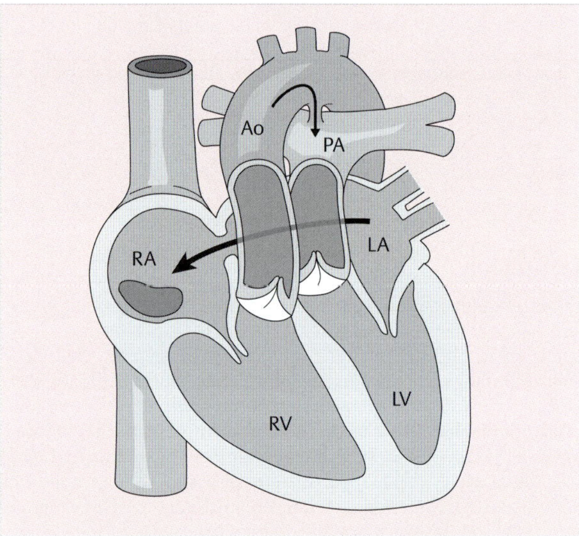

Abb. 13.37 Schematische Darstellung der anatomischen Verhältnisse bei einer D-TGA. Ursprung der Pulmonalarterie (PA) aus dem linken Ventrikel (LV) und der Aorta (Ao) aus dem rechten Ventrikel (RV). Als Querverbindung zwischen beiden Kreisläufen bestehen eine interatriale Kommunikation und ein persistierender Ductus arteriosus.
RA = rechter Vorhof
LA = linker Vorhof

Hämodynamik

Parallelschaltung der beiden Kreisläufe; lebensnotwendige Durchmischung der Kreisläufe über ASD, VSD oder über den offenen Ductus arteriosus. Systemdruck im rechten Ventrikel und langsamer postpartaler Druckabfall im linken Ventrikel, abhängig von der Größe des VSD und des persistierenden Ductus arteriosus; bei linksventrikulärer Ausflussbahnobstruktion häufig auch persistierende Druckerhöhung.

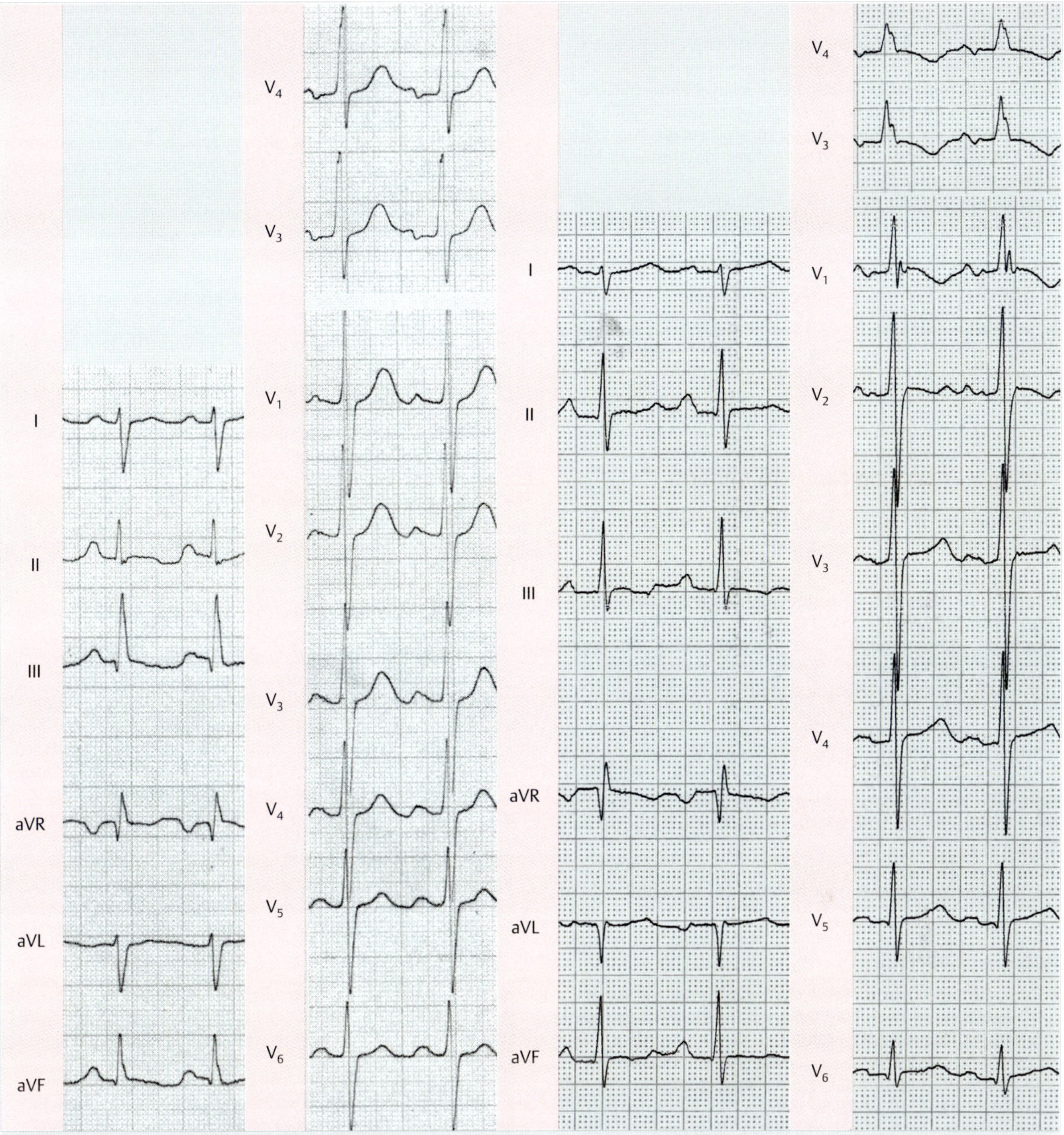

Abb. 13.38 D-TGA. EKG zweier Neugeborener.
Linke Seite: Neugeborenes am 1. Lebenstag – einfache D-TGA. Rechtstyp; P in II und III von großer Amplitude; hohe R'-Zacke in aVR. Brustwandableitungen: Rs-Form rechtspräkordial, rS-Form in V_4–V_6; T in allen Ableitungen positiv.
→ Zeichen einer Rechtshypertrophie, P-dextroatriale. Insgesamt nur geringes Abweichen von der „physiologischen" Rechtshypertrophie des Neugeborenen.
Rechte Seite: 2 Tage altes Neugeborenes – einfache D-TGA. Sinusrhythmus, Rechtstyp, P-dextroatriale; relativ deutliche Rechtsverspätung in Form eines ausgeprägten rudimentären RSB; keine eindeutig pathologischen Kammerhypertrophiezeichen.
→ Nur das P-dextroatriale und die relativ ausgeprägte Rechtsverspätung weisen auf eine pathologische Rechtsbelastung hin.

EKG

- P-dextroatriale, bei sehr weit offenem Ductus arteriosus P sinistroatriale
- im Neugeborenenalter häufig altersentsprechender EKG-Befund mit überwiegend positiven QRS-Komplexen rechts- und S-Zacken linkspräkordial; einziger Hinweis auf die TGA: positive T-Wellen rechtspräkordial mit höherer Amplitude als linkspräkordial (▶ Abb. 13.38)
- bei komplexen Formen der TGA biventrikuläre Hypertrophie mit Ausbildung von RS- oder Rs-Komplexen linkspräkordial

M!

Merke

Das EKG bei einfacher D-TGA ist wegen der im Neugeborenenalter normalerweise bestehenden Rechtshypertrophie nicht hilfreich!

Postoperativer und Langzeit-Verlauf

Vorhofumkehr-Operation nach Mustard oder Senning

Bei der bis in die frühen 80er Jahre durchgeführten Vorhofumkehroperation verbleibt der rechte Ventrikel postoperativ in Systemposition. Im Langzeitverlauf kommt es daher bei den meisten Patienten zur Hypertrophie und Gefügedilatation des rechten Ventrikels mit konsekutiver Trikuspidalklappeninsuffizienz.

Weitere postoperative Residuen sind: interatriale Shunts (baffle-leaks) und Obstruktionen des systemvenösen und/oder pulmonalvenösen Rückflusses.

Ferner bestehen wegen des umfangreichen operativen Eingriffs im Vorhofbereich postoperativ im Verlauf zunehmend atriale Arrhythmien und eine Neigung zur Sinusknotendysfunktion. Diese treten häufiger nach Mustard-Operation als nach dem Senning-Verfahren auf.

Das Langzeitüberleben 25 Jahre nach atrialer Switch-Operation beträgt bei einfacher TGA bis 90 %, bei komplexer TGA bis 80 % [24].

Postoperatives EKG

- Es besteht unverändert eine Rechtshypertrophie mit hohen schlanken R-Zacken rechts- und tiefen S-Zacken linkspräkordial (▶ Abb. 13.39 und ▶ Abb. 13.40).
- Die sich im Langzeitverlauf entwickelnde Dilatation des rechten Ventrikels schlägt sich in einer Verbreiterung der QRS-Komplexe nieder (**Cave**: QRS > 140 ms: erhöhtes Risiko für die Entwicklung von ventrikulären Tachyarrhythmien).
- Die Entwicklung hoher R-Zacken in den linkspräkordialen Ableitungen V_5 und V_6 kann auf eine pulmonale Hypertonie mit Druckbelastung des linken Ventrikels hinweisen, mit der bei 5 % der Patienten mit Vorhofumkehr zu rechnen ist.

Postoperative Rhythmusstörungen

Herzrhythmusstörungen stellen im Langzeitverlauf einen signifikanten Faktor für Morbidität und Mortalität dar. Das Risiko eines plötzlichen Herztodes wird zwischen 2 % und 8 % angegeben [10], [43]. Ca. 80 % der Patienten sterben dabei während einer körperlichen Belastung. Ein früherer Operationszeitraum, ein späteres Alter beim chirurgischen Eingriff und eine Vorgeschichte von atrialen Arrhythmien erhöhen das Risiko des plötzlichen Herztodes [77].

- Viele Patienten entwickeln im Verlauf eine unterschiedlich ausgeprägte Sinusknotendysfunktion mit Brady- und Tachyarrhythmien. Eine normale Sinusknotenfunktion wird 10 Jahre nach der Operation nur noch bei etwa 35 % der Patienten beobachtet [41]. Ein langsamer junktionaler Ersatzrhythmus hat zumindest im Langzeitverlauf bis zu 20 Jahre postoperativ keine ungünstige Prognose hinsichtlich des plötzlichen Herztodes; allerdings benötigen bis zu 10 % der Patienten einen Herzschrittmacher [19], [62].
- Atriale Arrhythmien werden bei 30–100 % der Patienten beschrieben [14], [30], [41], [62]. Am häufigsten treten (intraatriale Reentry-Tachykardien (iART) auf. Normalerweise werden diese relativ gut toleriert; es ist aber auch eine schnelle Überleitung auf die Kammern beschrieben, die zum plötzlichen Herztod führen kann [43], [75]. Bei den IART findet sich in ca. 75 % der Fälle ein Isthmus-abhängiges Vorhofflattern um die im pulmonalvenösen Neoatrium gelegene Trikuspidalklappe. Da IART medikamentös häufig nicht therapierbar sind, ist die Katheterablation im letzten Jahrzehnt in den Vordergrund der Therapie gerückt. Hierdurch lassen sich im Allgemeinen 80–90 % dieser Tachykardien mit 1–2 Ablationen erfolgreich behandeln [47], [78].
- AV-Knoten-Reentry-Tachykardien oder andere atriale Tachykardien sind selten.
- Ventrikuläre Tachyarrhythmien sind nach Vorhofumkehr bei 5–9 % der Patienten beschrieben [43], [64]. Risikofaktoren hierfür sind:
  - initial atriale Tachykardien, die in ventrikuläre Tachyarrhythmien übergehen
  - ein vergrößerter rechter Ventrikel mit eingeschränkter Funktion und Trikuspidalinsuffizienz
  - eine damit einhergehende Verbreiterung des Kammerkomplexes (QRS > 140 ms). Da diese Konstellation auch mit einem deutlich erhöhten Risiko für einen plötzlichen Herztod einhergeht, ist die Indikation einer ICD-Implantation im Einzelfall zu prüfen und gemäß den Leitlinienempfehlungen zu handhaben [5].

Eine Primärprophylaxe mit Betablockern kann die Häufigkeit von Tachyarrhythmien sowohl generell postoperativ als auch nach einer ICD-Implantation (Reduktion der Schock-Häufigkeit) senken. Eine evtl. vorliegende Sinusknotendysfunktion muss dabei berücksichtigt werden.

M!

Merke

Bei D-TGA nach **Vorhofumkehroperation** wird bei vielen Patienten im Langzeitverlauf eine Sinusknotendysfunktion mit Sinusbradykardie, junktionalem Ersatzrhythmus und/oder intraatrialen Reentry-Tachykardien beobachtet.

Die Indikation zur Schrittmacherimplantation zur Therapie der Bradykardie muss im Einzelfall überprüft werden.

IART können durch 1–2 Katheterablationen mit einer Erfolgsrate um 80–90 % dauerhaft beseitigt werden.

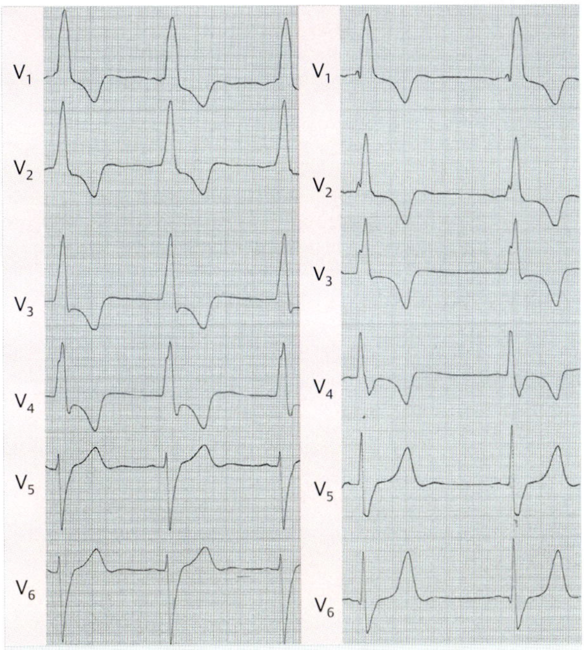

Abb. 13.39 D-TGA und großer VSD. EKG eines Kindes mit Vorhofumkehroperation nach Senning und Patch-Verschluss des VSD im Alter von 4 Monaten.
Linke Seite: EKG des nun 9-jährigen Kindes. Brustwandableitungen: hohe, verbreiterte R-Zacken rechtspräkordial und tiefe S-Zacken linkspräkordial; Hypertrophie und Dilatation des anatomisch rechten Ventrikels in Systemposition.
Rechte Seite: 1 Jahr nach arterieller Spät-Switch-Operation. Nach Übernahme des großen Kreislaufs durch den linken Ventrikel deutliche Zunahme der R-Zacken linkspräkordial (rS- nach qRs-Form) bei noch hohen R'-Zacken rechtspräkordial.

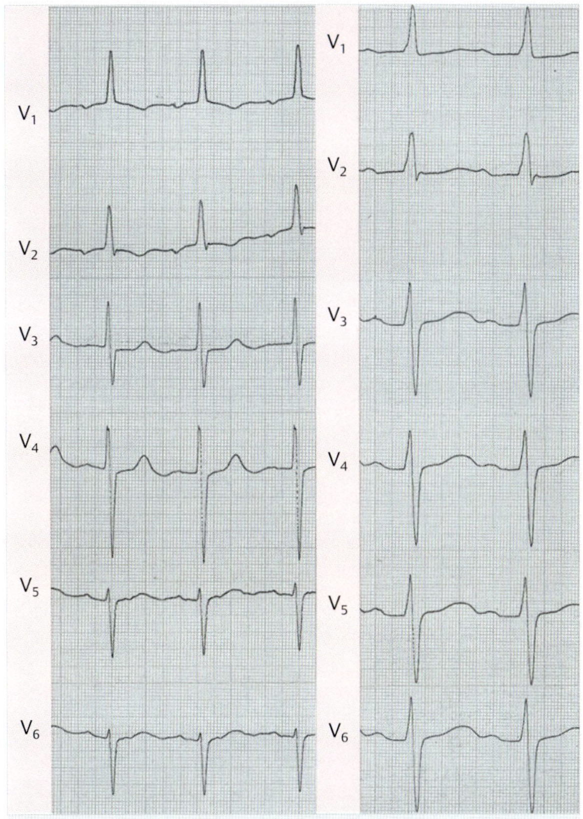

Abb. 13.40 D-TGA. Brustwandableitungen V_1–V_6.
Linke Seite: Neugeborenes im Alter von 3 Tagen.
Rechte Seite: 10 Jahre nach Vorhofumkehr-Operation (nach Senning). Die RS-Relationen sind prä- und postoperativ nahezu identisch.

Arterielle Switch-Operation

Seit Beginn der 80er Jahre wird bei der D-TGA die sog. arterielle Switch-Operation mit Umpflanzung der großen Arterien durchgeführt. Damit bestehen – sofern keine sonstigen Restdefekte vorliegen – postoperativ normale hämodynamische und funktionelle Verhältnisse, sodass sich das EKG hier in der Regel vollkommen normalisiert.

Probleme können durch Stenosen im Pulmonalisbifurkationsbereich, einen Rest-VSD oder eine Insuffizienz und Gefügedilatation der Neo-Aortenwurzel entstehen. Ferner haben Langzeitverläufe gezeigt, dass ca. 5 % der Patienten zentrale Koronararterienstenosen haben. Klinisch sind diese allerdings schwer zu diagnostizieren, da sich im Kindesalter ein umfangreicher Kollateralkreislauf ausbildet. Weil diese Myokardischämien jedoch im ungünstigsten Fall zu einem Myokardinfarkt (1–2 %) führen können, werden heute zumeist routinemäßige postoperative Kontrollangiografien durchgeführt. Mehrere Studien berichten von Koronarrevaskularisationen bei bis zu 13 % der Patienten nach 8 Jahren [13] und einer zunehmenden Zahl von Koronarinterventionen in der 2. und 3. Lebensdekade [3], [26].

Postoperatives EKG

- Eine Rechtshypertrophie kann auf eine hämodynamisch wirksame Stenosierung im Bereich des Pulmonalarterienstamms bzw. der Bifurkation hinweisen.
- Erregungsrückbildungsstörungen, bei älteren Kindern auch unter Belastungsbedingungen, sollten an Myokardischämien denken lassen und Anlass für eine Koronarangiografie sein.

Postoperative Rhythmusstörungen

- Es besteht ein geringes Risiko von ca. 5 % für das Auftreten atrialer Arrhythmien, da der Vorhofbereich operativ wenig tangiert wird [10].
- Frühpostoperative Rhythmusstörungen sind allerdings nicht selten, was v. a. mit dem Operationsalter in Zusammenhang steht [21].
- Spätpostoperative Rhythmusstörungen, v. a. ventrikuläre Extrasystolen oder Tachykardien, treten bei 2–10 % der Patienten auf. Die meisten sind mit hämodynamischen Restbefunden oder einer Koronarproblematik im Sinne einer Koronarstenosierung assoziiert. Diese werden im Zusammenhang mit Rhythmusstörungen auch als Risikofaktor für einen plötzlichen Herztod beschrieben, dessen Inzidenz ca. 0,3–0,8 % beträgt [74] (▸ Abb. 13.41).

Merke

Eine höhergradige ventrikuläre Arrhythmie sowie eine reduzierte körperliche Belastbarkeit nach arterieller Switch-Operation sollten immer an eine Koronarischämie denken lassen.

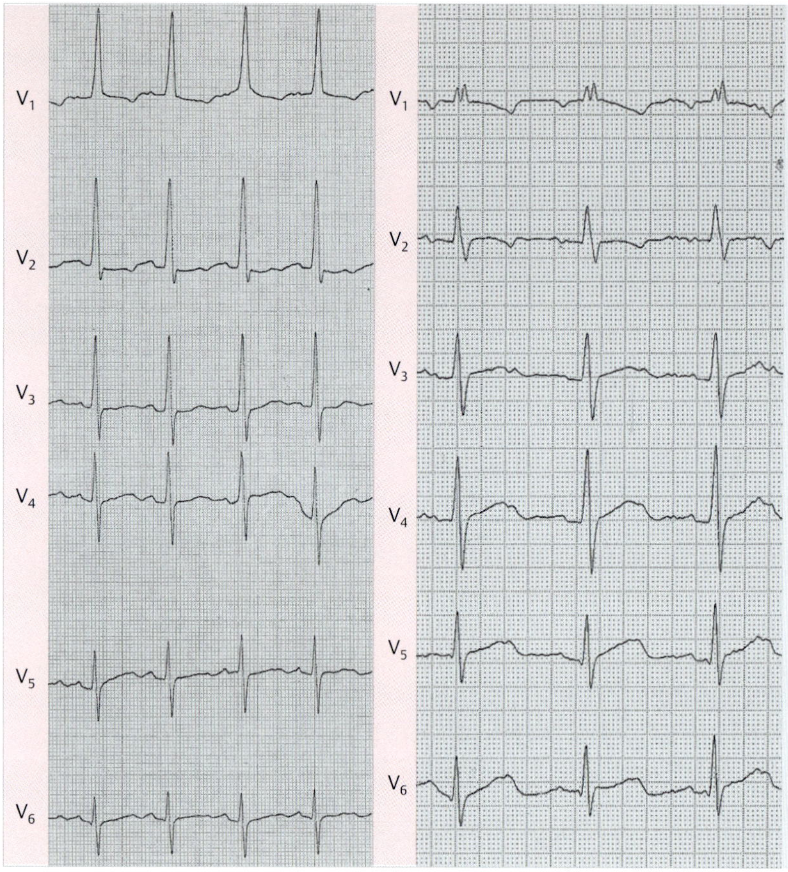

Abb. 13.41 D-TGA. Linke Seite: Präoperative Brustwandableitungen eines 10 Tage alten Neugeborenen: Rechtshypertrophie mit überhöhten R-Zacken rechtspräkordial und tiefen S-Zacken linkspräkordial.
Rechte Seite: Zustand nach arterieller Switch-Operation im Alter von 11 Tagen. Postoperatives EKG des 2-jährigen Kindes: inkompletter RSB, qRs-Form linkspräkordial ohne sicher verwertbare Hypertrophiezeichen.

13.4.2 Angeborene korrigierte Transposition der großen Arterien

Definition

Bei einer angeboren korrigierten Transposition der großen Arterien (ccTGA, L-TGA) bestehen durch die Ventrikelinversion

- eine atrioventrikuläre Diskordanz (rechter Vorhof → linker Ventrikel bzw. linker Vorhof → rechter Ventrikel) sowie
- eine ventrikuloarterielle Diskordanz (rechter Ventrikel → Aorta bzw. linker Ventrikel → Pulmonalarterie).

Begleitfehlbildungen sind:

- VSD (80 %)
- linksventrikuläre Ausflussbahnobstruktion
- AV-Klappenanomalien (Ebstein-artige Malformation der Trikuspidalklappe)
- Anomalien des Reizleitungssystems mit Anlage von 2 AV-Knoten und erhöhtem Risiko der Entwicklung eines kompletten AV-Blocks

Hämodynamik

Der rechte Ventrikel ist Systemventrikel. Im Verlauf entwickelt sich bei progredienter AV-Klappen-Insuffizienz eine zunehmende Volumenbelastung und Dysfunktion dieses Ventrikels (Verbreiterung des Kammerkomplexes bis zum kompletten RSB). Die Begleitfehlbildungen bestimmen – sofern vorhanden – die Hämodynamik über Shunts, Trikuspidalklappeninsuffizienz und linksventrikuläre Ausflussbahnobstruktion.

EKG

- variabler Lagetyp; auch überdrehter Linkstyp
- P-Wellen entsprechend der hämodynamischen Belastung
- zunehmende AV-Überleitungsstörungen bis zum AV-Block III° (kompletter AV-Block beim Neugeborenen: 4 %, im Verlauf im Gesamtkollektiv aller Patienten 30 %)
- abnorme QRS-Komplexe und T-Wellen aufgrund der Ventrikelinversion (Lage des rechten Ventrikels links vom linken, interventrikuläres Septum in der Sagittalebene): entsprechend der abnormen Septumlage finden sich Q-Zacken rechtspräkordial; sie fehlen linkspräkordial (Q in III, aVF sowie V_{4r}–V_1, V_2)
- positive T-Wellen in allen Brustwandableitungen bei 80 % der Patienten
- bei Pulmonalstenose und Belastung des anatomisch linken Ventrikels qR in V_1 und Rs in V_6
- bei Vorliegen eines großen VSD große biphasische RS-Komplexe in V_3–V_4, hohe R-Zacken ohne Q in V_5 und V_6
- gelegentlich Präexzitation mit Neigung zu supraventrikulären Tachykardien (▸ Abb. 13.42, ▸ Abb. 13.43).

Postoperativer und Langzeit-Verlauf

- Bei unkomplizierter ccTGA kann auch heute noch ein abwartendes Verhalten gerechtfertigt sein, das allerdings im Verlauf zu einer Dilatation des systemischen rechten Ventrikels mit sekundärer Trikuspidalklappeninsuffizienz führt.

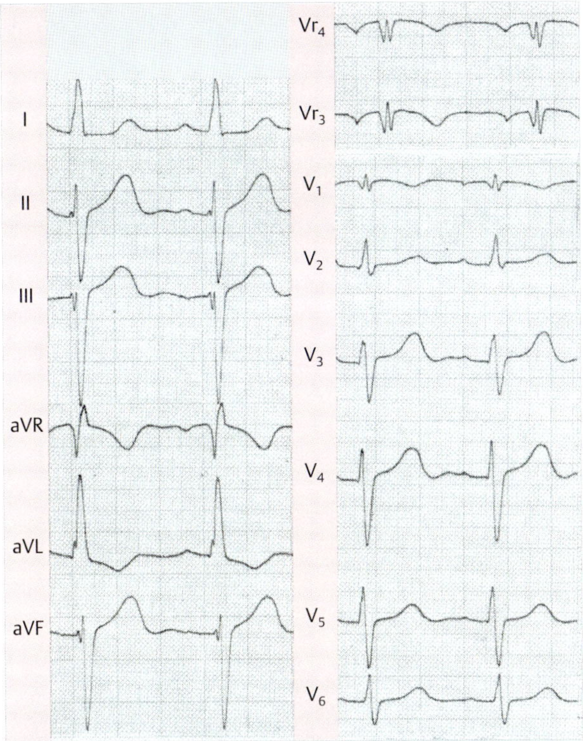

Abb. 13.42 ccTGA. EKG eines 2-jährigen Kindes mit ccTGA, VSD und kleinem ASD. Druck im linken Ventrikel auf 50 mmHg erhöht. Überdrehter Linkstyp; deutlich ausgeprägte Q-Zacken rechtspräkordial; rS V_3–V_5, RS in V_6; T negativ rechtspräkordial, positiv V_2–V_6; fehlende Q-Zacke linkspräkordial (Eichung: Extremitätenableitungen sowie Vr_4 und Vr_3 1 cm = 1 mV; V_1–V_6 0,5 cm = 1 mV).
→ Die Relationen von R und S in den Brustwandableitungen (qRs in V_1 und V_2) bei einem RS-Bild in V_6 lassen den Schluss auf eine mäßig ausgeprägte Rechtshypertrophie zu. Die deutlich ausgeprägten Q-Zacken über dem rechten Herzen sind ein Hinweis auf eine ccTGA.

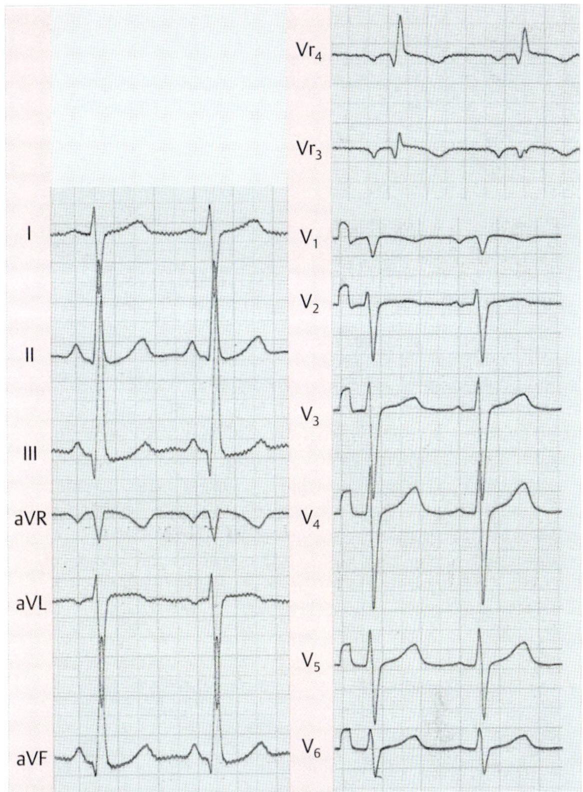

Abb. 13.43 ccTGA. EKG eines 3-jährigen Kindes mit ccTGA und Pulmonalstenose.
Rechtstyp; spitz positive P-Welle in II, III und aVF. Brustwandableitungen: rechtspräkordial qR-Form; V_1: QS-Form ohne R-Zacke, rS-Form in V_2–V_6 (Eichung: Extremitätenableitungen 1 cm = 1 mV; Brustwandableitungen 0,5 cm = 1 mV).
→ Wichtigster Hinweis für die EKG-Beurteilung einer ccTGA sind die meist deutlich erkennbaren Q-Zacken in den rechtspräkordialen Ableitungen bis V_1 bei fehlenden Q-Zacken linkspräkordial.

- Auch die sog. „**physiologische Korrektur**" (ausschließliche operative Korrektur der Begleitdefekte unter Belassung des rechten Ventrikels als Systemventrikel) weist aus den genannten Gründen den gleichen Langzeitverlauf auf.
- Bei relevanter Trikuspidalinsuffizienz kann ein ausschließliches Pulmonalis-Banding zu einer Verbesserung der hämodynamischen Situation führen.
- In den letzten 20 Jahren haben sich darüber hinaus eine Reihe von „**anatomischen Korrektur**"-Verfahren etabliert:
  - Double-switch-Operation nach Training des linken Ventrikels mittels Pulmonalis-Banding, was v. a. bei Trikuspidalinsuffizienz vorgenommen wird;
  - verschiedene, z. T. sehr komplexe Operationsverfahren mit ventrikuloarteriellem Rerouting und Vorhofumkehroperation.

Bis heute gibt es auf Basis der aktuellen Datenlage keine Belege dafür, dass bei Patienten ohne assoziierte Defekte eine prophylaktische anatomische Korrektur einem abwartenden Vorgehen eindeutig überlegen ist. Auch bei Patienten mit linksventrikulärer Ausflussbahnobstruktion und balancierten Kreislaufverhältnissen kann eine abwartende Haltung sinnvoll sein [58].

Der Langzeitverlauf hängt somit vom Verfahren ab:

- Bei Belassen des rechten Ventrikels in Systemposition ist bei ca. 50 % der Patienten im 4. Lebensjahrzehnt mit einer Dilatation und Funktionseinschränkung dieses Ventrikels sowie mit einer zunehmenden Trikuspidalinsuffizienz zu rechnen. Die Folge davon sind atriale Rhythmusstörungen überwiegend tachykarder Natur.
- Bei den anatomischen Operationsvarianten sind die Ergebnisse und Langzeitverläufe abhängig vom Verfahren und häufig individuell sehr unterschiedlich. Es besteht das Risiko von Reoperationen, und nach der Double-switch-Operation kann es zu einem linksventrikulären Versagen kommen.

Postoperative Rhythmusstörungen

Da wegen der atrioventrikulären Diskordanz kein regelrecht angelegter AV-Knoten und kein normal verlaufendes Reizleitungssystem vorliegen, besteht für alle Patienten im Verlauf die Gefahr der Entstehung einer höhergradigen AV-Blockierung (AVB III°). Der Block kann dabei bereits pränatal, aber auch erst im Kindes- oder Erwachsenenalter auftreten; das Risiko nimmt mit dem Alter linear zu und liegt im Bereich von 2 % pro Jahr [16], [39]. Die Indikation zur Schrittmacherimplantation ergibt sich nach den aktuellen Leitlinien [10].

Merke

Regelmäßige Langzeit-EKG Untersuchungen sind wegen des mit dem Alter zunehmenden Risikos eines kompletten AV-Blocks auch bei asymptomatischen Patienten mit **ccTGA** indiziert.

13.4.3 Double-Outlet-right-Ventricle

Definition

Unter einem Double-Outlet-right-Ventricle (DORV) versteht man eine Malposition der großen Arterien, wobei Aorta und Pulmonalarterie entweder ausschließlich (100 % + 100 %) oder überwiegend (100 % + > 50 % des Klappendurchmessers) aus dem morphologisch rechten Ventrikel entspringen.

Die Einteilung dieses Herzfehlers wird nach der Lage des VSD als Hauptauslass des linken Ventrikels und nach der Stellung der großen Gefäße zueinander vorgenommen:

- **Fallot-Typ**: subaortaler VSD; Aorta rechts der Pulmonalarterie stehend, rechtsventrikuläre Auslasstraktobstruktion
- **TGA-Typ**: subpulmonaler VSD ohne Pulmonalstenose, anterior stehende Aorta (bei Seit-zu-Seit-Stellung der großen Arterien: „Taussig-Bing-Anomalie")
- **VSD-Typ**: subaortaler VSD ohne Pulmonalstenose: Die Hämodynamik gleicht der eines großen VSD mit Lungenüberflutung.

Weitere komplexe Formen gehen u. a. mit einem Non-committed-VSD (von beiden großen Arterien entfernt gelegener VSD), einem AVSD oder auch einem Heterotaxie-Syndrom mit ventrikulärer Imbalance einher.

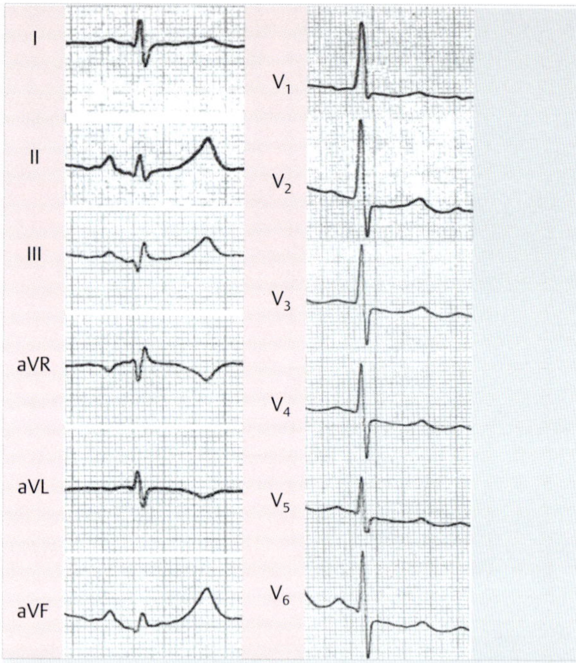

Abb. 13.44 DORV vom Fallot-Typ. EKG eines 5 Monate alten Säuglings mit subaortalem VSD und rechtsventrikulärer Ausflussbahnobstruktion.
Sinusrhythmus, Steiltyp, Rechtshypertrophie mit überhöhten R-Zacken rechtspräkordial und positiven T-Wellen von V_1–V_6; relativ gut entwickelte elektrische Aktivität über dem linken Ventrikel.

Hämodynamik

Breite Variabilität der klinischen Symptomatik, bestimmt durch Lage und Größe des VSD und Stellung der großen Arterien sowie durch Stenose bzw. Atresie der rechtsventrikulären Ausflussbahn:

- Fallot-Typ: progrediente Zyanose
- TGA-Typ: neonatale Zyanose
- VSD-Typ: pulmonale Hyperämie, Herzinsuffizienz

EKG

Das EKG ist ebenfalls abhängig vom jeweiligen DORV-Typ:

- Fallot-Typ: EKG wie bei Fallot-Tetralogie: Rechtstyp, Rechtshypertrophie (▸ Abb. 13.44)
- TGA-Typ: Rechtstyp, P-biatriale, Rechtshypertrophie oder biventrikuläre Hypertrophie
- VSD-Typ: bilaterale Vorhof- und Ventrikelhypertrophie

Postoperativer und Langzeit-Verlauf

Auch das operative Vorgehen richtet sich nach dem DORV-Typ:

- Fallot-Typ: Behandlung wie bei einer Fallot-Korrektur
- TGA-Typ: Umpflanzung der großen Arterien (arterielle Switch-Operation) mit VSD-Verschluss
- VSD-Typ: Verschließen des Defekts durch einen Patch mit Umleitung des Blutes vom linken Ventrikel in die anterior stehende Aorta (**Cave**: linksventrikuläre Ausflusstraktobstruktion, AVB III°).

Die meisten Patienten können biventrikulär operiert werden. Bei ausgeprägter Hypoplasie eines Ventrikels muss eine Univentrikularisierung (Fontan-Operation) angestrebt werden. Folgeeingriffe im Kindes- oder Erwachsenenalter sind bei den z. T. komplexen Operationsverfahren relativ häufig und vom DORV-Typ abhängig.

EKG

Ein typisches postoperatives EKG ist aufgrund der unterschiedlichen DORV-Typen und der differenten operativen Verfahren nicht zu erwarten. Die postoperativen EKG-Bilder sind den Operationsverfahren des jeweiligen Typs (Fallot-, TGA- bzw. VSD-Typ) zuzuordnen.

Postoperative und Langzeit-Arrhythmien

Es besteht grundsätzlich ein erhöhtes Risiko sowohl für atriale Arrhythmien, z. B. nach Fontanisierung, als auch für ventrikuläre Arrhythmien, die u. a. auf eine ventrikuläre Dilatation oder Hypertrophie mit entsprechender Ventrikeldysfunktion zurückzuführen sind. Ein postoperativer kompletter RSB sowie ein kompletter AV-Block sind zu berücksichtigen.

13.4.4 Truncus arteriosus communis

Definition

Unter einem Truncus arteriosus communis versteht man den Abgang eines einzigen arteriellen Gefäßes aus dem Herzen, das über einem meist großen VSD reitet, die Koronargefäße abgibt und sich in Aorta und Pulmonalarterie(n) aufteilt. Die Klassifizierung erfolgt nach Ursprung und Aufteilung der Pulmonalarterien.

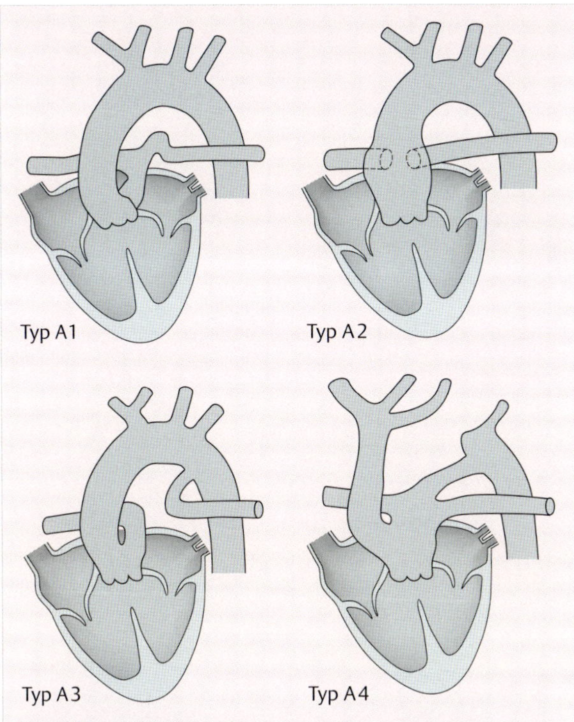

Abb. 13.45 Truncus arteriosus communis. Schematische Darstellung der verschiedenen Trunkusformen nach van Praagh.

Begleitfehlbildungen des Truncus arteriosus communis:

- fehlende rechte oder linke Pulmonalarterie
- Pulmonalarterienstenosen oder -hypoplasien
- Koronaranomalien
- unterbrochener Aortenbogen (▶ Abb. 13.45)
- Assoziation des Truncus arteriosus communis mit der Mikrodeletion 22q11.

Hämodynamik

Bei fehlender pulmonalarterieller Obstruktion mit abfallendem Lungengefäßwiderstand nach dem Neugeborenenalter: zunehmender Links-rechts-Shunt mit konsekutiver Herzinsuffizienz. Druckangleich in beiden Ventrikeln, relativ hohe systemische Sättigung. Kontrolle der Lungendurchblutung über Pulmonalstenosen oder steigenden Lungengefäßwiderstand.

EKG

- Normal- oder rechtstypische Herzachse, die bei vermehrter Lungendurchblutung nach links dreht
- P-sinistro- oder P-biatriale
- biventrikuläre Hypertrophie mit hohen R-Zacken rechts- und linkspräkordial sowie sehr großen biphasischen RS-Komplexen in V_3–V_4; positive T-Wellen rechts-, negative T-Wellen linkspräkordial (▶ Abb. 13.46)

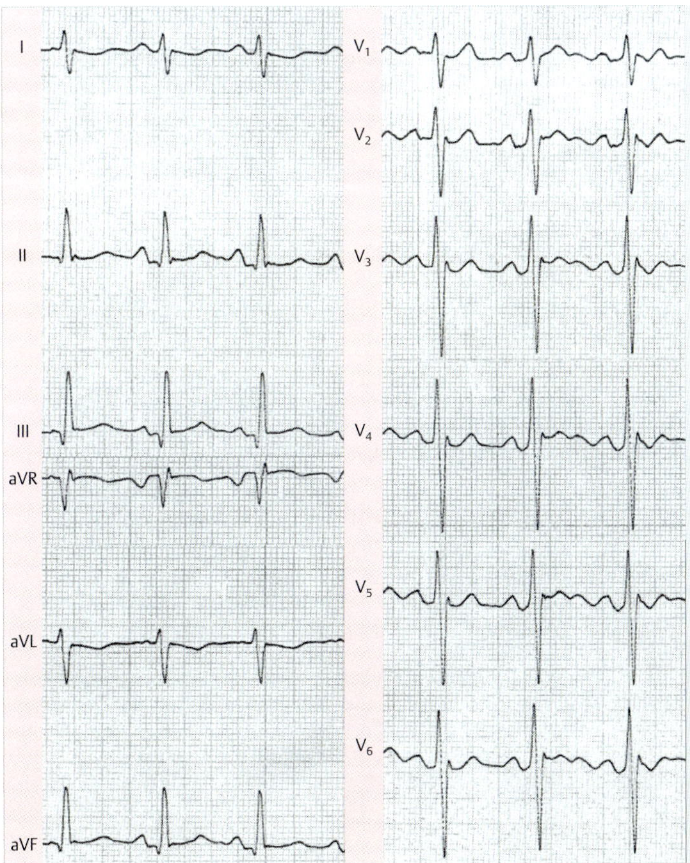

Abb. 13.46 Truncus arteriosus communis Typ A1. EKG eines 2 Wochen alten Säuglings. Sinusrhythmus, Rechtstyp, uniformes rS-Bild in allen Brustwandableitungen mit positiven T-Wellen V_1–V_6.

Postoperativer und Langzeit-Verlauf

Die Korrekturoperation eines Truncus arteriosus communis umfasst in der Basisversion den Verschluss des VSD sowie die Herstellung der Kontinuität zwischen rechtem Ventrikel und Pulmonalarterien mit einem klappentragenden Konduit. Weitere Herz- und Gefäßanomalien werden üblicherweise im gleichen Eingriff korrigiert. Die Operationsletalität im Neugeborenenalter ist nicht unerheblich.

Der weitere postoperative und Langzeitverlauf wird durch folgende Situationen kompliziert:

- Der Pulmonaliskonduit muss wegen des Größenwachstums der Patienten i. A. mehrfach ausgetauscht werden.
- Die Pulmonalarterien neigen zu Stenosierungen.
- Die häufig fehlgebildete Trunkusklappe kann mit der Zeit eine zunehmende Insuffizienz entwickeln.
- Nach Rekonstruktion des Aortenbogens muss auf einen evtl. Gradienten geachtet werden.
- Eine pulmonale Hypertonie kann insbesondere bei Patienten, die jenseits des Säuglingsalters operiert wurden, persistieren oder fortschreiten.

EKG

- Als Folge der Ventrikulotomie sowie des VSD-Patchverschlusses besteht postoperativ fast immer ein kompletter RSB.
- Selten tritt ein postoperativer kompletter AV-Block auf.
- Im Langzeitverlauf können sich ventrikuläre Rhythmusstörungen entwickeln.

13.4.5 Trikuspidalatresie

Definition

Es liegt eine Atresie der Trikuspidalklappe vor mit mehr oder weniger ausgeprägter Hypoplasie des rechten Ventrikels (in Abhängigkeit von der Größe des VSD); ferner obligatorische interatriale Kommunikation; häufig VSD. Die Einteilung wird nach der Stellung der großen Arterien (normaler Ursprung in ca. 70 %, seltener Transpositionsstellung) und dem Ausmaß der pulmonalen Perfusion vorgenommen (Pulmonalatresie mit persistierendem Ductus arteriosus, pulmonale Minderdurchblutung bei Pulmonalstenose oder vermehrte Lungenperfusion; ▶ Abb. 13.47).

Hämodynamik

Die Hämodynamik der Trikuspidalatresie ist abhängig von der Gefäßstellung, der Größe von ASD und VSD sowie vom Vorhandensein einer Pulmonalstenose bzw. Pulmonalatresie.

Normale Stellung der großen Arterien:

- bei kleinem ASD deutliche systemvenöse Kongestion
- bei restriktivem VSD oder bei Pulmonalstenose Minderperfusion der Lunge
- bei Pulmonalatresie bzw. kritischer Pulmonalstenose (oder auch bei sehr kleinem VSD) Duktusabhängigkeit der Lungendurchblutung
- bei großem VSD und fehlender bzw. geringer Pulmonalstenose Lungenüberflutung mit Herzinsuffizienz

Cave

Bei Transposition der großen Arterien wirkt ein restriktiver VSD als Subaortenstenose!

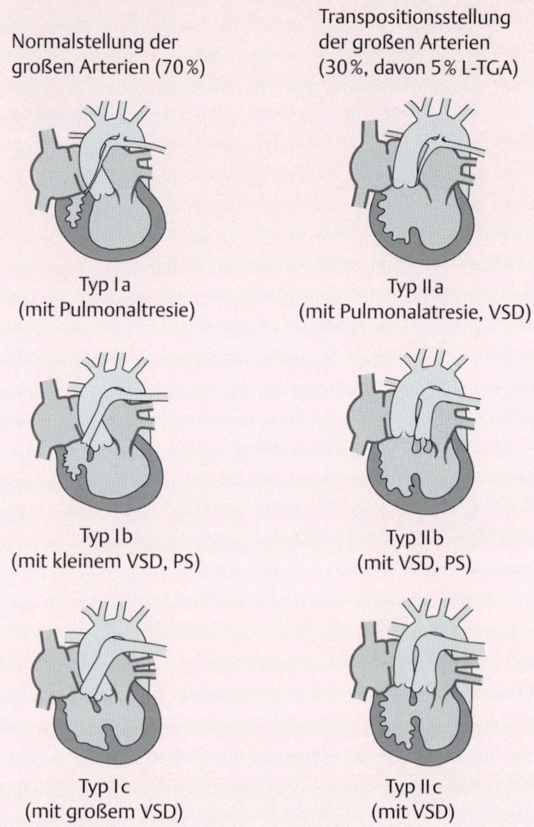

Abb. 13.47 Trikuspidalatresie. Schematische Darstellung der verschiedenen Formen der Trikuspidalklappenatresie (PS = Pulmonalstenose).

EKG

- Links- oder überdrehter Linkstyp; bei Transposition der großen Arterien in 50 % der Fälle Steil- oder Rechtstyp
- ausgeprägtes P-dextroatriale, bei Lungenüberflutung auch P sinistroatriale
- linksventrikuläre Hypertrophie mit qR(s) linkspräkordial und Erregungsrückbildungsstörungen (▶ Abb. 13.48)
- bei Transposition der großen Arterien mit großem VSD und großem rechten Ventrikel: P biatriale; große, biphasische RS-Komplexe in V_3 und V_4

Postoperativer und Langzeit-Verlauf

Da nur ein voll ausgebildeter und funktionsfähiger Ventrikel zur Verfügung steht, ist zur Trennung der Kreisläufe bei einer Trikuspidalatresie ausschließlich eine sog. definitve Palliation (Fontan-Operation, TCPC) möglich. Zum postoperativen Verlauf s. univentrikuläres Herz.

Die Langzeitprognose ist bei einem zugrunde liegendem linken Systemventrikel wahrscheinlich etwas günstiger im Vergleich mit anderen univentrikulären Situationen [82]; die Überlebensrate liegt heute 10 Jahre postoperativ bei etwa 90 %.

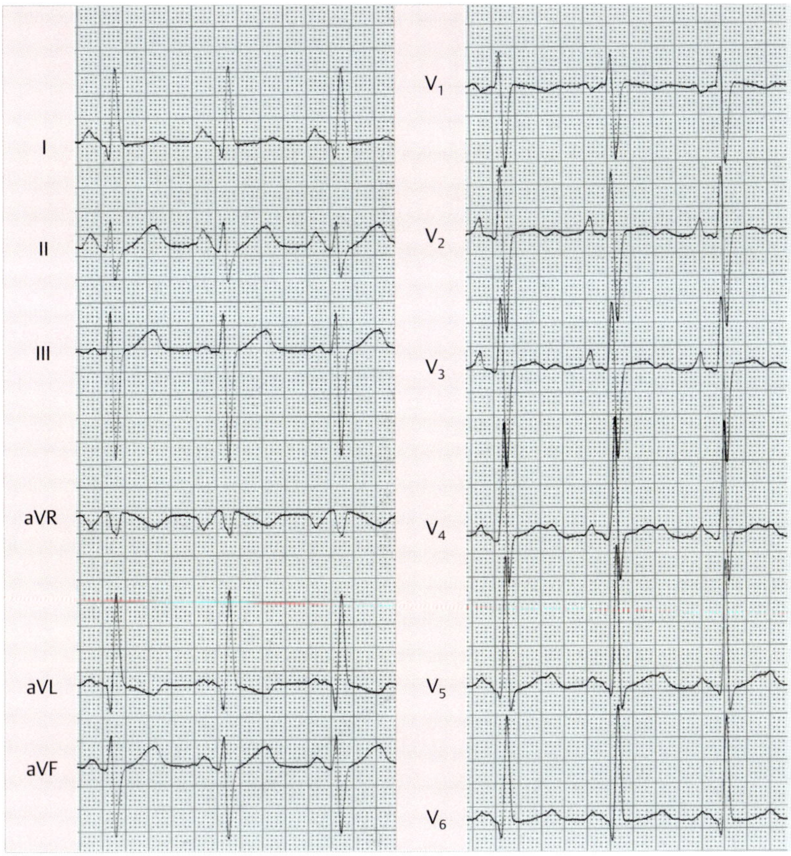

Abb. 13.48 Trikuspidalatresie Typ Ib. EKG eines 2 Monate alten Säuglings mit kleinem VSD und mäßig hypoplastischen Pulmonalarterien. Sinusrhythmus, überdrehter Linkstyp, P-dextroatriale, pathologische Linkshypertrophie.

EKG

- Die EKG-Befunde bleiben postoperativ im Wesentlichen unverändert, inkl. des überdrehten Linkstyps.
- Zu Arrhythmien: s. univentrikuläres Herz.

13.4.6 Hypoplastisches Linksherzsyndrom

Definition

Bei einem hypoplastischen Linksherzsyndrom liegt eine Atresie bzw. hochgradige Stenosierung von Mitral- und Aortenklappe vor. Sie geht einher mit einer meist ausgeprägten Hypoplasie des linken Ventrikels und der Aorta bis zur Einmündungsstelle des Duktus mit retrograder Perfusion der aszendierenden Aorta, der Koronararterien und der supraaortalen Äste; es besteht Duktusabhängigkeit des großen Kreislaufs (► Abb. 13.49).

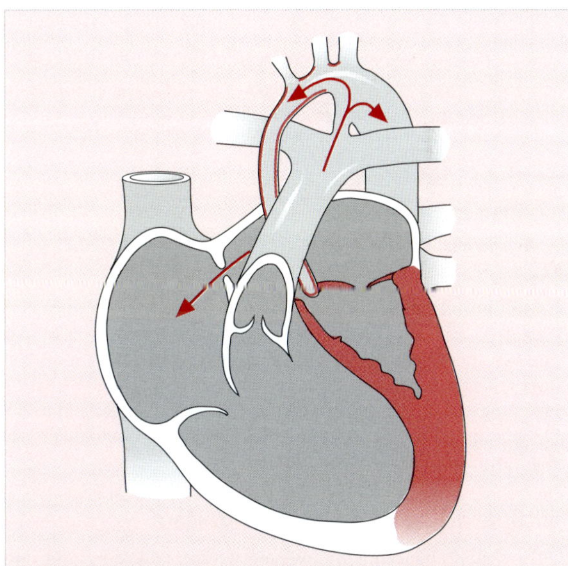

Abb. 13.49 Schematische Darstellung eines hypoplastischen Linksherzsyndroms.

Hämodynamik

Bei weitem persistierenden Ductus arteriosus und gering oder nicht restriktiver Vorhofseptumlücke im Neugeborenenalter zeigt sich zunächst eine erstaunlich geringe klinische Symptomatik wegen balancierter Blutverteilung zwischen kleinem und großem Kreislauf. Mit Verschluss oder kritischer Einengung des Duktus entwickelt sich jedoch ein kardiogener Schock mit Todesfolge innerhalb der ersten 10 Lebenstage, sofern keine therapeutischen Maßnahmen ergriffen werden.

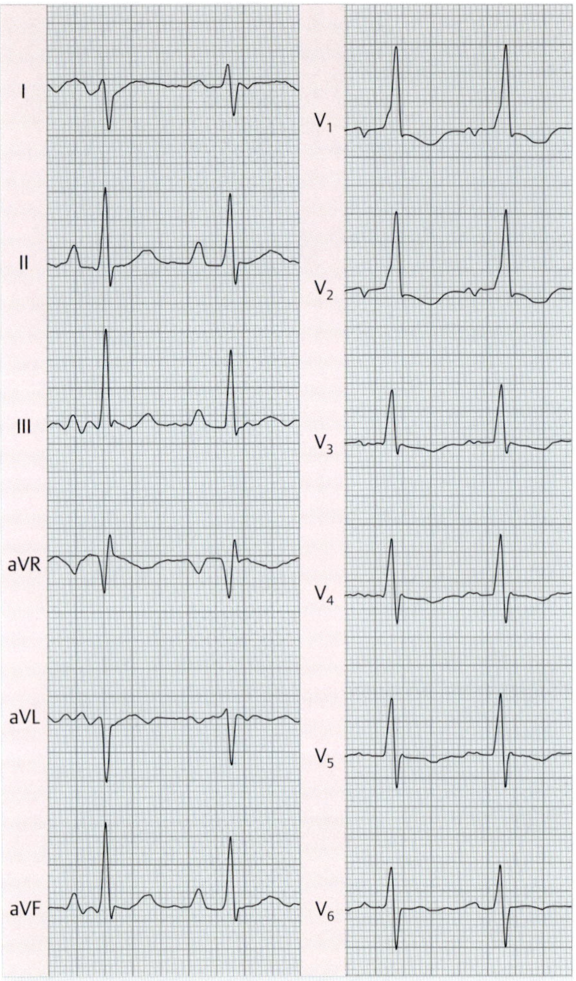

Abb. 13.50 Hypoplastisches Linksherzsyndrom. EKG eines 3 Tage alten Neugeborenen. Sinusrhythmus, Rechtstyp, spitz hohe P in II und III; Rechtshypertrophie mit negativen T-Wellen in den Ableitungen V_1–V_5; ST-Senkung in V_1 und V_2.

EKG

- Normal- bis Rechtstyp
- P-dextroatriale
- fast ausschließliche rechtsventrikuläre Hypertrophie mit qR, R oder rsR' in V_1
- Erregungsrückbildungsstörungen in Form von T-Inversion und ST-Senkungen als wichtiger Hinweis auf Myokardischämie bei Koronarinsuffizienz (▶ Abb. 13.50)

Postoperativer und Langzeit-Verlauf

Die Überlebenschancen beim hypoplastischen Linksherzsyndrom haben in den letzten Jahrzehnten durch operative/interventionelle Maßnahmen im Sinne einer Fontanisierung deutlich zugenommen und liegen nach 15 Jahren bei etwa 70 % [28]. Allerdings sind klinischer Allgemeinzustand und körperliche wie intellektuelle Leistungsfähigkeit eingeschränkt, auch die Spätmorbidität ist nicht unerheblich. Diese Einschränkungen sind u. a. bedingt durch komplexe operative Eingriffe im Neugeborenen- und frühen Säuglingsalter mit relativ häufigen „Interstage"-Therapiemaßnahmen sowie dem häufig funktionsbeeinträchtigten rechten Systemventrikel mit Trikuspidalklappeninsuffizienz [82].

Zum Verlauf nach definitiver Palliation (Fontan-Operation) s. auch Kap. 13.4.7.

13.4.7 Singulärer Ventrikel vom Double-Inlet-Ventricle-Typ

Definition

Es liegt ein singulärer Ventrikel, zumeist vom linksventrikulären Typ, vor; das Inlet-Ventrikelsystem fehlt. Man unterscheidet einen

- **Double-Inlet-left-Ventrikel** (**DILV**): 80% der Fälle; beide AV-Klappen drainieren in die linke Herzkammer; rudimentäre, meist subaortal gelegene rechte Auslasskammer, die über einen VSD (Foramen bulboventriculare) mit der führenden Kammer in Verbindung steht und in die Aorta drainiert; L-Transpositionsstellung der großen Arterien.
- **Double-Inlet-right-Ventrikel** (**DIRV**) und
- ein singulärer Ventrikel ohne definierte Morphologie sind selten.

Begleitfehlbildungen:

- AVSD
- Pulmonalstenose oder Pulmonalatresie
- Lageanomalien des Herzens (▶ Abb. 13.51).

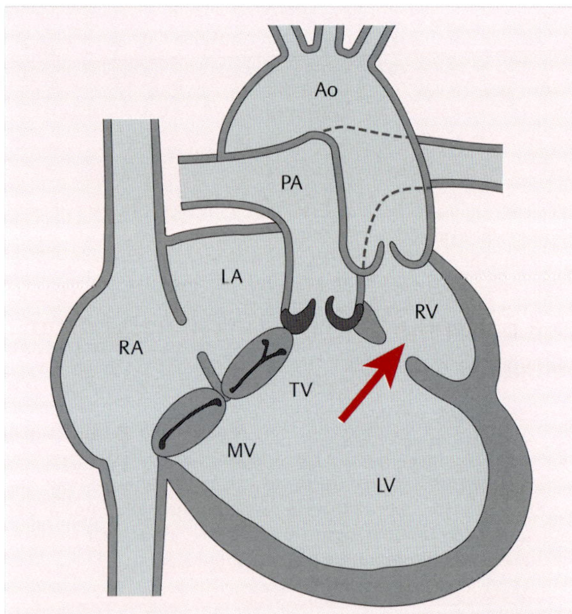

Abb. 13.51 Double-Inlet-left-Ventrikel. Schematische Darstellung der häufigsten Form eines DILV. Singulärer Ventrikel vom Typ A3. Dominierender linker Ventrikel mit Ventrikelinversion und Transpositionsstellung der großen Arterien.
Ao = Aorta, LA = linker Vorhof, LV = linker Ventrikel, MV = Mitralklappe, PA = Pulmonalarterie, RA = rechter Vorhof, RV = rudimentäre subaortale Auslasskammer, TV = Trikuspidalklappe.

Hämodynamik

Hämodynamisch besteht eine relativ gute Durchmischung der beiden Kreisläufe. Sie ist abhängig vom Lungengefäßwiderstand bzw. vom Vorhandensein einer Pulmonalstenose oder -atresie und von der Weite des Foramen bulboventriculare, das bei Restriktion und TGA-Stellung der großen Arterien als Subaortenstenose wirkt.

EKG

- frontale Herzachse sehr variabel, meist steil- bis rechtstypisch
- AV-Überleitung normal bei rechtsseitiger Auslasskammer und verlängert bei linksseitiger Auslasskammer
- beim singulären Ventrikel vom DILV-Typ: Linkshypertrophiezeichen mit rechtspräkordial qR, linkspräkordial Rs; große RS-Komplexe in den Brustwandableitungen V_3–V_4
- prinzipiell weist der QRS-Vektor von der rudimentären Auslasskammer weg; es sind jedoch auch völlig normale RS-Relationen in den Brustwandableitungen möglich (▸ Abb. 13.52).

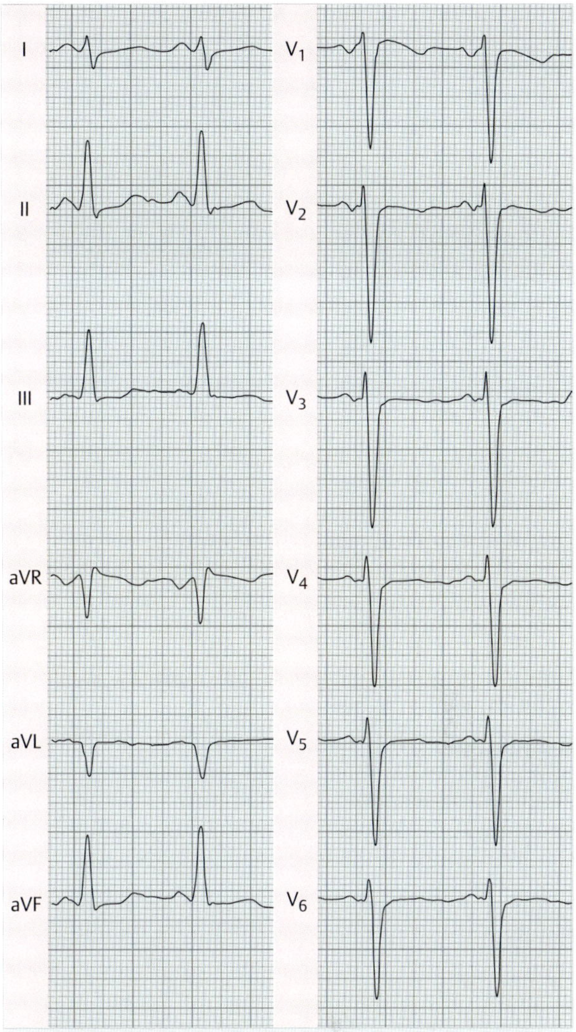

Abb. 13.52 Singulärer Ventrikel Typ A3. EKG eines 5 Monate alten Säuglings. Sinusrhythmus, Rechtstyp, uniforme rS-Kammer-Komplexe in allen Brustwandableitungen mit flachen T-Wellen in den Ableitungen V_4–V_6.

Verlauf nach definitiver Palliation bei singulärem Ventrikel

Für Herzfehler, bei denen operativ kein 2-Kammer-System geschaffen werden kann, ist die modifizierte Fontan-Operation die einzige Option zur Kreislauftrennung im Sinne einer definitiven Palliation (TCPC). Dabei wird der venöse Rückfluss der oberen und unteren Hohlvene direkt in die Pulmonalarterie geleitet, sodass der Ventrikel dem großen Kreislauf zur Verfügung steht. Diese Kreislauftrennung wird beim hypoplastischen Linksherz- bzw. Rechtsherz-Syndrom durchgeführt, ferner beim singulären Ventrikel im engeren Sinne sowie bei allen anderen komplexen Herzfehlern mit Hypoplasie eines Ventrikels. Sie bewirkt eine Entlastung des Hauptventrikels, der nach der Kreislauftrennung nur noch für den großen Kreislauf arbeiten muss.

EKG

- Die ursprüngliche RS-Relation in den Brustwandableitungen bleibt erhalten. Diskrete Abnahmen der R- und S-Amplituden können auf die abnehmende Myokardhypertrophie hinweisen (▸ Abb. 13.53).
- Der postoperative Langzeitverlauf ist u. a. von einer zunehmenden Dysfunktion des systemischen Ventrikels gekennzeichnet. Dies zeichnet sich im EKG durch eine Zunahme der QRS-Dauer ab (▸ Abb. 13.54).

Hämodynamik

Die hämodynamische Situation nach der Kreislauftrennung mit totaler cavapulmonaler Anastomose (TCPC) ist gekennzeichnet durch:

- eine Insuffizienz des systemvenösen Kreislaufanteils, der ohne ventrikulären Pumpmechanismus ist
- eine meist reduzierte pulmonale Durchblutung
- einen häufig funktionseingeschränkten Systemventrikel

Langzeitverlauf

Langzeitprobleme und Komplikationen sind infolgedessen häufig und machen sich im Wesentlichen bemerkbar durch:

- eine eingeschränkte körperliche Belastbarkeit des Patienten
- die Ausbildung von venovenösen und aortopulmonalen Kollateralen
- Thrombenbildung überwiegend im atrialen Konduit, mit der Neigung zu systemischen und pulmonalen Embolien
- eine mäßiggradige bis schwere Insuffizienz der System-AV-Klappe, die zur Herzinsuffizienz führt [31]
- eine Leberfunktionsstörung aufgrund des chronisch erhöhten Lebervenendrucks mit Einschränkung der Lebersyntheseleistung
- das Eiweißverlustsyndrom mit
  - gehäuften und dünnen Stühlen
  - erniedrigtem Serumalbumin mit der Folge von Ergüssen und Aszites
  - Erniedrigung des Blutlymphozytenanteils.

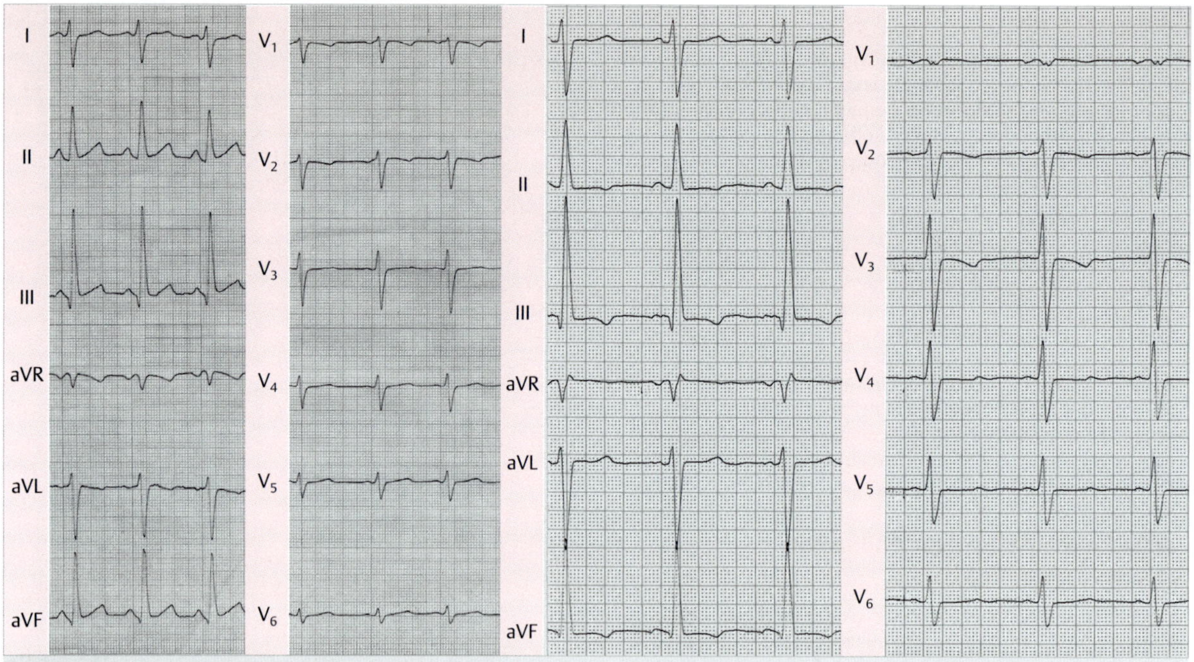

Abb. 13.53 Singulärer Ventrikel vom Typ A3. EKG eines Kindes mit Pulmonalstenose, Verlaufsbeobachtung.
Linke Seite: Im Alter von 1 Jahr präoperativ.
Rechte Seite: Im Alter von 5 Jahren nach Fontan-Operation (Brustwandableitungen 0,5 cm = 1 mV). Prä- und postoperativ unveränderte RS-Relationen.

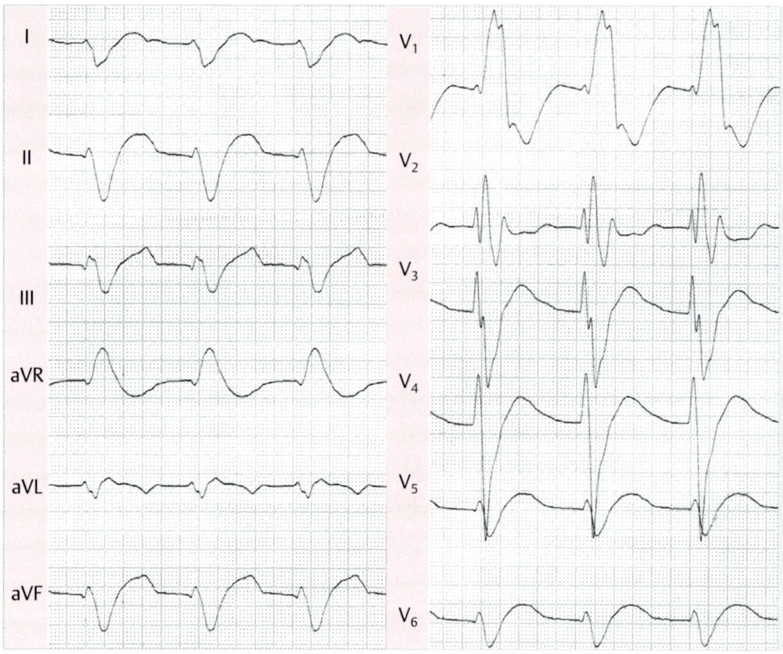

Abb. 13.54 Double-Outlet-right-Ventrikel. EKG einer 38-jährigen Patientin mit DORV und Hypoplasie des linken Ventrikels (VSD, subvalvuläre Pulmonalstenose). Zustand nach Fontan-Operation mit 17 Jahren. Sinusrhythmus mit AV-Block I° (PQ 0,22 s); überdrehter Rechtstyp, kompletter RSB (QRS 0,21 s) bei ausgeprägter Ventrikeldilatation und dekompensierter Herzinsuffizienz.

Postoperative Rhythmusstörungen

- Früh postoperativ auftretende Herzrhythmusstörungen sind eher selten.
- Im Langzeitverlauf stellen Arrhythmien jedoch ein erhebliches Problem dar. 15 Jahre nach der Fontan-Operation haben etwa 20 % der Patienten Arrhythmien [49]. Ältere Patienten mit direkten atriopulmonalen Konnektionen haben dabei ein erhöhtes Risiko gegenüber Patienten mit einer totalen cavapulmonalen Anastomose (TCPC; [80]). Nach 20-jähriger Nachbeobachtungszeit sind nur noch 40–50 % der Patienten frei von Rhythmusstörungen [76].
- Atriale Arrhythmien treten v. a. in Form von IART auf; auch fokale oder lokalisierte Reentry-Mechanismen sind beschrieben [59]. Risikofaktoren für die Entwicklung einer IART sind u. a.:
  - eine rechtsatriale Dilatation
  - ein erhöhter rechtsatrialer bzw. pulmonalarterieller Druck
  - ein höheres Operationsalter
  - eine Sinusknotendysfunktion mit Sinusbradykardien
  - eine längere Beobachtungszeit nach der Operation
- Kinder mit einem Operationsalter unter 4 Jahren sind seltener von Herzrhythmusstörungen betroffen als Patienten mit einem späteren Operationsalter [36].
- IART sprechen im Langzeitverlauf meist nur unzureichend auf eine medikamentöse Therapie an. Die Ergebnisse der Katheterablation konnten in den letzten Jahren aufgrund der technischen Verbesserungen (3D-Mapping-Systeme, Hochfrequenzstromablation mit gekühlter Spitzenelektrode zur Erhöhung der Eindringtiefe) sowie der gewonnenen Erfahrung in den großen Zentren stetig verbessert werden. Eine akut erfolgreiche Radiofrequenzablation kann heute bei über 80 % der Patienten erreicht werden [67]. Bei einer bedeutsamen Zahl der Patienten kann es jedoch postinterventionell zu einem Rezidiv bzw. zu einer neuen IART kommen. Ein großer rechter Vorhof und größere Narbenzonen im rechten Vorhof sind Prädiktoren für ein Rezidiv [80].
  Wegen der oft ausgeprägten Rhythmusproblematik wird seit Mitte der 90er Jahre bei ausgewählten Patienten eine Fontan-Konversionsoperation mit Umwandlung der atriopulmonalen Anastomose zu einer TCPC mit extrakardialem Konduit und gleichzeitiger Rhythmuschirurgie sowie Schrittmacherimplantation durchgeführt. Die Rezidivrate von IART ist nach Konversionsoperation mit 13,5 % relativ niedrig [52].
- Spät auftretende ventrikuläre Tachykardien sind bei 3–12 % aller Patienten nach Fontan-Operation beschrieben [18]. Ein spät auftretender plötzlicher Herztod ohne erkennbare Prädiktoren fand sich in einer großen Studie mit einer mittleren Nachbeobachtungszeit von 12 Jahren bei 9 % der Patienten [47].

M!

Merke

Intraatriale Reentry-Tachykardien (IART) nach Fontan-Operation
- treten v. a. bei Patienten mit direkter atrio-pulmonaler Konnektion auf
- sind in der Regel medikamentös nicht ausreichend beherrschbar
- sind durch Katheterablation in der überwiegenden Zahl der Patienten relativ gut therapierbar (primäre Erfolgsrate über 80 %; jedoch Rezidive im Langzeitverlauf).
- können in ausgewählten Fällen in eine extrakardiale TCPC mit Verkleinerung des rechten Vorhofs und MAZE-Prozedur umgewandelt werden. Dieser Eingriff sollte jedoch nur in erfahrenen Zentren durchgeführt werden.

13.4.8 Ebstein-Anomalie

Definition

Bei der Ebstein-Anomalie handelt es sich um eine Verlagerung der Trikuspidalklappenschlussebene nach apikal in das rechtsventrikuläre Kavum mit Atrialisierung des Einlassteils des rechten Ventrikels, der damit funktionell dem rechten Vorhof angehört. Die Folgen sind:
- eine Verkleinerung des rechtsventrikulären Kavums
- Dysplasie der Trikuspidalklappensegel mit Klappeninsuffizienz
- bei ausgeprägter Form im Neugeborenenalter eine funktionelle Pulmonalatresie, solange ein noch erhöhter pulmonalarterieller Widerstand besteht
- ein ASD (häufig assoziiert)
- ein Präexzitationssyndrom bei etwa 30 % der Patienten (▶ Abb. 13.55).

Hämodynamik

Hämodynamisch zeigt sich bei der Ebstein-Anomalie eine breite Spanne: von geringer klinischer Beeinträchtigung bis zur Herzinsuffizienz und Hypoxie durch Reduktion der rechtsventrikulären Auswurfleistung und der Lungendurchblutung (besonders beim Neonaten mit hohem Lungengefäßwiderstand) durch die Trikuspidalklappeninsuffizienz und Dysfunktion des rechten Ventrikels bei reduziertem Kavum.

Bei ausgeprägteren Formen kann es außerdem zur weiteren Reduktion der Lungendurchblutung durch den Rechts-links-Shunt auf Vorhofebene kommen.

EKG

- EKG ohne akzessorische Bahn: Steil- bis Rechtstyp
- hohes, verbreitertes P-dextroatriale
- AV-Überleitungsstörung I°
- ausgeprägter inkompletter bis kompletter RSB; tiefe Q-Zacken in den Ableitungen in V_1 (manchmal bis V_4); häufig Niedervoltage (▶ Abb. 13.56)

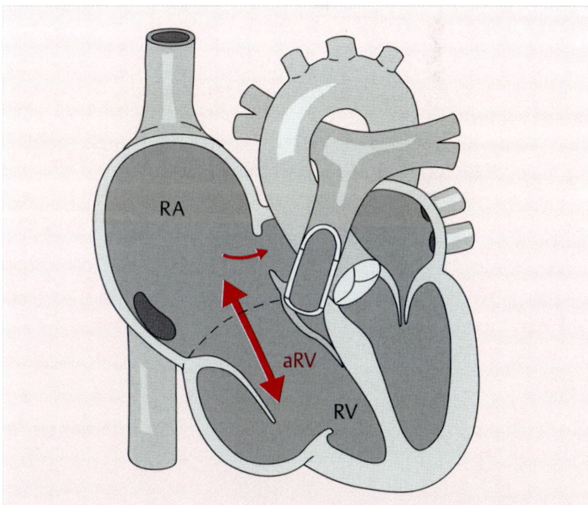

Abb. 13.55 Ebstein-Anomalie. Schematische Darstellung der anatomischen Verhältnisse. Dilatation und Hypertrophie des rechten Vorhofs, Verlagerung der Trikuspidalklappenschlussebene nach distal, mit nur kleinem funktionstüchtigem rechten Ventrikel. RA = rechter Vorhof, RV = (funktionstüchtiger) rechter Ventrikel, aRV = atrialisierter Abschnitt des rechten Ventrikels.

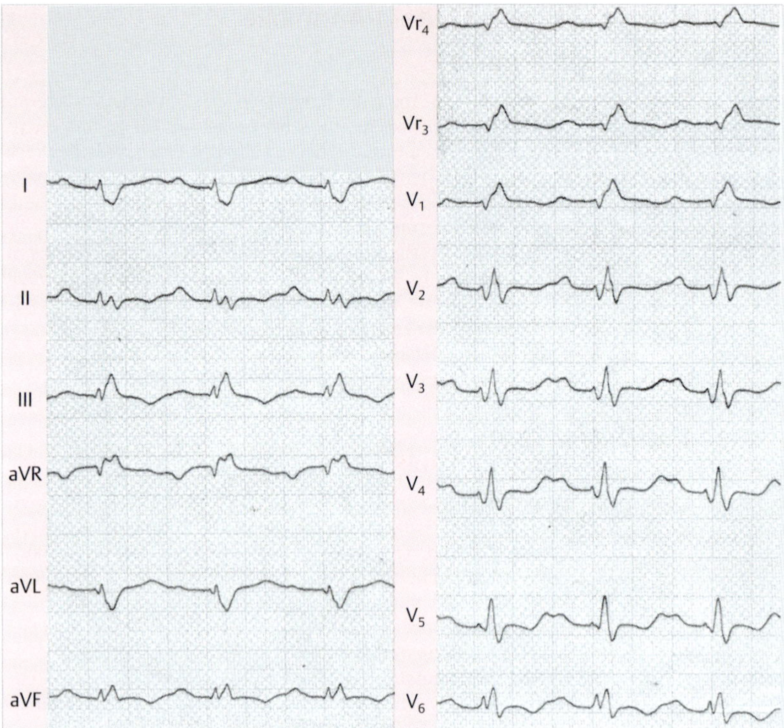

Abb. 13.56 Ebstein-Anomalie. EKG eines 12-jährigen Mädchens. Rechtstyp; breites P-dextroatriale in II, III und aVF, PQ-Zeit mit 0,21 s gering verlängert; relativ kleine QRS-Amplitude. QRS verbreitert und schenkelblockartig deformiert (0,14 s). T-Wellen durchgehend präterminal negativ.
→ Typischer EKG-Befund bei einer Ebstein-Anomalie.

- Fehlt der RSB, ist dies auch ohne ein klassisches Präexzitationsmuster im EKG hochverdächtig auf eine akzessorische Bahn [40]. Erst nach erfolgreicher Katheterablation wird dann der komplette RSB sichtbar.
- Präexzitation auf der Basis einer rechtsseitig gelegenen akzessorischen Bahn (Mahaim-Faser) bei 30 % der Patienten mit supraventrikulären Tachykardien
- Vorhofflattern (meist isthmusabhängig).

Postoperativer und Langzeit-Verlauf

Bei der operativen Rekonstruktion der Trikuspidalklappe wird bei Bedarf auch der große rechte Vorhof, ggf. auch der atrialisierte Anteil des rechten Ventrikels verkleinert. Unter Umständen kann eine Glenn-Anastomose zur Volumenentlastung des Ventrikels angelegt werden (1½-Ventrikel-Hämodynamik).

Bei sehr ausgeprägten Formen mit schwerer Dysfunktion von Klappe und Ventrikel ist eine Univentrikularisierung (komplette cavopulmonale Anastomose) indiziert.

Akzessorische Bahnen werden am besten bereits präoperativ abladiert; bei Persistenz der Arrhythmien ist eine intraoperative Ablation mit Maze-Prozedur indiziert.

EKG

Das postoperative EKG zeigt meist keine wesentliche Änderung, evtl. eine Minderung der Vorhofbelastungszeichen.

Postoperative Rhythmusstörungen

Es besteht ein hohes Risiko für Vorhofflattern, insbesondere bei Persistenz oder Rezidiv der Trikuspidalinsuffizienz mit dilatiertem rechten Vorhof. Auch fokale atriale Tachykardien und Vorhofflimmern können nach Operation einer Ebstein-Anomalie auftreten.

Die meisten Rhythmusstörungen sind einer Katheterablation gut zugänglich. Allerdings ist bei 40–56 % der Patienten wegen des gleichen oder eines neuen Substrats eine 2. Ablation erforderlich [12], [61]. Bei Bedarf kann im Rahmen eines operativen Eingriffs eine rechtsseitige Maze-Prozedur, bei zusätzlich bestehendem Vorhofflimmern auch biatrial, durchgeführt werden.

13.4.9 Mitralklappenprolapssyndrom

Definition

Bei einem Mitralklappenprolapssyndrom (MKP-Syndrom) wölben sich Teile eines oder beider Mitralsegel während der Systole in den linken Vorhof vor (echokardiografische Dokumentation in der parasternal langen Achse). Dabei kann eine Mitralklappeninsuffizienz sehr unterschiedlichen Ausmaßes bestehen.

Der isolierte MKP ist heute die häufigste Ursache einer Mitralinsuffizienz in entwickelten Ländern. Als Ursache des isolierten MKP kommen Gendefekte in Betracht, die zum Teil autosomal-dominant mit variabler Penetranz vererbt werden. Histologisch bestehen myxomatöse Veränderungen der Segel und Einlagerungen an den Sehnenfäden [3]. Es kann jedoch auch eine Systemerkrankung aus dem Bereich der Bindegewebserkrankungen, wie das Marfan-Syndrom, zugrunde liegen. Auch Kombinationen mit Skelettanomalien wie dem Pectus excavatum sind beschrieben [8].

Hämodynamik

Es besteht v. a. beim isolierten MKP ein breites Spektrum an klinischen und echokardiografischen Befunden. Die Mitralklappe kann kompetent sein, aber auch eine deutliche Insuffizienz mit Dilatation des linken Vorhofs aufweisen. Bei hochgradiger Insuffizienz können zusätzlich eine Dilatation des linken Ventrikels und eine Druckerhöhung im kleinen Kreislauf vorliegen. Die Symptomatik ist häufig unspezifisch und uneinheitlich; sie kann sowohl

Beschwerdefreiheit als auch Palpitationen und Thoraxschmerzen beinhalten. Gelegentlich werden Synkopen im Rahmen des MKP-Syndroms mit Herzrhythmusstörungen in Verbindung gebracht. Mögliche Arrhythmien in diesem Zusammenhang sind supra- und ventrikuläre Extrasystolen sowie supraventrikuläre und ventrikuläre Tachykardien.

EKG

- Die elektrokardiografischen Befunde sind gemäß der Variabilität der Klappenanomalie sehr unterschiedlich und reichen vom Normalbefund bis zu Zeichen der linksatrialen Dilatation mit einem P sinistroatriale bei Mitralinsuffizienz, Volumenbelastung des linken Ventrikels und Rechtsbelastungszeichen bei sekundärer pulmonaler Hypertonie (▶ Abb. 13.57).

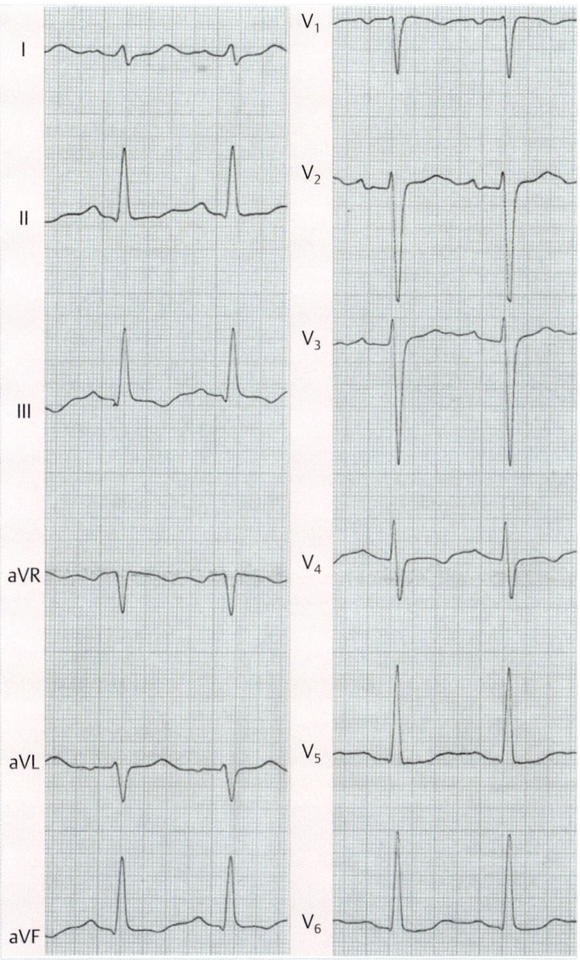

Abb. 13.57 Mitralklappenprolapssyndrom. EKG eines 12-jährigen Mädchens ohne Mitralinsuffizienz.
Sinusrhythmus, Frequenz 130/min; Steiltyp; ST-Strecken in I, II, III und aVF geringfügig gesenkt; T in I und aVL positiv, in II, III und aVF präterminal negativ.
Brustwandableitungen: tiefe schlanke S-Zacken V_1–V_3; qR in V_5 und V_6 mit hohen schlanken R-Zacken und leicht gesenkten ST-Strecken; T präterminal negativ in V_5 und V_6.
→ EKG-Befund bei einem Mitralklappenprolapssyndrom mit den Zeichen einer „vegetativen Imbalance".

- Gelegentlich werden unspezifische und uncharakteristische Veränderungen der Erregungsbildung (Abflachung und Negativierung der T-Wellen, seltener ST-Senkungen) beobachtet.

Mit dem MKP-Syndrom werden relativ häufig ventrikuläre Rhythmusstörungen (vorwiegend ventrikuläre Extrasystolen) assoziiert, die beim isolierten idiopathischen MKP nicht in ventrikuläre Tachyarrhythmien übergehen. Als einziger unabhängiger Prädiktor für ventrikuläre Arrhythmien hat sich in einer Studie eine moderate bis schwere Mitralinsuffizienz erwiesen [72].

Das familiäre Auftreten eines MKP ist mit einer erhöhten Rate an plötzlichen Todesfällen verbunden, die auf höhergradige ventrikuläre Arrhythmien zurückgeführt werden. Bei einem isolierten MKP ohne sonstigen Mitralklappenbefund ist jedoch mit einer normalen Lebenserwartung zu rechnen [8].

Supraventrikuläre Arrhythmien wie Vorhofflattern oder -flimmern sind im Kindes- und Jugendalter sehr selten.

13.4.10 Bland-White-Garland-Syndrom

Definition

Das Bland-White-Garland-Syndrom ist eine seltene angeborene Koronaranomalie mit Fehlabgang der linken Koronararterie aus der Pulmonalarterie, am häufigsten aus dem posterioren Klappensinus. Meist handelt es sich um eine isolierte Anomalie. Sie ist jedoch auch in Kombination mit einem PDA, VSD, einer Fallot-Tetralogie oder einer Aortenisthmusstenose möglich.

Die Patienten werden überwiegend im 1. Lebensjahr oder im Kleinkindesalter symptomatisch. Doch auch unoperierte Verläufe bis ins hohe Alter sind bekannt.

Hämodynamik

Diese ist abhängig vom Druck im kleinen Kreislauf und dem Ausmaß der Kollateralarterien zwischen rechter und linker Koronararterie. Bei niedrigem Druck im Pulmonalisgefäßsystem (jenseits des Neugeborenenalters) und schlechter Kollateralisation kommt es zur Minderperfusion des von der linken Koronararterie versorgten Myokardareals mit ausgedehnten Infarkten im Bereich der anterolateralen freien Wand des linken Ventrikels sowie einer Ischämie des anterioren und/oder posterioren Papillarmuskels der Mitralklappe. Der linke Ventrikel ist infolgedessen dilatiert mit eingeschränkter Pumpfunktion und es besteht eine Mitralklappeninsuffizienz. Bei guter Kollateralisation über die rechte Koronararterie findet ein Links-rechts-Shunt in die Pulmonalarterie mit reversem Fluss in der LCA statt. Der RCA-Abgang ist dilatiert.

Unter Ruhebedingungen liegt häufig ein fehlender oder nur geringer Coronary-steal-Mechanismus vor; unter Belastung können Symptome einer Koronarischämie bestehen.

> **Cave**
>
> Eine gefährliche Maskierung des Befunds kann bei gleichzeitig vorliegendem großem VSD mit pulmonalem Hochdruck bestehen.

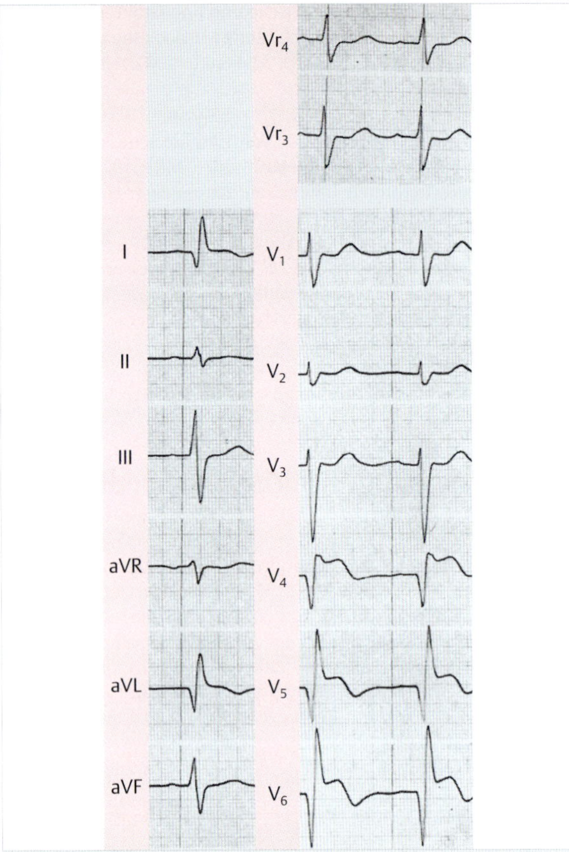

Abb. 13.58 Bland-White-Garland-Syndrom. EKG eines 1½-jährigen Kindes. Linkstyp; ausgeprägte Q-Zacke und erhöhter Abgang von ST in Ableitung I und aVL. In den Brustwandableitungen Anhebung der ST-Strecke in V_4–V_6, der Abgang von ST erfolgt aus dem absteigen-den Schenkel der R-Zacke. Nach oben konvexer Verlauf mit Übergang in negative T-Wellen in V_5 und V_6; sehr tiefe Q-Zacken in V_4–V_6.
→ Das EKG-Bild entspricht einem für diese Gefäßanomalie typischen Vorderseitenwandinfarkt.

EKG

Die EKG-Kriterien für ein Bland-White-Garland-Syndrom sind:

- Linkstyp
- jenseits des Neugeborenenalters tiefe Q-Zacken und ST-Anhebungen mit T-Inversion in I, aVL und V_5–V_6
- linksventrikuläre Hypertrophie mit tiefen S-Zacken rechts- und hohen R-Zacken linkspräkordial (▶ Abb. 13.58)

Postoperativer und Langzeit-Verlauf

Das heute bevorzugte Operationsverfahren ist die Schaffung eines dualen Koronararterien-Systems, entweder mit direkter Implantation der LCA in die Aorta oder mit Extensionstechnik durch ein Gefäßinterponat.

Der postoperative Verlauf zeigt überwiegend eine deutliche Verbesserung der linksventrikularen Größe und Funktion sowie eine rückläufige Mitralklappeninsuffizienz. Die EKG-Befunde können sich postoperativ annähernd normalisieren.

13.5 Postoperative Herzrhythmusstörungen im Überblick

Unterschieden werden früh und spät postoperativ auftretende Herzrhythmusstörungen mit unterschiedlicher prognostischer Bedeutung.

13.5.1 Früh postoperativ auftretende Herzrhythmusstörungen

Frühe Herzrhythmusstörungen nach operativer Korrektur eines angeborenen Herzfehlers können infolge des zugrunde liegenden Herzfehlers, des Traumas der Herzoperation oder hämodynamischer Veränderungen auftreten. In einer großen Studie mit 580 pädiatrischen Patienten [81] fanden sich 51 früh postoperative Rhythmusstörungen (8,8 %). Am häufigsten waren supraventrikuläre Tachykardien (n = 21), gefolgt von junktionalen ektopen Tachykardien (n = 12), komplettem AV-Block (n = 10), ventrikulären Tachykardien (n = 3) und Vorhofflimmern (n = 5).

Der wichtigste Risikofaktor für das Auftreten von Rhythmusstörungen war die Art des chirurgischen Eingriffs.

Die früh postoperativ auftretende **junktionale ektope Tachykardie** (JET) kann zwar grundsätzlich nach jeder Art von herzchirurgischem Eingriff auftreten; sie wird jedoch besonders häufig nach Verschluss eines VSD, eines AVSD oder nach Korrektur der Fallot-Tetralogie beobachtet [21], [23]. Weitere assoziierte Faktoren für eine JET sind:

- Operationsalter < 1 Monat
- Herzinsuffizienz
- längere Bypasszeit
- Art der Kardioplegie
- höherer Inotropiebedarf

Die JET kann eine therapeutische Herausforderung darstellen, ein rasches Vorgehen ist meist erforderlich.

Die Therapie besteht im

- Absetzen der evtl. bestehenden Katecholaminzufuhr, soweit möglich
- Abkühlen der Körpertemperatur, z. B. mittels Kühlmatte
- einer medikamentösen Behandlung mit Amiodaron

Singuläre ventrikuläre Extrasystolen finden sich häufig früh nach herzchirurgischen Eingriffen als Folge einer Hypokaliämie, die entsprechend ausgeglichen werden sollte.

Supraventrikuläre oder ventrikuläre Tachykardien werden nach den üblichen Empfehlungen entweder pharmakologisch oder elektrisch über liegende Schrittmacherelektroden (overdrive pacing) oder durch externe elektrische Kardioversion behandelt [9].

Bei **postoperativem AV-Block III. Grades** wird zunächst über die epimyokardial gelegten, passageren Schrittmacherdrähte eine entsprechende Stimulation durchgeführt. Die Indikation zur permanenten Schrittmacherimplantation ergibt sich nach den Leitlinien in der Regel bei Persistenz eines kompletten AV-Blocks länger als 7 Tage postoperativ [10].

Cave

Bei medikamentöser Behandlung von **früh postoperativen Tachyarrhythmien** ist die negative Inotropie vieler Antiarrhythmika zu beachten! Deswegen ist Amiodaron das Mittel der 1. Wahl.

13.5.2 Spät postoperativ auftretende Herzrhythmusstörungen

Bei spät auftretenden postoperativen Rhythmusstörungen spielen folgende Faktoren eine Rolle:
- der hämodynamische Status
- die Komplexität des Herzfehlers
- die Anzahl der chirurgischen Eingriffe
- das Zeitintervall nach der Herzoperation
- Eine Druckerhöhung im kleinen Kreislauf, Volumenbelastung der Vorhöfe oder Ventrikel sowie eine fortschreitende Myokardfibrose können die Entwicklung von Rhythmusstörungen fördern. Nicht selten treten Rhythmusstörungen erst viele Jahre nach der Operation auf [71].

Bei Operationen im Vorhofbereich oder einem operativen Zugang über den Vorhof steht die Sinusknotendysfunktion mit atrialen Tachykardien, Sinusbradykardien und Sinuspausen im Vordergrund. Diese Rhythmusstörungen treten v. a. auf nach:
- Fontan-Operation
- Mustard oder Senning Prozedur
- der Korrektur einer Fallot-Tetralogie
- Verschluss eines ASD

Häufig findet sich ein Reentry-Mechanismus, wie z. B. beim typischen Vorhofflattern um die Trikuspidalklappe (isthmusabhängig) oder um chirurgische Narben und prosthetisches Material.

Bei Eingriffen im Bereich der Kammern ist das Auftreten ventrikulärer Tachykardien bedeutsam für die Prognose. Hier spielen Faktoren wie eine Ventrikulotomie, Myokardfibrose z. B. bei längerer präoperativer Zyanose, oder eine Ventrikeldilatation bei Klappeninsuffizienz eine Rolle.

Ventrikuläre Tachykardien treten v. a. nach Operation einer Fallot-Tetralogie oder einer linksventrikulären Ausflusstraktobstruktion auf [10]. Auch hier besteht meist ein Reentry-Mechanismus um eine Narbe oder um prothetisches Material. Ventrikuläre Tachykardien sind mit großer Wahrscheinlichkeit die Ursache für den plötzlichen Herztod im Langzeitverlauf nach Operation eines angeborenen Herzfehlers.

Merke M!

Für die klinische Praxis relevant sind v. a. spät postoperativ auftretende Rhythmusstörungen nach:
- Verschluss eines ASD
- Korrekturoperation einer Fallot-Tetralogie
- Vorhofumkehroperation (Mustard oder Senning) bei D-Transposition der großen Arterien
- Fontan- und fontanähnlichen (totale cavo-pulmonale Anastomose) Eingriffe bei komplexen Vitien

13.5.3 Zusammenfassung

Herzrhythmusstörungen können in Assoziation mit einem angeborenen Herzfehler, unmittelbar nach einem kardiochirurgischen Eingriff oder auch erst spät postoperativ auftreten. Die Art des Herzfehlers und des operativen Eingriffs bestimmen wesentlich den Typ der Herzrhythmusstörung.

Früh postoperative Herzrhythmusstörungen erfordern eine rasche Therapie.

Bei Arrhythmien in Kombination mit einem ungenügenden hämodynamischen Operationsergebnis ist in der Regel die Prognose ungünstiger als bei normalisierter Hämodynamik.

Bei bestimmten Herzfehlern können im Spätverlauf lebensbedrohliche Arrhythmien auftreten. Hier ist v. a. die Identifizierung von Risikofaktoren für die Prävention des plötzlichen Herztodes von entscheidender Bedeutung.

Eine medikamentöse Therapie ist häufig nicht erfolgreich. Die Katheterablation als potenziell kuratives Verfahren ist im letzten Jahrzehnt bei allen supraventrikulären, aber auch bei ventrikulären postoperativen Tachykardien in den Mittelpunkt der Therapie gerückt.

13.6 Literatur

[1] Alsoufi B, Sallehuddin A, Bulbul Z et al. Surgical strategy to establish a dual-coronary system for the management of anomalous left coronary artery origin from the pulmonary artery. Ann Thorac Surg 2008; 86: 170–176

[2] Anderson JB, Czosek RJ, Knilans TK et al. Postoperative heart block in children with common forms of congenital heart disease: results from the KID Database. J Cardiovasc Electrophysiol 2012; 12: 1349–54

[3] Angeli E, Formigari R, Pace Napoleone C et al. Long-term coronary artery outcome after arterial switch operation for transposition of the great arteries. Eur J Cardiothorac Surg 2010; 38: 714–720

[4] Backer CL, Mavroudis C. Atrioventricular canal. In: Mavroudis C, Backer CL. Pediatric cardiac surgery. 4th edition 2013. Blackwell Publishing Ltd. 2013 – Surgery, 4th Edition. C Mavroudis, CL Backer, eds. Wiley-Blackwell Inc.: London; 2013

[5] Backhoff D, Müller M, Ruschewski W et al. ICD therapy for primary prevention of sudden cardiac death after Mustard repair for d-transposition of the great arteries. Clin Res in Cardiol 2014; 103: 894–901

[6] Berger F, Vogel M, Kramer A et al. Incidence of Atrial Flutter/Fibrillation in Adults With Atrial Septal Defect Before and After Surgery: Ann Thorac Surg 1999; 68: 75–80

[7] Bink-Boelkens MT, Bergstra A, Landsman ML. Functional abnormalities of the conduction system in children with an atrial septal defect. Int J Cardiol 1988; 20: 263–272

[8] Bonow RO, Carabello BA, Chatterjee K et al. ACC/AHA 2006 Guidelines for the Management of Patients With Valvular Heart Disease: A Report of the American College of Cardiology/American Heart Association Task Force on Practice Guidelines (Writing Committee to Revise the 1998 Guidelines for the Management of Patients With Valvular Heart Disease): Developed in Collaboration With the Society of Cardiovascular Anesthesiologists: Endorsed by the Society for Cardiovascular Angiography and Interventions and the Society of Thoracic Surgeons. Circulation 2006; 114: e84–e231

[9] Brodherr-Heberlein S, Pflaumer A, Hessling G. Herzrhythmusstörungen – Nichtinvasive Diagnostik und Therapie, In: Schumacher G, Hess J, Bühlmeyer K (Hrsg). Klinische Kinderkardiologie. Berlin: Springer; 2008

[10] Brugada J, Blom N, Sarquella-Brugada G et al. European Heart Rhythm Association; Association for European Paediatric and Congenital Cardiology. Pharmacological and non-pharmacological therapy for arrhythmias in the pediatric population: EHRA and AEPC-Arrhythmia Working Group joint consensus statement. Europace 2013; 9: 1337–1382

[11] Castanaeda AR, Jonas RA, Mayer JE, Hanley FL. Cardiac Surgery of the Neonate and Infant. Philadelphia: Saunders; 1994

[12] Chang YM, Wang JK, Chiu SN et al. Clinical spectrum and long-term outcome of Ebstein's anomaly based on a 26-year experience in an Asian cohort. Eur J Pediatr 2009; 168(6): 685–690

[13] Choi BS, Kwon BS, Kim GB et al. Long-term outcomes after an arterial switch operation for simple complete transposition of the great arteries. Korean Circ J 2010; 40: 23–31

[14] Cuypers JA, Eindhoven JA, Slager MA et al. The natural and unnatural history of the Mustard procedure: long-term outcome up to 40 years. Eur Heart J 2014; 35(25): 1666–1674

[15] Cuypers JA, Opić P, Menting ME et al. The unnatural history of an atrial septal defect: Longitudinal 35 year follow up after surgical closure at young age. Heart 2013; 99: 1346–1352

[16] Daliento L, Corrado D, Buja G et al. Rhythm and conduction disturbances in isolated, congenitally corrected transposition of the great arteries. Am J Cardiol 1986; 58: 314–318

[17] Daubeney PEF, Wang D et al. Pulmonary atresia with intact ventricular septum: Predictors of early and medium-term outcome in a population-based study. J Thorac Cardiovasc Surg 2005; 130(4): 1071

[18] Deal BJ. Late arrhythmias following fontan surgery. World J Pediatr Congenit Heart Surg 2012; 3(2): 194–200

[19] Deanfield JE, Cumm J, Macartney F et al. Arrhythmia and late mortality after Mustard and Senning operation for transposition of the great arteries. An eight year prospective study. J Thorar Cardiovasc Surg 1998; 996: 569

[20] DeGroot NM, Lukac P, Schalij MJ et al. Long-term outcome of ablative therapy of post-operative atrial tachyarrhythmias in patients with tetralogy of Fallot: a European multi-centre study. Europace 2012; 14(4): 522–527

[21] Delaney JW, Moltedo JM, Dziura JD et al. Early postoperative arrhythmias after pediatric cardiac surgery. The Journal of Thoracic and Cardiovascular Surgery 2006; 6: 1296–1300

[22] Diller GP, Kempny A, Liodakis E et al. Left Ventricular Longitudinal Function Predicts Life-Threatening Ventricular Arrhythmia and Death in Adults With Repaired Tetralogy of Fallot. Circulation 2012; 125: 2440–2446

[23] Dodge-Khatami A, Miller OI, Anderson RH et al. Surgical substrates of postoperative junctional ectopic tachycardia in congenital heart defects. J Thorac Cardiovasc Surg 2002; 123: 624–630

[24] Dos L, Teruel L, Ferreira IJ et al. Late outcome of Senning and Mustard procedures for correction of transposition of the great arteries. Heart 2005; 91: 652–656

[25] Earing MG, Connolly HM, Dearani JA et al. Long-term follow-up of patients after surgical treatment for isolated pulmonary valve stenosis. Mayo Clin Proc 2005; 80: 871–876

[26] El-Segaier M, Lundin A, Hochbergs P et al. Late coronary complications after arterial switch operation and their treatment. Catheter Cardiovasc Interv 2010; 76: 1027–1032

[27] Epstein AE, Dimarco JP, Ellenbogen KA et al. American College of Cardiology/American Heart Association Task Force on Practice; American Association for Thoracic Surgery; Society of Thoracic Surgeons. ACC/AHA/HRS 2008 guidelines for Device-Based Therapy of Cardiac Rhythm Abnormalities: executive summary. Heart Rhythm 2008; 5(6): 934–955

[28] Furck AK, Uebing A, Hansen JH et al. Outcome of the Norwood operation in patients with hypoplastic left heart syndrome: a 12-year single-center survey. J Thorac Cardiovasc Surg 2010; 139: 359–659

[29] Gatzoulis MA, Balaji S, Webber SA et al. Risk factors for arrhythmia and sudden cardiac death late after repair of tetralogy of Fallot: a multicentre study. Lancet 2000; 356: 975–981

[30] Gewillig M, Cullen S, Mertens B et al. Risk factors for arrhythmia and death after Mustard operation for simple transposition of the great arteries. Circulation 1991; 84: 111–187

[31] Ghai A, Harris L, Harrison DA et al. Outcomes of late atrial tachyarrhythmias in adults after the Fontan operation. J Am Coll Cardiol 2001; 37: 585–592

[32] Graham TP Jr, Markham L, Parra DA et al. Congenitally corrected transposition of the great arteries: an update. Curr Treat Options Cardiovasc Med 2007; 5: 407–413

[33] Gutheil H. Die Bestimmung des Druckes in den Herzkammern mit Hilfe des EKG bei angeborenen Herzfehlern des Kindes. Arch Kinderheilk Suppl. 50. Stuttgart: Enke; 1964

[34] Gutheil H, Singer H. Herzrhythmusstörungen im Kindesalter. Stuttgart: Thieme; 1982

[35] Hessling G, Hyca S, Brockmeier K, Ulmer HE. Cardiac dysrhythmias in pediatric patients before and 1 year after transcatheter closure of atrial septal defects using the amplatzer septal occluder. Pediatr Cardiol 2003; 3: 259–262

[36] Hofbeck M, Koch A, Buheitel G et al. Late postoperative cardiac arrhythmias after total cavopulmonary anastomosis and correlation with age of the patients at operation. Z Kardiol 2000; 89: 788–794

[37] Hokanson J, Moller JH. Significance of early transient complete heart block as a predictor of sudden death after late operative correction of tetralogy of Fallot. Am J Cardiol 2001; 87: 1271–1277

[38] Houyel L, Vaksman G, Fournier A, Davignon A. Ventricular arrhythmias after correction of ventricular septal defects: importance of surgical approach. J Am Coll Cardiol 1990; 16: 1224

[39] Huhta JC, Maloney JD, Ritter DG et al. Complete atrioventricular block in patients with atrioventricular discordance. Circulation 1983; 67: 1374–1377

[40] Iturralde P, Nava S, Sálica G et al. Characteristics of patients with Ebstein's anomaly before and after ablation of an accessory atrioventricular pathway. J Cardiovas Electrophysiol 2006; 12: 1332–1336

[41] Janousek J, Paul T, Luhmer I et al. Atrial baffle procedures for complete transposition of the great arteries: natural course of sinus node dysfunction and risk factors for dysrhythmias and sudden death. Z Kardiol 1994; 83: 933–938

[42] John AS, Warnes CA. Clinical outcomes of adult survivors of pulmonary atresia with intact ventricular septum. Int J Cardiol 2012; 161: 13–17

[43] Kammeraad JA, van Deurzen CH, Sreeram N et al. Predictors of sudden death after Mustard or Senning repair for transposition of the great arteries. J Am Coll Cardiol 2004; 44: 1095–1102

[44] Keane JF, Driscoll DJ, Gersony WM et al. Results of treatment of patients with aortic valvar stenosis. Circulation 1993; 87 (2 Suppl): I16–27

[45] Khairy P, Aboulhosn J, Gurvitz MZ et al. Arrhythmia burden in adults with surgically repaired tetralogy of Fallot: a multi-institutional study. Circulation 2010; 122(9): 868–875

[46] Khairy P, Fernandes SM, Mayer JE Jr et al. Long-term survival, modes of death, and predictors of mortality in patients with Fontan surgery. Circulation 2008; 117(1): 85–92

[47] Khairy P, Van Hare GF. Catheter ablation in Transposition of the Great Arteries with Mustard or Senning baffles. Heart Rhythm 2009; 6: 283–289

[48] Lange R, Vogt M, Hörer J et al. Long-term results of repair of anomalous origin of the left coronary artery from the pulmonary artery. Ann Thorac Surg 2007; 83: 1463–1471

[49] Lasa JJ, Glatz AC, Daga A et al. Prevalence of arrhythmias late after the Fontan operation. Am J Cardiol 2014; 113(7): 1184–1188

[50] La Vecchia L, Ometto R, Centofante P et al. Arrhythmic profile, ventricular function, and histomorphometric findings in patients with idiopathic ventricular tachycardia and mitral valve prolapse: clinical and prognostic evaluation. Clin Cardiol 1998; 21(10): 731–735

[51] Magnin-Poull I, De Chillou C, Miljoen H et al. Mechanisms of right atrial tachycardia occurring late after surgical closure of atrial septal defects. J Cardiovasc Electrophysiol 2005; 7: 681–687

[52] Mavroudis C, Deal BJ, Backer CL et al. Fontan Conversions with Arrhythmia Surgery: Surgical Lessons and Outcomes. Ann Thorac Surg 2007; 84: 1457–1466

[53] McNamara DG, Latson LA. Long-term follow-up of patients with malformations for which definitive surgical repair has been available for 25 years or more. Am J Cardiol 1982; 50: 560–568

[54] Neumayer U, Stone S, Somerville J. Small ventricular septal defects in adults. Eur Heart J 1998; 19: 1573–1583

[55] Odim J, Hillel L, Plunkett MD, Tung TC. Successful Management of Patients With Pulmonary Atresia With Intact Ventricular Septum Using a Three Tier Grading System for Right Ventricular Hypoplasia: Ann Thoracic Surg 2006; 81: 678–684

[56] Ohara N, Mikajima T, Takagi J et al. Mitral valve prolapse in childhood: the incidence and clinical presentations in different age groups. Acta Paediatr Jpn 1991; 33(4): 467–475

[57] Park MK. Electrocardiography. In: Pediatric Cardiology for Practitioners. 4th ed. St. Louis: Mosby; 2002

[58] Paul Th, Rickers C, Dähnert I, Hraska V. Leitlinie Pädiatrische Kardiologie: Kongenital korrigierte Transposition der großen Arterien (cc-TGA). 2014

[59] Pflaumer A, Deisenhofer I, Hausleiter J et al. Mapping and ablation of atypical flutter in congenital heart disease with a novel three-dimensional mapping system (Carto Merge). Europace 2006; 8(2): 138–139

[60] Roos-Hesselink JW, Meijboom FJ, Spitaels SE et al. Outcome of patients after surgical closure of ventricular septal defect at young age: longitudinal follow-up of 22–34 years. Eur Heart J 2004; 25(12): 1057–1062

[61] Roten L, Lukac P, de Groot N et al. Catheter Ablation of Arrhythmias in Ebstein's Anomaly: A Multicenter Study. J Cardiovasc Electrophysiol 2011; 22: 1391–1396

[62] Sarkar D, Bull C, Yates R et al. Comparison of long-term outcomes of atrial repair of simple transposition with implications for a late arterial switch strategy. Circulation 1999; 100: 176–188

[63] Schmaltz AA. Bein G, Gävinghoff L et al. Ballon valvuloplasty of pulmonary stenosis in infants and children. Cooperative study of German Society of Pediatric Cardiology. Europ Heart J 1989; 10: 967

[64] Schwerzmann M, Salehian O, Harris L et al. Ventricular arrhythmias and sudden death in adults after a Mustard operation for transposition of the great arteries. Eur Heart J 2009; 30: 1873–1879

[65] Scully BB, Morales DL, Zafar F et al. Current expectations for surgical repair of isolated ventricular septal defects. Ann Thorac Surg 2010; 89(2): 544–549

[66] Seale AN, Uemura H, Webber SA et al. Total anomalous pulmonary venous connection: morphology and outcome from an international population-based study. Circulation 2010; 122: 2718–2726

[67] Sherwin ED, Triedman JK, Walsh EP. Update on interventional electrophysiology in congenital heart disease: evolving solutions for complex hearts. Circ Arrhythm Electrophysiol 2013; 6: 1032–1040

[68] Singer H, Rinz-Kolb M, Hofbeck M et al. Postoperative Herzrhythmusstörungen nach der Korrekturrekturoperation der Fallot-Tetralogie. Z Kardiol 1990; 79: 212

[69] Sriram CS, Syed FF, Ferguson ME et al. Malignant bileaflet mitral valve prolapse syndrome in patients with otherwise idiopathic out-of-hospital cardiac arrest. J Am Coll Cardiol 2013; 62(3): 222–230

[70] Therrien J, Siu SC, Harris L et al. Impact of pulmonary valve replacement on arrhythmia propensity late after repair of tetralogy of Fallot. Circulation 2001; 103: 2489–2494

[71] Triedman JK. Arrhythmias in adults with congential heart disease. Heart 2002; 87: 383–393

[72] Turker Y, Ozaydin M, Acar G et al. Predictors of ventricular arrhythmias in patients with mitral valve prolapse. Int J Cardiovasc Imaging 2010; 26: 139–145

[73] Valente AM, Gauvreau K, Assenza GE et al. Contemporary predictors of death and sustained ventricular tachycardia in patients with repaired tetralogy of Fallot enrolled in the INDICATOR cohort. Heart 2014; 100(3): 247–245

[74] Villafañe J, Lantin-Hermoso MR, Bhatt AB et al. American College of Cardiology's Adult Congenital and Pediatric Cardiology Council D-Transposition of the Great Arteries: The Current Era of the Arterial Switch Operation. J Am Coll Cardiol 2014; 64(5): 498–511

[75] Warnes CA. Transposition of the great arteries. Circulation 2006; 114: 2699–2709

[76] Weipert J, Noebauer C, Schreiber C et al. Occurrence and management of atrial arrhythmia after long-term Fontan circulation. J Thorac Cardiovasc Surg 2004; 127: 457–464

[77] Wheeler M, Grigg L, Zentner D. Can We Predict Sudden Cardiac Death in Long-term Survivors of Atrial Switch Surgery for Transposition of the Great Arteries? Congenit Heart Dis 2014; 9(4): 326–332

[78] Wu J, Deisenhofer I, Ammar S et al. Acute and long-term outcome after catheter ablation of supraventricular tachycardia in patients after the Mustard or Senning operation for D-transposition of the great arteries. Europace 2013; 15(6): 886–889

[79] Yang MC, Chiu SN, Wang JK et al. Natural and unnatural history of tetralogy of Fallot repaired during adolescence and adulthood. Heart Vessels 2012; 27(1): 65–70

[80] Yap SC, Harris L, Downar E et al. Evolving Electroanatomic Substrate and Intra-Atrial Reentrant Tachycardia Late After Fontan Surgery. J Cardiovasc Electrophysiol 2012; 23: 339–345

[81] Yildirim SV, Tokel K, Saygili B et al. The incidence and risk factors of arrhythmias in the early period after cardiac surgery in pediatric patients. Turk J Pediatr 2008; 50: 549–553

[82] Yoshimura N, Yamaguchi M, Oshima Y et al. Risk factors influencing early and late mortality after total cavopulmonary connection. Eur J Cardiothorac Surg 2001; 20: 598–602

[83] Zeppenfeld K, Schalij MJ, Bartelings MM et al. Catheter Ablation of Ventricular Tachycardia After Repair of Congenital Heart Disease. Electroanatomic Identification of the Critical Right Ventricular Isthmus. Circulation 2007; 116: 2241–2252

[84] Zrenner B, Ndrepepa G, Schneider MA, et al. Mapping and ablation of atrial arrhythmias after surgical correction of congenital heart disease guided by a 64-electrode basket catheter. Am J Cardiol 2001; 88(5): 573–578

14 Erworbene Herzerkrankungen

H.-J. Volkmann, A. Lindinger

14.1 Erworbene Herzklappenfehler

Im Vergleich zu den angeborenen Herz- und Gefäßanomalien spielen die erworbenen Herzklappenfehler im Kindes- und Jugendalter eine untergeordnete Rolle. Typische Erkrankungen sind das akute rheumatische Fieber zusammen mit der chronischen rheumatischen Herzerkrankung sowie die bakterielle Endokarditis mit Klappenbeteiligung.

14.1.1 Akutes rheumatisches Fieber

Ein akutes rheumatisches Fieber mit nachfolgender **rheumatischer Herzerkrankung** wird in Europa nur noch sehr selten beobachtet. Es spielt jedoch in vielen Entwicklungsländern weiterhin eine große Rolle und ist dort mit einer hohen Morbidität und Mortalität verbunden.

Die Primärerkrankung durch β-hämolysierende Streptokokken der Gruppe A ist gefolgt von einer autoimmunologischen Reaktion, die Gelenke, Herz, Gehirn und Haut betrifft. Die Karditis gehört – zusammen mit der Polyarthritis und der Chorea minor – zu den 3 häufigsten klinischen Symptomen des akuten rheumatischen Fiebers und zu den 5 Hauptkriterien nach Jones [6].

In der akuten Phase der Erkrankung (akutes rheumatisches Fieber) sind das Endo-, Myo- und Perikard („Pankarditis") betroffen. Das Myokard ist ödematös und unspezifisch entzündet, was in der Regel mit einer zeitlich limitierten Funktionseinschränkung einhergeht. Eine AV-Leitungsverzögerung kann in dieser Phase auftreten; eine PQ-Verlängerung zählt zu den Minorkriterien nach Jones.

Die Endokardentzündung ist für die Klappenbeteiligung, insbesondere der Mitral- und nachfolgend häufig der Aortenklappe, verantwortlich. Die resultierende Klappeninsuffizienz ist durch einen Prolaps der entzündeten Klappen bedingt; die Mitralklappe weist dabei eine Elongation oder Ruptur der Chordae auf. Mit zunehmendem Alter der Patienten tritt am häufigsten eine Mitralstenose auf.

Bei etwa ⅔ der Patienten geht die akute Erkrankung, häufig nach mehreren Schüben, in eine chronische Phase (chronische rheumatische Herzerkrankung) über, deren Hämodynamik v. a. durch die Klappenbeteiligung geprägt ist [1].

Der Erkrankungsgipfel des akuten rheumatischen Fiebers liegt bei Kindern im Alter zwischen 5 und 15 Jahren, der Gipfel der sekundären rheumatischen Herzerkrankung im frühen Erwachsenenalter [1].

EKG

- Typisch ist ein AV-Block I° aufgrund der Myokardbeteiligung im akuten rheumatischen Fieber. Diese AV-Leitungsverzögerung kann jedoch auch bei A-Streptokokkeninfekten ohne klinisch apparente Myokardbeteiligung auftreten [3].
- Weitere EKG-Veränderungen bestehen in Abhängigkeit vom Schweregrad der Beteiligung des Myokards sowie der Mitral- und Aortenklappe (s. Kap. 14.2.1 und Kap. 14.3.1).

14.1.2 Bakterielle Endokarditis

Eine akute oder subakut verlaufende bakterielle Endokarditis tritt fast ausschließlich auf der Basis eines vorbestehenden angeborenen Herz- oder Herzklappenfehlers auf. Von allen Klappen ist die Aortenklappe hierbei am häufigsten betroffen.

14.2 Mitralklappenfehler

14.2.1 Mitralklappeninsuffizienz

Vorkommen

Eine Mitralklappeninsuffizienz kann nach akutem rheumatischen Fieber auftreten, ferner nach Korrektur eines partiellen oder kompletten AVSD und bei Mitralklappenprolaps. Als Sekundärerkrankung kann sie bei dilatativer Kardiomyopathie vorkommen.

Hämodynamik

Bei der Klappeninsuffizienz bestehen Zeichen der Volumenbelastung von linkem Vorhof und linker Kammer (▶ Abb. 14.1).

EKG

- Häufig linkstypischer QRS-Vektor
- P sinistroatriale
- in den Brustwandableitungen linkspräkordial hohe R-Zacken mit deutlich ausgeprägtem Q und einer Verlängerung der alterstypischen QR-Dauer

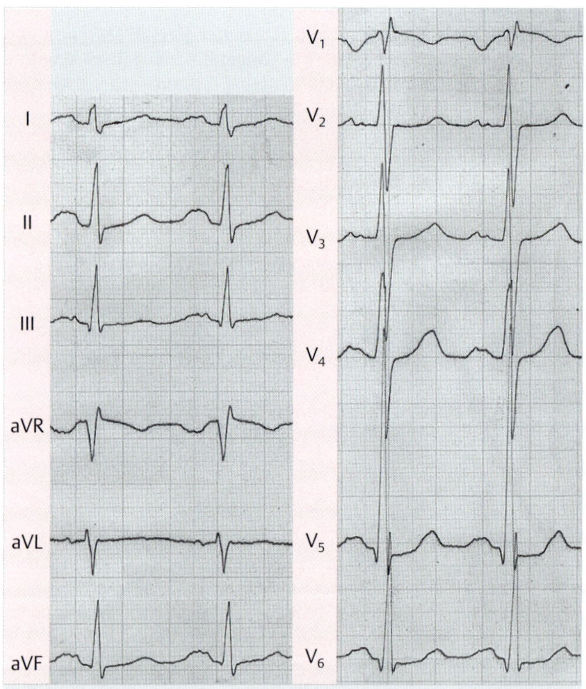

Abb. 14.1 Mitralklappeninsuffizienz. EKG eines 13-jährigen Mädchens mit kombiniertem Mitralvitium nach rheumatischer Endokarditis und geringgradiger pulmonaler Drucksteigerung.
Steiltyp; P-Wellen in den Ableitungen I–III und in den Brustwandableitungen verbreitert (0,13 s) sowie doppelgipfelig, in V_1 biphasisch und überwiegend negativ; rSR' in V_1; hohe schlanke R-Zacken in V_5 und V_6 mit deutlicher Q-Zacke; ST-Strecke leicht gesenkt.
→ Zeichen der Volumenbelastung des linken Ventrikels mit deutlich ausgeprägtem P sinistroatriale. Rudimentärer RSB.

14.2.2 Mitralklappenstenose

Vorkommen

Eine Mitralklappenstenose kann bei folgenden Konstellationen vorkommen:

- nach akutem rheumatischen Fieber
- nach Klappenendokarditis
- bei angeborenen Herzfehlern mit Obstruktion des linken Herzens und/oder der Aorta
- postoperativ nach Mitralklappenrekonstruktion
- in Kombination mit einer Parachutmitralklappe

Hämodynamik

Aufgrund der Abflussbehinderung über die Mitralklappe besteht eine Dilatation des linken Vorhofs. Bei höhergradiger Stenose entwickelt sich eine Drucksteigerung im kleinen Kreislauf mit entsprechender Belastung des rechten Ventrikels.

EKG

- Sinusrhythmus; bei lange bestehender Druckbelastung und Dilatation des linken Vorhofs häufig atriale Arrhythmien (v. a. Vorhofflattern/-flimmern)
- P-sinistroatriale
- Rechtshypertrophiezeichen (▶ Abb. 14.2).

14.3 Aortenklappenfehler

14.3.1 Aortenklappeninsuffizienz

Vorkommen

Eine Aortenklappeninsuffizienz kann sich nach einer Aortenklappenendokarditis, die häufig auf dem Boden einer Aortenklappenstenose bzw. Dysplasie der Aortenklappe entsteht, entwickeln. Sie kann auch in folgenden Zusammenhängen auftreten:

- im Rahmen eines akuten rheumatischen Fiebers (s. Kap. 14.1.1)
- bei Bindegewebserkrankungen bzw. Erkrankungen des rheumatischen Formenkreises
- nach Ballondilatation
- im natürlichen Verlauf einer angeborenen Aortenklappenstenose
- nach arterieller Switch-Operation

Hämodynamik

Die Aorteninsuffizienz ist durch eine Volumenbelastung mit Dilatation des linken Ventrikels charakterisiert.

EKG

- Zeichen der Linksvolumenhypertrophie mit tiefen S-Zacken rechtspräkordial und hohen R-Amplituden linkspräkordial mit Linksverspätung (Verlängerung der QR-Zeit bzw. Verspätung des oberen Umschlagspunkts linkspräkordial)

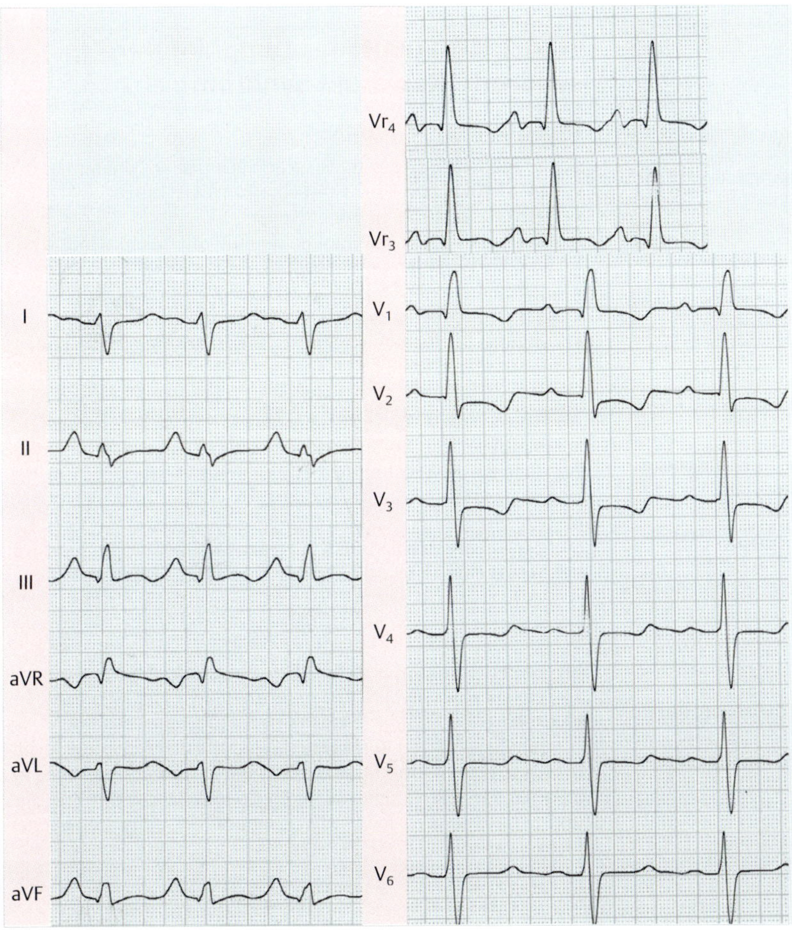

Abb. 14.2 Mitralstenose EKG einer 12-jährigen afrikanischen Patientin mit schwerer Mitralstenose auf der Basis einer abgelaufenen Endokarditis; systolische Druckwerte im kleinen Kreislauf suprasystemisch.
EKG: Sinusrhythmus, Rechtstyp, ausgeprägtes P-dextroatriale, hochgradige Rechtshypertrophie.

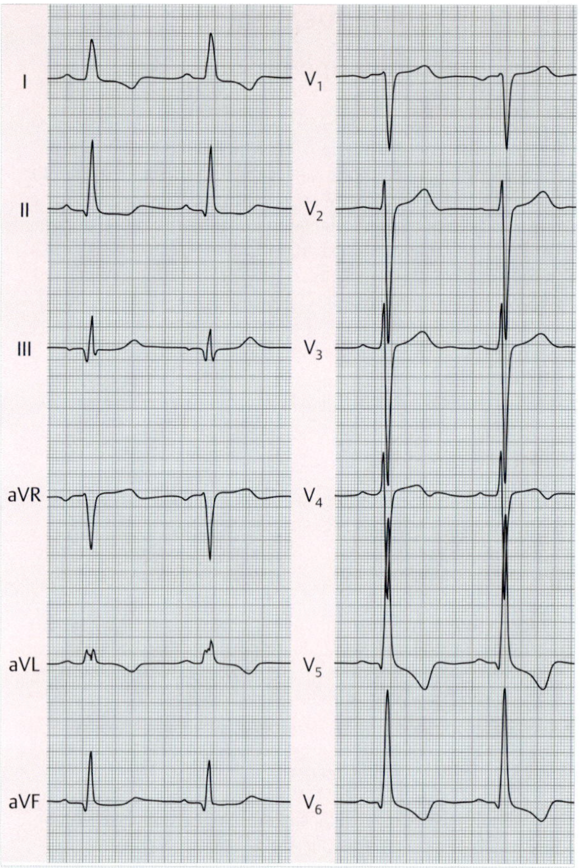

Abb. 14.3 Aortenklappeninsuffizienz. EKG eines 16-jährigen Patienten mit hochgradiger Aortenklappeninsuffizienz nach Endokarditis. Sinusrhythmus, Normaltyp, hochgradige Linkshypertrophie mit Erregungsrückbildungsstörungen (strain pattern in V_5/V_6).

- häufig Erregungsrückbildungsstörungen über dem linken Ventrikel bei einem kombinierten Aortenklappenvitium nach Aortenklappenendokarditis (▸ Abb. 14.3)

14.3.2 Aortenklappenstenose

Die Aortenklappenstenose gilt im Kindesalter als angeborene Herzerkrankung und ist dort beschrieben (s. Kap. 13.3.1).

Weitere Vorkommen

Sekundär nach Aortenklappenendokarditis, dabei auch in Kombination mit einer Klappeninsuffizienz.

Hämodynamik

Die Aortenklappenstenose ist durch eine Druckbelastung des linken Ventrikels mit konsekutiver konzentrischer Hypertrophie gekennzeichnet, die oft mit einer (relativen) Koronarinsuffizienz einhergeht.

EKG

Die EKG-Kriterien für eine Aortenklappenstenose sind:
- Linkstyp
- in den Brustwandableitungen in Abhängigkeit vom Stenosegrad Zeichen der linksventrikulären Hypertrophie
- bei hochgradigen Aortenklappenstenosen ausgeprägte Erregungsrückbildungsstörungen mit deszendierender ST-Senkung und T-Negativierung in den linkspräkordialen Ableitungen (strain pattern)
- mit zunehmendem Alter nicht selten kompletter LSB

14.4 Koronarerkrankungen

Mit zunehmenden Behandlungserfolgen von angeborenen Herzfehlern im Kindesalter sind die Überlebenschancen dieser Patienten in den letzten 50 Jahren deutlich gestiegen. Ca. 90 % aller Kinder mit einem angeborenen Herzfehler erreichen heute das Erwachsenenalter. Die Anzahl der Erwachsenen mit angeborenen Herzfehlern (EMAH-Patienten) wird in Deutschland aktuell auf ca. 200 000–250 000 geschätzt.

Mit zunehmendem Alter der Patienten ist auch von einer zunehmenden Zahl von Koronarerkrankungen auszugehen. Dabei handelt es sich um Residualzustände nach operativen Eingriffen im Kindesalter (z. B. Umsetzen der großen Arterien, beispielsweise bei arterieller Switch- oder Ross-Operation) oder abgelaufene entzündliche Koronarerkrankungen (Kawasaki-Syndrom). Schließlich können auch Myokardischämien auftreten, die durch verringertes Sauerstoffangebot, erhöhten Sauerstoffbedarf oder durch die Kombination beider Störungen bedingt sein können.

14.4.1 Mukokutanes Lymphknotensyndrom (Kawasaki-Syndrom)

Definition und Klinik

Das Krankheitsbild, dessen Ursache nach wie vor unklar ist, tritt v. a. im Kleinkindalter auf. Es ist charakterisiert durch:
- antibiotikaresistentes, hohes Fieber
- allgemeines schweres Krankheitsgefühl mit Gelenkschmerzen
- zervikale Lymphknotenschwellung
- Inflammation der Mukosa („Lacklippen", „Himbeerzunge")
- Plantar- und Palmarerythem
- Vaskulitis der kleinen und mittelgroßen Arterien, insbesondere der Koronararterien

Als Hauptkomplikation gilt unverändert das Vorliegen eines „giant aneurysm" der Koronararterien, definiert als Gefäßdurchmesser über 8 mm. Die Koronarerweiterungen können sich in den Jahren nach der akuten Erkrankung wieder normalisieren oder aber in stenotische Läsionen übergehen, die sich v. a. an den Enden der Aneurysmen ausbilden. Im akuten Stadium können darüber hinaus eine Myokarditis und fibrinöse Perikarditis bestehen.

EKG

Im akuten Stadium bestehen Erregungsrückbildungsstörungen als Zeichen einer Myokardischämie und/oder einer Myo- bzw. Perikarditis.

Bei höhergradigen Koronarstenosen mit entsprechender Ischämie lässt sich ein im Einzelfall mehr oder weniger deutliches Infarktbild darstellen: tiefe und verbreiterte Q-Zacken mit R-Verlust und ST-Hebungen mehr als 2 mm über dem betroffenen Myokardareal.

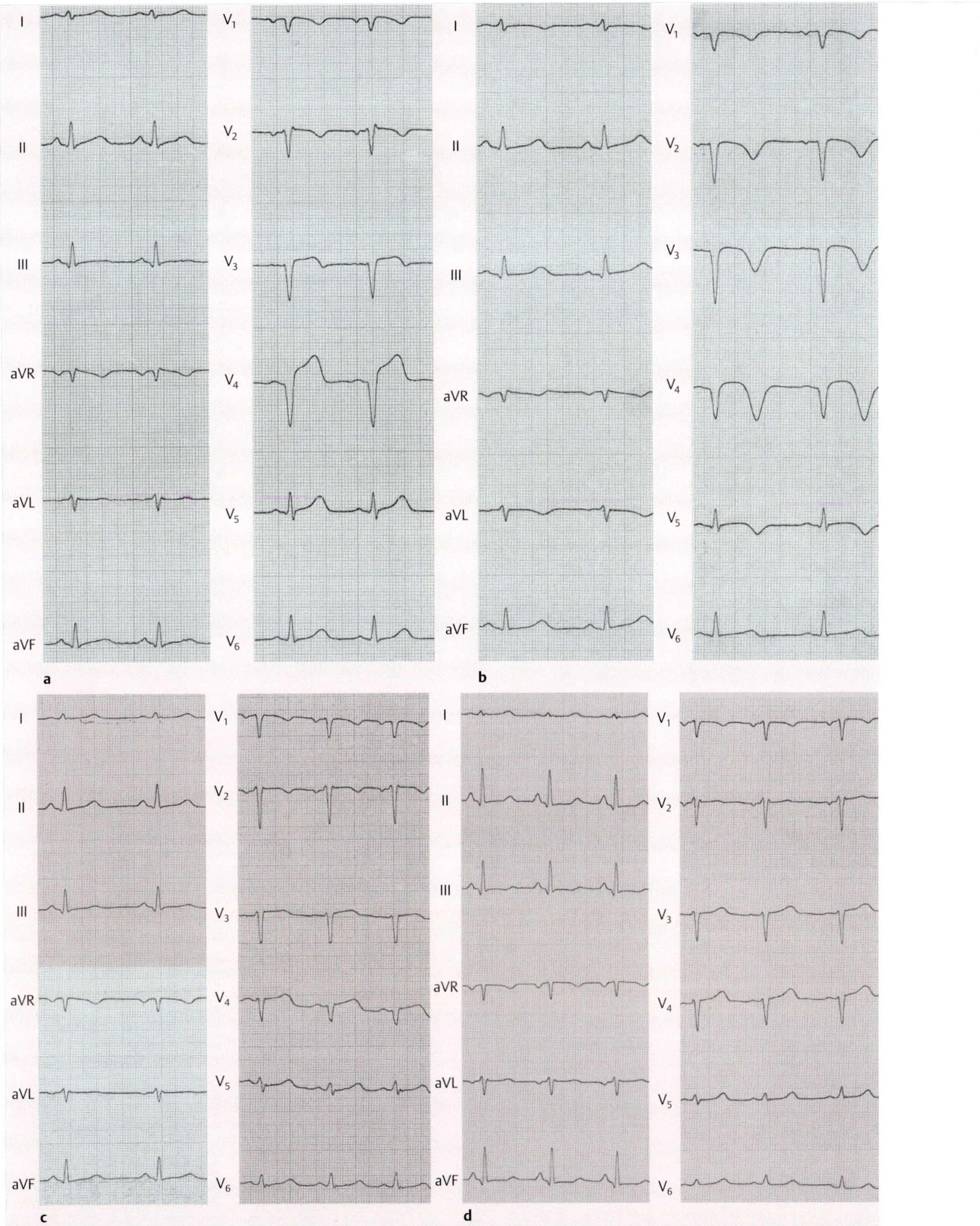

Abb. 14.4 Kawasaki-Syndrom. EKG eines 6-jährigen Jungen mit den klinischen Zeichen eines Kawasaki-Syndroms mit Koronargefäßbeteiligung. Echokardiografisch und angiografisch im Akutstadium Aneurysmata im Abgangsbereich der rechten und linken Koronararterie.

a Steiltyp; in den Ableitungen I, aVR und aVL amplitudenreduzierte Ausschläge. In den Brustwandableitungen V_1–V_4 QS-Form (R-Verlust) mit Anhebung der ST-Strecke v. a. in V_2–V_4; T negativ in V_1 und V_2, positiv in V_3–V_6.

b 6 Tage später: T jetzt negativ in Ableitung I und aVL. In den Brustwandableitungen unverändert QS-Form in V_1–V_4, besonders ausgeprägt in V_3 und V_4; in diesen beiden Ableitungen ST angehoben mit tief negativem T; in V_5 und V_6 qRs-Form, in V_5 ST-Strecke gering angehoben, T jetzt negativ. → Die EKG-Veränderungen entsprechen dem Bild eines Vorderwandspitzeninfarkts als Komplikation einer Kawasaki-Erkrankung in den verschiedenen Stadien.

c Nach 6 Monaten: Extremitätenableitungen weitgehend unauffällig. In den Brustwandableitungen QS in V_1, sehr kleine R-Zacken in V_2–V_4; ST in V_2–V_4 noch gering angehoben, in V_5 und V_6 Rs-Form bei fehlender Q-Zacke; T positiv in V_3–V_6. Insgesamt Besserung des Befunds.

d 2 Jahre nach Erkrankungsbeginn: Der Befund hat sich weiterhin normalisiert. In den Brustwandableitungen jetzt rS-Form in V_1–V_4; ST in V_2–V_4 noch angedeutet angehoben, T positiv V_3–V_6; linkspräkordial R mit kleiner Amplitude.

> **M!**
> ## Merke
> Zur Dokumentation des Verlaufs der Gefäßaneurysmen bzw. -stenosen sind regelmäßige elektro- und echokardiografische Kontrolluntersuchungen (▶ Abb. 14.4) sowohl im akuten als auch im Langzeitverlauf erforderlich. Bei Vorliegen von Koronaraneurysmen bzw. -dilatationen ist eine Koronarangiografie angezeigt.

14.4.2 Akuter Myokardinfarkt

Definition

Ein Myokardinfarkt wird diagnostiziert bei einer signifikanten Erhöhung kardialer Biomarker, bevorzugt des Troponins (> 99. Perzentile des oberen Normwerts) und Vorhandensein mindestens eines der nachfolgend genannten Kriterien [5]:

- klinische Ischämiesymptome
- neue oder annehmbar neue signifikante ST-T-Veränderungen oder neu aufgetretener LSB
- Auftreten von pathologischen Q-Zacken im EKG
- in bildgebenden Verfahren Verlust von vitalem Myokard oder neue regionale Wandkinetikstörungen
- koronarangiografischer oder autoptischer Nachweis eines intrakoronaren Thrombus

Neben dem (am häufigsten ursächlichen) arteriosklerotisch bedingten Gefäßverschluss können zahlreiche nichtarteriosklerotische Erkrankungen eine Myokardischämie verursachen:

- angeborene Koronaranomalien (Bland-White-Garland-Syndrom u. a.)
- Z. n. Kawasaki-Syndrom; Arteriitis (Lues, M. Takayasu, Panarteriitis nodosa, disseminierter Lupus erythematodes, Rheumatoidarthritis, Morbus Bechterew)
- Trauma (mechanisch, Bestrahlung)
- metabolische Erkrankungen (Homozysteinämie, Morbus Fabry, Mukopolysaccharidose, Amyloidose, Pseudoxanthoma elasticum)
- Koronarspasmus
- Embolie (infektiöse Endokarditis, prothetischer Klappenersatz, Myxom, MKP)
- hämatologische Erkrankungen (Polyzythämie, Thrombozytose)
- Drogen (Kokain)

ST-Hebungsinfarkt („transmuraler Infarkt“)

Beim transmuralen ST-Hebungsinfarkt (STEMI) ist die gesamte Wanddicke des Ventrikelmyokards betroffen, wobei der Ort des koronararteriellen Gefäßverschlusses die Infarktlokalisation bestimmt.

EKG

Der ST-Hebungsinfarkt kann elektrokardiografisch in verschiedene Stadien eingeteilt werden, die durch die unterschiedliche Ausprägung von Verletzungszone, nekrotischer Zone und Ischämiezone determiniert werden (▶ Abb. 14.5, ▶ Abb. 14.6).

Initialstadium

Initial hochpositive schmalbasige T-Wellen, die wegen ihrer Flüchtigkeit nur selten beobachtet werden. Gelegentlich auch ST-Senkungen und terminal negative T-Wellen.

Frisches Infarktstadium (Stadium 1)

- Monophasische Deformierung mit ST-Hebung und positiver T-Welle
- R-Reduktion/-Verlust
- pathologische (evtl. noch kleine) Q-Zacke

Zwischenstadium (Stadium 1b)

Rückläufige ST-Hebung mit beginnend negativer T-Welle.

Reaktives Folgestadium (Stadium 2)

- ST-Strecke isoelektrisch
- gleichschenklig terminal negative T-Welle
- ausgeprägte Q-Zacke mit R-Reduktion/-Verlust

Endstadium (Stadium 3)

- Noch breite und tiefe Q-Zacke
- bereits wieder positive T-Welle

Infarktlokalisation im EKG

STEMI lassen sich im EKG nach Lokalisation und Größe einteilen. Abhängig vom Ort des Koronararterienverschlusses wird in erster Linie zwischen **Vorderwandinfarkt** (vorwiegend RIVA und dessen Seitäste betroffen) und **Hinterwandinfarkt** (RCA oder RCX bzw. dessen Seitäste) unterschieden. Die Infarktlokalisation lässt sich aus den mit direkten (oder auch indirekten) Infarktzeichen betroffenen EKG-Ableitungen herleiten. Neben den 12 Standardableitungen (▶ Tab. 14.1) können zusätzliche posteriore Brustwandableitungen (V_7–V_9) für die Diagnosestellung beim inferobasalen Infarkt und im Einzelfall die Nehb'sche Ableitung D für den streng posterioren Infarkt herangezogen werden. Zusätzliche rechtspräkordiale Ableitungen (V_{3r} und V_{4r}) sind bei begleitender rechtsventrikulärer Infarzierung hilfreich [4].

Tab. 14.1 Infarktlokalisationen anhand der betroffenen EKG-Ableitungen (Quelle: modifiziert nach [2]).

Infarktlokalisation	I	II	III	aVR	aVL	aVF	V_1	V_2	V_3	V_4	V_5	V_6
großer Vorderwandinfarkt	++	+	**		++	**	+	++	++	++	++	+
antero-septaler Infarkt	+				+	*	+	++	++	+		
apikaler Infarkt	+		+		+	+		+	++	++	+	
antero-lateraler Infarkt	++		+		+	**		+	+	++	++	+
infero-lateraler Infarkt		++	++			++					++	++
inferiorer Infarkt	**	+	++		**	++	*	**	**	**		+
streng posteriorer Infarkt			+			+	*	**	**	**		

++ häufig vom direkten Infarktbild betroffene Ableitungen (ST-Hebung, Q-Zacken, R-Verlust); + manchmal vom direkten Infarktbild betroffene Ableitungen; ** häufig vom indirekten Infarktbild betroffene Ableitungen (spiegelbildliche ST-Senkung); * manchmal vom indirekten Infarktbild betroffene Ableitungen

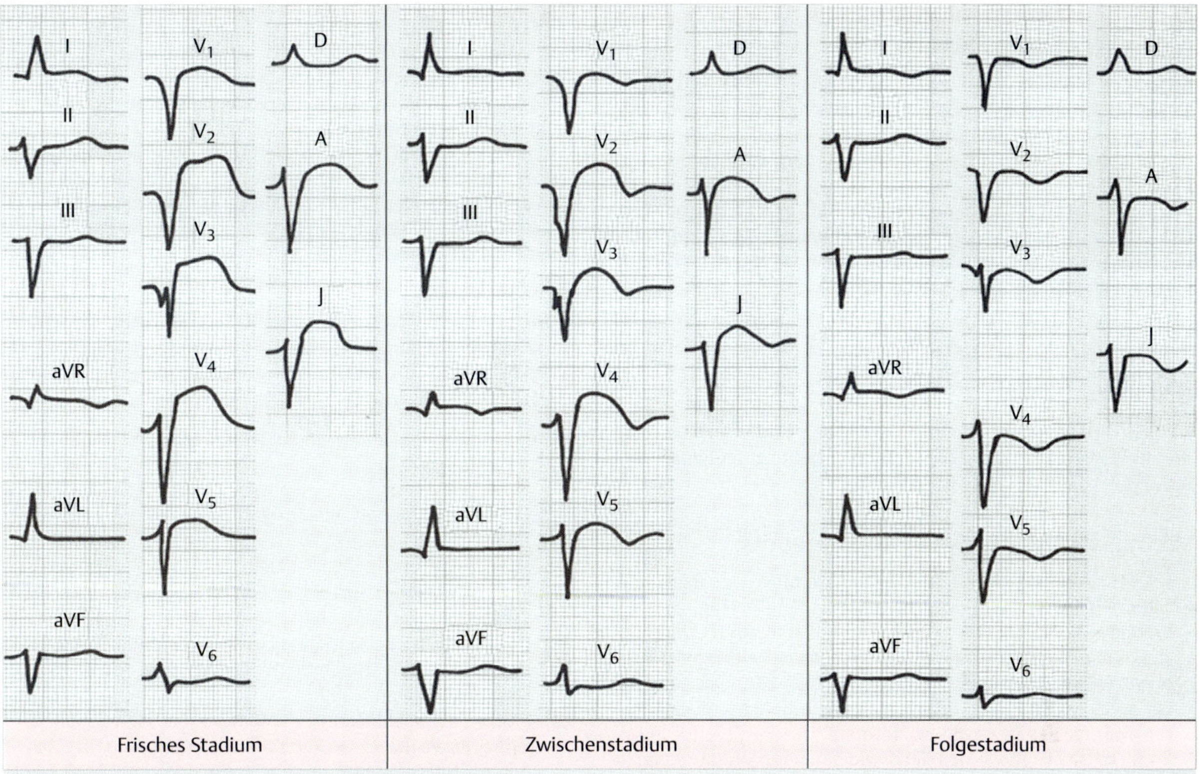

Abb. 14.5 Vorderwandinfarkt. Infarktstadien beim transmuralen ST-Hebungsinfarkt (STEMI). Frisches Stadium, Zwischenstadium und reaktives Folgestadium bei einem Vorderwandinfarkt.

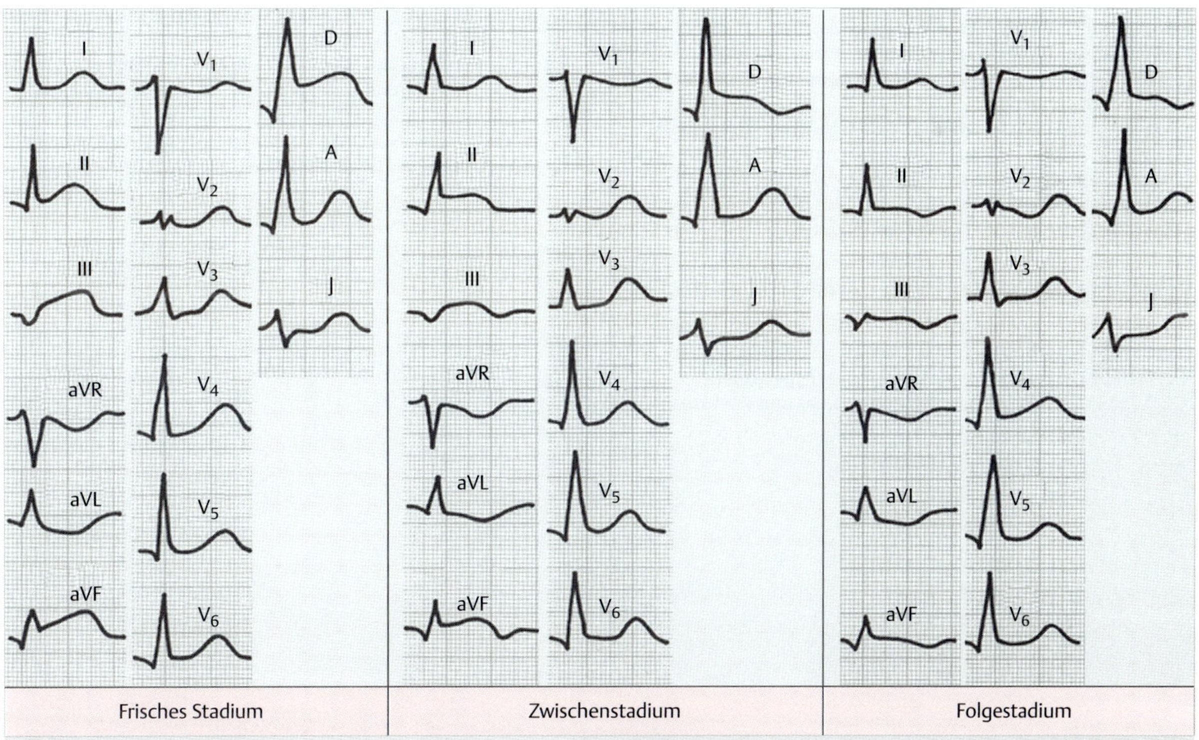

Abb. 14.6 Hinterwandinfarkt. Infarktstadien beim transmuralen ST-Hebungsinfarkt. Frisches Stadium, Zwischenstadium und reaktives Folgestadium bei einem Hinterwandinfarkt.

Nicht-ST-Hebungsinfarkt („nicht transmuraler Infarkt")

Im akuten Infarktstadium fehlen beim Nicht-ST-Hebungsinfarkt (NSTEMI) definitionsgemäß ST-Hebungen im EKG. Veränderungen des QRS-Komplexes (pathologische Q-Zacken oder R-Verluste) fehlen meist ebenfalls. Stattdessen werden lediglich unspezifische ST-Senkungen mit und ohne T-Negativierungen beobachtet. In manchen Fällen werden jegliche EKG-Veränderungen vermisst. Nicht-ST-Hebungsinfarkte sind oft kleiner als ST-Hebungsinfarkte, finden sich aber häufiger bei Patienten mit erheblich vorgeschädigtem Koronargefäßsystem.

14.4.3 Koronarinsuffizienz

Ursachen

Zu den Ursachen einer Koronarinsuffizienz zählen die Verminderung des Sauerstoffangebots und die Erhöhung des Sauerstoffbedarfs.

Verminderung des Sauerstoffangebots

Bei Verminderung des Sauerstoffangebots kommt es zu folgenden Effekten:

- Erhöhung des intravasalen koronaren Widerstands (Ostienstenosen, z. B. bei Williams-Beuren-Syndrom, Syndrom der supravalvulären Aortenstenose, Z. n. operativem Koronartransfer bei angeborenen Vitien: d-TGA, Ross-Operation, Koronarstenosen als Folge des Kawasaki-Syndroms)
- Erhöhung des extravasalen Gefäßwiderstandes (erhöhter enddiastolischer linksventrikulärer Druck bei system-arterieller Hypertonie)
- Verringerung des Perfusionsdrucks bei Aortenstenose oder -insuffizienz, Hypotonie und bradykarden Herzrhythmusstörungen (z. B. AV-Block)
- tachykardiebedingte Verkürzung der Diastolendauer
- Verschlechterung der Fließeigenschaften des Blutes durch Erhöhung der Blutviskosität, u. a. bei Polyglobulie, Polyzythämie und Paraproteinämie
- Verringerung der Sauerstoffsättigung des Blutes bei respiratorischer Insuffizienz, angeborenen Vitien mit Rechts-links-Shunt oder bei Höhenaufenthalt
- Verringerung der Sauerstoffkapazität des Blutes bei Anämie, CO-Vergiftung und Methämoglobinbildung

Erhöhung des Sauerstoffbedarfs

Bei einer Erhöhung des Sauerstoffbedarfs lassen sich folgende Effekte beobachten:

- Zunahme des Herzgewichts bei Myokardhypertrophie
- Erhöhung von Herzfrequenz, Kontraktilität und Wandspannung

EKG

Eine Myokardischämie kann mit folgenden, sehr unterschiedlichen EKG-Veränderungen einhergehen:

- horizontale und/oder deszendierende ST-Senkung mit oder ohne T-Wellen-Inversion
- symmetrische, tief invertierte (terminal negative) T-Wellen oder unspezifische ST-T-Veränderungen (muldenförmige ST-Senkungen oder präterminal negative T-Wellen)
- abnorm hohe T-Wellen
- Verlängerung der QT-Dauer

Cave

Mehr als die Hälfte aller Patienten mit koronarangiografisch gesicherter, stenosierender koronarer Herzerkrankung weisen ein normales Ruhe-EKG auf.

Literatur

[1] Carapetis JR, McDonald M, Wilson NJ. Acute rheumatic fever. Seminar. Lancet 2005; 366: 155–168

[2] Gonska BD, Heinecker R. EKG in Klinik und Praxis. Das Referenzwerk zur elektrokardiographischen Diagnostik, 14. Aufl. Stuttgart: Thieme; 1999

[3] Mackie AS, Smallhorn JF. Anatomical and Functional Mitral Valve Abnormalities in the Pediatric Population. In: Moss & Adams' Heart Disease in Infants, Children and Adolescents. Ed. Allen HD, Driscoll DJ, Shaddy RE. Lippincott Williams Wilkins-Verlag 2013: 1003–1022

[4] Steg PG, James SK, Atar D et al. ESC Guidelines for the management of acute myocardial infarction in patients presenting with ST-segment elevatism. Eur Heart J 2012; 33: 2569–2619

[5] Thygesen K, Alpert JS, Jaffe AS et al. Third universal definition of myocardial infarction. Eur Heart J 33; 2012: 2551–2567

[6] Trauzeddel R, Neudorf U. Leitlinie Pädiatrische Kardiologie: Rheumatisches Fieber – Poststreptokokkenarthritis, 2013

15 Pulmonale Hypertonie

T. Paul, A. Lindinger

► **Definition.** Die pulmonale Hypertonie ist definiert als ein mittlerer pulmonalarterieller Druck > 25 mmHg in Ruhe, bestimmt durch eine Rechtsherzkatheteruntersuchung [2]. Eine pulmonale Hypertonie kann durch eine Vielzahl unterschiedlicher Erkrankungen hervorgerufen werden. Nach hämodynamischen Gesichtspunkten wird unterschieden in:

- **präkapilläre pulmonale Hypertonie:**
  - primäre pulmonale Hypertonie
  - pulmonale Hypertonie infolge einer pulmonalen Erkrankung
  - chronisch embolische pulmonale Hypertonie
- **postkapilläre pulmonale Hypertonie:** pulmonale Hypertonie bei Erkrankungen des linken Herzens

Eine ausführliche Übersicht und Einteilung hinsichtlich der klinischen Klassifikation, besonders der Situation bei angeborenen Herzfehlern, der Pathologie, Pathophysiologie, zu Genetik und Epidemiologie sowie zur Therapie sind in der Leitlinie der European Society of Cardiology zu finden [2].

► **Diagnose.** Bei klinischem Verdacht auf eine pulmonale Hypertonie aufgrund der Anamnese und des körperlichen Untersuchungsbefunds ist im Kindesalter eine umfassende Diagnostik erforderlich. Die folgenden Untersuchungen werden empfohlen [2], [4]:

- EKG
- Röntgen-Thorax
- 2D-Echokardiografie
- Belastungs-EKG
- Labordiagnostik:
  - Hyperkoagulabilität
  - Bindegewebserkrankungen
  - HIV
  - chronisch embolische pulmonale Hypertonie
  - Schlafstörungen
- Lungenfunktionsdiagnostik (z. B. Ausschluss Asthma bronchiale, zystische Fibrose)
- bei Bedarf: weiterführende Bildgebung sowie eine Rechtsherzkatheteruntersuchung

Bei einer primär pulmonalen Hypertonie besteht meist eine erhebliche Druckerhöhung im rechten Ventrikel, die sich im EKG als Rechtsherzhypertrophie manifestiert. Bei der Mehrzahl der Kinder und Jugendlichen (87 %) mit einer primären pulmonalen Hypertonie findet sich mindestens 1 pathologischer EKG-Befund [1].

► **EKG**

- P-dextroatriale (P > 0,3 mV in Ableitung II)
- rechtstypischer QRS-Komplex-Vektor
- rechtsventrikuläre Hypertrophie:
  - inkompletter/kompletter RSB
  - R-Amplitude > 98. Altersperzentile in den rechts-präkordialen Ableitungen (V_1)
  - S-Amplitude > 98. Altersperzentile in den links-präkordialen Ableitungen (V_6)
  - Erregungsrückbildungsstörungen mit deszendierenden ST-Strecken in den inferioren Ableitungen (II, II und aVF) sowie in den rechts-präkordialen Ableitungen (V_1–V_3).
  - präterminal oder terminal negative T-Wellen (► Abb. 15.1) [3], [5]
- Vorhoftachykardien/Vorhofflattern [6]

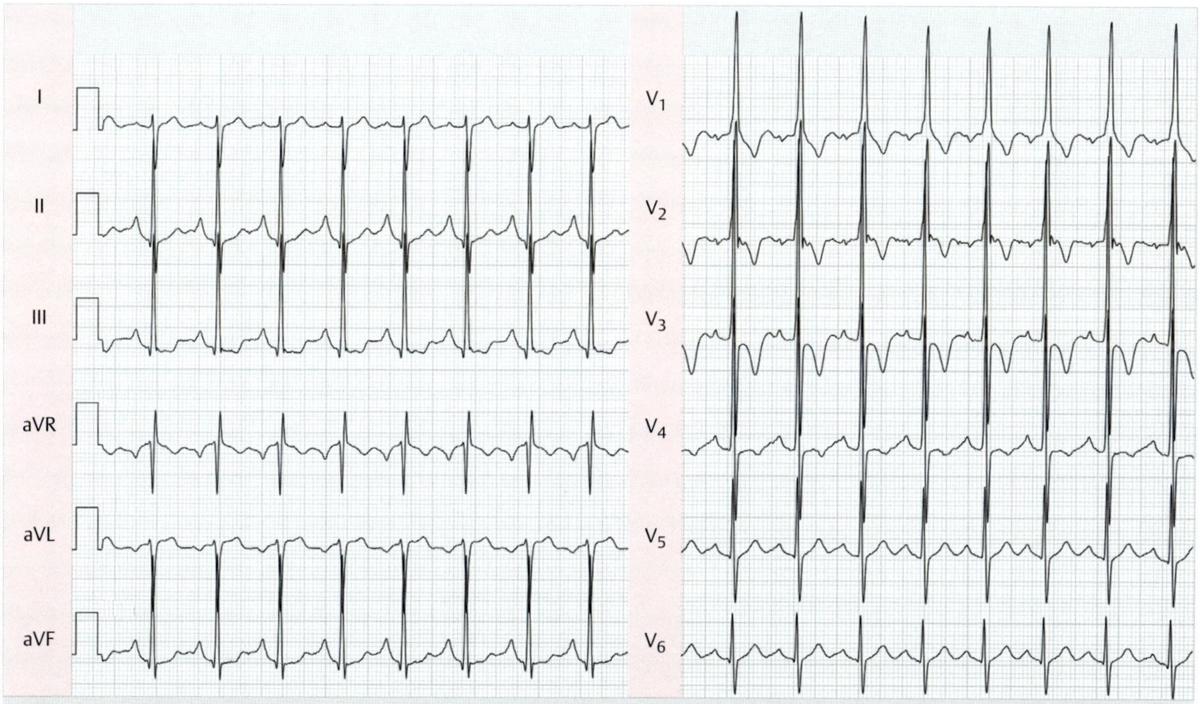

Abb. 15.1 Primäre pulmonale Hypertension. EKG eines 17-jährigen Jungen: Sinusrhythmus, Kammerfrequenz 103/min. P-dextroatriale, rechtstypischer QRS-Komplex-Vektor, rechtsventrikuläre Hypertrophie mit hoher R-Amplitude in V_1–V_3, tiefem S in V_5 und V_6, Erregungsrückbildungsstörungen mit ST-Strecken-Senkungen in den inferioren Ableitungen (III und aVF) sowie in den rechts-präkordialen Ableitungen (V_1–V_3).

In einer aktuellen Publikation konnte bei jungen pädiatrischen Patienten mit einer idiopathischen pulmonalen Hypertension eine Korrelation zwischen dem Ausmaß der rechtsventrikulären Hypertrophie im EKG und einem rechtstypischen QRS-Vektor mit dem Schweregrad der pulmonalen Hypertonie sowie der Prognose der Erkrankung gezeigt werden [3].

Merke

M!

Die EKG-Veränderungen reflektieren jedoch nicht sicher den Schweregrad der pulmonalen Hypertonie [1], [4].

15.1 Akutes Cor pulmonale

Ein akutes Cor pulmonale bei einer Lungenembolie ist im Kindesalter selten. Die abrupte Widerstandserhöhung im kleinen Kreislauf führt zu einer akuten Dilatation des rechten Ventrikels mit einer zumeist lebensbedrohlichen Kreislaufdepression.

► **EKG.** Die EKG-Kriterien eines akuten Cor pulmonale sind:

- Änderung des Lagetyps (Rechtstyp) gegenüber Ausgangsbefund
- Leitungsverzögerung im rechten Ventrikel: inkompletter oder kompletter RSB
- Verlagerung der Transitionszone in der Brustwandableitungen nach V_5–V_6
- ST-Strecken-Elevation in den Ableitungen II, aVR sowie V_1, spiegelbildlich ST-Strecken-Depression linkspräkordial
- T-Wellen tief negativ in V_1–V_2 (► Abb. 15.2)

15.2 Literatur

[1] Ahearn GS, Tapson VF, Rebeiz A, Greenfield JC Jr. Electrocardiography to define clinical status in primary pulmonary hypertension and pulmonary arterial hypertension secondary to collagen vascular disease. Chest 2002; 122: 524–527

[2] Galiè N, Humbert M, Vachiery JL et al. 2015 ESC/ERS Guidelines for the diagnosis and treatment of pulmonary hypertension: The Joint Task Force for the Diagnosis and Treatment of Pulmonary Hypertension of the European Society of Cardiology (ESC) and the European Respiratory Society (ERS): Endorsed by: Association for European Paediatric and Congenital Cardiology (AEPC), International Society for Heart and Lung Transplantation (ISHLT). Eur Heart J 2016; 37: 67–119

[3] Lau KC, Frank DB, Hanna BD, Patel AR. Utility of electrocardiogram in the assessment and monitoring of pulmonary hypertension (idiopathic or secondary to pulmonary developmental abnormalities) in patients ≤ 18 years of age. Am J Cardiol 2014; 114: 294–299

[4] McGoon MD, Kane GC. Pulmonary hypertension: diagnosis and management. Mayo Clinic Proc 2009; 84: 191–207

[5] Rich JD, Rich S. Clinical diagnosis of pulmonary hypertension. Circulation 2014; 130: 1820–1830

[6] Tongers J, Schwerdtfeger B, Klein G et al. Incidence and clinical relevance of supraventricular tachyarrhythmias in pulmonary hypertension. Am Heart J 2007; 153: 127–132

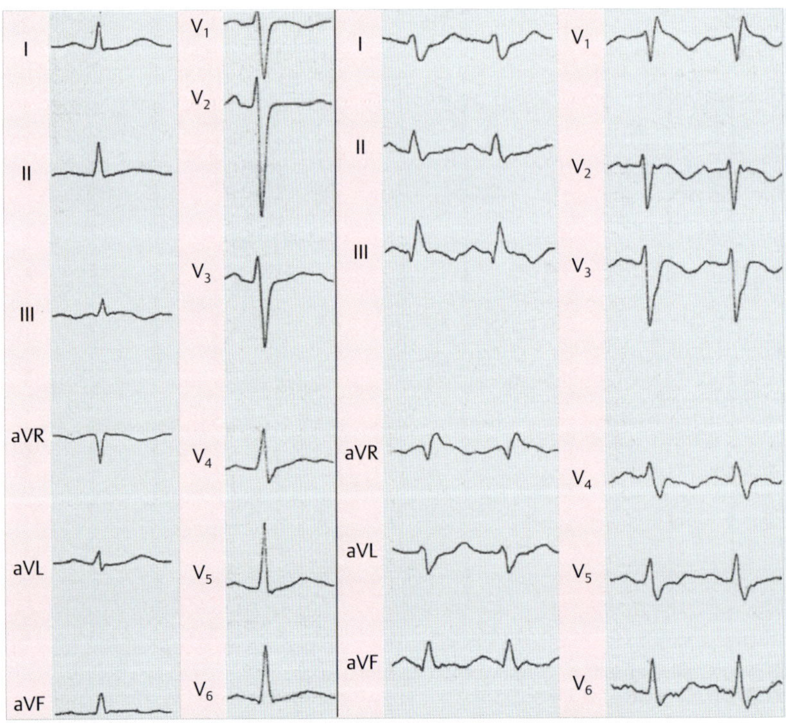

Abb. 15.2 Akutes Cor pulmonale. EKG eines 12-jährigen Mädchens mit Lungenembolie und Zeichen einer akuten Rechtsherzbelastung. Linke Seite: EKG vor dem akuten Ereignis: Sinusrhythmus, linkstypischer QRS-Komplex-Vektor, altersentsprechend unauffällige atriale und ventrikuläre Depolarisation und Repolarisation. Rechte Seite: EKG bei Lungenembolie nach Verkehrsunfall: Sinustachykardie, Kammerfrequenz 160/min, rechtstypischer QRS-Komplex-Vektor, inkompletter RSB, ST-Strecken-Elevation in den Ableitungen III, aVR und V_1; Transitionszone verschoben nach V_4/V_5, negative T-Wellen bis V_4, präterminal negative T-Wellen in V_5 und V_6

16 Herzmuskelerkrankungen

16.1 Entzündliche Herzerkrankungen

A. Lindinger, T. Paul

16.1.1 Myokarditis

Definition

Die Myokarditis ist eine entzündliche Erkrankung des Myokards, die mit degenerativen Veränderungen und/oder einem Untergang von Kardiomyozyten sowie einer reaktiven Infiltration des Herzmuskels durch Entzündungszellen einhergeht. Neben den Myozyten betrifft sie auch das interstitielle und perivaskuläre Bindegewebe sowie intramurale koronare Gefäße, seltener die epikardialen Herzkranzarterien. Die postviralen (wahrscheinlich genetisch kodierten) immunologischen Prozesse spielen dabei hinsichtlich des Krankheitsverlaufs eine wichtige Rolle [1], [14].

Ursachen

Die häufigste Ursache einer Myokarditis ist ein vorangegangener viraler Infekt; die häufigsten Erreger sind:
- Parvovirus B19
- humanes Herpesvirus 6
- Adeno- und Entero- (Coxsackie A und B, Echo-)Viren [17], [18]

Selten sind andere infektiöse Erreger (Bakterien, Pilze, Parasiten) und Autoimmunerkrankungen.

Klinik

Klinische Symptomatik und Verlauf der Myokarditis sind sehr variabel und altersabhängig: Im Neugeborenenalter besteht meist ein schweres Krankheitsbild, bei Kindern, Jugendlichen und Erwachsenen zeigt sich ein breites Spektrum von unspezifischen, grippeähnlichen Symptomen bis zur Schocksymptomatik. Infektionen mit Parvovirus B19 z. B. involvieren auch das Koronarendothel und können so durch Koronarspasmen ein pektanginöses Beschwerdebild verursachen.

Bei Auftreten von Rhythmusstörungen oder Tachykardien während oder nach einer Viruserkrankung muss eine kardiale Beteiligung in Erwägung gezogen werden.

Gelegentlich besteht neben einer Myokarditis eine perikardiale Beteiligung (Perimyokarditis) mit oder ohne Ergussbildung.

Diagnostik

Wesentliches diagnostisches Kriterium ist der echokardiografische und kernspintomografische Befund (late enhancement) im Zusammenhang mit den allerdings wenig spezifischen Laborparametern, inkl. der Biomarker [1]. Die Diagnosesicherung erfolgt über die Myokardbiopsie mit Virus-Genom-Nachweis, histologischem und immunhistochemischem Befund. Die Übereinstimmung der serologischen Virusdiagnostik mit der PCR-Diagnostik aus der Myokardbiopsie ist gering und daher ohne diagnostische Bedeutung [20].

EKG

Obwohl die EKG-Veränderungen bei einer Myokarditis unspezifisch und wenig sensitiv sind, wird das EKG in dem Positionspapier der ESC Working Group für Myokard- und Perikarderkrankungen 2013 [1] zu den „firstline tests" gezählt.

- Häufig besteht eine starr frequente Sinustachykardie, die durch die eingeschränkte Ventrikelfunktion mit konsekutiver sympathischer Aktivierung bedingt ist.
- Eine abnorme oder gegenüber Vor-EKG-Befunden veränderte QRS-Achse kann vorkommen.
- Gelegentlich finden sich auffällig tiefe Q-Zacken, v. a. in den inferioren Ableitungen, die ein Infarktgeschehen vortäuschen.
- Linkshypertrophiezeichen sind, wenn überhaupt vorhanden, gering ausgeprägt.
- Intraventrikuläre Reizleitungsverzögerungen in Form von QRS-Verbreiterungen (max. LSB-oder RSB-Bild) gelten als Prädiktoren für einen ungünstigen Verlauf [31].
- Repolarisationstörungen bestehen fast immer in Form einer konkaven ST-T-Strecken-Senkung oder ST-Abflachung mit Negativierung der T-Wellen, überwiegend in den linkspräkordialen Ableitungen. Auch QT-Verlängerungen sind beschrieben.
- Eine Beteiligung des Perikards im akuten Stadium ist durch eine Anhebung der ST-Strecken charakterisiert.
- Es können atrioventrikuläre Leitungsverzögerungen und heterotope Rhythmusstörungen in Form von supraventrikulären und polymorphen ventrikulären Extrasystolen oder Tachykardien bestehen; Letztere können lebensbedrohlich sein.
- Eine rechtsventrikuläre Leitungsverzögerung, wie der inkomplette RSB, ist bei Kindern und Jugendlichen ein sehr häufiger Befund, sodass hier nur das Neuauftreten in ursächlichem Zusammenhang mit der akuten Erkrankung gewertet werden kann.

Wiederholte EKG-Ableitungen sind erforderlich, um die oft unspezifischen Veränderungen bzw. deren Verlauf oder Rückbildung zu erfassen (▶ Abb. 16.1, ▶ Abb. 16.2). Mit einer Normalisierung des EKG nach überstandener Myokarditis ist im Allgemeinen erst nach mehreren Wochen oder Monaten zu rechnen. Ferner sind wiederholte Langzeit-EKG-Untersuchungen im Verlauf und nach der Erkrankung erforderlich.

> **Merke** (M!)
>
> Die EKG-Ableitung bei einer **Myokarditis**, mit Einschränkung auch einer Perikarditis, sollte im Verlauf mehrfach kontrolliert werden.

16.1.2 Perikarditis

Definition

Die Perikarditis wird unterteilt in akute, chronische und rezidivierende Verlaufsformen. Die wohl häufigste akute Erkrankung des Perikards im Kindesalter ist das sog. „Postkardiotomie-Syndrom", das in den ersten 2 Wochen nach einem herzchirurgischen Eingriff auftritt. Es geht einher mit (oder ohne) Fieber, allgemeinem Krankheitsgefühl, Arthritiden und einem Perikarderguss sowie Repolarisationsstörungen im EKG.

Ursachen

Eine Perikarditis tritt häufig im Rahmen einer Myokarditis auf. Die häufigsten Erreger der **akuten Perikarditis** im Kindesalter sind dementsprechend Coxsackie B-Viren, Adeno-Viren, Influenza A und B und Epstein-Barr-Viren.

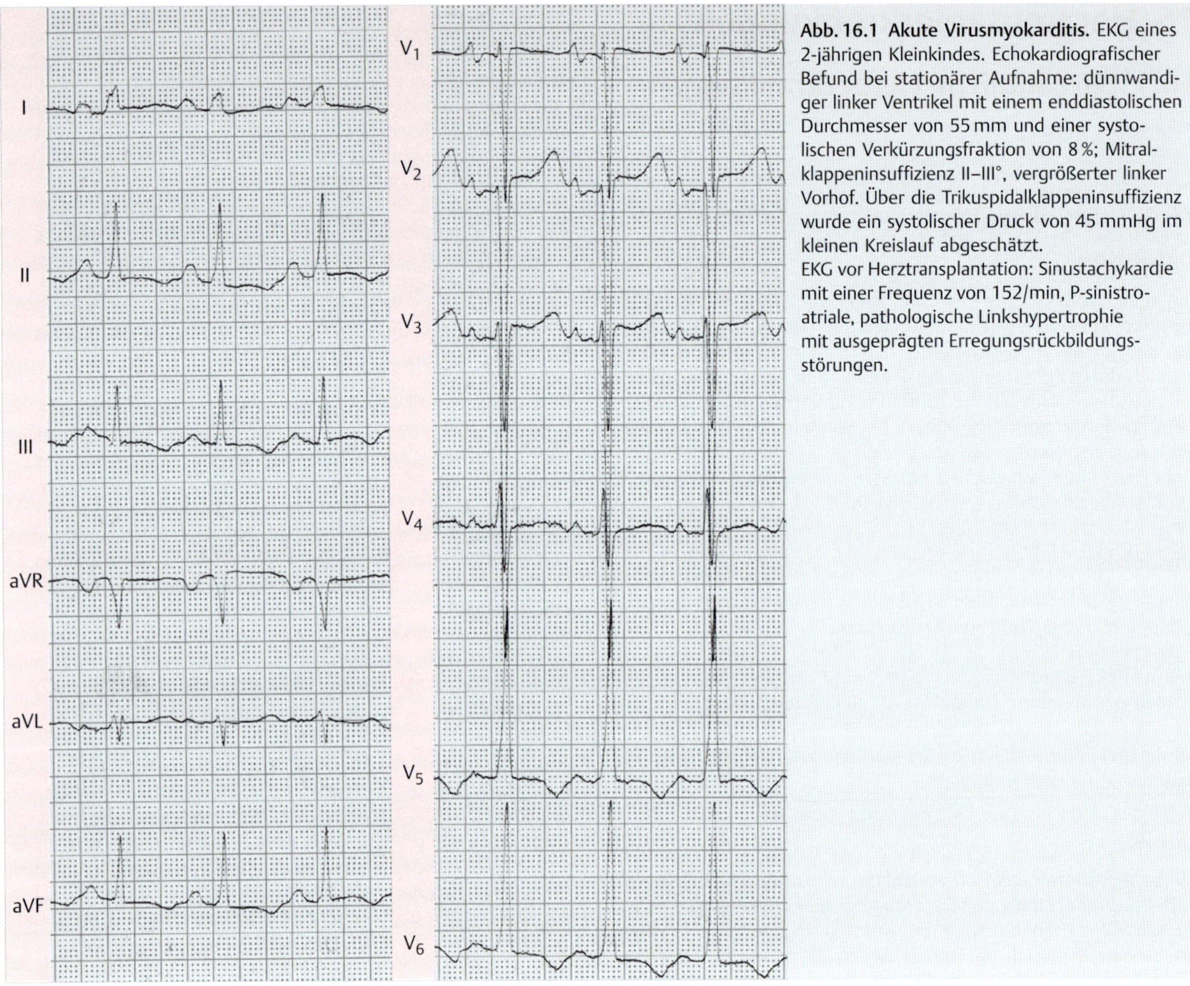

Abb. 16.1 Akute Virusmyokarditis. EKG eines 2-jährigen Kleinkindes. Echokardiografischer Befund bei stationärer Aufnahme: dünnwandiger linker Ventrikel mit einem enddiastolischen Durchmesser von 55 mm und einer systolischen Verkürzungsfraktion von 8 %; Mitralklappeninsuffizienz II–III°, vergrößerter linker Vorhof. Über die Trikuspidalklappeninsuffizienz wurde ein systolischer Druck von 45 mmHg im kleinen Kreislauf abgeschätzt.
EKG vor Herztransplantation: Sinustachykardie mit einer Frequenz von 152/min, P-sinistroatriale, pathologische Linkshypertrophie mit ausgeprägten Erregungsrückbildungsstörungen.

Die Perikarditis geht meist mit einem mehr oder weniger ausgeprägten Perikarderguss einher. Bakterielle Erreger sind selten, führen jedoch zu einer schweren, teils lebensbedrohlichen Erkrankung. Verursacher sind u. a. Staphylococcus aureus, Haemophilus influenzae und Streptococcus pneumoniae.

Seltene Ursachen sind Niereninsuffizienz, das mukokutane Lymphknoten-Syndrom, Abflussbehinderungen des Ductus thoracicus (Chyloperikard), Thoraxtraumen und Tumoren.

Chronische oder rezidivierende Verlaufsformen bestehen v. a. bei autoimmunologischen und Bindegewebserkrankungen.

EKG

Das EKG ist bei der Perikarditis in typischer Weise durch die meist vorhandene Entzündung der subepikardialen Myokardschichten gekennzeichnet und lässt im Verlauf der Erkrankung in der Regel eine charakteristische zeitliche Abfolge von Veränderungen erkennen. Dies macht das EKG neben der Echokardiografie für die Diagnose einer Perikarditis zu einer wichtigen Untersuchungsmethode.

Initial besteht eine Anhebung der ST-Strecke, die im weiteren Verlauf wieder zur Nulllinie zurückkehrt und später von einer negativen T-Welle gefolgt wird. Es lassen sich 4 Stadien unterscheiden (▶ Abb. 16.3):

- **Stadium I** (einige Tage nachweisbar): plateau- und schulterförmige Anhebung der ST-Strecke in den Extremitätenableitungen (bevorzugt Ableitung II und aVF) und in den Brustwandableitungen V_3–V_6. Bei normalem QRS-Komplex geht die ST-Strecke in eine positive T-Welle über (Ausnahme: rechtspräkordiale Ableitungen) (▶ Abb. 16.4). Selten, aber charakteristisch für dieses Stadium ist eine Absenkung der PTa-Strecke (Strecke zwischen dem Ende der P-Welle und dem Beginn des QRS-Komplexes, ▶ Abb. 16.5) als Ausdruck einer Beteiligung der atrialen Wände.
- **Stadium II**: Dies gilt als Übergangsstadium (Dauer einige Tage bis Wochen). Die ST-Strecke kehrt wieder auf die Nulllinie zurück (Pseudonormalisierung), die T-Wellen werden wieder flacher.
- **Stadium III**: Hier entwickeln sich terminal negative T-Wellen in jenen Ableitungen, in denen vorher eine ST-Strecken-Anhebung vorhanden war. Nachweis über einige Wochen, selten Monate (▶ Abb. 16.6).
- **Stadium IV**: Mit der Ausheilung der Perikarditis werden die T-Wellen wieder positiv. Dies ist üblicherweise innerhalb von 3 Monaten nach Beginn der Erkrankung der Fall. Gelegentlich persistieren geringfügige T-Wellen-Veränderungen.

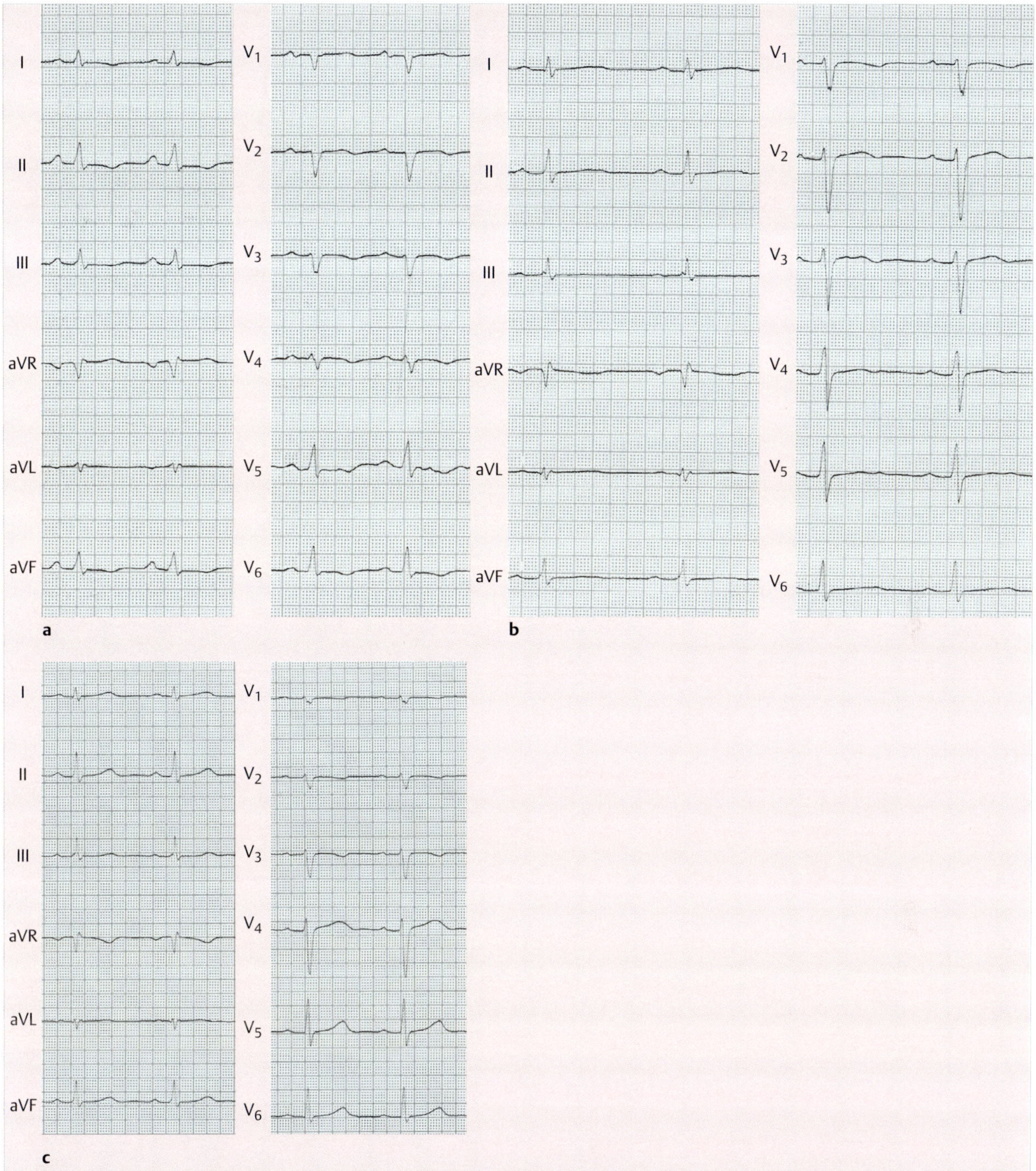

Abb. 16.2 Akute Virusmyokarditis. EKG eines 12-jährigen Mädchens – Verlauf mit spontaner Ausheilung.

a EKG bei stationärer Aufnahme: Sinustachykardie mit einer Herzfrequenz von 110 S/min, Normaltyp, P-sinistroatriale, keine eindeutig pathologischen Kammerhypertrophiezeichen bei Niedervoltage in allen Ableitungen; Erregungsrückbildungsstörungen in Form von negativen T-Wellen in den Ableitungen I–III und linkspräkordial.

b EKG 2 Wochen später: Sinusrhythmus mit einer Frequenz von 76 Schlägen/min, QRS schlanker bei annähernd normaler Voltage; Repolarisationsstörungen deutlich gebessert: jetzt flach positive T-Welle linkspräkordial.

c EKG 2 Monate später: Normalbefund.

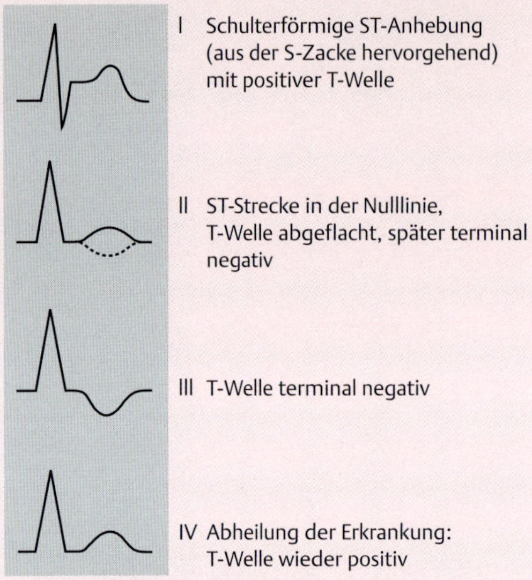

Abb. 16.3 Perikarditis. Veränderungen der ST-Strecke und der T-Welle in den verschiedenen Stadien.

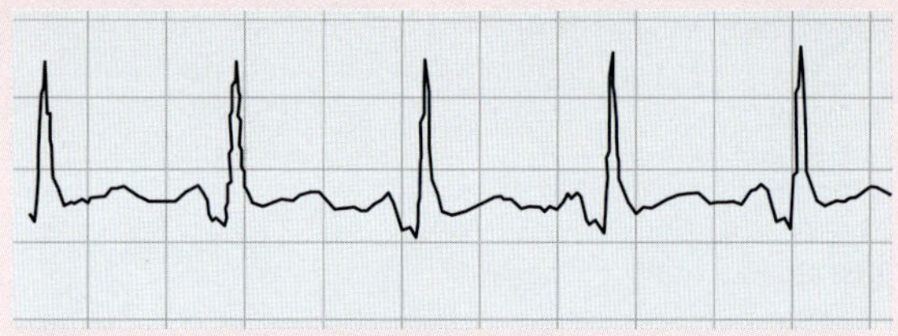

Abb. 16.5 Perikarditis. Darstellung der Absenkung der PTa-Strecke (zwischen dem Ende der P-Welle und dem Beginn des QRS-Komplexes) als Zeichen einer Beteiligung der Vorhofwände.

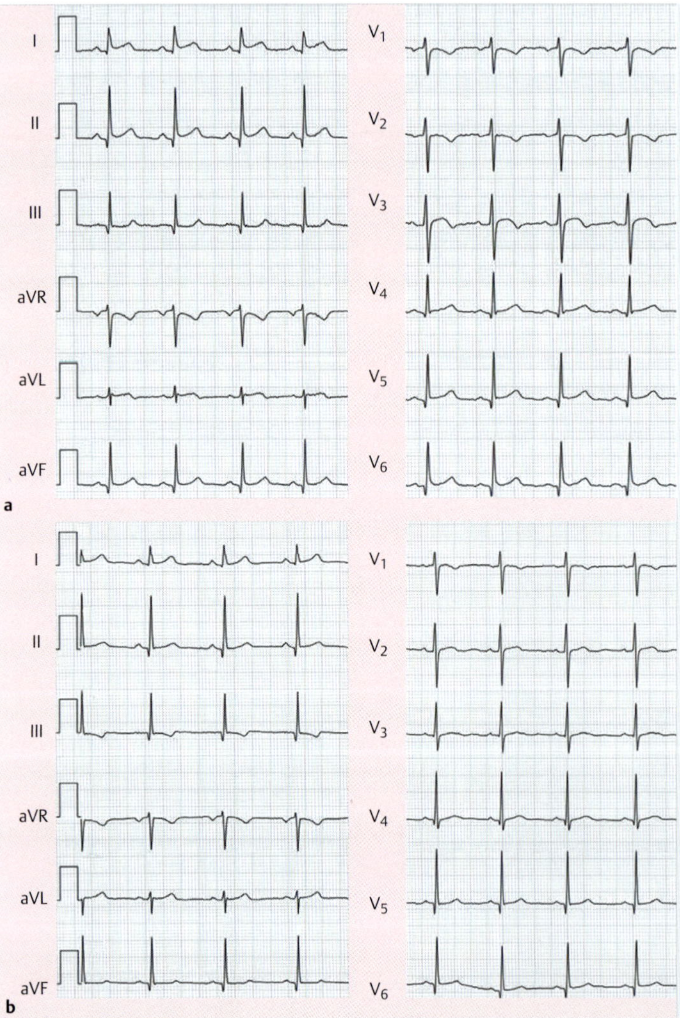

Abb. 16.4 Perikarditis. EKG eines 16-jährigen Mädchens mit Perimyokarditis.

a Akutphase mit linksthorakalen Schmerzen: geringe ST-Strecken-Anhebung in den Extremitätenableitungen sowie in den links-präkordialen Ableitungen (Stadium I).

b EKG 3 Tage nach antiphlogistischer Therapie mit Ibuprofen; deutlicher Rückgang der ST-Strecken-Anhebung; jetzt abgeflachte T-Wellen links-präkordial (Stadium II).

Ein **Perikarderguss** kann zu einer Amplitudenreduktion bis zur Niedervoltage in allen Ableitungen führen.

Die EKG-Veränderungen bei den chronischen Perikarditiden sind weniger charakteristisch als bei der akuten Form. Sie sind überwiegend in den inferioren Ableitungen (II und III) und in den linkspräkordialen Ableitungen zu erkennen:

- Die ST-Strecke ist gesenkt.
- T ist abgeflacht bis gering negativ.

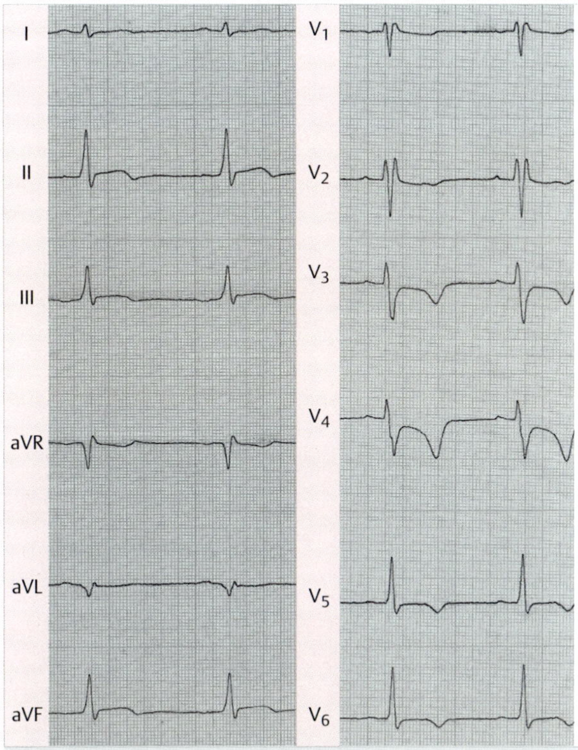

Abb. 16.6 Perikarditis. EKG eines 15-jährigen Jungen mit stattgehabtem hochfieberhaftem Infekt. EKG im Stadium III der Perikarditis. Sinusrhythmus, Steiltyp, ST in den Ableitungen II, III und aVF gering schulterförmig angehoben, T flach negativ. In den Brustwandableitungen rudimentärer RSB, T-Wellen in V_3–V_6 spitz negativ mit deutlicher Senkung von ST in V_3 und V_4.

16.2 Kardiomyopathien

A. Lindinger

16.2.1 Einleitung

Definition und Ätiologie

Kardiomyopathien stellen eine ätiopathogenetisch, morphologisch, funktionell und klinisch sehr heterogene Gruppe von Krankheiten dar, die sich in einer Hypertrophie oder Dilatation der Ventrikel äußern können [22]. Sie sind entweder primärer (genetischer) Natur oder Teil einer systemischen oder syndromalen Erkrankung.

Die Einteilung der Kardiomyopathien erfolgt nach der 2006 von der American Heart Association vorgeschlagenen Klassifikation, die unter Berücksichtigung primärer und sekundärer Formen vorgenommen wurde (▸ Tab. 16.1, ▸ Tab. 16.2).

EKG

Die elektrokardiografischen Korrelate sind entsprechend der Heterogenität von Kardiomyopathien sehr variabel. Hinweise im EKG sind

- Linkshypertrophiezeichen mit Erregungsrückbildungsstörungen
- bei zusätzlicher rechtsventrikulärer Hypertrophie auch Zeichen der biventrikulären Hypertrophie
- QRS-Komplexe können – in Abhängigkeit von Myokardhypertrophie oder Ventrikeldilatation – überhöht oder verbreitert sein.
- In Kombination mit einer akzessorischen Leitungsbahn besteht ein klassisches Präexzitationsmuster (z. B. hypertrophe Kardiomyopathie), bei Glykogenosen (Morbus Pompe, ▸ Abb. 16.7) auch ein Pseudo-Präexzitationsmuster (▸ Abb. 16.8) als auch höhergradige AV-Blockierungen (Kearns-Sayre-Syndrom, ▸ Abb. 16.9).
- zum Teil schwerwiegende ventrikuläre und supraventrikuläre Arrhythmien

Die Differenzierung der einzelnen Kardiomyopathieformen erfolgt mit bildgebenden Maßnahmen wie:

- Echokardiografie
- Kernspintomografie
- Herzkatheteruntersuchung mit Ventrikulografie
- Darstellung der Koronararterien
- ggf. Endomyokardbiopsie mit histologischer und immunhistochemischer Aufarbeitung

Von diagnostischer Bedeutung sind im Einzelfall die Stoffwechselanalyse und eine genetische Abklärung.

Tab. 16.1 Einteilung der primären Kardiomyopathien (Quelle: [22]).

genetisch	gemischt	erworben
hypertrophe Kardiomyopathie	dilatative Kardiomyopathie (DCM)	entzündlich (Myokarditis)
arrhythmogene rechtsventrikuläre Kardiomyopathie (ARVC)	restriktive Kardiomyopathie (RCM)	stressinduziert
linksventrikuläre Non-Compaction (LVNC)		peripartal
Glykogenspeichererkrankungen		tachykardieinduziert
Leitungsstörungen		Kinder insulinabhängiger Mütter
Mitochondropathien		
Ionenkanalerkrankungen (LQTS, Brugada-S, SQTS, CPVT)		

Tab. 16.2 Sekundäre Kardiomyopathien (Quelle: [22]).

Kategorie	Krankheitsbild
infiltrativ*	Amyloidose (primär, familiär autosomal dominant**) Morbus Gaucher** Morbus Hurler** Morbus Hunter** Speichererkrankungen*** Hämochromatose Morbus Fabry** Glykogenspeichererkrankung* (Typ II, Pompe) Niemann-Pick**
toxisch	Medikamente, Schwermetalle, chemische Substanzen
Endomyokard	Endomyokardfibrose Hypereosinophiles Syndrom (Löffler'sche Endokarditis)
entzündlich (granulomatös)	Sarkoidose
endokrin	Diabetes mellitus** Hyperthyreoidose Hypothyreoidose Hyperparathyreoidmus Phäochromozytom Akromegalie
kardiofazial	Noonan-Syndrom** Lentiginose**
neuromuskulär/ neurologisch	Friedreich-Ataxie** Duchenne-Becker-Muskeldystrophie** Emery-Dreifuss-Muskeldystrophie** myotonische Dystrophie** Neurofibromatose** tuberöse Sklerose**
Mangelernährung	Beriberi (Thiamin), Selen, Carnitin
Autoimmun-/ Kollagen-Erkrankungen	Systemischer Lupus erythematodes Dermatomyositis rheumatoide Arthritis Sklerodermie Polyarteritis nodosa
Elektrolytimbalancen	
Antimetaboliten	Anthrazykline: Doxorubicin (Adriamycin), Daunorubicin Cyclophosphamid Radiatio

* Akkumulation abnormaler Substanzen zwischen den Myozyten (extrazellulär)
** genetischer/familiärer Ursprung
*** Akkumulation abnormaler Substanzen innerhalb der Myozyten (intrazellulär)

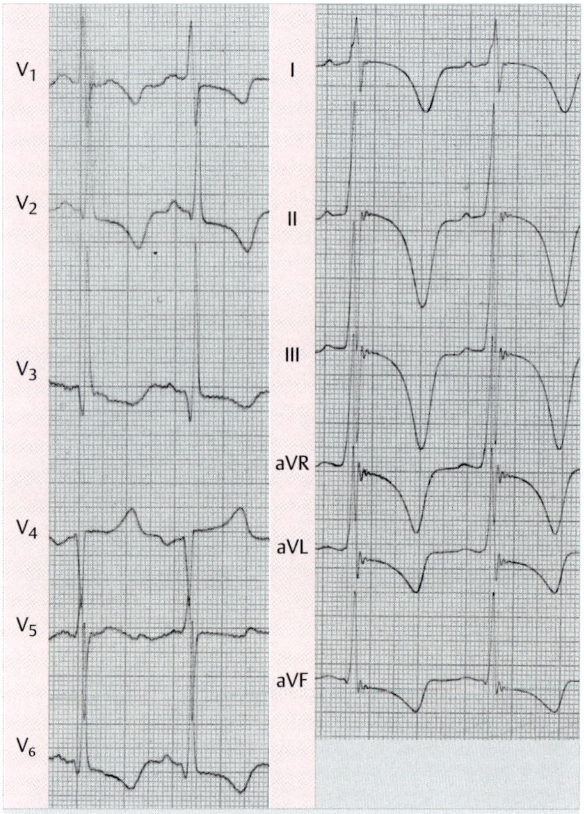

Abb. 16.7 Morbus Pompe. EKG eines 4 Monate alten Säuglings mit Glykogenose II.
EKG: Sinusrhythmus, Steiltyp, sehr hohe QRS-Ausschläge mit pathologischen Linkshypertrophiezeichen und Erregungsrückbildungsstörungen mit spitz-negativen T-Wellen.

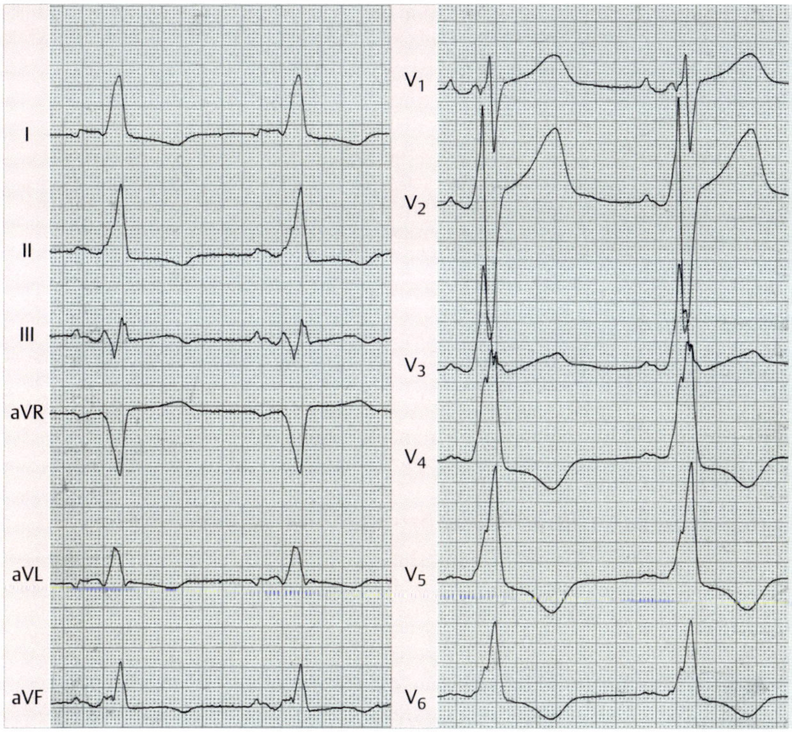

Abb. 16.8 EKG eines 16-jährigen Patienten mit ausgeprägter **hypertropher, nicht obstruktiver Kardiomyopathie** auf der Basis einer Danon-Erkrankung (X-chromosomal vererbter lysosomaler Speicherdefekt mit hypertropher Kardiomyopathie und assoziierten lebensbedrohlichen, supraventrikulären und ventrikulären Arrhythmien, peripherer Skelettmyopathie und Intelligenzminderung).
EKG: Deutliche Verbreiterung des QRS-Komplexes (0,19 s) mit trägem Anstieg und deltawellenähnlicher Verformung; P-sinistroatriale mit grenzwertig verkürztem PQ-Intervall; Erregungsrückbildungsstörungen.
→ Das Präexzitationsmuster bei Patienten mit dieser Grunderkrankung wird mit paranodalen AV-Überleitungsaktivitäten auf der Basis einer Glykogenspeicherung in den Kardiomyozyten erklärt.

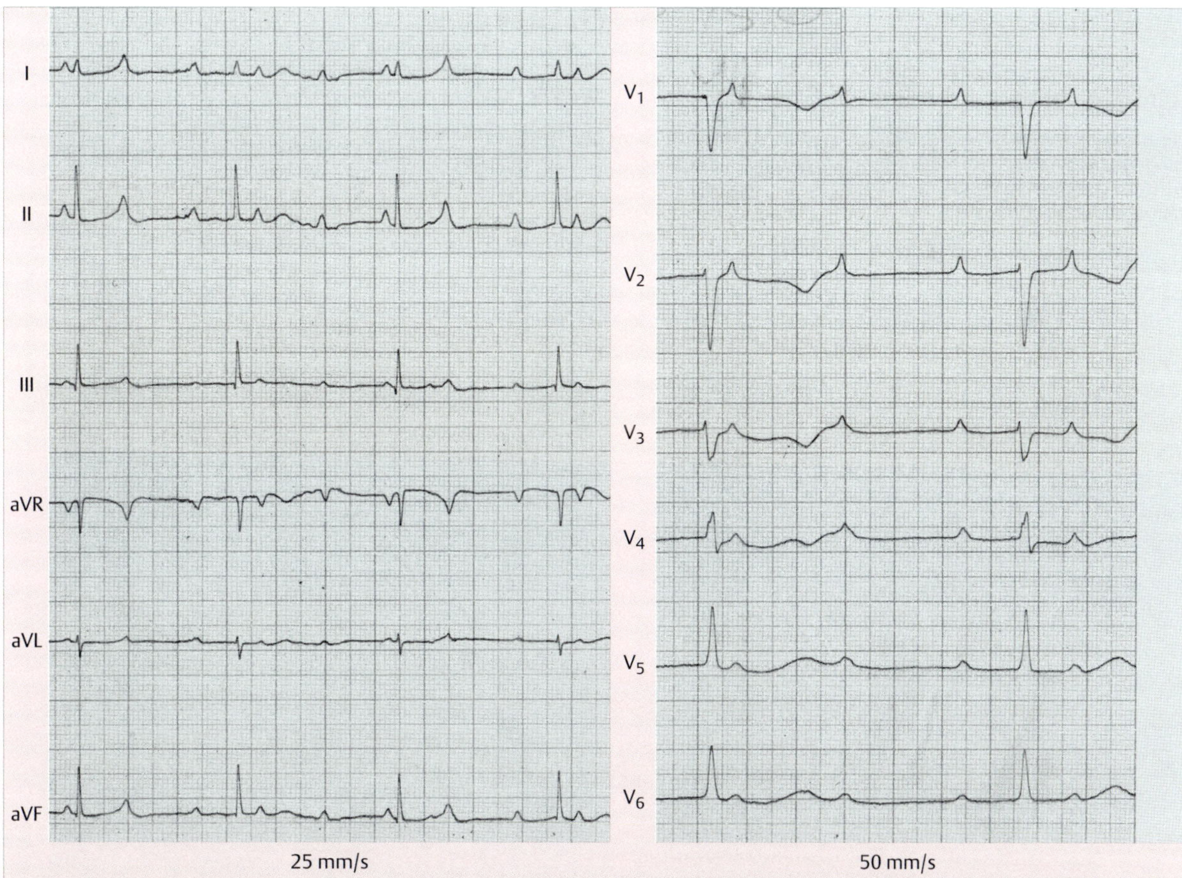

Abb. 16.9 Kearns-Sayre-Syndrom. EKG eines 3-jährigen Mädchens. Erstvorstellung im Alter von 3 Jahren mit einem AV-Block III° und einer ausgeprägten restriktiven Kardiomyopathie des rechten Ventrikels, in geringem Ausmaß auch des linken Ventrikels.
EKG: AV-Block III°, Vorhoffrequenz 126/min, Kammerfrequenz 46/min; Steiltyp; P-dextroatriale; pathologische Linkshypertrophie (Papiervorschub: Extremitätenableitungen 25 mm/s, Brustwandableitungen 50 mm/s).

16.2.2 Hypertrophe Kardiomyopathien

Definition

Die hypertrophe Kardiomyopathie (HCM) ist definiert als ventrikuläre Myokardhypertrophie ohne Vorliegen von hämodynamischen Ursachen wie Aortenstenosen, arterieller Hypertonie o. ä. Die Einteilung erfolgt in primäre und sekundäre Formen.

Ursachen

Primäre Formen der HCM sind genetisch bedingt. Die Prävalenz wird mit 1 : 500 bis 1 : 1000 in der Gesamtbevölkerung angegeben. Der Erbgang ist autosomal-dominant [22]. Bis dato kann jedoch nur bei ca. ⅓ der betroffenen Personen die HCM genetisch zugeordnet werden. Bis heute sind über 1400 spezifische Mutationen auf mehr als 20 Genen beschrieben, die verschiedene Proteine des kardialen Sarkomers kodieren und damit den kontraktilen Anteil der Myokardzelle betreffen [7]. Die häufigste Genmutation betrifft die β-Myosin-schwere Kette und das Myosinbindungsprotein C [4].

Es besteht eine zumeist asymmetrische Hypertrophie des linken, seltener auch des rechten Ventrikels.

Der Beginn der klinischen Symptomatik liegt überwiegend im Jugend- oder jungen Erwachsenenalter.

Sekundäre Formen der Myokardhypertrophie im Kindes- und Jugendalter sind mit Fehlbildungssyndromen und angeborenen Stoffwechselstörungen vergesellschaftet (▶ Tab. 16.2). Bei letzteren besteht zumeist eine symmetrische Ventrikelhypertrophie; seltener sind dilatative Formen. Ausflusstraktobstruktionen liegen typischerweise im linken Ventrikel vor (HOCM). Sie sind bei Erkrankungsbeginn im Kindesalter jedoch auch im rechtsventrikulären Ausflusstrakt zu finden.

Hämodynamik

Die hämodynamischen Auswirkungen werden im Wesentlichen durch das Ausmaß der Wandhypertrophie, den evtl. bestehenden Ausflusstraktgradienten sowie die systolische und diastolische Ventrikeldysfunktion bestimmt. Häufige Folgen sind u. a. eine Mitralklappeninsuffizienz und eine Dilatation des linken Vorhofs. Hochgradige ventrikuläre Arrhythmien sind häufige Ursachen des plötzlichen Herztodes bei diesen Patienten.

EKG

- Zeichen der Linkshypertrophie mit pathologischen ST-Strecken und negativen T-Wellen, v. a. in den linkspräkordialen Ableitungen (▶ Abb. 16.10)
- häufig ausgeprägter (oder überdrehter) Linkstyp
- P-sinistroatriale
- biventrikuläre Hypertrophie bei einer zusätzlichen Hypertrophie des rechten Ventrikels
- mit zunehmender Dauer der Erkrankung vermehrt Rhythmusstörungen:
  - Extrasystolen
  - ventrikuläre Tachykardien
  - Kammerflattern und -flimmern
  - Vorhofflattern und -flimmern

Rhythmusstörungen und plötzlicher Herztod

Die HCM ist die häufigste Ursache des plötzlichen Herztodes bei jungen Athleten. Der plötzliche Herztod bei HCM kann in allen Altersgruppen auftreten, ist jedoch bei Adoleszenten und jungen Erwachsenen am häufigsten. Die Todesraten für das Kindesalter werden auf 1–2 %/Jahr geschätzt. Als Risikofaktoren gelten [26]:

- anhaltende ventrikuläre Tachykardien; rezidivierende, nicht anhaltende ventrikuläre Tachykardien im Langzeit-EKG
- positive Familienanamnese für HCM und plötzlichen Tod
- ungeklärte Synkope
- insuffizenter Blutdruckanstieg unter bzw. arterielle Hypotension nach Belastung
- Septumdicke > 30 mm bzw. > 190 % des Altersnormwerts
- höhergradige linksventrikuläre Ausflusstraktionobstruktion (Gradient > 30 mmHg)
- überhöhte QRS-Amplituden (Summe der QRS-Voltagen der Extremtätenableitungen > 10 mV)

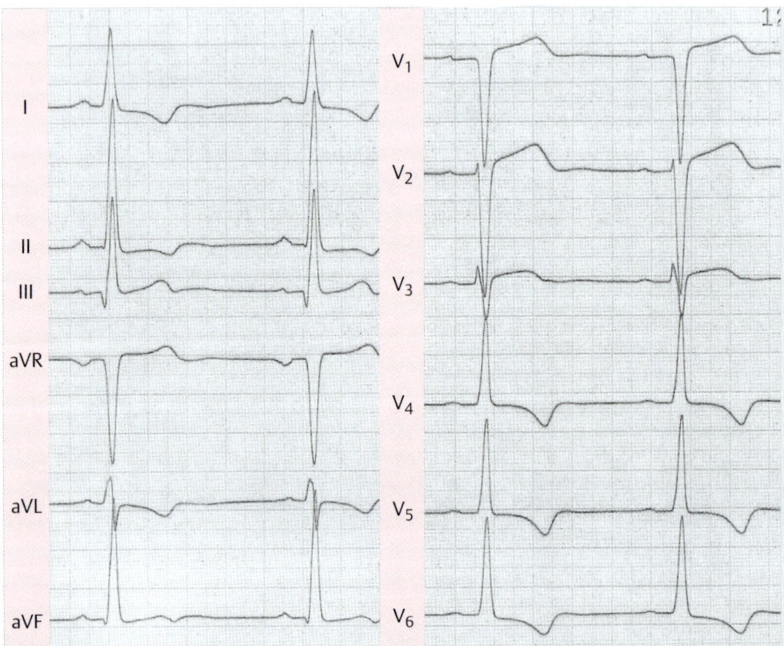

Abb. 16.10 Hypertrophe Kardiomyopathie. EKG eines 12-jährigen Jungen. Systolischer Druckgradient im linksventrikulären Ausflusstrakt 60 mmHg.
EKG: Normaltyp; ST in I, II und aVL konvexbogenförmig gesenkt mit präterminal negativem T. In den Brustwandableitungen QS-Form in V_1, ab V_4 R-Form; ST in V_1–V_3 angehoben, in V_4–V_6 gesenkt, T negativ; insgesamt große schlanke R- und S-Zacken in fast allen Ableitungen (QRS-Dauer 0,10 s); Eichung: Extremitätenableitungen 1 cm = 1 mV; Brustwandableitungen 0,5 cm = 1 mV.
→ EKG-Bild einer ausgeprägten Linkshypertrophie. Kein typischer P-sinistroatriale.

Therapie und Prognose

Eine Therapie mit lipophilen β-Rezeptorenblockern (Propranolol, Metoprolol oder Bisoprolol) in hohen Dosen (z. B. Propranolol bis 6 mg/kg/Tag) kann das Risiko des plötzlichen Herztodes um das ca. 10-Fache reduzieren [26]. Nach den US-amerikanischen und europäischen Leitlinien gilt jedoch die ICD-Implantation als einzig effektive Maßnahme zur Verhinderung des plötzlichen Herztodes und zur Lebensverlängerung bei Patienten mit HCM. Sie wird deshalb sowohl zur sekundären Prävention (Zustand nach Herzstillstand) als auch zur primären Prävention bei Patienten mit HCM und einem oder mehr Risikofaktoren empfohlen (DGPK-Leitlinie [7] und [23]).

16.2.3 Dilatative Kardiomyopathien

Definition und Ätiologie

Dilatative Kardiomyopathien (DCM) sind charakterisiert durch eine Dilatation des linken, seltener des rechten Ventrikels, verbunden mit einer eingeschränkten systolischen Pumpfunktion. Die Ventrikelwände sind nicht hypertrophiert.

Etwa 20–30 % der DCM sind nach heutigem Wissen primärer (genetischer) Natur mit überwiegend autosomal-dominantem Erbgang [4]. Es konnten in den letzten Jahren Mutationen auf einer großen Zahl von Genen detektiert werden, die mit sehr unterschiedlichen pathologischen Mechanismen eine DCM verursachen können. Darüber hinaus kann eine genetisch bedingte Vergesellschaftung mit Skelettmuskelerkrankungen, kardialen Überleitungsdefekten und Vorhofarrhythmien vorliegen.

Eine Vielzahl von Erkrankungen kann ferner eine sekundäre DCM verursachen, am häufigsten sind:

- myokardiale Schädigung durch Infektionen (Virusmyokarditis, Erreger u. a. Coxsackie-, Adeno- und Parvoviren; ▶ Abb. 16.11, ▶ Abb. 16.12)
- Ischämien (Z. n. Kawasaki-Syndrom)
- Bland-White-Garland-Syndrom (▶ Abb. 16.13)
- pharmakologisch toxische Substanzen (z. B. Antimetaboliten; ▶ Abb. 16.14)

Seltenere Ursachen einer DCM sind Autoimmunerkrankungen, Assoziation mit metabolischen oder neuromuskulären Krankheitsbildern (▶ Abb. 16.15, ▶ Abb. 16.16) und tachykardieinduzierte Kardiomyopathien [4], [22], [27].

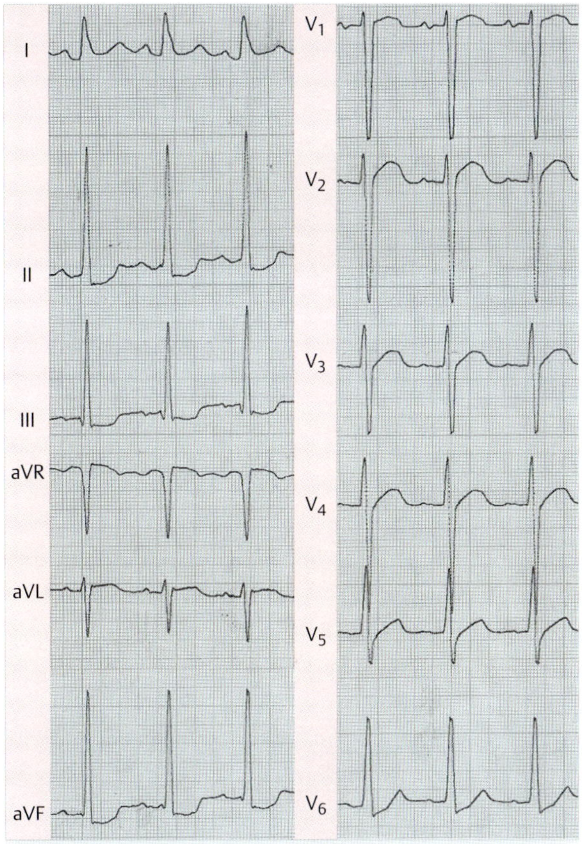

Abb. 16.11 Dilatative Kardiomyopathie. EKG eines 5 Monate alten Kindes mit DCM nach akuter Virusmyokarditis. Echokardiografisch erheblich dilatierter linker Ventrikel mit reduzierter Kontraktilität. Mitralinsuffizienz II°. EKG: Sinustachykardie, Frequenz 140/min, Steiltyp; ST in II, III und aVF deutlich gesenkt mit präterminal negativem T; QRS-Dauer 0,08 s. In den Brustwandableitungen rS-Form in V_1–V_4 mit sehr tiefen, schlanken S-Zacken, Rs in V_5 und V_6; fehlende Übergangszone mit plötzlichem Umschlag von rS (V_4) in R (V_5). ST-Strecken bis V_2 leicht angehoben, in V_5 und V_6 gesenkt mit aszendierendem Verlauf; T in V_1–V_6 positiv. → Ausgeprägte Linkshypertrophie mit deutlichen Erregungsrückbildungsstörungen.

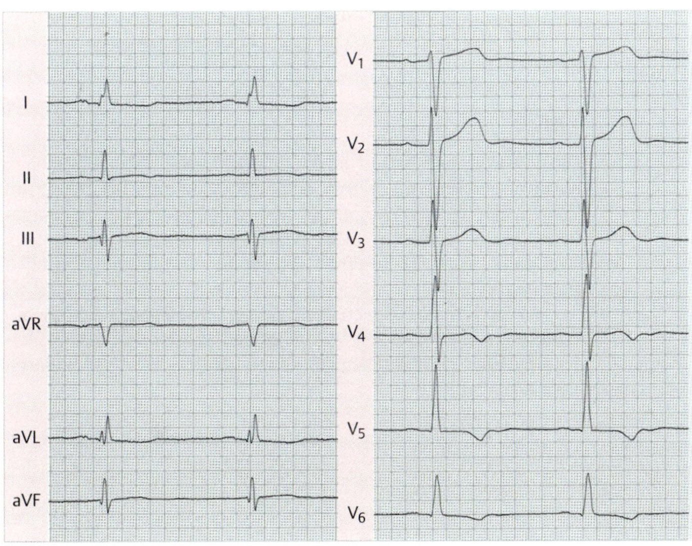

Abb. 16.12 Dilatative Kardiomyopathie. EKG eines 17-jährigen Patienten mit DCM bei Z. n. Myokarditis. EKG: P-Wellen flach, angedeutet sinistroatrial konfiguriert; QRS 0,1 s, in den Extremitätenableitungen gesplittert; pathologische Linkshypertrophie mit Erregungsrückbildungsstörungen in Form von negativen T-Wellen linkspräkordial.

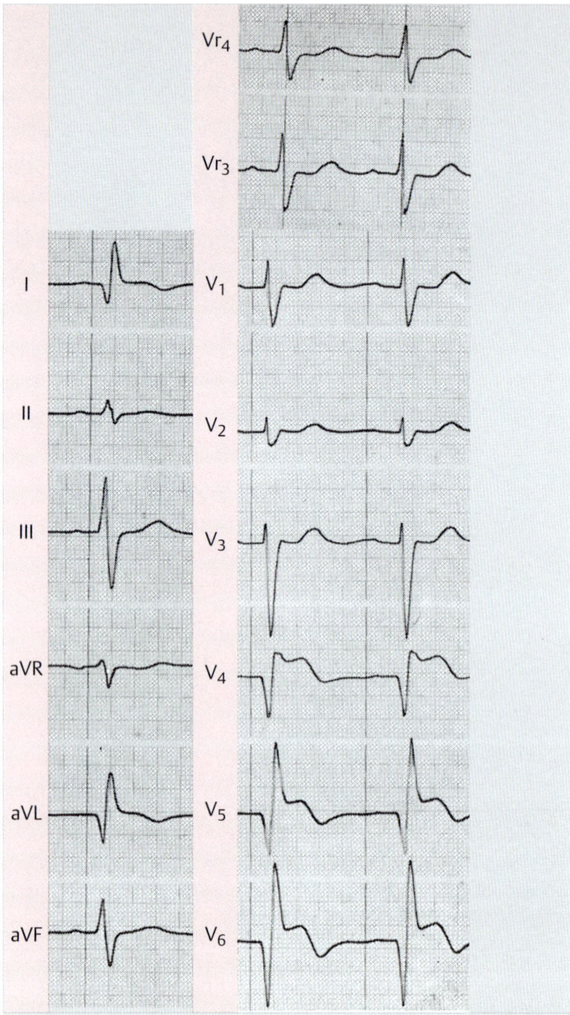

Abb. 16.13 Bland-White-Garland-Syndrom. EKG eines 1½-jährigen Kindes. Echokardiografisch deutlich eingeschränkte LV-Funktion. EKG: Linkstyp; deutlich erhöhter Abgang von ST in Ableitung I und aVL mit ausgeprägter Q-Zacke; T in I negativ, in II abgeflacht, in III positiv. In den Brustwandableitungen Anhebung der ST-Strecken in V_4–V_6; der Abgang von ST erfolgt aus dem absteigenden Schenkel der R-Zacke; nach oben konvexer Verlauf mit Übergang in negative T-Wellen in V_5 und V_6; sehr tiefe Q-Zacken in V_4–V_6.
→Das EKG-Bild entspricht einem für die Gefäßanomalie typischen Vorderseitenwandinfarkt.

Insgesamt besteht eine große klinische Heterogenität mit sehr variabler Expression und unterschiedlichem Erkrankungszeitpunkt.

EKG

Häufig bestehen
- eine Sinustachykardie (sofern keine frequenzreduzierende Medikation besteht)
- Linkshypertrophiezeichen mit teilweise überhöhten, im Verlauf aber auch reduzierten Amplituden der QRS-Komplexe
- eine mehr oder weniger ausgeprägte QRS-Verbreiterung bis zum kompletten LSB in ursächlichem Zusammenhang mit der Ventrikeldilatation (▶ Abb. 16.11)
- unspezifische Erregungsrückbildungsstörungen, bedingt durch Ischämie und toxische Einflüsse
- Rhythmusstörungen: atriale und ventrikuläre Tachyarrhythmien sind nicht selten und werden hämodynamisch nicht gut toleriert, sodass ein aggressives Therapiemanagement erforderlich ist. Ventrikuläre Tachykardien sind – neben der progredienten Herzinsuffizienz – als Haupttodesursache zu sehen.

16.2.4 Restriktive Kardiomyopathie

Definition und Ätiologie

Die restriktive Kardiomyopathie (RCM) ist sehr selten; sie macht etwa 2–5 % aller im Kindes- und Jugendalter diagnostizierten Kardiomyopathien aus. Wie man heute weiß, liegt in mindestens 30 % der Fälle ein familiäres Vorkommen auf der Basis eines genetischen Defekts vor. Dabei handelt es sich um Sarkomer-Mutationen (u. a. Troponin I und T) und um anderweitige Mutationen (u. a. Desmin, Lamin A/C (Emery-Dreifuss). Klinische Ausprägung und intrafamiliäre Variabilität sind außerordentlich groß; es sind sowohl restriktive und hypertrophe als auch dilatative Kardiomyopathien innerhalb einer Familie beschrieben [4], [10].

Darüber hinaus kann eine RCM auf der Basis folgender Erkrankungen entstehen: Die häufigste Ursache in Afrika ist die Endomyokardfibrose. Außerhalb der Tropenregionen ist bei Erwachsenen die Amyloidose die Hauptursache, im Kindesalter auch lysosomale Speichererkrankungen, Z. n. Myokarditis oder Herztransplantation.

Funktionell besteht eine eingeschränkte Compliance des linken oder beider Ventrikel mit restriktivem Füllungsmuster und reduziertem diastolischen Volumen. Die Ventrikelwände sind im Allgemeinen nicht hypertrophiert und die systolische Funktion ist meist erhalten. Die enddiastolischen und atrialen Druckwerte sind erhöht, die Vorhöfe dilatiert.

Differenzialdiagnostisch ist eine Pericarditis constrictiva abzugrenzen.

EKG

Die EKG-Veränderungen sind abhängig vom morphologischen Substrat (▶ Abb. 16.17). Am auffälligsten ist eine Belastung des linken oder beider Vorhöfe. Es können Links-, seltener Rechtshypertrophiezeichen mit intraventrikulären Leitungsstörungen (rudimentärer RSB) bestehen; Erregungsrückbildungsstörungen sind häufig.

Herzrhythmusstörungen werden bei ca. 15 % der Kinder berichtet: am häufigsten ist Vorhofflattern, gefolgt von atrioventrikulären Überleitungsstörungen, Bradykardien und ventrikulären Tachykardien.

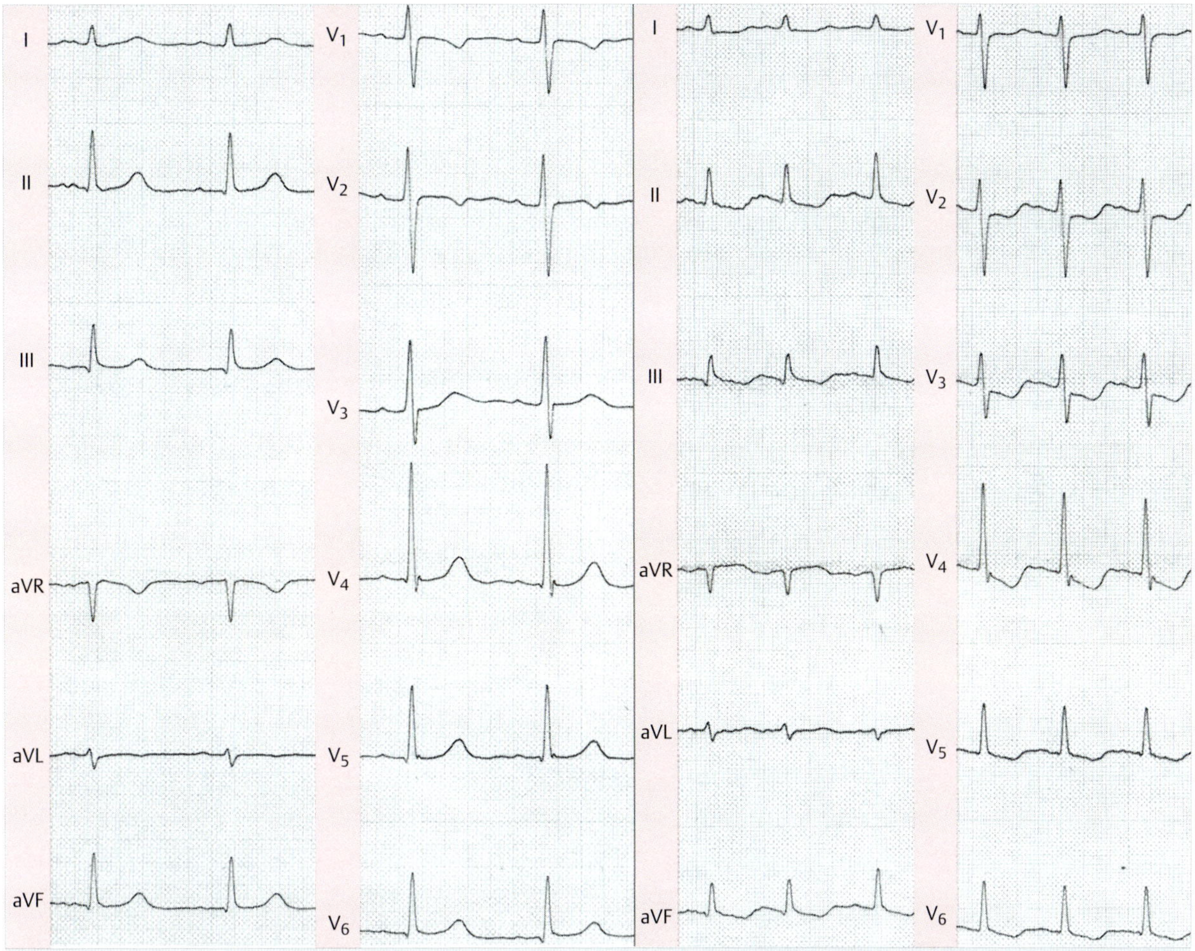

Abb. 16.14 Akute lymphatische Leukämie. EKG eines 5-jährigen Kindes mit eingeschränkter LV-Funktion unter zytostatischer Therapie.
Linke Seite: Vor der medikamentösen Behandlung normaler EKG-Befund.
Rechte Seite: Unter zytostatischer Therapie mit Vincristin und Adriablastin: Sinustachykardie; Frequenz 160/min. Steiltyp; QRS-Amplituden vermindert; ST-Strecken in den Ableitungen I–III, aVF und V_2–V_6 gesenkt bzw. deszendierend, T präterminal negativ.
→ Sinustachykardie, Niedervoltage und Erregungsrückbildungsstörungen unter zytostatischer Therapie

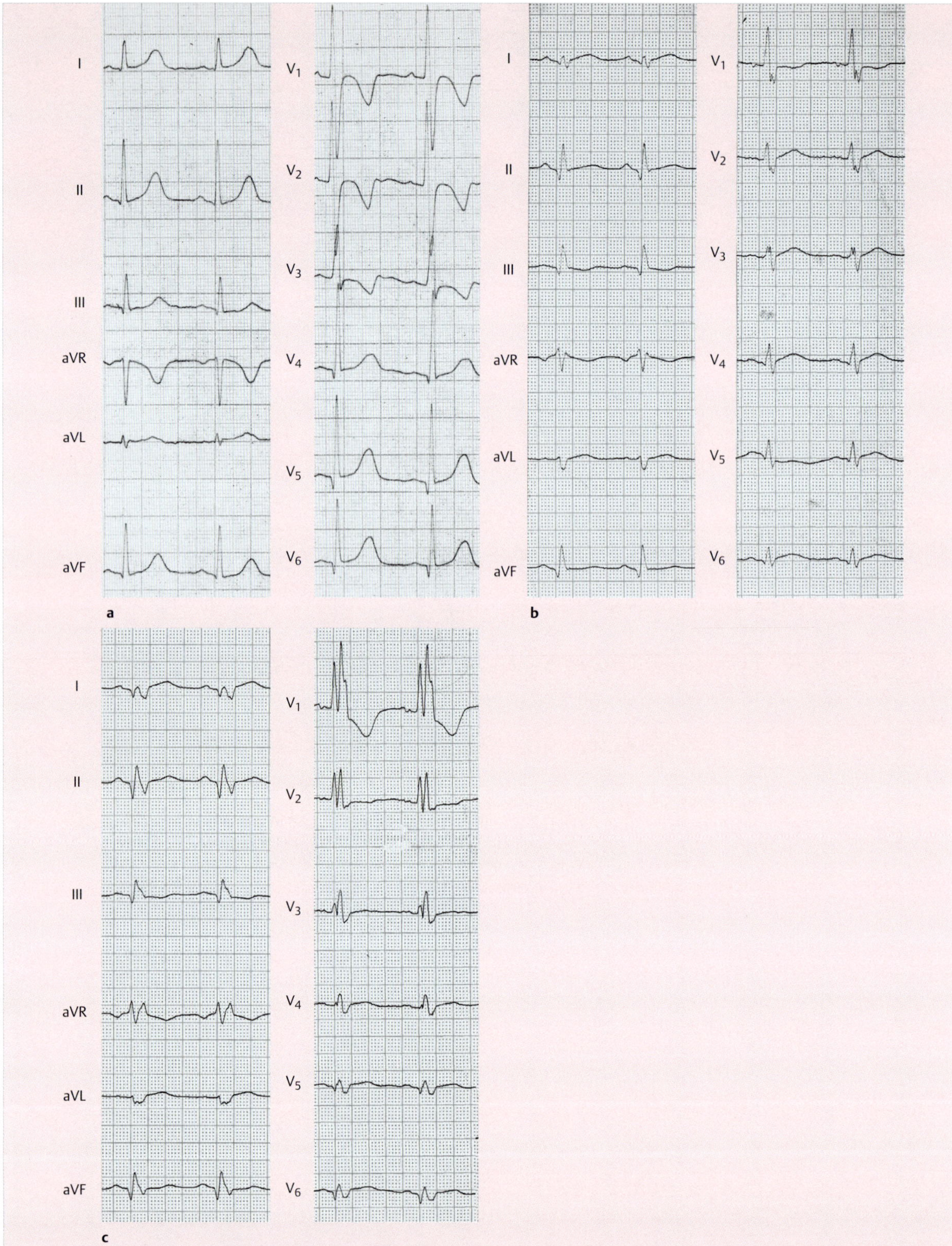

Abb. 16.15 Muskeldystrophie Typ Duchenne. EKG-Verlauf.

a Mit 4 Jahren: noch relativ unauffälliges EKG, wenngleich für das Alter untypisch hohe RS-Ausschläge rechtspräkordial bestehen.

b Mit 10 Jahren: gesplitterter QRS-Komplex (0,09 s); hohe R-Zacken rechtspräkordial, niedrige QRS-Amplituden linkspräkordial.

c Im Alter von 20 Jahren: verbreiterter QRS-Komplex (0,12 s) mit M-Form rechtspräkordial. Echokardiografisch besteht jetzt das Bild einer DCM mit eingeschränkter Pumpfunktion.

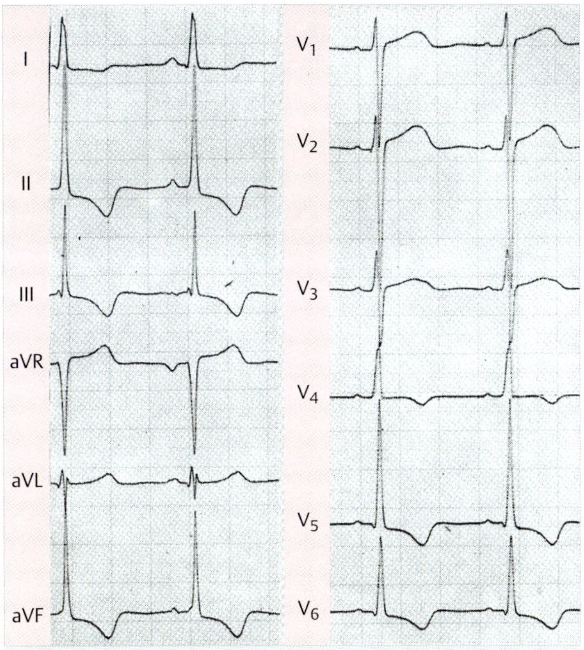

Abb. 16.16 Friedreich-Ataxie. EKG eines 8-jährigen Jungen mit HCM, vorwiegend im Bereich des linken Ventrikels.
EKG: Steiltyp; hohe R-Zacken in den Ableitungen II, III und aVF mit konvexbogenförmig gesenkten ST-Strecken und negativen T-Wellen. Erregungsrückbildungsstörungen: T negativ in V_4–V_6; ST in V_5 und V_6 konvexbogenförmig gesenkt.
→ Typisches Bild einer Linkshypertrophie mit tiefen, schlanken S-Zacken über dem rechten Herzen und den charakteristischen Veränderungen von ST und T in den Ableitungen mit hohen R-Zacken und linkspräkordial.

16.2.5 Non-Compaction des linken Ventrikels

Definition und Ätiologie

Der „Non-Compaction" (linksventrikuläre Non-Compaction-Kardiomyopathie, LVNC spongiöses Myokard) des linken Ventrikels liegt eine Arretierung des Verdichtungsprozesses des Myokards während der embryonalen Entwicklung zugrunde. Charakteristisch sind persistierende Myokardsinusoide, v. a. im apikalen Bereich des linken Ventrikels, die zu dem echokardiografisch typischen Bild des „spongiösen" Myokards führen (▸ Abb. 16.18).

Die LVNC wird von der ESC Working Group on Myocardial and Pericardial Diseases als „unklassifizierte Kardiomyopathie" eingestuft [4], von der American Heart Association (AHA) als eine „primäre, genetisch determinierte Kardiomyopathie" [22]. Es ist in der Diskussion, ob es sich um eine bereits im Neugeborenenalter vorliegende Erkrankung handelt oder ob sie erst im Verlauf entsteht [6].

Darüber hinaus sind sowohl Mutationen in mitochondrialen, zytoskelettalen und sarkomerischen Proteinen überwiegend bei den isolierten Formen bekannt, jedoch auch Assoziationen mit genetischen Syndromen (z. B. Barth-Syndrom) oder angeborenen Herzfehlern (Ebstein-Anomalie, Pulmonalatresie, Aortenstenose). Ferner besteht phänotypisch eine große Überlappung mit hypertrophen, restriktiven und dilatativen Kardiomyopathien.

Man ist deshalb heute geneigt, dieses morphologische Substrat der Non-compaction wegen der schwachen Genotyp-Phänotyp-Korrelation und des vielfältigen Erscheinungsbilds nicht ausschließlich als eine eigenständige Kardiomyopathieform zu sehen, sondern als eine morphologische Expression bei verschiedenen Krankheitsprozessen [9], [6], [25], [29].

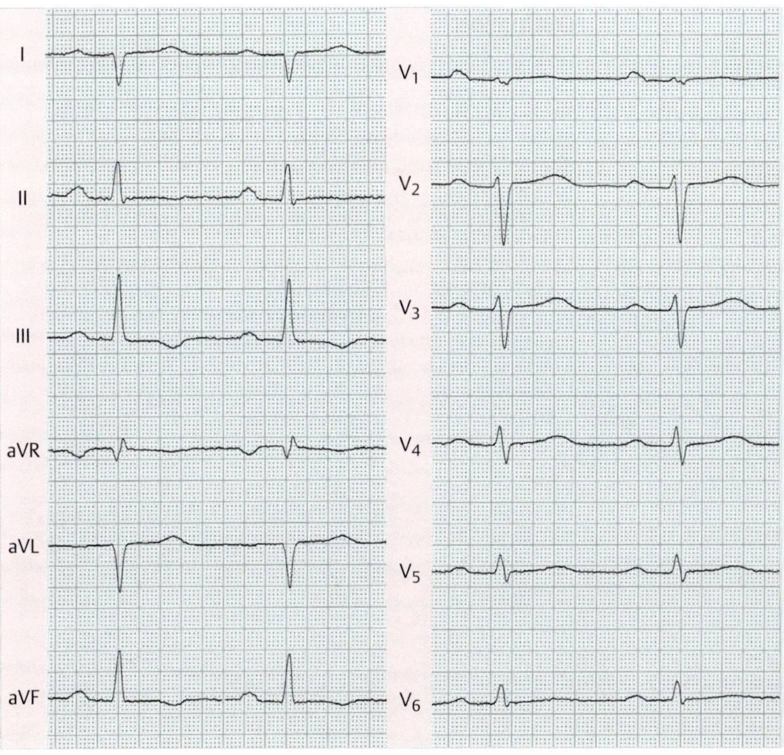

Abb. 16.17 Restriktive Kardiomyopathie. EKG einer 18-jährigen Patientin mit RCM beider Ventrikel. Echokardiografisch kleiner rechter und linker Ventrikel, deutlich dilatierte Vorhöfe. EKG: Sinusrhythmus, diskordanter Rechtstyp, P-biatriale, rudimentärer RSB, niedrige QRS-Amplituden in allen Brustwandableitungen ohne eigentlich pathologische Hypertrophiezeichen.

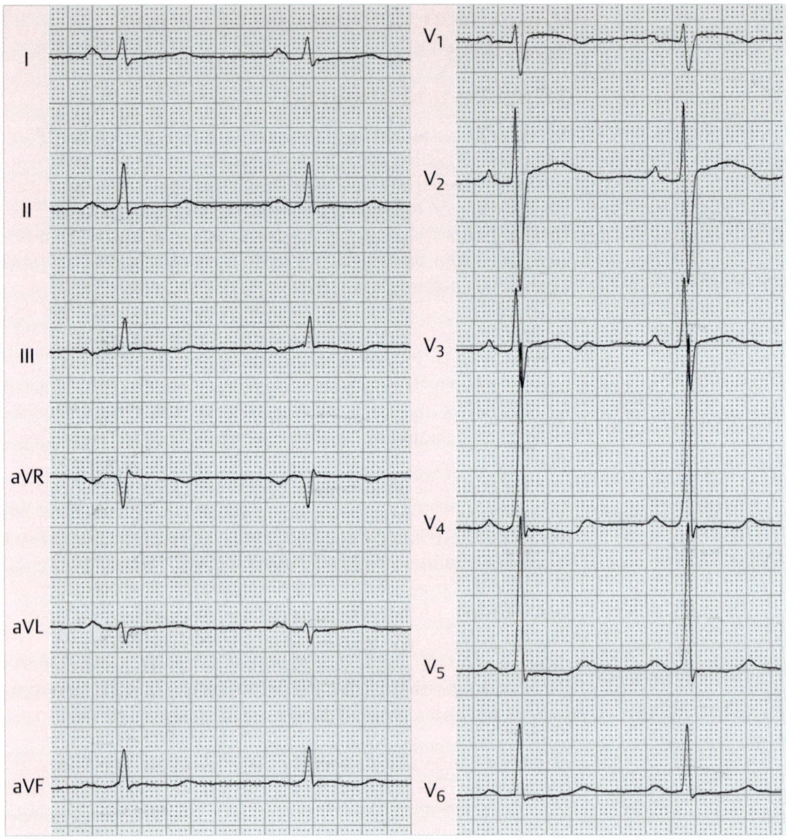

Abb. 16.18 Non-Compaction des linken Ventrikels. EKG eines 4-jährigen Jungen mit eingeschränkter systolischer Funktion. EKG: Es besteht eine Linkshypertrophie mit Erregungsrückbildungsstörungen in Form von gestreckt verlaufenden ST-Strecken in Ableitung II, präterminal negativen T-Wellen in V_4–V_5 und leicht abgeflachten T linkspräkordial; angedeutetes P sinistroatriale.

Klinik

Das klinische Erscheinungsbild ist entsprechend der vielfältigen Ausprägungen der LVNC variabel und rangiert von fehlenden oder geringfügigen Symptomen bei geringfügigen kardialen Befunden, bis hin zur schweren Herzinsuffizienz mit deutlich eingeschränkter Ventrikelfunktion. Der linke Ventrikel kann hypertrophiert oder dilatiert sein. Das Manifestationsalter liegt zwischen dem 1. Lebensjahr und dem mittleren Erwachsenenalter.

EKG

Auch die EKG-Veränderungen sind unspezifisch und sehr variabel. Meist besteht eine mehr oder weniger ausgeprägte Linkshypertrophie mit entsprechenden Erregungsrückbildungsstörungen; auch intraventrikuläre Leitungsstörungen in Form von Blockbildern und Präexzitationsmustern sind beschrieben [11], [13].

Herzrhythmusstörungen können als atriale Tachyarrhythmien auftreten und v. a. auch als ventrikuläre Tachykardien, die ggf. die Implantation eines ICD erforderlich machen [4], [11], [13].

16.2.6 Endokardfibroelastose

Definition

Bei der seltenen Endokardfibroelastose handelt es sich um einen Befund mit vielfältiger Ätiologie. Sie ist charakterisiert durch eine Verdickung des Endokards mit Ablagerungen von Kollagen und Elastin sowie eine Myokardhypertrophie. Häufig liegen angeborene Herzfehler mit subendokardialer Ischämie zugrunde. Sie kommt daher vor bei:

- schwerer Obstruktion des links-, seltener des rechtsventrikulären Ausflusstrakts (angeborene kritische valvuläre Aortenstenose, hypoplastisches Linksherzsyndrom, Pulmonalatresie mit intaktem Ventrikelseptum)
- primär ischämischen Myokardschädigungen (Fehlabgang der linken Koronararterie aus der Pulmonalarterie)
- in Kombination mit der RCM: Hier wird die Endokardfibroelastose häufig als Ursache der Restriktion gesehen.
- Auch eine virale Genese ist beschrieben.

EKG

Die elektrokardiografischen Befunde orientieren sich hauptsächlich am Basisbefund. Es können Linkshypertrophiezeichen mit Erregungsrückbildungsstörungen und ein P-sinistroatriale bestehen (▶ Abb. 16.19).

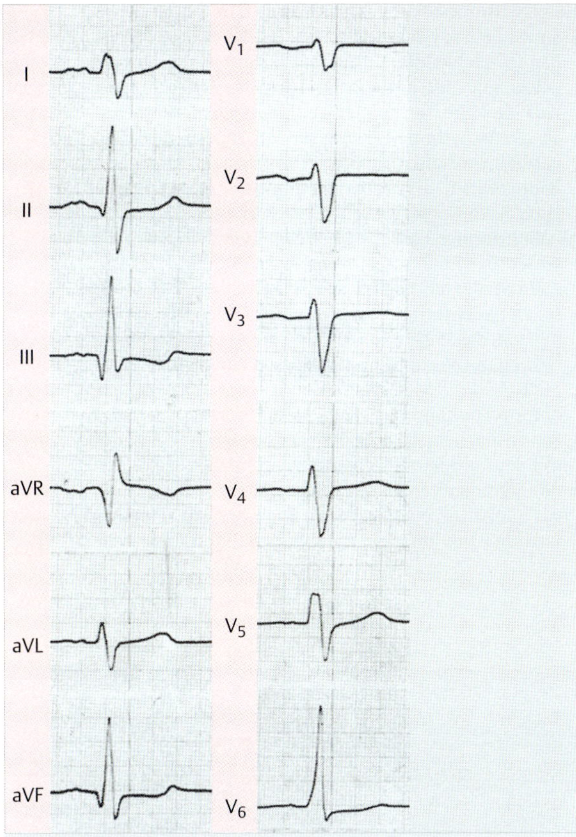

Abb. 16.19 Endokardfibroelastose. EKG eines 8-jährigen Jungen: Rechtstyp; P in I und II verbreitert und doppelgipfelig (0,12 s), in V_1 und V_2 biphasisch flach; R-Zacke etwas verbreitert (QRS-Dauer 0,09 s). In den Brustwandableitungen rS-Form bis V_4, R-Form in V_6 mit trägem Anstieg (Beginn der endgültigen Negativitätsbewegung in V_6 bei 0,035 s); T flach positiv in V_3–V_5, präterminal negativ in V_6 (Eichung: Extremitätenableitungen 1 cm = 1 mV; Brustwandableitungen 0,5 cm = 1 mV).
→ Mäßig ausgeprägte Linkshypertrophie mit geringer Erregungsverspätung. P-sinistroatriale.

16.3 Herztransplantation

A. Lindinger, T. Paul

Herztransplantationen (HTX) werden als Ultima-ratio-Maßnahme bei Kardiomyopathien und Myokarditiden mit therapierefraktärer schwerster hämodynamischer Insuffizienz sowie im Endstadium von angeborenen Herzfehlern mit fehlenden sonstigen operativen Möglichkeiten vorgenommen. Nach Angaben des International Registry for Heart and Lung Transplantation (IHSLT) werden weltweit etwa 500 HTX/Jahr bei Kindern durchgeführt, davon bei ca. 25 % im 1. Lebensjahr und bei etwa einem ⅓ zwischen 11 und 17 Jahren. In Deutschland wurden in den letzten Jahren etwa 30 Kinder/Jahr mit einer HTX versorgt.

Die häufigsten Diagnosen, die zur Herztransplantation führten, waren Kardiomyopathien mit ca. 60 % und angeborene Herzfehler mit ca. 25–30 %. Etwa 25 % der Patienten wurden vor der HTX zur Überbrückung mit einem mechanischen Herzkreislaufunterstützungssystem versorgt. Die Überlebenschancen der Gesamtgruppe aller Transplantierten betragen nach 20 Jahren heute 40 %, wobei die im 1. Lebensjahr Transplantierten etwas günstigere Daten aufweisen. Die Kaplan-Meier-Überlebenskurven nach 10 Jahren weisen seit den 80er Jahren einen Anstieg von 50 % auf fast 70 % von heute auf. Die Patienten mit Kardiomyopathien als Grunderkrankung haben dabei bessere Überlebensraten als Patienten mit AHF.

Die Freiheit von einer Koronarvaskulopathie beträgt 15 Jahre nach der HTX 50 %. Eine medikamenteninduzierte arterielle Hypertonie liegt nach 3 Jahren bei 20–34 % der Patienten vor. Die häufigste Todesursache nach HTX ist über die gesamte Zeitspanne hinweg das Graft-Versagen.

► **EKG.** Zur Beurteilung des EKG nach einer Herztransplantation muss man sich folgende Grundlagen vor Augen führen:

- Eine verlängerte Ischämiezeit des Donororgans kann das gesamte kardiale Leitungssystem beeinträchtigen.
- Bei einer biatrialen – anders als bei der bikavalen – Anastomose behält der Empfänger die Rückwand seiner beiden Vorhöfe in situ.
- Das transplantierte Herz ist primär komplett denerviert und zumindest initial ohne autonome Innervation. Insbesondere die fehlende parasympathische Aktivität führt zu einer höheren Ruheherzfrequenz und deutlich reduzierten Herzfrequenzvariabilität. Mit der Zeit kann sich sowohl eine sympathische als auch parasympathische Reinnervation wieder einstellen, die allerdings oft inkomplett und innerhalb des Herzens heterogen ist. Das wird als Ursache für ein vermehrtes Auftreten von ventrikulären Arrhythmien diskutiert, die mit einer erhöhten Mortalität verbunden sind.
- Beim Empfänger besteht häufig ein erhöhter pulmonaler Widerstand.
- Eine Transplantatvaskulopathie kann sich im Verlauf entwickeln; sie liegt nach aktuellen Daten bei 28 % der transplantierten Kinder 10 Jahre nach der HTX vor [16]. Die damit verbundene Myokardischämie kann eine Verschlechterung der linksventrikulären Funktion, eine Beeinträchtigung des Reizleitungssystems sowie schwere ventrikuläre Arrhythmien zur Folge haben.
- Eine akute Abstoßungsreaktion kann mit Rhythmusstörungen jeglicher Art einhergehen. Am häufigsten ist Vorhofflattern; jedoch auch ventrikuläre Arrhythmien, vergesellschaftet mit plötzlichem Herztod, werden in diesem Zusammenhang genannt [30].

Elektrokardiografisch lassen sich nach HTX folgende Veränderungen finden:

- In den EKGs von biatrial transplantierten Patienten können 2 differente P-Wellen als Ausdruck der Vorhofaktionen sowohl des Empfänger- als auch des Donorherzens zu erkennen sein. Die intrinsischen (Empfänger-)P-Wellen sind dabei kleiner (manchmal auch kaum oder nicht erkennbar) und weisen eine langsamere Frequenz auf als die P-Wellen des denervierten Donorherzens. Fortgeleitet auf die Ventrikel werden nur die Vorhofaktionen des Donorherzens (▶ Abb. 16.20).

- Ein inkompletter oder kompletter RSB (▶ Abb. 16.21) ist ein relativ häufiger Befund, der jedoch keine Auswirkungen auf die Graft-Überlebenszeit hat [8], [21].
- Auch ein LAH kann bei einem kleinen Teil der Patienten bestehen.
- ST-Hebungen in der frühen postoperativen Phase sind zumeist Ausdruck eines postoperativ bestehenden Postkardiotomie-Syndroms und sind entsprechend rückläufig.
- ST-Veränderungen im Verlauf können mit oder ohne Hinweis auf eine akute Abstoßung oder den angiografischen Nachweis einer Ischämie bestehen.
- Eine akute Niederspannung (Summe der QRS-Komplexe von I, II, III, V_1 und $V_6 < 5{,}0$ mV) und das Neuauftreten von Erregungsrückbildungsstörungen gelten als Hinweise auf eine Abstoßungsreaktion.

Herzrhythmusstörungen nach einer HTX:

- Sinusknotendysfunktionen mit Bradykardien: Problematisch kann ein fehlender adäquater Ersatzrhythmus aus einem tiefer gelegenen Zentrum sein. Eine Schrittmacherimplantation muss nach den entsprechenden Leitlinien vorgenommen werden [5].
- atriale Arrhythmien (Extrasystolen, supraventrikuläre Tachykardien, Vorhofflattern und -flimmern) kommen postoperativ, häufiger früh- als spätpostoperativ vor und können Ausdruck einer Abstoßung sein [19]. Entsprechende Untersuchungen haben gezeigt, dass die Überlebenszeit des Transplantats wesentlich kürzer war, wenn Arrhythmien auftraten [28]. In einer Studie aus Boston und Stanford hatten 14 % der pädiatrischen Patienten supraventrikuläre Tachyarrhythmien, von denen v. a. das Vorhofflattern auf eine Abstoßung hinwies. Die Patienten mit Vorhofflimmern hatten ein 2,5-fach erhöhtes Risiko für Tod oder Retransplantation gegenüber Transplantierten ohne Vorhofflimmern. 5,2 % dieser Patienten benötigten einen Schrittmacher [3]. Auch auf einen möglichen Zusammenhang mit der Koronarvaskulopathie wird hingewiesen [2].
- höhergradige ventrikuläre Arrhythmien sind mit einer Koronarvaskulopathie, einer Ischämie und eingeschränkten linksventrikulären Funktion sowie einer hohen Todesrate assoziiert [32].

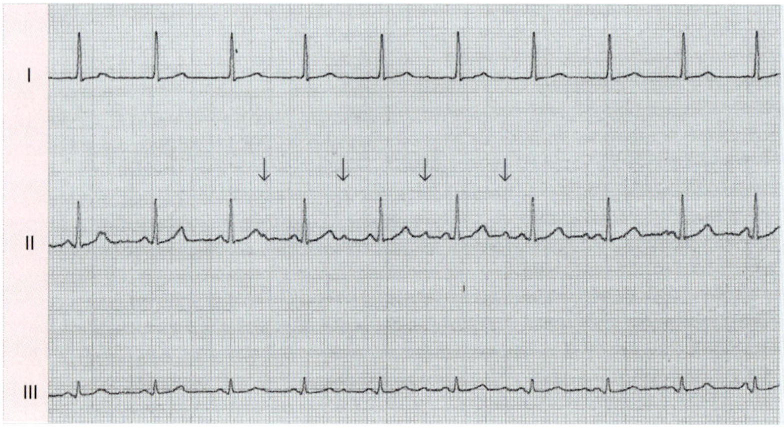

Abb. 16.20 Herztransplantation. EKG eines 14-jährigen Mädchens nach HTX: Herzfrequenz 80/min, Sinusrhythmus; die Anteile des patienteneigenen Vorhofs führen zu zusätzlichen P-Wellen (Pfeile) mit etwas langsamerer Frequenz als die des Spenderherzens (Papiergeschwindigkeit: 25 mm/s).

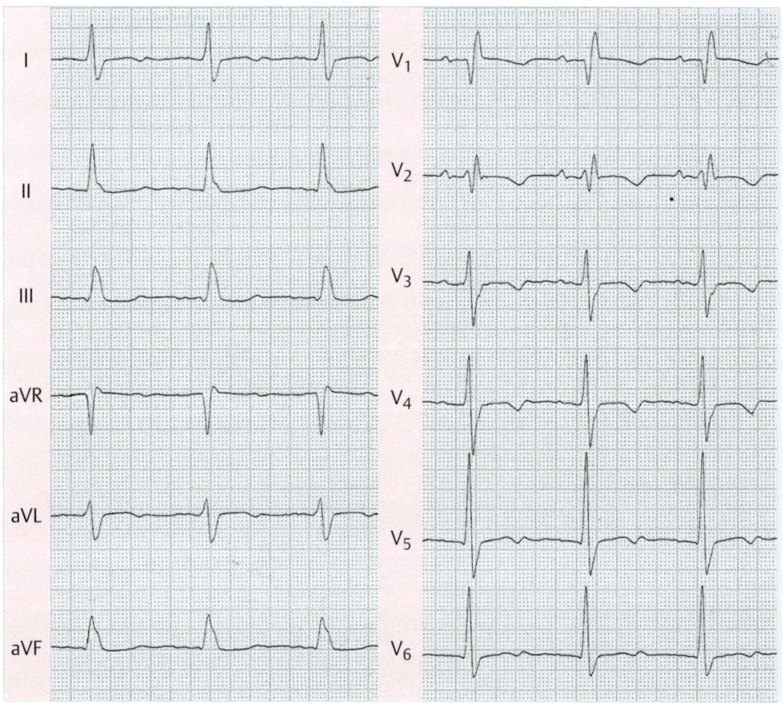

Abb. 16.21 Herztransplantation. EKG eines 10-jährigen Jungen nach HTX: Sinusrhythmus; Steiltyp. Brustwandableitungen: ausgeprägter rudimentärer RSB an der Grenze zum kompletten Block (QRS-Dauer 100 ms), keine eindeutig verwertbaren pathologischen Hypertrophiezeichen, unspezifische Erregungsrückbildungsstörungen.

16.4 Herztumoren

A. Lindinger

▸ **Ätiologie.** Unter den **primären Herztumoren** stellt das Rhabdomyom im Kindesalter mit etwa der Hälfte der Fälle die weitaus häufigste Tumorart dar (▸ Abb. 16.22). Es tritt fast immer multipel auf und ist in der Mehrzahl mit einer tuberösen Sklerose (Morbus Bourneville Pringle) vergesellschaftet. Im Allgemeinen erfahren die kardialen Rhabdomyome eine Größenregression, die v. a. im Verlauf des 1. Lebensjahres stattfindet.

Mit absteigender Häufigkeit finden sich Fibrome, Myxome und intraperikardiale Teratome; sehr selten sind Hämangiome und Mesentheliome. **Primär und sekundär maligne Herztumoren** sind im Kindesalter ebenfalls sehr selten.

▸ **Diagnose.** Die Diagnose eines Herztumors wird primär echokardiografisch gestellt.

▸ **EKG.** Die EKG-Veränderungen sind unspezifisch und abhängig vom morphologischen und hämodynamischen Befund (Lokalisation und Größe des Tumors, Obstruktion von Ein- oder Auslasstrakt der Ventrikel, Beeinträchtigung einer Klappenfunktion).

Es bestehen u. a. Zeichen der Vorhofdilatation und Kammerhypertrophie, ferner Erregungsrückbildungsstörungen.

Bei intramuralem Sitz des Tumors können Rhythmusstörungen jeglicher Art entstehen (Extrasystolen, atriale und ventrikuläre Tachyarrhythmien, AV-Blockierungen). Große Fibrome haben ein sehr hohes Risiko (64 %) für ventrikuläre Tachykardien, die auch lebensbedrohlich sein können [24]. Rhabdomyome können die Funktion einer akzessorischen Leitungsbahn imitieren (ventrikuläre Präexzitation, ▸ Abb. 16.23) und supraventrikuläre Tachykardien auslösen. Epi- bzw. perikardial gelegene Tumoren verursachen häufig einen Perikarderguss mit entsprechenden ST-T-Veränderungen.

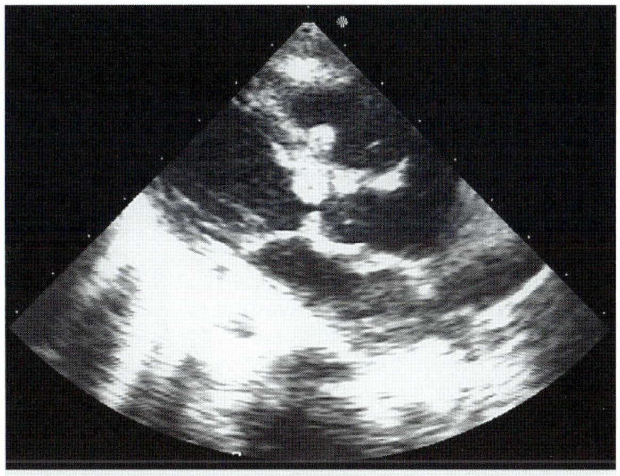

Abb. 16.22 Herztumor. Echokardiografisches Bild eines Neugeborenen am 1. Lebenstag mit präpartal bekannter tuberöser Sklerose und multiplen Herztumoren, die am interventrikulären Septum und im linksventrikulären Ausflusstrakt positioniert sind.

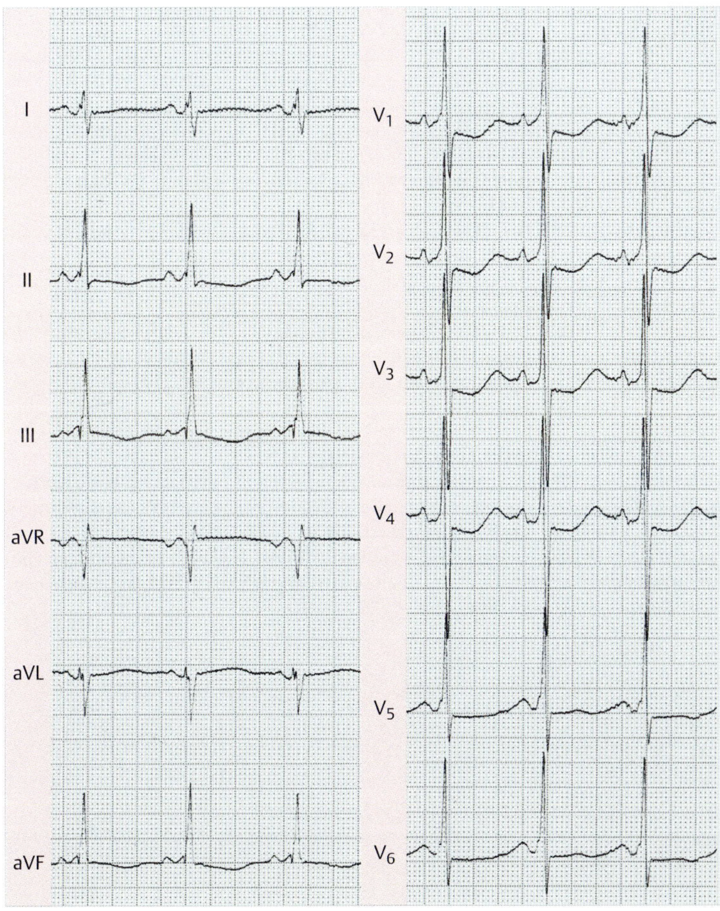

Abb. 16.23 Herztumor – Rhabdomyom. EKG eines Neugeborenen am 1. Lebenstag, gleiches Kind wie in ▸ Abb. 16.22.
EKG: Sinusrhythmus, Rechtstyp, pathologische Doppelhypertrophie mit Erregungsrückbildungsstörungen in Form von abgeflachten T-Wellen in allen Extremitätenableitungen und gesenkten ST-Strecken in allen Brustwandableitungen.
Die PQ-Zeit ist kurz und es liegt eine Delta-Welle im aufsteigenden Schenkel von QRS vor, bedingt durch die mural gelegenen Rhabdomyome, die einen Präexzitationsbefund hervorrufen.

16.5 Literatur

[1] Caforio ALP, Pankuweit S, Arbustini S et al. Current state of knowledge on aetiology, diagnosis, management, and therapy of myocarditis: a position statement of the European Society of Cardiology Working Group on Myocardial and Pericardial Diseases. Eur Heart J 2013; 34: 2636–2648

[2] Cannon BC, Denfield SW, Friedman RA et al. Late pacemaker requirement after pediatric orthotopic heart transplantation may predict the presence of transplant coronary artery disease. J Heart Lung Transplant 2004; 23: 67–71

[3] Collins KK, Thiagarajan RR, Chin C et al. Atrial tachyarrhythmias and permanent pacing after pediatric heart transplantation. J Heart Lung Transplant 2002; 22: 1126–1133

[4] Elliott P, Andersson B, Arbustini E et al. Classification of the cardiomyopathies: a position statement from the european society of cardiology working group on myocardial and pericardial diseases. Eur Heart J 2008; 29: 270–276

[5] Epstein AE, DiMarco JP, Ellenbogen KA et al. ACC/AHA/HRS 2008 Guidelines for Device-Based Therapy of Cardiac Rhythm Abnormalities: Executive Summary JACC 2008; 51: 2085–2105

[6] Floria M, Tinica G, Grecu H. Left Ventricular Non-Compaction – Challenges and Controversies. Editorial. MAEDICA – a Journal of Clinical Medicine 2014; 9(3): 282–288

[7] Gersh BJ, Maron BJ, Bonow RO et al. 2011 ACCF/AHA Guideline for the Diagnosis and Treatment of Hypertrophic Cardiomyopathy: Executive Summary: A Report of the American College of Cardiology/Foundation/American Heart Association Task Force on Practice Guidelines. Circulation 2011; 124: 2761–2796

[8] Golshayan D, Seydoux C, Berguer DG et al. Incidence and prognostic value of electrocardiographic abnormalities after heart transplantation. Clin Cardiol 1998; 21: 680–684

[9] Hussein A, Karimianpour A, Collier P et al. Isolated Noncompaction of the left Ventricle in Adults. J Am Coll Cardiol 2015; 66: 578–585

[10] Hershberger RE, Lindenfeld J, Mestroni L et al. Genetic Evaluation of Cardiomyopathy, A Heart Failure Society of America Practice Guideline. J Cardiac Failure 2009; 15: 83–97

[11] Ichida F, Tsubata S, Bowles KR et al. Novel gene mutations in patients with left ventricular noncompaction or Barth syndrome. Circulation 2001; 103: 1256–1263

[12] International Registry for Heart and Lung Transplantation (IHSLT). Im Internet: ishlt.org (access: 02/2015)

[13] Jenni R, Oechslin EN, van de Loo B. Isolated ventricular noncompaction of the myocardium in adults. Heart 2006; 93: 11–15

[14] Kandolf R. Myokarditis-Diagnostik. Dtsch Med Wochenschr 2011; 136: 829–835

[15] Kaski JP, Elliot P. Cardiomyopathies; in Paediatric Cardiology. 3 rd ed. 2010. Ed.: RH Anderson, EJ Baker, DJ Penny, AN Redington, ML Rigby, G Wernovsky. S.1003ff

[16] Kindel SJ, Law YM, Hunt SA et al. Improved Detection of Cardiac Allograft Vasculopathy. A Multi-Institutional Analysis of Functional Parameters in Pediatric Heart Transplant Recipients. J Am Coll Cardiol 2015; 66: 547–557

[17] Kindermann I, Barth Ch, Mahfoud F. Update on Myocarditis. J Am Coll Cardiol 2012; 59: 779–792

[18] Kindermann I, Kindermann M, Kandolf R. Predictors of Outcome in Patients With Suspected Myocarditis. Circulation 2008; 118: 639–648

[19] LaPage MJ, Rhee EK, Canter CE. Tachyarrhythmias after pediatric heart transplantation. J Heart Lung Transplant 2010; 29: 273–277

[20] Mahfoud F, Gärtner B, Kindermann M et al. Virus serology in patients with suspected myocarditis: utility or futility? Eur Heart J 2011; 32: 897–903

[21] Marcus GM, Hoang KL, Hunt SA et al. Prevalence, patterns of development and prognosis of right bundle branch block in heart transplant recipients. Am J Cardiol 2006; 98: 1288–1290

[22] Maron BJ, Towbin JA, Thieme G et al. Contemporary definitions and classification of the cardiomyopathies: an American Heart Association Scientific Statement from the Council on Clinical Cardiology, Heart Failure and Transplantation Committee; Quality of Care and Outcomes Research and Functional Genomics and Translational Biology Interdisciplinary Working Groups; and Council on Epidemiology and Prevention. Circulation 2006; 113: 1807

[23] Maron BJ, Spirito P, Shen WK, et al. Implantable cardioverterdefibrillators and prevention of sudden cardiac death in hypertrophic cardiomyopathy. JAMA 2007; 298: 405–412

[24] Miyake CY, Del Nido PJ, Alexander ME et al. Cardiac Tumors and Associated Arrhythmias in Pediatric Patients, With Observations on Surgical Therapy for Ventricular Tachycardia. J Am Coll Cardiol 2011; 58(18): 1903–1909

[25] Oechslin E, Jenni R. Left ventricular non-compaction revisited: a distinct phenotype with genetic heterogeneity? European Heart Journal 2011; 32: 1446–1456

[26] Östman-Smith I. Hypertrophic cardiomyopathy in childhood and adolescence – strategies to prevent sudden death. Fundamental & clinical pharmacology 2010; 24: 637–652

[27] Olson MT, Chan DP: in Heart Disease in Infants, Children and Adolescents, Eds: HD Allen, DJ Driscoll, RE Shaddy, TF Feltes; Wolters Kluwer/Lippincott Williams & Wilkins, 2013; p1236

[28] Park JK, Hsu DT, Hordof AJ, Addonizio LJ. Arrhythmias in pediatric heart transplant recipients: prevalence and association with death, coronary artery disease and rejection. J Heart Lung Transplant 1993; 12: 956–964

[29] Sen-Chowdhry S, McKenna WJ. Left ventricular noncompaction and cardiomyopathy: cause, contributor, or epiphenomenon? Curr Opin Cardiol 2008; 23: 171–175

[30] Thajudeen A, Stecker EC, Shehata M et al. Arrhythmias after heart transplantation: Mechanisms and Management. J Am Heart Assoc 2012; 1:e001 461

[31] Ukena C, Mahfoud F, Kindermann I et al. Prognostic electrocardiographic parameters in patients with suspected myocarditis. Eur J Heart Fail 2011; 13: 398–405

[32] Vaseghi M, Lellouche N, Ritter H et al. Mode and mechanisms of death after orthotopic heart transplantation. Heart Rhythm 2009; 6: 503–509

17 Interne und externe Einflüsse auf das EKG

H.-J. Volkmann, A. Lindinger

17.1 Elektrolytstörungen

Von den Elektrolytstörungen haben im Wesentlichen die Serumkonzentrationsänderungen der für die Herzmuskelfunktion wichtigen Kationen Kalium, Kalzium und Magnesium einen Einfluss auf das EKG. Vorwiegend betroffen sind die Repolarisation, bei hochgradigen Elektrolytverschiebungen auch der QRS-Komplex (▶ Abb. 17.1) sowie die Erregungsbildung.

17.1.1 Hypokaliämie

Die häufigste Elektrolytstörung ist die Hypokaliämie. Als Ursachen kommen in Betracht:

- gastrointestinaler Kaliumverlust (z. B. anhaltende Durchfälle, rezidivierendes Erbrechen, Pylorusstenose)
- Mangelernährung (z. B. Anorexia nervosa)
- Verlagerung in den Intrazellularraum (Alkalose)
- renaler Kaliumverlust (Diuretika-Dauermedikation, Bartter-Syndrom)
- primärer und sekundärer Hyperaldosteronismus (Conn-Syndrom, Leberversagen)
- Medikamente (z. B. Diuretika, Kortikosteroide)

EKG

- **Leichtgradige Hypokaliämie**: Die T-Welle ist abgeflacht, die ST-Strecke leicht gesenkt; erkennbar wird eine U-Welle (▶ Abb. 17.2). Insgesamt resultiert eine Verbreiterung der TU-Welle.
- **Ausgeprägte Hypokaliämie**: Hier werden die T-Wellen noch flacher, biphasisch oder negativ. Die ST-Strecke ist deutlich gesenkt; einer negativen T-Welle folgt eine besonders große und breite U-Welle, häufig von größerer Amplitude als die T-Welle (am deutlichsten in V_4–V_6).

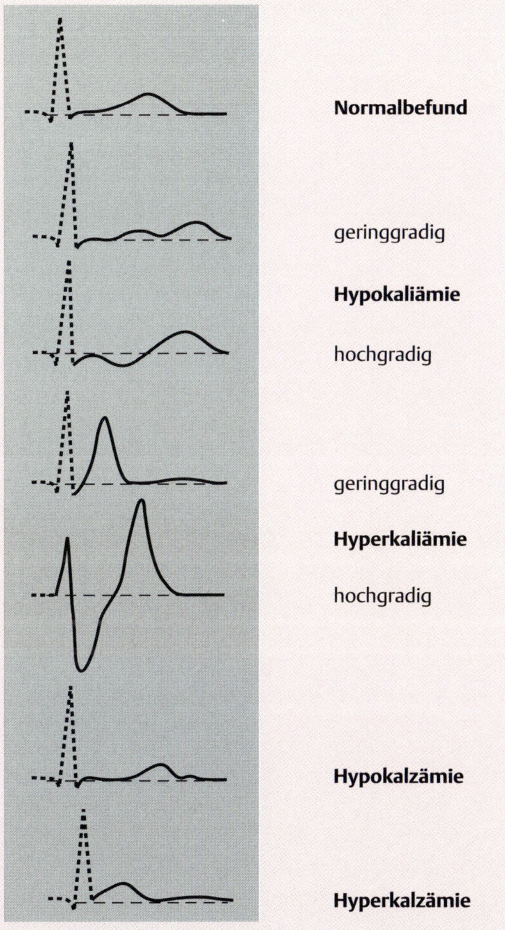

Abb. 17.1 Elektrolytstörungen. Schematische Darstellung der EKG-Veränderungen.

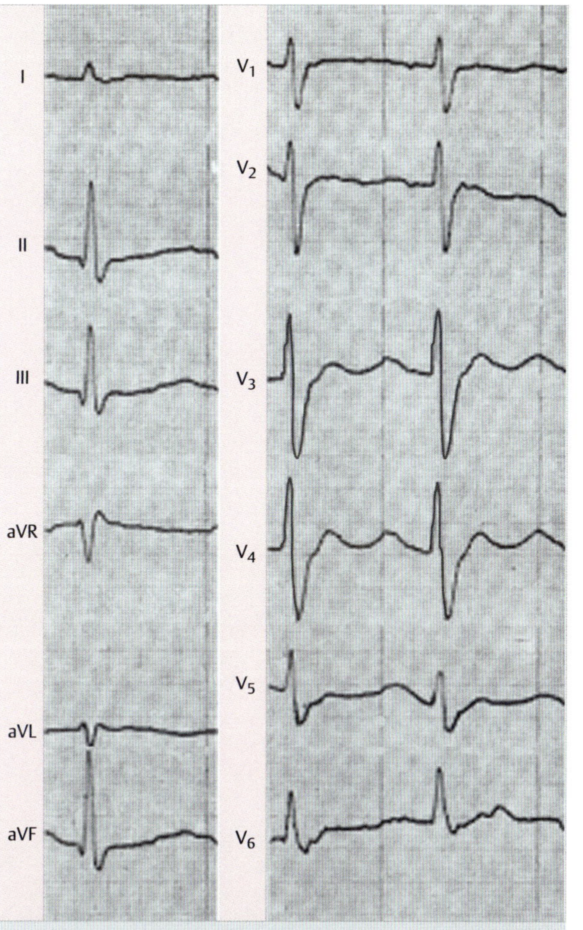

Abb. 17.2 Hypokaliämie. EKG eines 6-jährigen Kindes mit Hypokaliämie im Rahmen einer Kortikosteroidtherapie.
In den Extremitätenableitungen sind die T-Wellen stark abgeflacht, zum Teil biphasisch und mit der U-Welle verschmolzen. In den Brustwandableitungen erkennt man diese Veränderungen v. a. in V_5 und V_6; in V_3 und V_4 ist neben einer positiven T-Welle eine größere und breitere U-Welle nachweisbar.

- Trotz **erheblicher Hypokaliämie** können die oben beschriebenen EKG-Veränderungen fehlen oder uncharakteristisch sein, da für das typische EKG-Muster der Kaliumgradient an der Zellmembran und nicht die absolute Kaliumkonzentration im Serum verantwortlich ist.
- Bei simultaner **Digitalis-Therapie** werden Herzrhythmusstörungen in Form von ektopen ventrikulären und supraventrikulären Arrhythmien beobachtet.

Differenzialdiagnose

Eine breite U-Welle kommt auch bei Bradykardien (Vagotonie, Sportherz), linksventrikulärer Hypertrophie, Therapie mit Klasse-1A-Antiarrhythmika sowie bei zerebrovaskulären Erkrankungen vor.

17.1.2 Hyperkaliämie

Eine Hyperkaliämie ist im Kindes- und Jugendalter seltener als eine Hypokaliämie. Häufigste Ursachen sind:

- verminderte renale Kaliumausscheidung (Niereninsuffizienz, Schockniere; passagere postnatale Nierenfunktionseinschränkung bei Frühgeborenen)
- Kaliumfreisetzung aus dem Intrazellularraum bei akuter respiratorischer Azidose (im Austausch gegen H^+-Ionen), ausgeprägter Zytolyse (Trauma, Verbrennung, Hämolyse) und Insulinmangel (diabetisches Koma)
- adrenogenitales Syndrom mit Salzverlust
- Nebennierenrindeninsuffizienz (Morbus Addison)
- Medikation mit Kalium-sparenden Diuretika (Spironolakton, v. a. in Kombination mit ACE-Hemmern)
- akzidentelle oder in suizidaler Absicht überhöhte intravenöse Kaliumzufuhr

EKG

Das wichtigste und am frühesten auftretende Zeichen für eine Hyperkaliämie im EKG ist eine hohe Amplitude der T-Welle, die wegen der verkürzten Repolarisationsphase eine schmale Basis mit steilem Aufstieg und Abfall aufweist (schmalbasiges symmetrisches T mit „Zeltform"). Diese Veränderungen findet man v. a. in den Ableitungen II und III sowie in V_3 und V_4 (▶ Abb. 17.3).

Bei **Zunahme der Hyperkaliämie** zeigen sich:

- eine zunehmende PQ-Verlängerung
- Die P-Wellen-Amplitude nimmt mit zunehmendem Serumkalium-Spiegel ab und kann bei sehr hohen Werten nicht mehr erkennbar sein.
- eine zunehmende QRS-Verbreiterung mit kleiner Amplitude und plumper S-Zacke, oft rechtsschenkelblockartiges Bild
- eine verkürzte ST-Strecke, sodass die T-Welle an den QRS-Komplex heranrückt (▶ Abb. 17.4)
- **Häufige Rhythmusstörungen** bei hohen Serumkalium-Werten sind polymorphe ventrikuläre Arrhythmien, die zu Kammerflimmern degenerieren können. Aber auch höhergradige AV-Blockierungen und im Extremfall eine Asystolie können vorkommen.

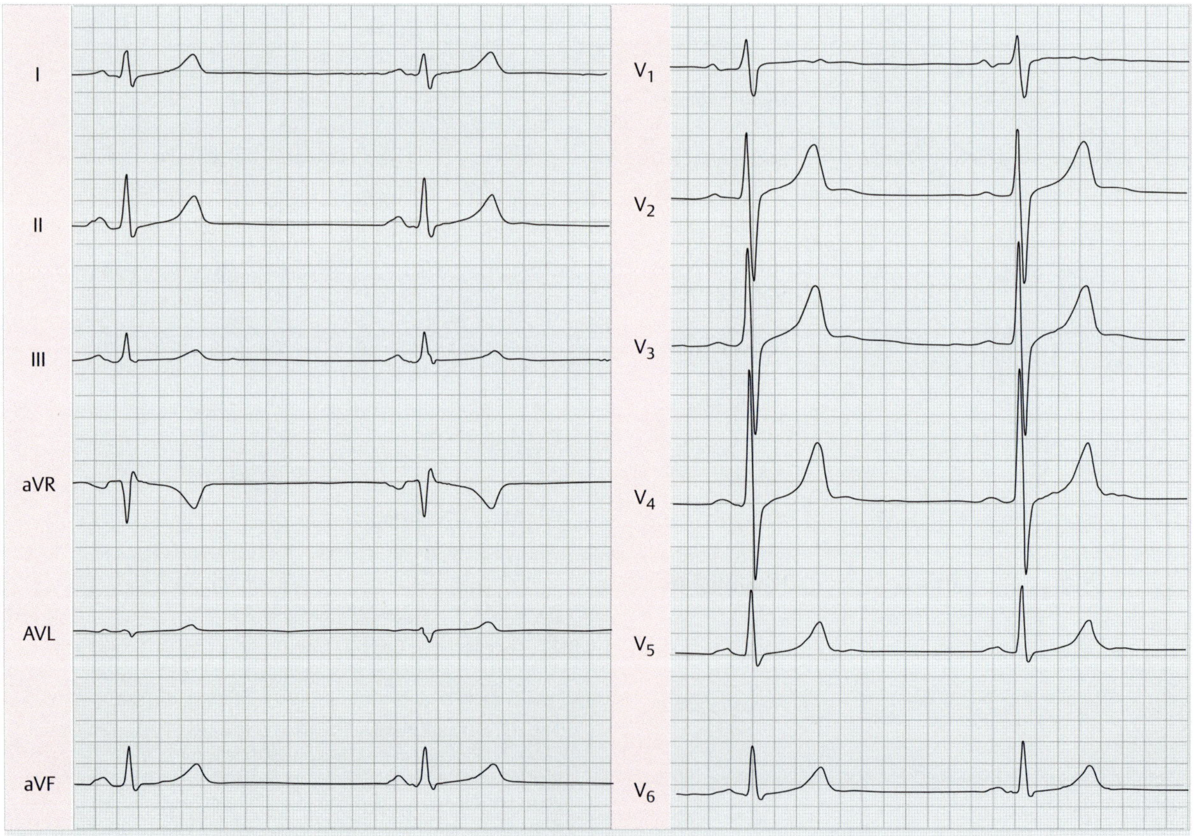

Abb. 17.3 Hyperkaliämie. EKG eines 5-jährigen Kindes mit Niereninsuffizienz: Serumkalium-Spiegel 5,8 mmol/l. V. a. in den Brustwandableitungen V_2–V_4, aber auch in der Ableitung II bestehen spitz-hohe T-Wellen. Die QT-Zeit liegt im unteren Normbereich.

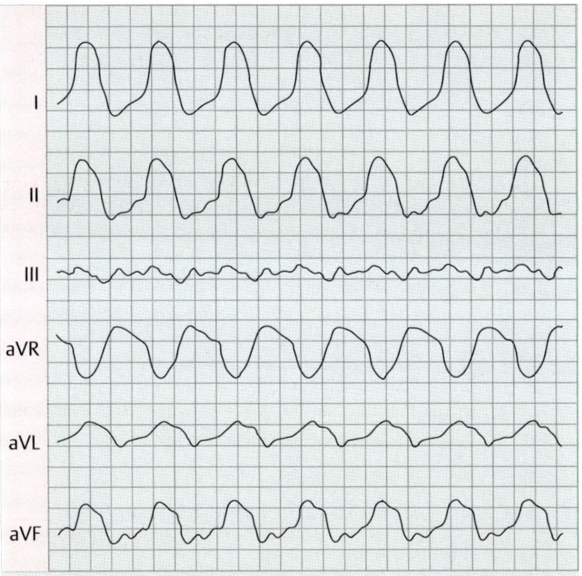

Abb. 17.4 Hyperkaliämie. EKG eines 600 g schweren Frühgeborenen mit terminaler Niereninsuffizienz und einem Serumkalium-Spiegel von 7,2 mmol/l.
Extremitätenableitungen: Bei einer Papiergeschwindigkeit von 25 mm/s beträgt die Herzfrequenz 175/min. Es besteht eine regelmäßige Tachykardie mit stark verbreiterten QRS-Komplexen, P-Wellen sind nicht erkennbar. Es liegt somit eine Kammertachykardie vor.

Differenzialdiagnose

Bei leichtgradiger Hyperkaliämie mit hoher T-Welle ist ein Vagotonus abzugrenzen, bei dem die T-Welle jedoch eine breitere Basis aufweist.

17.1.3 Hypokalzämie

Eine Hypokalzämie kann bei folgenden klinischen Situationen bestehen:

- anhaltendes Kalziumdefizit durch Durchfälle, Malabsorption (Zöliakie) oder verminderte Zufuhr
- Vitamin-D-Mangel (Rachitis)
- Hypoparathyreoidismus, transitorische neonatale Hypokalzämie
- Hyperventilationstetanie: durch respiratorische Alkalose bedingte Herabsetzung des ionisierten Kalziums
- chronische Niereninsuffizienz (Osteodystrophie, renale Rachitis)
- Pankreatitis
- Medikamente (Diuretika)

EKG

Die ST-Strecke und damit die QT-Dauer sind im EKG verlängert; die T-Welle ist nicht verbreitert (▸ Abb. 17.5).

17.1.4 Hyperkalzämie

Eine Erhöhung des extrazellulären Kalziums ist selten. Ursächlich kommen in Betracht:

- primärer Hyperparathyreoidismus
- osteolytische Knochenmetastasen, Immobilisationsosteoporose

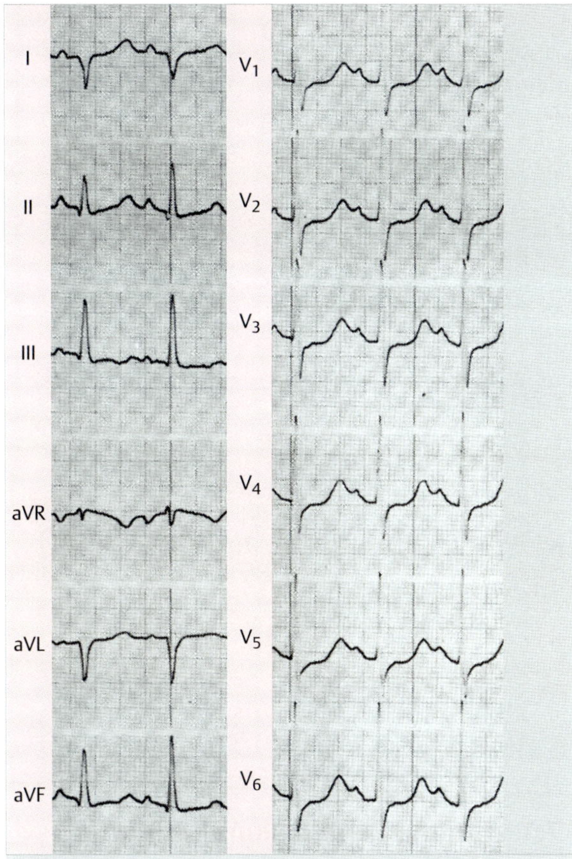

Abb. 17.5 Hypokalzämie. EKG eines 13 Tage alten Säuglings mit einer angeborenen, doppelseitigen Nierendysplasie. Auftreten von Krampfanfällen bei Hypokalzämie; Serumgesamtkalzium mit einem Wert von 1,1 mmol/l erniedrigt.
Sinustachykardie; gesenkte und verlängerte ST-Strecke in den Ableitungen II, III und aVF sowie den Brustwandableitungen; T nicht verbreitert. Die QT-Dauer liegt mit 0,28 s bei einer Herzfrequenz von 170/min etwas oberhalb des Normbereichs.

- chronische Hyperkalzämie bei Williams-Beuren-Syndrom
- Hypervitaminosen (Vitamin-D- und Vitamin-A-Überdosierung)

EKG

- Verkürzung der QT-Dauer in Form einer verkürzten bis komplett fehlenden ST-Strecke mit anschließend normaler T-Welle direkt nach dem Ende von QRS
- Die U-Welle ist normal oder leicht erhöht (▸ Abb. 17.6).
- Durch Beeinflussung der Sinusknotenfunktion können eine Sinusbradykardie oder ein sinuatrialer Block bestehen.

Das EKG ist für die Feststellung einer Veränderung des Kalziumspiegels (Hyperkalzämie mit Verkürzung der QTc-Dauer und der ST-Strecke bzw. Hypokalzämie mit Verlängerung von QTc und ST) weitgehend zuverlässig.

> **Cave**
>
> Bei digitalisierten Patienten kann eine **Hyperkalzämie** die Schwelle für Digitalis-bedingte Arrhythmien senken.

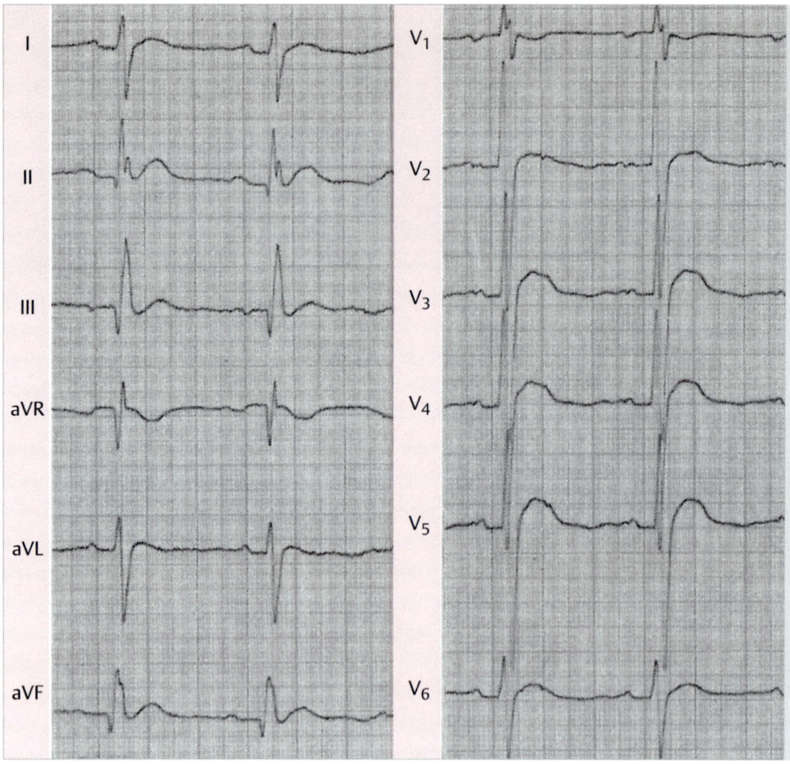

Abb. 17.6 Hyperkalzämie. EKG eines 3-jährigen Kindes mit Williams-Beuren-Syndrom (supravalvuläre und periphere Pulmonalstenosen, VSD). Serumgesamtkalziumwert mit 3,45 mmol/l erhöht. Die ST-Strecken sind deutlich verkürzt. T folgt direkt nach dem QRS-Komplex. In den Brustwandableitungen vitiumtypische Zeichen der Rechtshypertrophie.

17.1.5 Kombinierte Kalium-Kalzium-Konzentrationsstörungen

Am häufigsten ist die Kombination einer Hyperkaliämie mit Hypokalzämie bei Urämie. Im EKG tritt die für die Hyperkaliämie typische, große, spitze T-Welle auf, die wegen der Hypokalzämie vom QRS-Komplex etwas abgerückt ist.

17.1.6 Magnesiumkonzentrationsstörungen

Isolierte Magnesiumkonzentrationsstörungen lassen sich nur unter Vorbehalt einem bestimmten EKG-Muster zuordnen, da meist gleichzeitig auch andere Elektrolytstörungen (v. a. des Kaliumhaushalts) bestehen.

Eine **Hypomagnesiämie** führt – v. a. in Kombination mit einer Hypokalzämie beim Neugeborenen – zu einer verlängerten Repolarisation (QT-Verlängerung) mit abgeflachter T- und ausgeprägter U-Welle.

Die **Hypermagnesiämie** produziert im Allgemeinen keine typischen EKG-Veränderungen, wenngleich gelegentlich ein verlängertes PQ-Intervall und eine QRS-Verbreiterung bestehen.

Zusammenfassend sind die Auswirkungen der verschiedenen Elektrolytstörungen auf das EKG in ▸ Tab. 17.1 dargestellt.

Tab. 17.1 Differenzialdiagnose der EKG-Veränderungen bei Elektrolytstörungen.

Elektrolytstörung	ST-Strecke	T-Welle	QT-Dauer	bevorzugte Ableitungen	zusätzliche Veränderungen
Hypokaliämie					
geringgradig	leicht gesenkt	abgeflacht positiv	normal	Extremitätenableitungen mit höchster R-Zacke, V_3–V_6	breite U-Welle
hochgradig	deutlich gesenkt	negativ	evtl. gering verlängert	Extremitätenableitungen mit höchster R-Zacke, V_2–V_4	hohe und breite U-Welle
Hyperkaliämie					
geringgradig	auffallend kurz	große Amplitude, schmale Basis (Zeltform)	normal	Extremitätenableitungen II, III, V_3 und V_4	U-Welle klein oder fehlend
hochgradig	auffallend kurz	T kurz nach QRS	normal	II und III, V_3 und V_4	QRS verbreitert, kleine Amplitude
Hypokalzämie	verlängert	normal	verlängert		
Hyperkalzämie	verkürzt oder fehlend	normal	verkürzt		U-Welle normal oder leicht erhöht
Hypomagnesiämie		abgeflacht	verlängert		deutliche U-Welle

17.2 Medikamente

17.2.1 Pharmakologische und kardiotoxische Substanzen

Kardiale Auswirkungen und kardiotoxische Nebenwirkungen sind von vielen Medikamenten bekannt. In der Pädiatrie sind hinsichtlich der Auswirkungen auf das Myokard v. a. folgende Substanzgruppen von praktischer Bedeutung:

- Antiarrhythmika
- Digitalisglykoside
- Zytostatika
- Psychopharmaka

17.2.2 Antiarrhythmika

Die elektrophysiologischen Eigenschaften und Nebenwirkungen der einzelnen Substanzgruppen der Antiarrhythmika sind in ▶ Tab. 17.2 aufgelistet. Antiarrhythmika können je nach Substanzklasse und Wirkungsort zu Störungen des Erregungsbildungs- und -leitungssystems sowie der Erregungsrückbildung führen.

EKG

- Sinusbradykardie und/oder sinuatriale Blockierungen durch:
  - Betablocker (Klasse II-Antiarrhythmika)
  - Amiodaron und andere Klasse III-Antiarrhythmika
  - Kalziumantagonisten vom Verapamiltyp (Klasse-IV-Antiarrhythmika)
  - Klasse I-Antiarrhythmika (selten)
- AV-Knoten-Leitungsverzögerung mit AV-nodalen Blockierungen I°–III° durch Betablocker, Kalziumantagonisten vom Verapamiltyp, Amiodaron und Klasse I-Antiarrhythmika
- Leitungsstörungen im His-Purkinje-System mit QRS-Verbreiterung, Schenkelblockierungen bis zum distalen totalen AV-Block (trifaszikulärer Block) durch Klasse I- und Klasse III-Antiarrhythmika
- QT-Verlängerung mit Erregungsrückbildungsstörungen (T-Abflachung, T-Negativierung, teilweise deutlicher U-Welle und TU-Verschmelzung) durch Klasse III-Antiarrhythmika (Amiodaron, Dronedaron, Sotalol) und Klasse IA-Antiarrhythmika (Chinidin).

Proarrhythmische Effekte mit Auslösung von tachykarden Rhythmusstörungen auf Kammer-, aber auch Vorhofebene beruhen auf den dargestellten Störungen der Erregungsbildung, Erregungsleitung und Erregungsrückbildung.

> **Cave**
>
> **Proarrhythmien** mit bedrohlichen Auswirkungen können unter allen Antiarrhythmika auftreten. Insbesondere ist damit bei erheblicher Vorschädigung des Myokards zu rechnen.

Ventrikuläre Tachykardien vom Typ der Torsade de pointes beruhen auf einer Inhomogenität der ventrikulären Erregungsrückbildung mit Auftreten von Reentry-Mechanismen. Diese gehen mit einer QT-Verlängerung im EKG einher und können unter einer Therapie mit Antiarrhythmika folgender Klassen auftreten:

- Klasse III, insbesondere Sotalol
- Klasse IA, v. a. Chinidin
- Klasse IC (selten)

17.2.3 Digitalisglykoside

Digitalis bewirkt an der Herzmuskelzelle durch Bindung an den Natrium-Kalium-Transportenzymkomplex (Na^+-K^+-ATPase) eine Hemmung des schnellen Natriumausstroms mit Anhebung der intrazellulären Natriumkonzentration. Diese führt ihrerseits durch einen vermehrten Na^+-Ca^{2+}-Austausch zu einer Erhöhung der intrazellulären Kalziumkonzentration (positive Inotropie). Zusätzlich kommt es indirekt zu einer Verstärkung des Vagotonus.

Elektrophysiologisch ergibt sich hieraus

- eine Beeinflussung der Repolarisationszeit
- eine Verringerung der Herzfrequenz (negative Chronotropie)
- eine reduzierte Reizleitung (negative Dromotropie) und
- eine Senkung der Reizschwelle der Erregungsbildung (positive Bathmotropie)

Digitalisintoxikationen sind mit der heute üblichen Serumspiegelbestimmung und der eingeschränkten Indikationsstellung selten geworden. Im Kleinkindesalter sind sie überwiegend auf akzidentelle Ingestion, bei Jugendlichen auch auf Einnahme in suizidaler Absicht zurückzuführen. Die klinischen Symptome wie auch die EKG-Befunde sind individuell sehr unterschiedlich ausgeprägt und korrellieren nicht gut mit den Serumspiegeln (▶ Abb. 17.7).

Es können sowohl AV-Überleitungsstörungen als auch supraventrikuläre und ventrikuläre Arrhythmien auftreten. Klinische Symptome wie Übelkeit und Erbrechen, Farbensehen, Kopfschmerzen und Müdigkeit sind unterhalb eines Serumdigoxinspiegels von 2,5–3,0 µg/l selten.

Tab. 17.2 Einteilung der Antiarrhythmika.

	Klasse	Antiarrhythmikum	Hauptindikation	Wirkungsmechanismus	EKG	wichtigste Nebenwirkungen (NW) und Kontraindikationen (KI)
Natriumkanalblocker	Ia	Chinidin	orale Rezidivprophylaxe bei Vorhofflattern (mit Digitalis), Short-QTS	• Blockierung des schnellen Na^+-Einstroms • Verlängerung der Repolarisation • depressorische Wirkung auf AV-Knoten und akzessorische Bahn	PQ (↑), QRS ↑, QT ↑	*oral*: häufig gastrointestional, zentralvenös *i. v.*: Hypotonie, negative Inotropie *Proarrhythmie*: Torsade de pointes **KI:** langes QT-Syndrom
	Ib	Lidocain i. v.	ventrikuläre Tachykardie	geringe Blockierung des schnellen Na^+-Einstroms, Verkürzung der Repolarisation	QT ↓	zentralvenös (Hypotonie)

Tab. 17.2 Fortsetzung

	Klasse	Antiarrhythmikum	Hauptindikation	Wirkungsmechanismus	EKG	wichtigste Nebenwirkungen (NW) und Kontraindikationen (KI)
		Mexiletin	ventrikuläre Tachykardie, LQTS 3		–	zentralvenös, gastrointestinal
	Ic	Propafenon	supraventrikuläre Tachykardie, Vorhofflimmern	Blockierung des schnellen Na^+-Einstroms, Verlängerung der AV-Überleitung, depressorische Wirkung auf AV-Knoten und akzessorische Bahn	PQ ↑, QRS ↑	**NW:** selten (oral: gastrointestinal, neurologisch) *i. v.*: aktuell wieder im Handel erhältlich
		Flecainid	supraventrikuläre Tachykardie, Vorhofflimmern		Sinusknotenfrequenz ↓, PQ ↑, QRS ↑, QT ↑	**NW:** selten (oral: gastrointestinal, neurologisch) *i. v.*: Hypotonie, negative Inotropie *Proarrhythmie*: Auslösung von ventrikuläre Tachykardien (und Verstärkung von supraventrikulären Tachykardien) Bradykardie **KI** *i. v.*: Herzfehler postoperativ, Vorhofflattern, Vorhoftachykardien
Betablocker	II	Propanolol: Neugeborene und Säuglinge. Metroprolol, Atenolol u. a.: ältere Kinder	supraventrikuläre Tachykardie, katecholamininduzierte ventrikuläre Tachykardie, langes QT-Syndrom	Absenkung der sympatischen Aktivität: Unterdrückung des Sinus- und AV-Knotens, Verkürzung der Repolarisation	Sinusknotenfrequenz ↓, PQ ↑, QT ↓	Propanolol ist nicht kardioselektiv **NW** (i. v. und oral): Hypotonie, Bronchospasmus, Hypoglykämie, Bradykardie, AV-Blockierung, negative Inotropie
Verlängerung der Repolarisation	III	Amiodaron	alle supraventrikulären Tachykardien inkl. Vorhofflattern/-flimmern, ventrikuläre Tachykardie	Depression des Sinusknotens, Verlägerung der Repolarisation in Sinusknoten, Vorhof, AV-Knoten, Ventrikel, akzessorischer Bahn geringe negative Inotropie	Sinusknotenfrequenz ↓, PQ (↑), QRS ↑, QT ↑	Fotosensibilität, Korneaeinlagerungen, Hypo-/Hyperthyreose, Bradykardie, AV-Überleitungsstörungen **Cave:** bei Sinusknoten-Syndrom! Auslösung von TdP
		Sotalol	supraventrikuläre und ventrikuläre Tachykardie	Klasse-II- und Klasse-III-Eigenschaften	Sinusknotenfrequenz ↓, AV-Knoten ↓, (QT ↑)	Hypotonie, geringe negative Inotropie, Bradykardie, AV-Blockierung **Cave:** bei Sinusknoten-Syndrom! *Proarrhythmie*: ventrikuläre Arrhythmien, TdP
Kalziumantagonisten	IV	Verapamil	supraventrikuläre Tachykardie (AVRT und AVNRT), verapamilsensitive ventrikuläre Tachykardie	Blockierung des langsamen Ca^+-Einstroms	Sinusknotenfrequenz (↓), AV-Überleitung ↑	*i. v.*: Hypotonie; negative Inotropie **KI:** Neugeborene und Säuglinge: elektromechanische Entkoppelung, ↓ Myokardfunktion, oral: WPW-Syndrom
Adenosin			Terminierung von supraventrikulären Tachykardien (AVRT, AVNRT), diagnostische Differenzierung von supraventrikulären Tachykardien, rechtsventrikuläre Ausflusstrakt-Tachykardie	endogenes Purinnukleosid: Depression vom Sinusknoten, Vorhof und AV-Knoten: Aktionspotenzialdauer ↓	anhaltende hochgradige AV-Blockierung, Sinusknotenfrequenz ↓	komplette AV-Blockierung für wenige Sekunden, Bradykardie, Asystolie, Hypotonie, Übelkeit, Kopfschmerzen, Bronchospasmus, Apnoen **KI:** höhergradige AV-Blockierung, QT-Verlängerung, Vorhofflattern, Sinusknoten-Syndrom, Asthma bronchiale

↑ = Verlängerung, Zunahme; ↓ = Verkürzung, Abnahme; TdP = Torsades de pointes

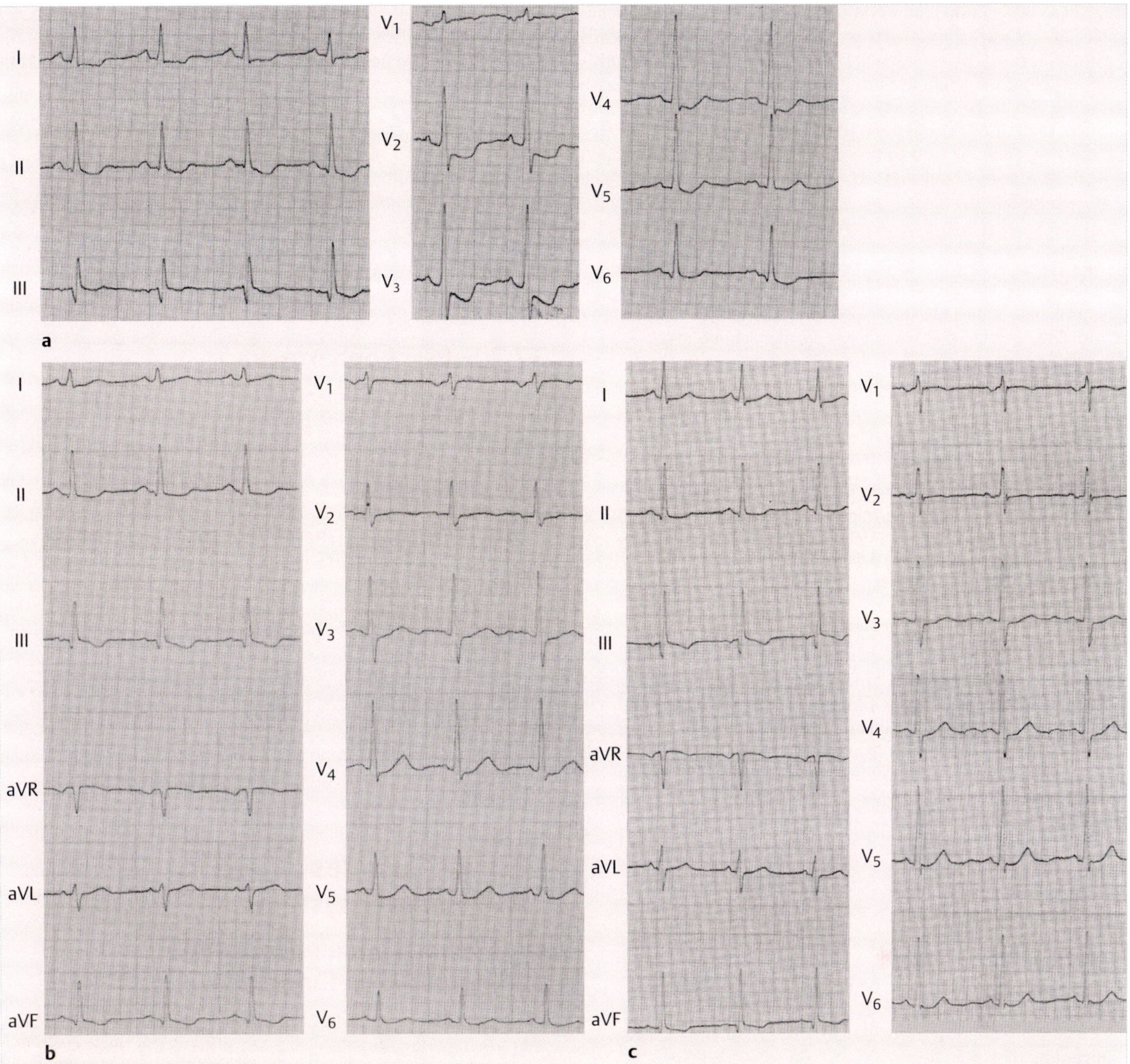

Abb. 17.7 Akzidentelle Digitalisintoxikation. EKG eines 3-jährigen Kindes. Bei der stationären Aufnahme war das Kind klinisch unauffällig, vorübergehend hatte anamnestisch eine Bradykardie bestanden; Serumdigoxinspiegel 15,3 µg/l.

a Ausgangsbefund: Regelmäßiger Sinusrhythmus, Frequenz 110/min; normale Zeitintervalle. Deutlich muldenförmige Senkung der ST-Strecken in II und III; T präterminal negativ. Gleicher Befund auch in den Brustwandableitungen. Keine Rhythmusstörungen.

b Nach Gabe von Digitalisantikörpern Kontrolle des EKG am folgenden Tag: Frequenz 120/min. In den Extremitätenableitungen noch gering muldenförmige ST-Senkung, v. a. in II, III und aVF, ebenso in V_5 und V_6.

c Ein Tag später weitere Befundbesserung bei einem Digoxinspiegel von 5,3 µg/l. ST-Strecken in II, III, aVF und in V_5 und V_6 noch leicht gesenkt.

EKG

Zeichen im Sinne einer **Digitaliswirkung** („Digitalisimprägnation") bestehen im EKG im Wesentlichen in Form von Veränderungen der Erregungsrückbildung, wobei die frühe Phase der Repolarisation gestört ist:

- muldenförmige ST-Senkungen mit präterminal negativen T-Wellen in den Ableitungen mit positivem QRS-Hauptausschlag (II, aVL und linkspräkordial)
- leichte Verkürzung des QT-Intervalls
- Verlängerung der PQ-Dauer (AV-Block I°)

Mit zunehmendem Digitaliseffekt im Sinne einer **Digitalisintoxikation** treten zusätzlich Herzrhythmusstörungen auf:

- Sinusbradykardie,
- höhergradige AV-Blockierungen,
- supraventrikuläre und ventrikuläre Extrasystolen (häufig als Bigeminus auftretend) und
- bei schwerer Digitalistoxikation: ventrikuläre Extrasystolen mit bidirektionaler QRS-Polarität, Kammertachykardien und Kammerflimmern.

Zugrunde liegende Myokarderkrankungen (Hypertrophie, Ischämie, Entzündung), Hypothyreose sowie vorbestehende Elektrolyt-Imbalancen (Hypokaliämie, Hypomagnesiämie, Hyperkalzämie) erhöhen die Digitalisempfindlichkeit. Vorbestehende Erregungsrückbildungsstörungen summieren den elektrokardiografischen Digitaliseffekt. So verstärkt Digitalis bei Linkshypertrophie die ST-Senkung und (präterminale) T-Negativierung in den linkspräkordialen Ableitungen V_4–V_6 sowie in I, II und aVL (sog. **Halbseiteneffekt**).

> **Merke**
>
> Bei bereits pathologischen Erregungsrückbildungsstörungen im EKG führt **Digitalis** oft zu einer „Verdeutlichung" des Befunds.

17.2.4 Zytostatika

Eine kardiotoxische Wirkung zeigen v. a. die Anthrazyklinderivate **Doxorubicin** (Adriamycin) und **Daunorubicin** (Daunomycin). Man unterscheidet die akute oder subakute toxische Schädigung von der Spätmanifestation.

Akutwirkung

Die akute oder subakute Kardiotoxizität tritt überwiegend unabhängig von den Einzel- oder Gesamtdosen bereits während der Therapiephase oder innerhalb des ersten Jahres nach Therapie auf. Die Auswirkung auf das Myokard ist in der Regel reversibel, da sie ohne Verlust von Kardiomyozyten einhergeht. Sie äußert sich klinisch in paroxysmalen Arrhythmien, Perikardergüssen und Einschränkung der linksventrikulären Funktion [6].

EKG

- Sinustachykardie
- QRS-Niedervoltage überwiegend in den Extremitätenableitungen
- aszendierende ST-Strecken und abgeflachte bis negative T-Wellen
- ventrikuläre und supraventrikuläre Extrasystolen (auch als Bigeminus).

Spätmanifestation

Die bezüglich ihrer myokardialen Auswirkung gefährlichere Spätmanifestation ist dosisabhängig und durch die Entwicklung einer dilatativen Kardiomyopathie mit linksventrikulärer systolischer und diastolischer Funktionseinschränkung gekennzeichnet.

> **Merke**
>
> Entscheidend in Bezug auf die myokardiale Auswirkung ist nicht die Einzeldosis, sondern die Kumulativdosis der verwendeten Substanz. Ein erhöhtes Risiko von ca. 3–5 % für eine toxische Myokardschädigung besteht bereits ab einer Gesamtdosis von 300 mg/kg KG Doxorubicin; es nimmt bei höherer Dosis deutlich zu und liegt bei kumulativen Dosen von 700 mg/kg KG bei 48 % [6].

Sie ist durch einen Verlust an Kardiomyozyten charakterisiert. Sie tritt häufig klinisch erst nach mehreren Jahren in Erscheinung und kann mit Zeichen der Herzinsuffizienz und Myokardischämie einhergehen.

EKG

- Sinustachykardie
- Amplitudenabnahme der R-Zacken (periphere oder präkordiale Niedervoltage)
- Zeichen einer Linkshypertrophie mit ausgeprägten Erregungsrückbildungs- und mitunter auch Erregungsausbreitungsstörungen (► Abb. 17.8)

17.2.5 Psychopharmaka

Trizyklische Psychopharmaka vom Phenothiazintyp und vom Imipramin- bzw. Amitryptilintyp können EKG-Veränderungen an den QRS-Komplexen und Herzrhythmusstörungen auslösen.

EKG

- QT-Verlängerung und QTU-Verschmelzungswellen mit der Gefahr ventrikulärer Rhythmusstörungen, meist vom Typ der Torsade de pointes
- T-Abflachung oder -Negativierung
- QRS-Verbreiterung (bis zum Schenkelblock) infolge intraventrikulärer Leitungsstörungen
- AV-Blockierungen I°–II°, selten III° durch distale Erregungsleitungsstörungen

Tranquilizer aus der Gruppe der Benzodiazepinderivate bewirken selbst in höheren Dosierungen kaum EKG-Veränderungen oder Herzrhythmusstörungen.

17.3 Einfluss des Zentralnervensystems

17.3.1 Funktionell-vegetativ bedingte EKG-Befunde

Das Herz-Kreislauf-System wird durch das vegetative Nervensystem in charakteristischer Weise beeinflusst. Die Interaktion von Sympathikus und Parasympathikus ist dabei sehr komplex hinsichtlich der differenzierten Auswirkungen auf Herz und Gefäßstrukturen.

Die **sympathischen Nervenfasern** entfalten ihre Wirkung am Sinusknoten, am Vorhofmyokard, am AV-Knoten und Ventrikelmyokard. Sie wirken positiv chronotrop und steigern somit die Herzfrequenz. Sie beschleunigen ferner die Erregungsleitung (positive Dromotropie), erhöhen die Erregbarkeit des Herzmuskels (positive Bathmotropie) und die myokardiale Kontraktilität (positive Inotropie). Über eine Steigerung der Stoffwechselvorgänge wird auch der Sauerstoffbedarf des Herzens erhöht.

Die parasympathische Wirkung erfolgt durch den **N. vagus** an Sinus- und AV-Knoten sowie am Vorhofmyokard, jedoch nicht am Kammermyokard. Es resultieren eine negative Chronotropie und Dromotropie. Anticholinergika (Atropin) führen daher zu einer Zunahme der Herzfrequenz und der AV-Leitungsgeschwindigkeit.

► Tab. 17.3 gibt einen Überblick über die EKG-Veränderungen unter vegetativem Einfluss.

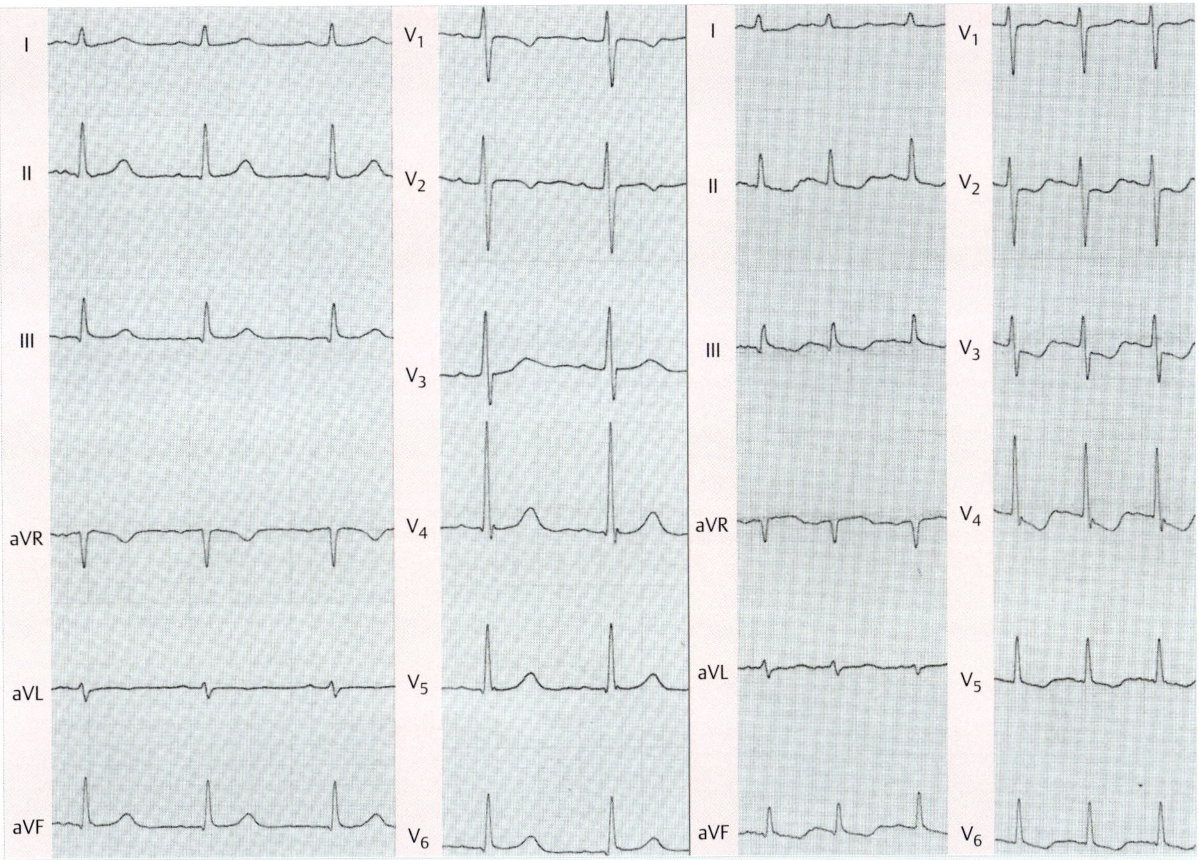

Abb. 17.8 Spätmanifestation von Zytostatika. EKG eines 5-jährigen Kindes mit akuter lymphatischer Leukämie und ausgeprägten Erregungsrückbildungsstörungen unter Anthrazyklintherapie.
Linke Seite: Vor Einleitung der Therapie normaler EKG-Befund.
Rechte Seite: Unter zytostatischer Therapie mit Adriamycin. Sinustachykardie, Extremitätenableitungen: Gesamtamplitude der QRS-Komplexe reduziert; ST-Strecken in den Ableitungen I–III und aVF gesenkt, T präterminal negativ. Brustwandableitungen: ST in V_2–V_6 deutlich gesenkt mit deszendierendem Verlauf.

Tab. 17.3 EKG-Veränderungen unter Einfluss des vegetativen Nervensystems.

	Frequenzverhalten	P-Welle	PQ-Zeit	ST-Strecke	T-Welle	QT-Dauer	bevorzugte Ableitungen
Sympathikotonus	Sinustachykardie	betont (v. a. in Ableitung II)	verkürzt	gering gesenkt, aszendierender Verlauf	abgeflacht, präterminal negativ	absolute QT-Zeit verkürzt; frequenz-korrigierte QTc gleichbleibend	Extremitätenableitungen mit höchster R-Zacke, V_2–V_5
Vagotonus	Sinusbradykardie, gelegentlich AV-Frequenzdissoziation, Ersatzrhythmen	abgeflacht	verlängert (AVB I°–II°/ Typ 1)	gering angehoben, ansteigend zur T-Welle	meist hoch positiv	unverändert oder verkürzt	V_2–V_5

17.3.2 Sympathikotonie

Bei ausgeprägter Sympathikotonie ist die Sinustachykardie das führende Symptom. Dies ist z. B. der Fall bei:

- Erregungs- und Angstzuständen
- Überfunktion der Schilddrüse
- hyperkinetischem Herzsyndrom

EKG

- Sinustachykardie
- P-Wellen deutlich positiv und meist von spitzer Form in den Ableitungen II, III und aVF
- verkürzte PQ-Zeit
- Repolarisation: Bei der (häufigeren) „Ermüdungsform" ist in den Ableitungen mit hoher R-Zacke die ST-Strecke gering gesenkt mit aszendierendem Verlauf, T oft abgeflacht oder gering präterminal negativ; die frequenzkorrigierte QT-Dauer (QTc) kann verlängert sein (▶ Abb. 17.9).
- Bei der erheblich selteneren „Erregungsform" bestehen in den Ableitungen mit hoher R-Zacke spitze, hoch positive T-Wellen (differenzialdiagnostisch abzugrenzen vom „Erstickungs-T" im Initialstadium eines Myokardinfarktes).

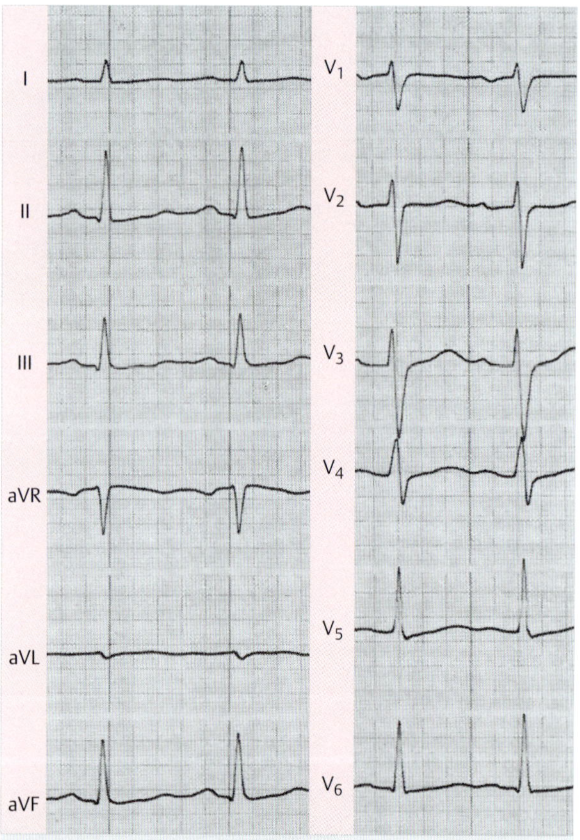

Abb. 17.9 Orthostatische Kreislaufdysregulation. EKG eines 14-jährigen Jungen.
Sinustachykardie; Herzfrequenz 115/min, Steiltyp; ST in I, II und aVF gesenkt mit aszendierendem Verlauf. T stark abgeflacht. In den Brustwandableitungen ist die ST-Senkung besonders in den linkspräkordialen Ableitungen V_5 und V_6 ausgeprägt.

17.3.3 Vagotonie

Eine Vagotonie (Parasympathikotonie) kann auf konstitutioneller Basis und bei Leistungssportlern bestehen. Im EKG findet sich eine Sinusbradykardie. Die Abnahme der Sinusknoteneigenfrequenz kann dazu führen, dass intermittierend oder andauernd sekundäre Reizbildungszentren aus dem Vorhof- oder AV-Knotenbereich im Sinne von Ersatzrhythmen fungieren (AV-Frequenzdissoziation, wandernder Vorhofschrittmacher, oberer, mittlerer oder unterer AV-Ersatzrhythmus). Diese Ersatzrhythmen findet man häufig auch im Langzeit-EKG während der Schlafphasen; sie sind in der Regel nicht pathologisch. Im Gegensatz zu einer organisch bedingten Reizbildungsstörung können durch körperliche Belastung oder medikamentöse Beeinflussung (Sympathikomimetika) die Vagotonie unterbrochen und der Sinusrhythmus wiederhergestellt werden.

EKG

- Sinusbradykardie, Vorhof- und AV-Ersatzrhythmen
- AV-Überleitungsverzögerungen I° bis II° Typ 1 (Wenckebach), besonders nachts
- P-Wellen mit niedriger Amplitude
- geringe schulterförmige Anhebung der ST-Strecken, am deutlichsten in den Ableitungen II, III, aVF, V_2–V_5 mit hohen, spitzen T-Wellen (▶ Abb. 17.10)
- verkürzte QTc-Dauer

Differenzialdiagnose

Erkrankungen mit einer schulterförmigen ST-Hebung sind hiervon abzugrenzen (akute Perikarditis oder Myokardinfarkt). Diese können jedoch durch das EKG-Gesamtbild, ferner klinisch und echokardiografisch unschwer ausgeschlossen werden.

17.3.4 Allgemeine neurovegetative Labilität

Neben der isolierten Sympathiko- oder Vagotonie findet man v. a. bei älteren Kindern und Jugendlichen gelegentlich eine allgemeine neurovegetative Labilität. Die Befunde werden unter dem Begriff der funktionellen Herz-Kreislauf-Störung subsummiert. Dieser können unterschiedliche Ursachen zugrunde liegen:

- vegetative Fehlsteuerung (meist Überbetonung des Sympathikus)
- psychische Belastungen
- mangelndes körperliches Training

EKG

Die EKG-Veränderungen sind häufig nur vorübergehend in Form von tageszeitlich abhängigen Erregungsrückbildungsvarianten festzustellen, z. B.:

- Abflachung bis Negativierung der T-Welle in Ableitung II und III
- negative T-Wellen in V_3 oder V_4 bei regelrechter T-Wellen-Polarität in den rechts- und linkspräkordialen Ableitungen
- leicht erhöhter Abgang der ST-Strecke mit hohen T-Wellen in mehreren Ableitungen

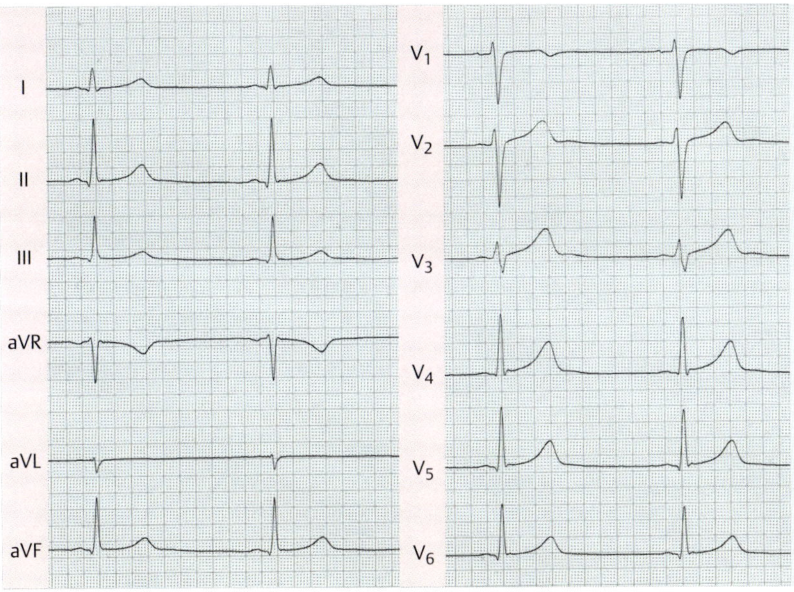

Abb. 17.10 Vagotonie. EKG eines 15-jährigen herzgesunden Jungen. Sinusbradykardie mit einer Frequenz um 50/min, flache P-Wellen, hohe T-Wellen mit leicht angehobenem ST-Abgang V_2–V_4.

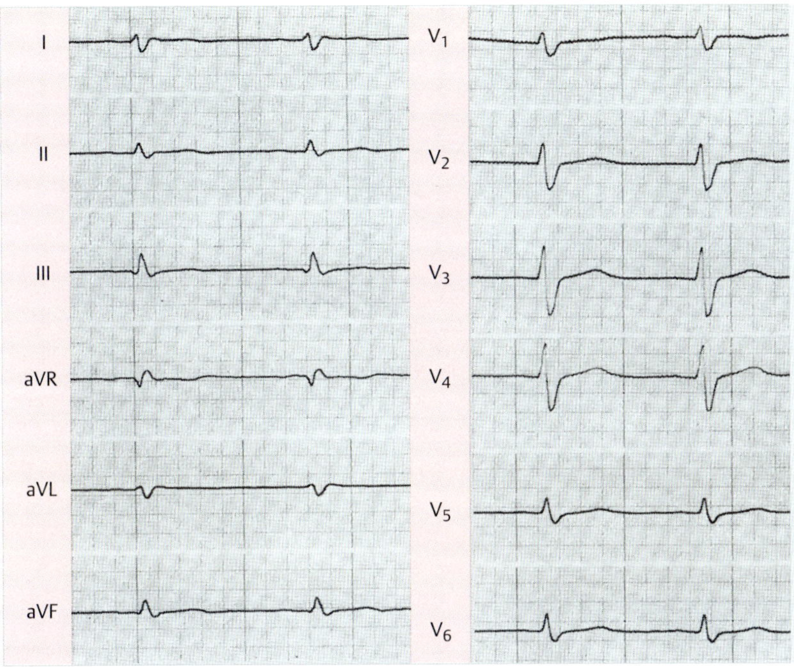

Abb. 17.11 Ausgeprägte Hypothyreose. EKG eines 13-jährigen Jungen. Klinisch bestand ein Minderwuchs mit Myxödem.
Sinusrhythmus, Frequenz 65/min, Rechtstyp, PQ mit 170 ms und QRS-Dauer mit 90 ms normal; kleine Ausschläge im Sinne einer Niedervoltage v. a. in den Extremitätenableitungen mit stark abgeflachten P- und T-Wellen. In den Brustwandableitungen rechtspräkordial verbreiterte S-Zacken mit Knotung, Verschiebung der Übergangszone nach links (V_5 und V_6).

Merke

M!

Wenn der Verdacht auf eine **allgemeine vegetative Labilität** besteht, empfiehlt es sich, die EKG-Ableitungen zu verschiedenen Tageszeiten, an mehreren Tagen oder auch nach geringer körperlicher Belastung zu wiederholen. Dadurch wird der inkonstante Befund offen gelegt.

17.4 Schilddrüsenerkrankungen

17.4.1 Hypothyreose

Abhängig von der Ausprägung der Hypothyreose kommt es zu mehr oder weniger typischen EKG-Veränderungen, die durch ein myokardiales Ödem, einen Perikarderguss oder den durch das Myxödem bedingten erhöhten Hautwiderstand hervorgerufen werden (▶ Abb. 17.11).

EKG

- Niedervoltage in allen Ableitungen
- Bradykardie
- verlängerte PQ- und QT-Dauer
- Erregungsrückbildungsstörungen in Form von fehlenden ST-Intervallen und symmetrischen T-Wellen

17.4.2 Hyperthyreose

Bei der Hyperthyreose bestehen klinisch und elektrokardiografisch die Zeichen eines gesteigerten Sympathikotonus. Eine Folge der Thyroxin-bedingten Verkürzung der Refraktärzeit und der beschleunigten Erregungsleitung sind häufig Herzrhythmusstörungen, v. a. aus dem supraventrikulären Bereich. Das Myokard weist eine erhöhte Digitalis-Empfindlichkeit auf.

EKG

Das EKG zeigt Veränderungen wie bei einer Sympathikotonie (▸ Abb. 17.12):

- Sinustachykardie
- hohe P-Wellen (ähnlich dem P-dextroatriale)
- häufig ST-Strecken-Senkungen und T-Abflachungen bis -Negativierungen; bisweilen aber auch auffällig hohe T-Wellen in II, III und V_4–V_6.

Bei thyreotoxischer Krise finden sich teilweise hochgradige Kammerendteilveränderungen, die differenzialdiagnostisch an einen Infarkt denken lassen.

17.5 Hypothermie

Hypothermie wird definiert als Körperkerntemperatur unter 35 °C. Sie ist vergesellschaftet mit Azidose, eingeschränkter Myokardfunktion, Blutungsdiathese und reduzierter Nieren- und Leberfunktion.

▸ **EKG.** Elektrokardiografisch kann es bei Temperaturen unter 33 °C zu folgenden Veränderungen kommen [1], [4]:

- Sinusbradykardie/Sinusknotendysfunktion
- höhergradige AV-Blockierungen
- QRS-Verbreiterung
- QT- Verlängerung bzw. QTU-Anomalien
- Häufig findet sich eine J-Welle („junction wave"), nach dem Erstbeschreiber auch **Osborn-Welle** genannt, als kleine positive Zacke am Übergang von QRS-Komplex zur ST-Strecke, auf die eine angedeutete ST-Hebung folgen kann (▸ Abb. 17.13). Der elektrophysiologische Mechanismus der Osborn-Welle ist unklar.
- Zusätzlich ist bei vorgeschädigtem Herzen mit Rhythmusstörungen (Vorhofflimmern, ventrikuläre Extrasystolen, ausnahmsweise auch Kammerflimmern) zu rechnen.
- Bei tiefer Hypothermie mit Körpertemperaturen unter 27 °C kommt es auch bei gesunden Herzen zu Kammerflimmern, wobei die begleitenden QTU-Anomalien die Flimmerbereitschaft erklären könnten.

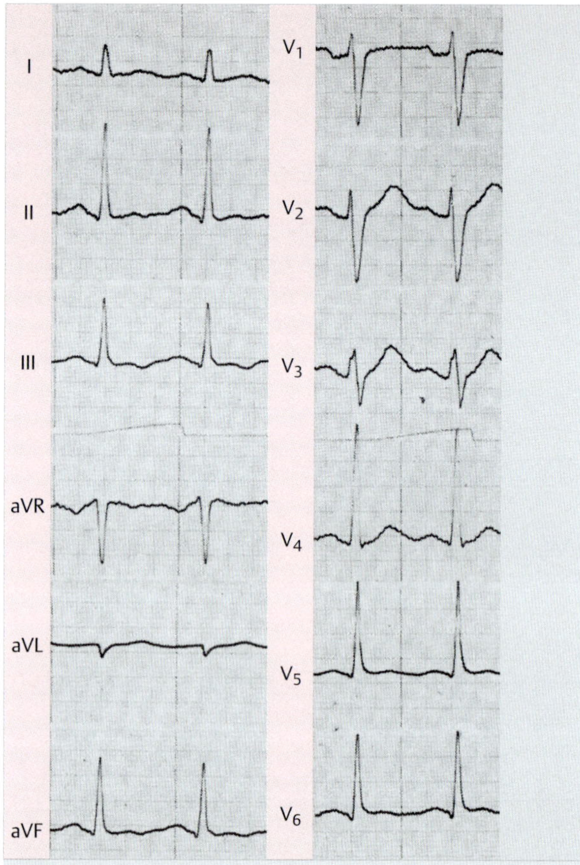

Abb. 17.12 Hyperthyreose. EKG eines 14-jährigen Mädchens. Tachykardie mit einer Ruhefrequenz von 145/min, Steiltyp, deutlich ausgeprägte P-Wellen in II, T flach positiv in I, biphasisch in II, negativ in III. Brustwandableitungen: hohe T-Wellen in V_2 und V_3, abgeflacht in V_1, V_5 und V_6.
→ Das EKG-Bild einer Hyperthyreose ähnelt dem bei Sympathikotonie. Im vorliegenden Fall sind die ST-Veränderungen trotz der erheblichen Ruhetachykardie relativ gering.

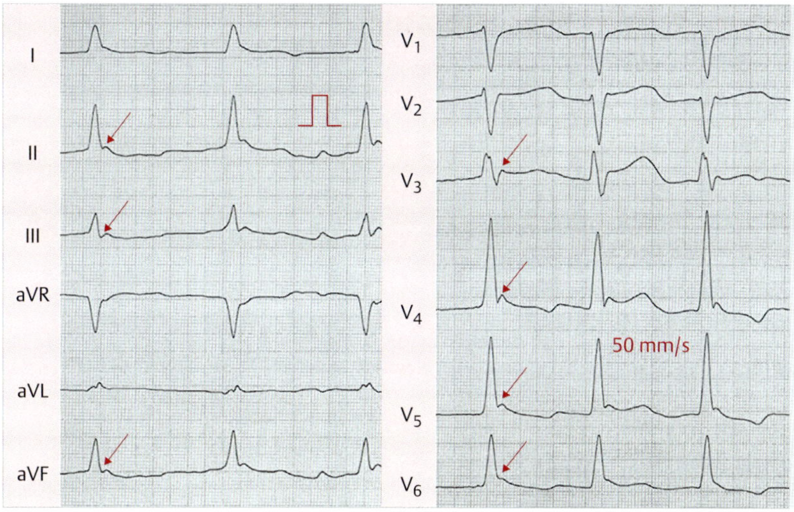

Abb. 17.13 Ausgeprägte Hypothermie. EKG eines 14-jährigen Mädchens mit Körperkerntemperatur 32 °C nach Erfrierung infolge eines Skiunfalls. Fremdanamnestisch ist keine Herzerkrankung bekannt.
Vorhofflimmern mit unregelmäßiger Überleitung; Kammerfrequenz 70/min; Indifferenztyp; deutliche J-Welle (Pfeile) mit nachfolgend angedeuteter ST-Hebung. Nach 48 h wieder völlig unauffälliges EKG.

17.6 Stromunfall

M. Gass

Im Kindesalter werden Stromunfälle überwiegend durch **Haushaltsstrom** verursacht; Hochspannungsunfälle von > 1000 V stellen die Ausnahme dar. Der Häufigkeitsgipfel bei Stromunfällen im Kindesalter liegt zwischen 1 und 7 Jahren [5].

Beim Stromunfall wird der menschliche Körper als elektrischer Leiter ein Teil des Stromkreises. Das Ausmaß des Schadens am Körper ist von mehreren Faktoren abhängig: zum einen von der Stromart (Wechsel- oder Gleichstrom), zum anderen aber auch von Stromstärke, Widerstand des Gewebes, Weg des Stromflusses und der Dauer der Einwirkung des Stroms. Gemäß dem Ohm'schen Gesetz kann die einwirkende Stromstärke berechnet werden: Der menschliche Körper bietet einen Gesamtwiderstand von ca. 1000 Ω. Bei einer Spannung von 220 V (Haushaltsstrom) resultiert daraus eine Stromstärke von 220 mA. Bei Wechselstrom kann ab einer Stromstärke von 75 mA Kammerflimmern induziert werden, Gleichstrom benötigt hierfür bis zu 300 mA. Durch die Stromeinwirkung kommt es primär zu einer Dysfunktion der Zellmembran. Betroffen sind hiervon insbesondere das Herz und das ZNS, aber auch die Skelettmuskulatur. Ab 20 mA Stromstärke werden Beugekontrakturen der Skelettmuskulatur ausgelöst, es kommt dadurch zum sog. „Festklammern" am Stromleiter. Bei zunehmender Stromstärke treten die thermischen Läsionen in den Vordergrund.

► **EKG und klinische Befunde.** Am Herzmuskel können durch den elektrischen Strom verschiedene Rhythmusstörungen auftreten. Im Expositionsfall kann insbesondere bei Wechselstrom durch Stimulation in der vulnerablen Phase Kammerflimmern induziert werden. Ferner können supraventrikuläre und/oder ventrikuläre Extrasystolen sowie atrioventrikuläre Überleitungsstörungen und Schenkelblockierungen auftreten. Bei höherer Stromstärke kommen Koagulationsnekrosen am Myokard vor, die ihren Ausdruck in Form von ST-Veränderungen im EKG (Pseudoinfarkt-EKG) finden. Bei Hochspannungsunfällen kann eine massive Myolyse auftreten. Bedingt durch den Zelluntergang wird durch Kaliumfreisetzung eine Hyperkaliämie verursacht, die wiederum proarrhythmogen wirkt.

► **Diagnostik und Therapie.** Bei Niederspannungsunfällen wird ein Standard-EKG abgeleitet. Wenn dieses unauffällig ist und keine klinischen Symptome bestanden, muss keine stationäre Überwachung erfolgen [5]. Bei EKG-Veränderungen, klinischen Auffälligkeiten oder Risikofaktoren wie Verbrennungen, Paresen, Stromfluss von Hand zu Hand, Schwindel, thorakalen Schmerzen, Palpitationen, Vigilanzstörungen etc. sowie bei Hochspannungsunfällen werden neben einer stationären Monitorüberwachung zusätzlich Laborkontrollen (Blutbild, Quick, PTT, Harnstoff, Kreatinin, CK, CK-MB, Troponin, γ-GT, GOT, GPT) sowie eine Echokardiografie durchgeführt. In Abhängigkeit von den Befunden erfolgt dann eine weiterführende Therapie.

Bei Kammerflimmern ist die sofortige Defibrillation indiziert. Einzelne Extrasystolen sind nicht behandlungsbedürftig.

17.7 Herzkontusion

M. Gass

Bei der Herzkontusion (Contusio cordis) handelt es sich um eine stumpfe Gewalteinwirkung von außen auf das Herz. Aufgrund seiner anatomischen Lage zwischen Sternum und Wirbelsäule kommen insbesondere Akzelerations- und Dezelerationstraumen vor. Kinder und Jugendliche sind dabei wegen des noch elastischen Thoraxskeletts und des schmalen Thoraxdurchmessers besonders gefährdet. Häufigste Ursachen sind Verkehrsunfälle, gefolgt von anderen Formen der Gewalteinwirkung auf den Thorax, die vor allem im Sportbereich auftreten.

► **Klinische Befunde.** Im Gegensatz zur Commotio cordis finden sich bei der Contusio cordis morphologische Schädigungen. In 36 – 65 % der Fälle besteht eine myokardiale Schädigung mit verminderter Ejektionsfraktion. In Abhängigkeit vom Schweregrad können Myokardischämien bei hohen Scherkräften durch Verletzungen von Koronargefäßen auftreten, aber auch eine Ruptur des Herzmuskels mit Perikardtamponade ist möglich. In ca. 2 % der Fälle kommt es zu Dissektionen im Koronargefäßsystem. Schädigungen des Klappenapparates werden bei ca. 5 % der Patienten beobachtet. Auch Koronarspasmen und ein exzessiver Vagusreflex können auftreten.

► **Diagnostik.** Nach Anamnese und klinischer Untersuchung baut die Diagnostik primär auf die bildgebenden Verfahren wie Echokardiografie, Röntgenthoraxaufnahme und Thorax-CT, Koronarangiografie sowie auf die Labordiagnostik.

► **EKG-Kriterien.** Im Standard-EKG werden ST-Strecken-Veränderungen bei ca. 40 % der Patienten beobachtet, bei ca. 60 % kommt es zur passageren, ischämiebedingten QT_c-Verlängerung. Posttraumatische Herzrhythmusstörungen supraventrikulärer sowie ventrikulärer Art sowie intrakardiale Leitungsstörungen sind bei mehr als 50 % der Patienten festzustellen. Asystolien und Kammerflimmern sind, sofern sie nicht rechtszeitig erkannt werden, fatal. Kammerflimmern entsteht, wenn die Krafteinwirkung direkt auf die Thoraxwand über dem Herzen stattfindet [7]. In Tiermodellen konnte ferner nachgewiesen werden, dass Kammerflimmern vor allem dann auftritt, wenn die Einwirkung kurz vor dem Gipfel der T-Welle stattfindet [2], [3].

► **Therapie.** Bei Bewusstseinsverlust ist die sofortige Einleitung von Reanimationsmaßnahmen erforderlich. Kammerflimmern muss defibrilliert werden.

17.8 Literatur

[1] Aslam AF, Aslam AK, Vasavada B et al. Hypothermia: evaluation, electrocardiographic manifestations, and management. Am J Med 2006; 119: 297–301

[2] Link MS, Wang PJ, Pandian NG et al. An experimental model of sudden death due to low-energy chest-wall impact (commotio cordis). N Engl J Med 1998; 338: 1805–1811

[3] Maron BJ, Estes NA. 3 rd. Commotio cordis. N Engl J Med 2010; 362: 917–927

[4] Mattu A, Brady WJ, Perron AD: Electrocardiographic manifestations of hypothermia. Am J Emerg Med 2002; 20: 314–26.

[5] Searle J, Slagman A, Maaß W et al. Cardiac monitoring in patients with electrical injuries – an analysis of 268 patients at the Charité hospital. Dtsch Ärztebl Int 2013; 110: 847–853

[6] Sudarska E: Current Views on Anthracycline Cardiotoxicity in Childhood Cancer Survivors. Pediatr Cardiol 2015; 36: 1112–1119

[7] Valani R, Mikrogianakis A, Goldman RD. Cardiac concussion (commotio cordis). Can J Emerg Med 2004; 6: 428–430

18 Besonderheiten des EKG unter Belastung und bei Sportlern

A. Hager

18.1 EKG unter Belastung bei Gesunden

Die körperliche Belastung wird üblicherweise in statische und dynamische Belastungsformen eingeteilt.

Bei **statischen Belastungen** entsteht die Anstrengung durch einen hohen Kraftaufwand, aber geringer Bewegung (z. B. Gewichtheben). Es wird in erster Linie eine muskuläre Leistung abverlangt.

Im Gegensatz dazu entsteht bei **dynamischen Belastungen** die Anstrengung durch viel Bewegung, die – isoliert betrachtet – nicht viel Kraft benötigt. Dabei wird v. a. das Sauerstofftransportsystem in Anspruch genommen, wozu das Herz-Kreislauf-System entscheidend beiträgt.

Um die Herzfunktion zu evaluieren, werden daher dynamische Belastungstests meist auf dem Fahrrad oder auf dem Laufband durchgeführt. Nach einer kurzen Aufwärmphase wird dann die Last langsam erhöht – auf dem Fahrrad in Form der eingestellten Leistung in Watt, auf dem Laufband mittels Geschwindigkeit und Steigung.

Dynamische Belastung löst im Körper eine Reihe von Veränderungen aus, die auch Einfluss auf das EKG haben. Betroffen sind unter anderem die folgenden Systeme:

- vegetatives Nervensystem (Reduktion des Parasympathikotonus, Steigerung des Sympathikotonus)
- Elektrolythaushalt: Hyperkaliämie
- lokale Ischämie im belasteten Muskel
- Blutgasanalyse: metabolische Azidose
- kardiale Vorlast: vermehrte kardiale Füllung durch die venöse Muskelpumpe
- Körpertemperatur: leichter Anstieg

Die deutlichsten Veränderungen entstehen im vegetativen Nervensystem. Im entspannten Zustand vor der Belastung überwiegt der Parasympathikotonus, der über den Nervus vagus am Sinusknoten, in den Vorhöfen und am oberen Anteil des AV-Knotens wirkt. Das freigesetzte Acetylcholin hemmt über muskarinische Rezeptoren und ein inhibitorisches G-Protein die Adenylatzyklase, dessen c-AMP dann nicht mehr für Proteinkinasen zur Verfügung steht, die die Ionenkanäle steuern. Zusätzlich wird die Freisetzung von Noradrenalin aus sympathischen Nervenphasern präsynaptisch gehemmt.

Neben diesen eher langsamen Mechanismen mit vielen Zwischenschritten wirkt das Acetylcholin zusätzlich direkt auf einen Acetylcholin-abhängigen Kalium-Kanal, der über eine Hyperpolarisation die Schrittmacherzellen im Sinusknoten, in den Vorhöfen und im oberen AV-Knoten bremst. Des Weiteren wird das Acetylcholin rasch über die Cholinesterase wieder vom jeweiligen Rezeptor entfernt, sodass zusammenfassend die Wirkung des Parasympathikus nicht nur schnell anspringt, sondern auch wieder schnell beendet wird. Unter Belastung wird der Vagotonus rasch zurückgenommen; der Sympathikotonus nimmt über feine Sympathikusfasern am ganzen Herzen langsam zu. Das freigesetzte Noradrenalin wirkt über β1-Adrenorezeptoren und ein stimulierendes G-Protein auf die Adenylatzyklase und ist somit direkter Gegenspieler des Acetylcholin über diesen eher langsamen Weg. Die Wirkung endet am Rezeptor beim Noradrenalin etwas verzögert über Abdiffusion.

Durch die deutlich schnelleren Wirkmechanismen beim Parasympathikus gegenüber dem Sympathikus entsteht ca. 1–4 min nach Belastungsende die Situation, dass die Wirkung des Parasympathikus am Vorhof schon wieder einsetzt, während die Sympathikuswirkung am gesamten Herzen noch ausgeprägt ist (▸ Abb. 18.1). In dieser Phase ist das Herz für ventrikuläre Arrhythmien sehr anfällig, der Patient muss in dieser Nachbelastungsphase akribisch überwacht werden.

18.1.1 Herzfrequenz

Unter Belastung nimmt die Herzfrequenz kontinuierlich und proportional zur Leistung zu. Bei maximaler Ausbelastung wird auf dem Laufband im Kindesalter eine Herzfrequenz von 190–200/min erreicht (▸ Abb. 18.2) [9]. Dieser Wert ist im Gegensatz zum Erwachsenenalter, wo die Faustregel „220 minus Lebensalter" gilt, kaum vom Alter des Kindes abhängig. Ebenso wenig ist er von der Leistungsfähigkeit oder dem Körpergewicht abhängig. Es besteht aber eine beachtliche individuelle Schwankungsbreite von 175–215/min (3.-97. Perzentile). Bei Belastung auf dem Fahrrad sind die gemessenen Werte ca. 4 % niedriger (170–205/min; [16]).

Maximalwerte bei Ausbelastung unter der 3. Perzentile (inadäquate Chronotropie) deuten nach Ausschluss einer Medikamentennebenwirkung (Betablocker, Kalziumantagonisten vom Verapamil-Typ, Herz-Glykoside, I_f-Kanal-Blocker) auf einen vorzeitigen Abbruch (Motivation), eine nicht kardiale Leistungslimitierung (Lungenerkrankung, orthopädische Beschwerden, Schmer-

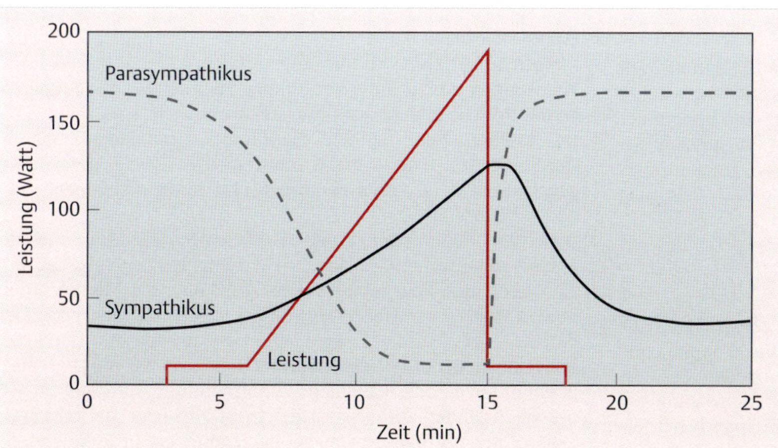

Abb. 18.1 Vegetative Einflüsse während einer Belastungsuntersuchung. Schematischer Verlauf.

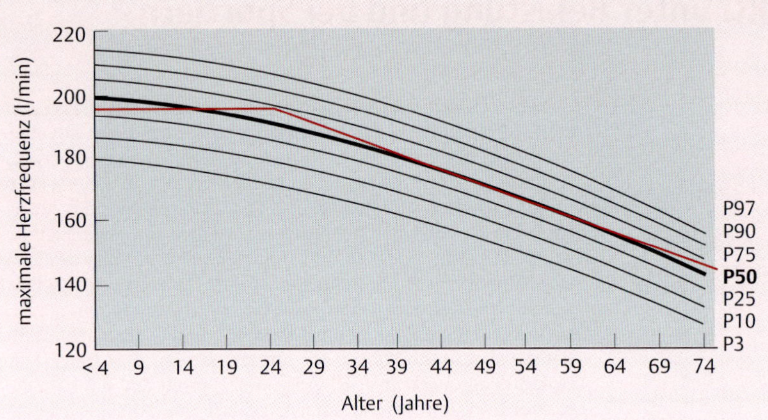

Abb. 18.2 Altersabhängige Perzentilen für die maximale Herzfrequenz bei einer Laufbandbelastung. Ergänzt in Rot durch die Faustregel, Kinder, Jugendliche und junge Erwachsene bis ca. 25 Jahre: 190–200/min, anschließend: 220 – Lebensalter [9].

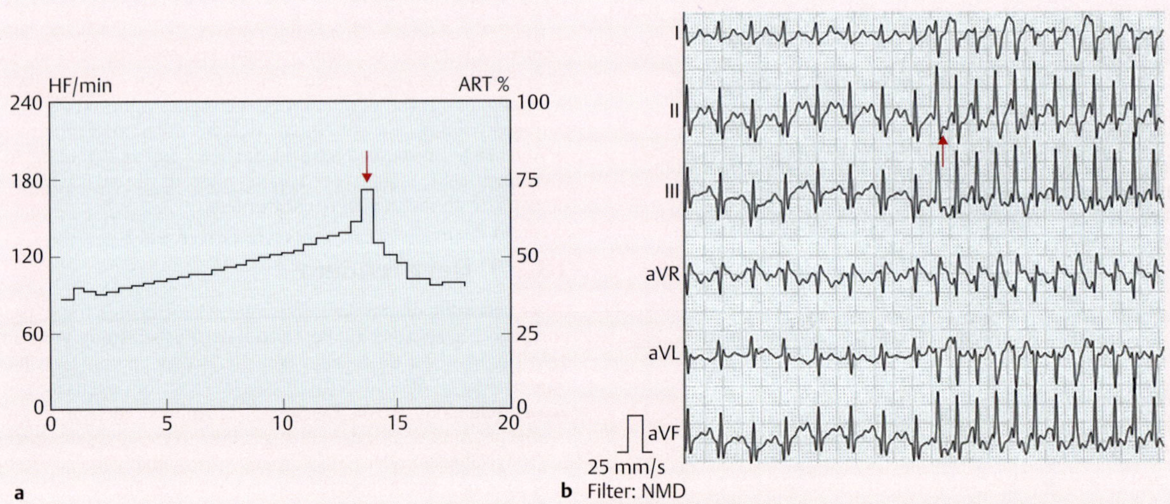

Abb. 18.3 Patient mit einer supraventrikulären Tachykardie unter Belastung und nachfolgendem Belastungsabbruch.

a Verlauf der Herzfrequenz mit abruptem Anstieg am Beginn der Tachykardie (Pfeil).

b EKG bei Beginn der Tachykardie: zunächst Sinustachykardie, dann plötzlicher Umschlag in eine supraventrikuläre Tachykardie mit verbreitertem QRS-Komplex (funktioneller Schenkelblock) und retrogradem P in der ST-Strecke (Pfeil).

zen, Stoffwechseldefekte, Muskelerkrankungen) oder eine Bradyarrhythmie (Sinusknoten-Dysfunktion, AV-Block) hin.
Höhere Maximalwerte sind immer Tachyarrhythmien.

Wenn die Herzfrequenz unter zunehmender Belastung fällt oder sprunghaft steigt, liegt eine Arrhythmie vor. Es ist daher sinnvoll und angebracht, während der Belastung den Verlauf der Herzfrequenz sowie das EKG im Blick zu haben, da supraventrikuläre Tachykardien eine nur unwesentlich höhere Frequenz aufweisen können als die Sinustachykardie unter Belastung (s. ► Abb. 18.3).

18.1.2 Herzachse

Das Belastungs-EKG wird in aufrechter Lage geschrieben. Alle Achsen im EKG, d. h. P-Welle, QRS-Komplex und T-Welle, sind etwas steiler als im Ruhe-EKG am liegenden Probanden. Bei stärkerer Atmung lassen sich diese atemabhängigen Schwankungen in der QRS-Achse zeigen. Durch Belastung allein ändern sich die Herzachsen nicht.

18.1.3 P-Welle

Die P-Welle bleibt bis ca. ⅔ der maximalen Leistung unverändert. Danach verkürzt sie sich nur unwesentlich. In der 1. Minute nach Belastung ist eine weitere Verkürzung zu sehen [4]. Die Amplitude der P-Welle ändert sich unter Belastung nicht wesentlich. Unter stärkerer Belastung und der damit verbundenen höheren Herzfrequenz ist die P-Welle meist in der T-Welle des vorangegangenen Herzschlags verborgen und somit nicht mehr eindeutig beurteilbar.

Geringe Änderungen in der P-Wellen-Morphologie sind als normal zu betrachten, da sich die rhythmussteuernden Zellen des Sinusknotens auf ein sattelförmiges Areal über der Mündung der oberen Hohlvene verteilen. Es können sich somit mehr kraniale, dorsale oder ventrale Erregungszentren abwechseln. Deutliche Änderungen in der P-Wellen-Morphologie, wie z. B. ein Umschlag in einen linken oder kaudalen Vorhofrhythmus, sprechen für einen wechselnden Vorhofschrittmacher. Dabei liegt meistens eine Sinusknotendysfunktion vor, bei der zumindest in Ruhe andere

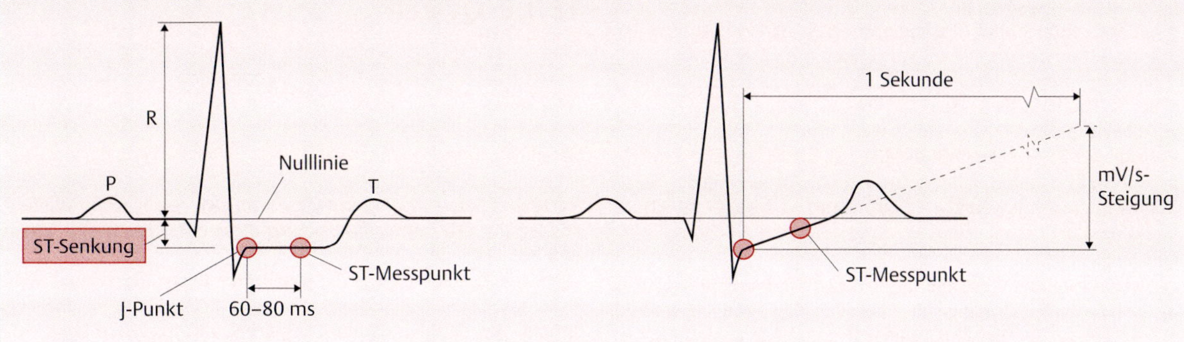

Abb. 18.4 ST-Strecken-Vermessung bei einer Belastungsuntersuchung. Schematische Darstellung: links eine charakteristische pathologische horizontale ST-Strecken-Senkung und rechts eine normale aszendierende ST-Strecke bei einem Jugendlichen (mod. nach [25]).

Zentren im Vorhof die Vorhoferregung steuern. Unter Belastung übernimmt dann im Regelfall der eigentliche Sinusknoten den Rhythmus.

18.1.4 PQ-Strecke

Die PQ-Strecke ist beim Gesunden isoelektrisch – sowohl in Ruhe als auch unter Belastung. Sie wird daher bei Nulllinienschwankungen während der Belastung als Referenzlinie verwendet, um die ST-Stecken exakt zu vermessen (s. ▶ Abb. 18.4).

Die Perikarditis, bei der sich gelegentlich die PQ-Strecke senkt, ist für eine Belastungsuntersuchung eine Kontraindikation!

18.1.5 PQ-Zeit

Die Dauer der PQ-Zeit ändert sich bis zu einer Herzfrequenz von ca. 150/min wenig. Anschließend, wie auch in der 1. Minute nach Belastung, verkürzt sie sich etwas [4].

Eine **PQ-Zeit-Verlängerung** unter Belastung über die Altersnorm hinaus ist ein belastungsabhängiger AV-Block. Dies ist meist ein infrahissärer Block. Wenn einzelne Überleitungen ausfallen, liegt ein AV-Block II°, meist Typ 2 vor. Wenn ein höhergradiger AV-Block mit mehreren, nicht übergeleiteten P-Wellen in Serie auftritt, sollte die Belastungsuntersuchung abgebrochen werden.

Eine **PQ-Zeit-Verkürzung**, insbesondere zu Beginn der Belastung, oder die Normalisierung eines in Ruhe bestehenden AV-Blocks, sprechen eher für einen suprahissären AV-Block (AV-Block I° oder AV-Block II°, Typ Wenckebach). Insbesondere bei sportlichen Kindern wird er häufig durch einen gesteigerten Vagotonus ausgelöst. Er bedarf keiner Therapie, sofern keine Symptome bestehen und auch nachts eine ausreichende Herzfrequenz vorliegt.

Insbesondere nach Herzoperationen mit Verletzung des Sinusknotens oder der Sinusknotenarterie besteht in Ruhe oft eine Sinusbradykardie mit intermittierendem AV-Ersatzrhythmus. Diese Arrhythmie springt bei Belastung meist in einen normalen Sinusrhythmus um. Oft wird bei diesen Patienten die angestrebte maximale Herzfrequenz allerdings nicht erreicht.

18.1.6 QRS-Komplex

Unter Belastung zeigt sich zunächst eine leicht erhöhte R-Zacken-Amplitude; die Breite des QRS-Komplexes bleibt unverändert [5].

Eine Verbreiterung des QRS-Komplexes unter Belastung geht meist mit einem Schenkelblockbild einher. Ursache hierfür ist gelegentlich ein fortschreitend krankes Purkinje-System mit oder ohne AV-Block (Progressive Cardiac Conduction Disease, PCCD). Bei Patienten mit Koronararterienproblemen (Z. n. Koronaroperationen: arterielle Switch-Operation bei Transposition der großen Gefäße, Ross-Operation, Bentall Operation; Z. n. Kawasaki-Syndrom; interarterieller oder intramuraler Verlauf der linken Koronararterie, koronare Herzerkrankung) und septalen ischämischen Bezirken kann ein belastungsabhängiger Schenkelblock auch Ausdruck einer Ausweitung der Ischämiezone sein. Deshalb gilt insbesondere der belastungsabhängige LSB bei vorbestehendem Q in der Ruheableitung als Abbruchkriterium. Einen belastungsabhängigen RSB findet man auch bei Gesunden. Verbreitert sich jedoch ein schon in Ruhe bestehender RSB unter Belastung, ist dies insbesondere bei am rechten Ventrikel voroperierten Patienten ein Zeichen einer Rechtsherzdilatation und eines rechtsventrikulären Versagens unter Belastung [3].

Sehr selten verschwindet ein Schenkelblock (intermittierend) unter Belastung. Dies ist als positives Zeichen in Bezug auf die Leitungseigenschaften dieses Schenkels zu werten.

Verschwindet im Falle eines Patienten mit einem WPW-Syndrom die Delta-Welle und der QRS-Komplex normalisiert sich schlagartig, ist die Leitung über die akzessorische Bahn an eine niedrige Herzfrequenz gebunden.

18.1.7 J-Punkt/ST-Strecke

Im Regelfall bleibt die ST-Strecke unter Belastung isoelektrisch. Bei einigen Gesunden, insbesondere bei Kindern und Sportlern, sinkt unter Belastung der J-Punkt in einigen Ableitungen etwas ab (bis −0,1 mV), die ST-Strecke wird aufsteigend (> 1 mV/s) und verschmilzt im Übergang mit der positiven T-Welle (▶ Abb. 18.4). Daher wird die ST-Strecke im Belastungs-EKG 80 ms nach dem J-Punkt vermessen (sicher normal über −0,1 mV). Da dieser Zeitpunkt bei der hohen Herzfrequenz von Kindern bereits in der T-Welle liegt, wird bei Kindern J-Punkt + 60 ms als ST-Strecke vermessen. Dennoch ist insbesondere bei der computergesteuerten Auswertung darauf zu achten, dass nicht auch der Zeitpunkt J-Punkt + 60 ms bereits in der T-Welle liegt. Ansonsten gilt die computergesteuerte Vermessung der ST-Strecke heute zuverlässiger als die manuelle.

Eine darüber hinausgehende ST-Strecken-Senkung ist pathologisch und spricht für eine subendokardiale Ischämie. Zur Beurteilung werden 3 Kriterien herangezogen:

- Verlauf der ST-Strecke
  - aszendierende ST-Strecke: Steigung mehr als 1 mV/s
  - horizontale ST-Strecke: Steigung zwischen + 1 mV/s und −1 mV/s
  - deszendierende ST-Strecke: Gefälle von mehr als 1 mV/s („Steigung" < -1 mV/s)

- Position der ST-Strecke bei J-Punkt + 60–80 ms
  - bei horizontaler oder deszendierender ST-Strecke: Absenkung auf unter −0,1 mV, oft verbunden mit einer unter Belastung neu aufgetretenen präterminal negativen T-Welle
  - bei aszendierender ST-Strecke: Absenkung auf unter −0,15 mV
- Position der ST-Strecke im Ruhe-EKG: Ist die ST-Strecke schon im Ruhe-EKG gesenkt, gilt eine zusätzliche Absenkung des Ruhewerts in der jeweiligen Ableitung um weitere 0,1 mV als pathologisch.

Eine Lokalisation der Ischämie unter Belastung ist nicht möglich [14]. Die belastungsabhängigen ST-Strecken-Senkungen finden sich im Regelfall in den Ableitungen II, III und aVF sowie in V_5 und V_6. ST-Strecken-Senkungen in nur 2 Ableitungen (meist III und aVF) sind nicht als Ischämiezeichen verwertbar.

ST-Strecken-Senkungen auf ein Niveau unter −0,2 mV in mindestens 5 Ableitungen sprechen für eine Hauptstammstenose mit ungünstiger Prognose.

Insgesamt gelten im Erwachsenenalter die ST-Veränderungen im Belastungs-EKG bei Personen mit wenigen Risikofaktoren für eine koronare Herzerkrankung als zu wenig spezifisch (zu viele falsch positive) und bei Patienten mit vielen Risikofaktoren als zu wenig sensitiv (einige falsch negative). Daher wird das Belastungs-EKG zur Diagnostik einer koronaren Herzerkrankung nur bei Personen mit mittlerem Risikoprofil empfohlen.

Bei vorbestehendem LSB und bei ventrikulärer Schrittmacherstimulation sind die ST-Strecken-Veränderungen nicht zu verwerten. Bei vorbestehendem RSB sind sie nur zu verwerten, wenn die ST-Veränderungen in den Extremitätenableitungen und den linkspräkordialen Ableitungen auftreten und in Ruhe dort normale ST-Strecken und eine positive T-Welle vorlagen.

M!

Merke

Ischämiezeichen im EKG bei Kindern sind nur selten mit koronarer Herzerkrankung gleichzusetzen. Sie treten auf bei:

- verschiedenen Koronarstenosen (Z. n. Koronaroperationen, interarterieller Verlauf der linken Koronararterie, Kawasaki-Syndrom mit Koronarbeteiligung)
- niedrigem diastolischen Blutdruck mit verminderter diastolischer Koronarperfusion (Aorteninsuffizienz, aortopulmonaler Shunt)
- linksventrikulärer Hypertrophie (Aortenstenose, hypertrophe Kardiomyopathie)
- generalisierter Zyanose (Eisenmenger-Syndrom, zyanotische Herzfehler). Dies gilt bei zyanotischen Patienten als Abbruchkriterium.

Eine pathologische ST-Strecken-Hebung unter Belastung von > 0,1 mV findet man im Erwachsenenalter nach einem Myokardinfarkt.

Bei gesunden sportlichen Jugendlichen besteht relativ häufig in Ruhe (und unter Belastung) in den Ableitungen V_2–V_4 eine aus einer S-Zacke herauskommende Erhöhung des J-Punkts, die dann mit einer aufsteigenden ST-Strecke in eine hohe spitze T-Welle übergeht (s. Kap. 17).

18.1.8 QT-Zeit

Die absolute QT-Zeit nimmt unter Belastung ab. Die nach der Bazett-Formel korrigierte QTc-Zeit bleibt jedoch während der Belastung konstant:

$$QTc\ [ms] = \frac{QT\ [ms]}{\sqrt{RR\ [s]}}$$

Nach der Belastung kommt es zu einem verzögerten Wiederanstieg der QT-Zeit, sodass sich in diesem Zeitraum eine etwas verkürzte QTc-Zeit errechnet.

Nimmt die korrigierte QTc-Zeit unter Belastung zu und wird 4 Minuten nach Belastung eine QTc-Zeit ≥ 445 ms gemessen, spricht dies deutlich für ein Long-QT-Syndrom, sofern keine QT-Zeit-verlängernden Medikamente eingenommen werden [22].

18.1.9 T-Welle

Unter Belastung nimmt die Amplitude der T-Welle leicht zu (Hyperkaliämie?), eine in Ruhe invertierte T-Welle darf sich aufstellen. Die bei Kindern invertierte T-Welle in den rechtspräkordialen Ableitungen nimmt im Regelfall unter Belastung um eine Ableitung nach linkspräkordial zu. Gleiches gilt für die invertierte T-Welle bei einem RSB.

Bekommt eine normale positive T-Welle unter Belastung einen präterminal negativen Anteil, muss an eine ischämische Repolarisationsstörung gedacht werden (s. belastungsabhängige ST-Strecken-Veränderungen). Invertiert die T-Welle anhaltend ganz ins Negative, ist dies häufig mit einer Erregungsausbreitungsstörung verknüpft (s. Kap. 18.1.6).

Ein T-Wellen-Alternans mit wechselnden positiven und negativen T-Wellen deutet wie auch im Ruhe-EKG auf eine elektrische Instabilität des ventrikulären Myokards hin. Er tritt bei den Long-QT-Syndromen, einer hypertrophen obstruktiven Kardiomyopathie, aber auch bei verschiedenen ventrikulären Tachykardien auf und ist ein deutlicher Risikofaktor für ventrikuläre Tachykardien mit wechselnder T-Achse, s. Torsade de pointes (S. 232).

18.1.10 Extrasystolen

Wenige supraventrikuläre oder ventrikuläre Extrasystolen (max. 3) während der insgesamt ca. 20-minütigen Belastungsuntersuchung sind normal.

Liegen vermehrt ventrikuläre Extrasystolen in Ruhe oder unter leichter Belastung vor, die bei zunehmender Belastung verschwinden und in den Minuten nach Belastung wieder und sogar verstärkt auftreten, liegt eine vegetative Imbalance mit permanent erhöhtem Sympathikotonus vor. Dies tritt u. a. bei Herzinsuffizienz auf und ist bei Erwachsenen mittel- bis langfristig ein schlechtes prognostisches Zeichen. Die Bedeutung bei Kindern und Jugendlichen insbesondere während der Pubertät mit ihren vegetativen Schwankungen ist eher gering (idiopathische ventrikuläre Extrasystolie, s. dort).

Treten die ventrikulären Extrasystolen (oder unter Umständen sogar Couplets oder kurze ventrikuläre Tachykardien) verstärkt unter Belastung auf, liegt eine unter Katecholaminen gesteigerte Autonomie der ventrikulären Myokardzellen vor. Ursachen hierfür können sein:

- eine Aortenstenose
- Kardiomyopathien (HCM, ARVC)
- Ionenkanalerkrankungen (z. B. Long-QT-Syndrome)
- eine kathecholaminerge polymorphe ventrikuläre Tachykardie (CPVT)
- eine belastungsabhängige Ischämie (z. B. interarterieller/intramuraler Verlauf der linken Koronararterie)

Sie sind dringend abzuklären, da sonst unter Stresssituationen eine ventrikuläre Tachykardie droht.

18.2 Belastungs-EKG bei speziellen angeborenen Herzfehlern oder angeborenen Herzerkrankungen

18.2.1 Valvuläre Aortenstenose

Eine hochgradige symptomatische Aortenstenose ist eine Kontraindikation für eine Belastungsuntersuchung, da sowohl ventrikuläre Tachykardien als auch ein Pumpversagen bei Zunahme der Stenose sowie eine Synkope über den Bezold-Jarisch-Reflex drohen. Dieser Reflex wird über ischämische Metaboliten im Myokard ausgelöst und bewirkt einen massiven Blutdruckabfall mit Bradykardie. Patienten, die schon in der Anamnese solche Symptome berichten, müssen ohne Zweifel operativ oder interventionell behandelt werden. Ist die Behandlungsindikation jedoch fraglich, trägt die Belastungsuntersuchung zur Entscheidungsfindung maßgeblich bei.

In der Erwachsenenkardiologie gilt die Operationsindikation bei der hochgradigen Aortenstenose (mittlerer Doppler-Gradient > 40 mmHg) erst als gegeben, wenn die Patienten entweder symptomatisch sind oder in einer Belastungsuntersuchung eines der folgenden Kriterien auf eine baldige Symptomatik hinweist [26].

- Symptomatik in einer Belastungsuntersuchung auslösbar: Schwindel, Übelkeit, Engegefühl in der Brust, Thoraxschmerz/Angina, inadäquate Dyspnoe
- Blutdruckabfall bei Belastung unter den Ruhe-Ausgangswert

Diese Zeichen sollen in einer Belastungsuntersuchung einerseits provoziert werden; andererseits muss beim Auftreten dieser Zeichen die Belastungsuntersuchung sofort abgebrochen werden.

Weitere typische Befunde bei der Belastungsuntersuchung sind weniger richtungsweisend für das weitere Management der Patienten. Häufig findet man zusätzlich unter Belastung eine ST-Strecken-Senkung in II, III, aVF und V_5, V_6. Dies ist zwar ein Zeichen einer Innenschichtischämie, aber bei jungen Patienten mit Aortenstenose selten durch eine Stenose der Koronararterien bedingt. Vielmehr entsteht sie durch eine unzureichende Versorgung des Myokards bei Hypertrophie und auch durch einen diastolisch erhöhten intrakavitären Druck. Ferner zeigen sich oft ein unzureichender RR-Anstieg sowie unter Belastung zunehmende ventrikuläre Extrasystolen, Couplets oder kurze Salven. Die Leistungsfähigkeit ist meist nicht eingeschränkt.

18.2.2 Hypertrophe (obstruktive) Kardiomyopathie

Bei den obstruktiven Formen der hypertrophen Kardiomyopathie gilt ein ähnliches Vorgehen wie bei der valvulären Aortenstenose. Es besteht jedoch auch bei den nicht-obstruktiven Formen ein deutlich höheres Risiko für ventrikuläre Tachykardien, sodass von einer sportlichen Ausbelastung außerhalb eines Belastungslabors mit Reanimationsbereitschaft dringend abgeraten wird.

Zusätzlich kann durch die diastolische Dysfunktion, die durch die Hypertrophie entsteht, die Leistungsfähigkeit eingeschränkt sein. Daher ist eine Spiroergometrie einem normalen Belastungs-EKG vorzuziehen.

18.2.3 Aortenklappeninsuffizienz

Bei der fortgeschrittenen Aorteninsuffizienz findet sich v. a. eine Abnahme der Leistungsfähigkeit, die in einer Spiroergometrie überprüft werden sollte. Im EKG zeigen sich dabei gelegentlich Ischämiezeichen in Form von belastungsabhängigen ST-Strecken-Senkungen in II, III, aVF und V_5, V_6, die wie bei der Aortenstenose durch eine relative Minderversorgung des Myokards bei verringerten Perfusionsdruck bedingt sind. Der erhöhte linksventrikuläre diastolische Druck erhöht den Gewebedruck im Myokard, während der erniedrigte diastolische Druck in den Koronararterien die Myokardperfusion einschränkt.

Cave

Der erniedrigte diastolische Blutdruck ist nur unter leichter Belastung messbar. Unter höherer Belastung stimmen manuell und invasiv gemessene diastolische Blutdrücke nicht mehr gut überein.

18.2.4 Aortenisthmusstenose

Bei Patienten mit Aortenisthmusstenose zeigt sich meist ein normales EKG unter Belastung. Nur selten finden sich ST-Strecken-Veränderungen wie bei der Aortenstenose. Auffällig ist jedoch häufig ein überschießender Blutdruckanstieg. Bei bereits operierten Patienten weist er auf eine Re-Stenose oder auf eine erhöhte Steifigkeit der Aorta hin [13]. Diese Belastungshypertonie kann ein frühes Zeichen einer beginnenden Hypertonie sein. Ob sie bereits medikamentös behandelt werden soll, ist umstritten. Vielmehr sollte eine ambulante 24-Stunden-Blutdruckmessung ergänzend durchgeführt werden und die Indikation zur medikamentösen Therapie daraus abgeleitet werden.

18.2.5 Arterielle Hypertonie

Eine Belastungshypertonie weist auf eine verringerte Compliance der Aorta hin. Ursache hierfür können eine Stenose in der Aorta (Aortenisthmusstenose, Mid-aortic Syndrome) oder eine Arteriosklerose, meist der abdominellen Aorta oder der Iliakalarterien sein. Sie ist mit einer zukünftigen arteriellen Hypertonie assoziiert und, wie auch die Aortenisthmusstenose, für sich allein gestellt noch keine Behandlungsindikation. Bei gleichzeitiger Hypertrophie des linken Ventrikels zeigen sich im Ruhe-EKG schon die typischen Hypertrophiezeichen (s. Kap. 9.3.4) und unter Belastung oft ST-Senkungen in II, III, aVR und V_5, V_6.

18.2.6 Koronare Ischämie

Bei folgenden Erkrankungen steht der Ausschluss einer signifikanten Ischämie im Vordergrund:

- Koronaranomalien (ALCAPA, interarterieller Verlauf einer Koronararterie)
- Z. n. Kawasaki-Syndrom mit Koronarbeteiligung
- Z. n. koronaren Operationen (arterielle Switch-Operation bei Transposition der großen Arterien, Ross-Operation bei Aortenstenose oder -insuffizienz, Aortenwurzelersatz nach Bentall oder David bei Aortenbulbuserweiterung)

Es ist akribisch auf ST-Senkungen in II, III, aVF sowie V_5, V_6 mit neu entstehenden präterminal negativen T-Wellen zu achten. Die anderen Ableitungen sind bei Ischämie wenig betroffen; eine Lokalisationsdiagnostik der Ischämie wie im Ruhe-EKG ist nicht möglich. Zusätzlich können Ischämie-bedingte Schenkelblöcke (Septumischämie) oder unter Belastung zunehmende ventrikuläre Extrasystolen, Couplets oder Tachykardien auftreten.

Mit der Spiroergometrie kann ferner eine Kreislaufinsuffizienz unter Belastung aufgedeckt werden. Es wird damit indirekt auf ischämiebedingte Wandbewegungsstörungen hingewiesen, die in der Belastung früher als die EKG-Veränderungen auftreten und eine höhere Sensitivität und Spezifität für eine Ischämie aufweisen [2].

Auch in einer Belastungsechokardiografie können die Wandbewegungsstörungen schon vor den ST-Veränderungen mit höherer Sensitivität entdeckt werden. Ansonsten weist nur ein Blutdruckabfall unter steigender Belastung auf ein Kreislaufversagen hin.
Bei schon stattgefundenem Infarkt mit jetzt vorliegenden Q-Zacken kann ein unter Belastung abfallender Blutdruck auf ein Herzwandaneurysma des Systemventrikels hinweisen und sollte ein Grund zum Abbruch der Untersuchung sein.

18.2.7 Rechtsventrikuläre Hypertrophie und Dilatation

Eine rechtsventrikuläre Hypertrophie und Dilatation können vorliegen bei:

- Z. n. Korrektur einer Fallot-Tetralogie
- DORV mit subaortalem VSD und Pulmonalstenose
- Truncus arteriosus communis
- Pulmonalatresie mit intaktem Ventrikelseptum
- Pulmonalatresie mit VSD
- kongenitale Pulmonalstenose
- Pulmonalklappenagenesie
- Ebstein-Anomalie

Insbesondere bei der Fallot-Tetralogie liegt postoperativ meist ein RSB vor. Nimmt die Breite dieses RSB unter Belastung zu, ist von einer zunehmenden rechtsventrikulären Dysfunktion auszugehen [3]. Eine Rechtsverzögerung (inkompletter oder kompletter RSB) ist mit ST-Senkungen und negativen T-Wellen in den rechtspräkordialen Ableitungen verbunden. Es ist während der Belastung mit einer Ausweitung dieser Veränderungen um eine Ableitung nach links zu rechnen. Die linkspräkordialen Ableitungen V_5 und V_6 bleiben meist unverändert und sind zusammen mit den Ableitungen II, III und aVF zur Ischämiediagnostik noch verwertbar. Bei sehr breitem RSB schließt sich die T-Welle direkt an den J-Punkt an und die ST-Strecke ist überhaupt nicht mehr auszumessen. In solchen Fällen ist die Sinustachykardie unter Belastung nur durch den Verlauf (Hineinwandern der P-Welle in die T-Welle bei gleichbleibender Konfiguration des QRS-Komplexes) von einer langsamen linksventrikulären Ausflusstrakttachykardie zu unterscheiden.

Im Falle einer operierten Fallot-Tetralogie mit komplettem AVSD liegt schon in Ruhe ein bifaszikulärer Block (RSB mit LAH) mit grenzwertiger oder verlängerter PQ-Zeit vor. Bei dieser Konstellation bleibt die PQ-Zeit unter Belastung konstant bzw. verkürzt sich regelrecht. Es droht kein trifaszikulärer Block wie beim der fortschreitenden Erkrankung des Purkinje-Systems (PCCD). Auch hier bildet sich die Sinustachykardie unter Belastung wie eine langsame linksventrikuläre Tachykardie ab und ist nur über den Verlauf der Belastung als Sinustachykardie identifizierbar.
Bei der Ebstein-Anomalie ist ferner auf eine akzessorische Leitungsbahn zu achten (s. u.).

Bei all diesen Erkrankungen des rechten Ventrikels ist aber zusätzlich die Leistungsfähigkeit des Kreislaufs unter Belastung entscheidend, um den optimalen Zeitpunkt für eine Reintervention am rechtsventrikulären Ausflusstrakt nicht zu verpassen. Daher sollte das Belastungs-EKG im Rahmen einer Spiroergometrie durchgeführt werden.

Die bei diesen Erkrankungen gefürchteten supraventrikulären und ventrikulären Arrhythmien, die auch zu einem plötzlichen Herztod führen können, sind meist nicht belastungsabhängig. Sie können nichtsdestoweniger jederzeit während der Untersuchung auftreten.

18.2.8 Rechter Systemventrikel

Zu den Herzfehlern im rechten Systemventrikel gehören:

- kongenital korrigierte Transposition der großen Arterien
- Transposition der großen Arterien nach Vorhofumkehroperation
- hypoplastischer linker Ventrikel nach univentrikulärer Palliation/Fontan-Zirkulation

Das EKG ist schon in Ruhe von der Rechtshypertrophie mit hohem, aber nur gering verzögertem R und gegenläufiger (diskordanter), d. h. negativer T-Welle in V_1 und V_2 gekennzeichnet. Die QRS-Breite ist jedoch in der oberen Norm.

Unter Belastung verhalten sich die ST-Strecken und T-Wellen wie beim RSB, sie weiten sich um ca. 1 Brustwandableitung nach links aus. Durch den schmalen QRS-Komplex ergeben sich jedoch keine Probleme bei der Vermessung der ST-Strecke oder bei der Unterscheidung von einer ventrikulären Tachykardie.

Zusätzlich findet man bei Patienten mit Fontan-Zirkulation (auch mit linkem Systemventrikel) oder nach Vorhofumkehroperation häufig eine Sinusknotendysfunktion und atriale Arrythmien. In Ruhe besteht häufig ein langsamer Sinusrhythmus, der immer wieder von einem junktionalen Ersatzrhythmus „überholt" wird. Unter Belastung springt der Rhythmus meist sofort in einen Sinusrhythmus um, der jedoch unter voller Belastung die erwartete Herzfrequenz nicht erreicht. Die bei der Fontan-Operation heutzutage verwendeten extrakardialen Konduits haben diese Sinusknotendysfunktion wie auch das Auftreten anderer atrialer Arrhythmien zwar vermindert, aber nicht beseitigt.
Bei der kongenital korrigierten Transposition der großen Arterien ist stattdessen auf einen unter Belastung zunehmenden AV-Block zu achten (s. Kap. 18.2.9).

18.2.9 AV-Block

Im Ruhe-EKG wird der AV-Block in 3 Grade eingeteilt (s. a. Kap. 19.3):

- Bei Grad I ist nur die Überleitungszeit verlängert (oder Überleitung verzögert).
- Bei Grad II fallen einzelne Überleitungen aus.
- Bei Grad III findet keine Überleitung statt.

Elektrophysiologisch wird ein suprahissärer von einem infrahissärem AV-Block unterschieden – je nachdem, ob in einer His-Bündelableitung eine verlängerte AH-Zeit (Dauer zwischen AV-Knotensignal und HBE-Signal) oder HV-Zeit (Dauer zwischen HBE-Signal und Ventrikelsignal) gemessen wird. Dies ist zur Beurteilung der Prognose entscheidend.

Ein suprahissärer Block ist bei Kindern meist durch einen erhöhten Vagotonus bedingt; dieser liegt als AV-Block I° oder II°/Typ 1 vor und verschwindet unter Belastung. Ein infrahissärer Block geht unter Belastung unter Umständen in einen drittgradigen Block über und kann Ursache von Synkopen oder von einem belastungsabhängigen plötzlichen Herztod sein. Auch im Oberflächen-EKG gibt es sowohl in Ruhe als auch unter Belastung Hinweise darauf, ob ein benigner suprahissärer oder eher progressiver infrahissärer Block vorliegt (s. ▶ Tab. 18.1).

Tab. 18.1 Einteilung der AV-Blöcke.

	suprahissärer AV-Block	infrahissärer Block
Elektrophysiologische Definition	verlängerte AH-Zeit	verlängerte HV-Zeit
Anatomische Lokalisation	AV-Knoten	distales His-Bündel, Tawara-Schenkel, Purkinje-System
Ursachen	erhöhter Vagotonus (Sportler), angeborener AV-Block III°, AV-Knotenerkrankungen, Verletzung/Stenose der AV-Knotenarterie, akuter inferiorer Myokardinfarkt	Verletzung des distalen His-Bündels bei VSD-Verschluss oder linksventrikulärer Ausflusstraktresektion, AV-Block bei ccTGA, Progressive Cardiac Conduction Disease, akuter anteroseptaler Myokardinfarkt
Zeichen im Ruhe-EKG	AV-Block I°, AV-Block II° Typ 1, AV-Block II° ≥ 2 : 1-Blockierung, AV-Block III° mit junktionalem Ersatzrhythmus	AV-Block I° evtl. mit (bi-)faszikulärem Block, AV-Block II° Typ 2, AV-Block II° ≥ 2 : 1-Blockierung, AV-Block III° mit unzuverlässigem und langsamem Ersatzrhythmus bei breitem QRS-Komplex
Verhalten unter Belastung	Rückgang des AV-Blocks in einen niedrigeren Grad, Verkürzung oder Normalisierung der PQ-Zeit. Bei rein vagotonusbedingtem AV-Block Normalisierung im 1. Drittel der Belastung.	Verlängerung der PQ-Zeit, Progression in einen höhergradigen AV-Block, QRS-Verbreiterung mit Schenkelblockbildung, Übergang in AV-Block III° mit breitkomplexigem ventrikulärem Ersatzrhythmus oder Asystolie
Sportempfehlung	keine Einschränkungen	Gefahr von Synkopen oder plötzlichem Herztod

18.2.10 Akzessorische Leitungsbahn (WPW-Syndrom)

Verschwindet im Falle einer Präexzitation die Delta-Welle und die PQ-Zeit wie auch der QRS-Komplex normalisieren sich schlagartig, besteht in der Regel eine lange (> 250 ms) antegrade Refraktärzeit der akzessorischen Leitungsbahn. Die Leitung über die akzessorische Leitungsbahn ist an eine niedrige Herzfrequenz gebunden. Diese ist auch im Fall von Vorhofflattern/-flimmern nicht für den Patienten gefährlich. In diesem Falle ist eine primärprophylaktische Ablation nicht indiziert [21], [27].

18.2.11 Ionenkanalerkrankungen

Bei allen Ionenkanalerkrankungen kann in Ruhe und unter Belastung ein T-Wellen-Alternans auftreten. Er ist zwar extrem selten, weist aber auf eine elektrische Instabilität des Myokards hin und ist ein Risikofaktor für Torsade-de-pointes-Tachykardien.

18.2.12 Long-QT-Syndrom

Auch wenn bisher die Ergebnisse aus einer Belastungsuntersuchung nicht in die diagnostischen Kriterien nach Schwartz aufgenommen wurden, ist die Berechnung der QTc-Zeit insbesondere nach Belastung sehr hilfreich. Die QTc-Zeit steigt bei einem LQTS unter Belastung an, der übliche Abfall nach Belastung ist deutlich geringer. Ein QTc-Wert über 445 ms 4 Minuten nach Belastung detektiert bei nur leicht erhöhtem Ruhewert sowohl ein LQTS 1 als auch ein LQTS 2 und ist somit als Screeninguntersuchung bei Angehörigen von LQTS-Patienten geeignet [22].

Im Gegensatz dazu ist beim Short-QT-Syndrom die Belastungsuntersuchung nicht hilfreich.

18.2.13 Katecholaminsensitive polymorphe ventrikuläre Tachykardie

Hier ist die Belastungsuntersuchung zusammen mit der Genetik diagnostisch wegweisend. Typisch für die katecholaminsensitive polymorphe ventrikuläre Tachykardie (CPVT) sind unter Belastung zunehmende ventrikuläre Extrasystolen, Couplets und/oder nicht anhaltende Tachykardien. Der QRS-Komplex weist dabei 2 oder mehr Morphologien auf. Pathognomonisch ist das Auftreten einer bidirektionalen ventrikulären Tachykardie.

Die Belastungsuntersuchung eignet sich auch zum Screening von CPVT-Angehörigen. Hierbei wird schon das Auftreten eines Couplets oder eines Bigeminus unter Belastung als positives Zeichen für eine CPVT gewertet. Diese Kriterien sind v. a. bei den ca. 40 % der CPVT-Patienten wichtig, die keine genetische Mutation im RyR2- (CPVT 1) oder CASQ 2-Gen (CPVT 2) haben [23].

18.2.14 Arrhythmogene rechtsventrikuläre Kardiomyopathie

Sowohl in Ruhe als auch unter Belastung besteht bei der arrhythmogenen rechtsventrikulären Kardiomyopathie (ARVC) nur selten eine typische Epsilon-Welle. Es zeigen sich jedoch häufig unter Belastung zunehmende Extrasystolen aus der inferioren, lateralen Wand des rechten Ventrikels (superiore Achse, d. h. negativer QRS-Ausschlag in II, III, aVF, mit LAB). Diese treten beim Gesunden nur selten auf [17].

Davon abzugrenzen ist die rechtsventrikuläre Ausflusstrakttachykardie mit inferiorer Achse und LSB (positiver QRS-Ausschlag in II, III, aVF und V_6). Diese ist prognostisch gutartig und hat kein Risiko für einen sportassoziierten plötzlichen Herztod.

18.2.15 Idiopathische monomorphe ventrikuläre Tachykardien

Zu den idiopathischen monomorphen ventrikulären Tachykardien zählen:

- Ausflusstrakttachykardien
- linksventrikuläre faszikuläre verapamilsensitive Reentry-Tachykardie, Typ Belhassen

Diese seltenen, überwiegend nicht lebensbedrohlichen ventrikulären Tachykardieformen liegen in Ruhe in Form von multiplen monomorphen ventrikulären Extrasystolen, Couplets oder nichtanhaltenden Tachykardien vor. Wenn sie asymptomatisch sind, kann auch eine Belastungsuntersuchung durchgeführt werden. Übersteigt unter hoher Belastung die Frequenz des eigenen Sinusknotens die ventrikuläre Tachykardiefrequenz, springt der Rhythmus in einen stabilen Sinusrhythmus. Nach Belastung übernimmt die ventrikuläre Tachykardie dann wieder, wenn die Herzfrequenz sinkt. In einem solchen Fall ist keine spezifische Therapie indiziert.

Bei Symptomen in Ruhe und unter Belastung oder einer seltenen tachykardieinduzierten Herzinsuffizienz sind Antiarrhythmika oder eine Ablation indiziert [20]. Die häufigste Form ist die rechtsventrikuläre Ausflusstrakttachykardie: Alle ventrikulären Extrasystolen, Couplets und Tachykardien sind monomorph mit inferiorer Achse und LSB (positiver QRS-Ausschlag in II, III, aVF und V_6; [18]). Diese, wie auch die anderen prognostisch gutartigen idiopathischen monomorphen Tachykardieformen, sind aber akribisch abzugrenzen von:

- einer RVOT-Tachykardie bei Fallot-Tetralogie und nach einer Ventrikulotomie
- einer ARVC
- einer CPVT
- polymorphen Tachykardieformen

Diese können in einem plötzlichen Herztod unter Belastung enden.

18.2.16 Supraventrikuläre Tachykardie

Unter höherer Belastung und unmittelbar nach Belastung ist eine supraventrikuläre Tachykardie oft schwer von der Sinustachykardie abzugrenzen. Bei der fokalen atrialen Tachykardie erfolgt der Übergang über einige Schläge („warm-up"-Phänomen), bei den Makro-Reentrytachykardien (Vorhofflattern, AVNRT, AVRT) abrupt. Bei laufender Tachykardie werden alle supraventrikulären Tachykardien nur wenig von der Belastung beeinflusst. Im Herzfrequenzverlauf unter Belastung entsteht eine charakteristische rechteckige Herzfrequenzerhöhung (▸ Abb. 18.3). Patienten tolerieren eine solche Tachykardie meist nicht und brechen rasch erschöpft die Untersuchung ab.

Besteht hingegen von Beginn an eine supraventrikuläre Tachykardie mit höhergradig blockierter Überleitung (höhergradiger AV-Block II°), kann mit einer verbesserten AV-Überleitung unter Belastung die Herzfrequenz stufenartig ansteigen (Sprünge in ein „besseres" Überleitungsverhältnis, treppenförmiger Herzfrequenzverlauf).

18.2.17 Vorhofflimmern

Vorhofflimmern ist bei Belastung nur schwer zu erkennen: Es fehlt eine eindeutige P-Welle. Indirekt fällt schon in Ruhe eine absolute Arrhythmie auf. Unter Belastung steigt die Herzfrequenz initial überschießend an, erreicht aber nicht das übliche Maximum. Die körperliche Leistungsfähigkeit ist deutlich eingeschränkt [1].

18.2.18 Synkopenabklärung

Eine Belastungsuntersuchung gehört nicht zur klassischen Diagnostik nach Synkope [15]. Erst die eindeutige anamnestische Angabe, dass die Synkope während oder unmittelbar nach einer Belastung auftrat, sollte eine Belastungsuntersuchung nach klinischer Untersuchung (**Cave**: Aortenstenose), EKG und Echokardiografie (**Cave**: hypertrophe oder dilatative Kardiomyopathie, Koronararterienanomalien) nach sich ziehen. Im Vordergrund steht dabei je nach Alter des Patienten die Suche nach:

- Ionenkanalerkrankungen
- Koronaranomalien
- einer kathecholamininduzierten polymorphen ventrikulären Tachykardie
- einer hypertrophen, dilatativen oder arrhythmogenen rechtsventrikulären Kardiomyopathie

Wichtig ist, die Reflex-Synkope nach Belastung abzugrenzen, die viel häufiger auftritt.

18.2.19 Schrittmacherfunktion

Bei Patienten mit Schrittmachern sollte die Schrittmacherfunktion unter Belastung überprüft werden. Dabei muss die Schrittmachereinstellung genau bekannt sein, um EKG-Veränderungen richtig zu interpretieren. Schrittmacher im R-Modus (rate-responsive) müssen dabei auf dem Laufband untersucht werden, da zur Steuerung des R-Modus praktisch immer ein Akzelerometer im Schrittmacher verwendet wird, welcher Erschütterungen wahrnimmt. Auf dem Fahrrad ist der Oberkörper über die Arme am Lenker fixiert und die Belastung für den Schrittmacher über diese Methode nicht detektierbar. Manche Schrittmacher bieten zusätzlich Impedanzmessungen (Atmung) oder QT-Vermessung (Sympathikusaktivität) zur Erkennung einer körperlichen Belastung an. Diese sind aber nicht so ausgereift, dass bei der Programmierung des R-Modus auf den Akzelerometer ganz verzichtet werden kann.

Im R-Modus ist bei der Belastungsuntersuchung darauf zu achten, dass die Herzfrequenz adäquat ansteigt und kein ventrikulärer Ersatzrhythmus erscheint. Prinzipiell ist aber zu berücksichtigen, dass der Schrittmacher nicht optimal zur Laufbandsituation programmiert werden soll, sondern optimal zum alltäglichen Leben des Patienten. Das Herzfrequenzprofil aus der Schrittmacherauslesung ist daher aussagekräftiger.

Bei Schrittmachern ohne R-Modus (meist isolierter AV-Block im DDD-Modus) ist die Überprüfung der maximalen Herzfrequenz unter Belastung sowie das Verhalten des Schrittmachers in der Nähe der oberen Sensingfrequenz (maximale Trackingrate, MTR) entscheidend. Geht der Schrittmacher bei Erreichen der MTR in ein Wenckebach-ähnliches Verhalten (▸ Abb. 18.5), sollte die MTR erhöht werden. Fällt der Schrittmacher direkt in eine 2 : 1-Überleitung, ist die Schrittmacher-programmierte antegrade ventrikuläre Refraktärperiode (PVARP) zu verkürzen (und die MTR zu erhöhen). Leider lassen viele am Markt übliche Schrittmacher keine MTR über 180/min zu. Diese sollten eigentlich bei sportlich aktiven Kindern nicht eingesetzt werden.

Dient ein Schrittmacher nur der Absicherung gegen Pausen, sollte der Herzfrequenzanstieg unter Belastung überprüft werden und ggf. bei unzureichendem Herzfrequenzanstieg ein R-Modus erwogen werden.

18.2.20 Kontrolle eines implantierten Kardioverter/Defibrillator-Systems

Die Kontrolle eines ICD umfasst v. a. die Häufigkeit der Extrasystolen, Couplets und Salven unter Belastung. Auch mit ICD-Absicherung muss das Risiko von ventrikulären Tachykardien eingegrenzt werden, um die lebensrettenden, aber psychisch extrem belastenden Schockereignisse zu minimieren. Gegebenenfalls muss hierzu die antiarrhythmische Medikation geändert werden (z. B. Einsatz von Betablockern). Dem Untersucher muss dabei das Verhalten des ICD bei hohen Herzfrequenzen genau bekannt sein, damit er keine Überstimulationen oder Schocks auslöst (**Cave**: T-Wellen-Sensing!). Sollte der Patient doch unter Belastung im Sinusrhythmus in die Nähe der Interventionszone kommen, muss diese umprogrammiert werden, um inadäquate Schocks zu verhindern.

Meistens aber dient die Belastungsuntersuchung nur der Rückversicherung des Patienten, dass auch unter maximaler(!) Belastung die Herzfrequenz noch weit von der Interventionszone ent-

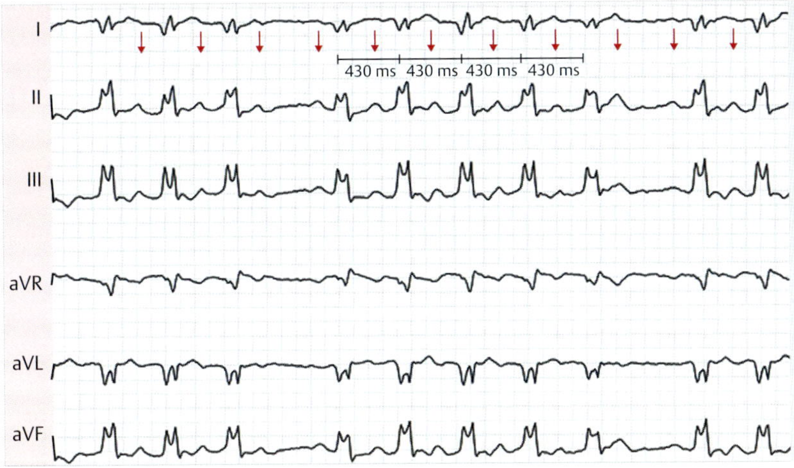

Abb. 18.5 EKG eines Patienten mit AV-Block und DDD-Schrittmacher. Bei Erreichen der maximalen Trackingrate des Schrittmachers von 140/min geht dieser in ein Wenckebach-ähnliches Überleitungsverhalten mit zunehmender PQ-Zeit und schließlich Ausfall einer Überleitung über. Dieser Rhythmus entsteht, da der Schrittmacher seine maximale Trackingrate nicht überschreitet, sondern bei schnelleren intrinsischen P-Wellen (Pfeile) einfach die Überleitungszeit verlängert. Schließlich fällt eine P-Welle in die PVARP, d. h. in die „blinde" Phase nach einem ventrikulären Impuls, und wird nicht mehr übergeleitet. Im Gegensatz zum intrinsischen AV-Block II° Typ 1 ist das RR-Intervall vor dem Überleitungsausfall konstant (hier 430 ms, entsprechend einer Herzfrequenz von 140/min).

fernt ist. Viele dieser Patienten wagen es nach einer Reanimation oder nach einem Schockereignis nicht mehr, sich körperlich auch nur geringfügig zu belasten. Das psychologische Moment der Belastungsuntersuchung soll so zur Beruhigung des Patienten beitragen. Es soll ihm bewusst sein, dass durch körperliche Belastung keine Schocks ausgelöst werden, sondern nur durch lebensbedrohliche Rhythmusstörungen.

18.2.21 Anmerkung zur Spiroergometrie

Für Fragestellungen bei Arrhythmien und bezüglich des Blutdruckverhaltens (Aortenstenose, Aortenisthmusstenose) ist ein einfaches Belastungs-EKG ausreichend. Doch bereits bei der Klärung einer Myokardischämie liefert die Spiroergometrie zusätzlich wichtige Daten zur Kreislauffunktion (Pumpversagen unter Belastung?) und kann den prädiktiven Wert der Belastungsuntersuchung deutlich steigern [2].

Stellt sich bei Krankheitsbildern die grundsätzliche Frage nach der Leistungsfähigkeit der Patienten, ist die Spiroergometrie eindeutig zu bevorzugen, da die mechanische Leistung (Watt-Zahl am Ergometer) vom Belastungsprotokoll abhängt. In einer Spiroergometrie werden zusätzlich zum EKG und Blutdruckverhalten auch die Ventilation, Sauerstoffaufnahme und Kohlendioxidabgabe sowie die pulsoxymetrische Sättigung gemessen. Mit ihrer Hilfe sind gerade bei angeborenen Herzfehlern weitere Aussagen möglich in Bezug auf:

- Diagnostik (Atmung, Totraum-Ventilation, Perfusionsstörungen, Kreislauffunktion, Shunt etc.)
- Prognose [7], [10], [11], [12]
- Berufsberatung (Maß der körperlichen Belastbarkeit)
- Sportberatung (Sporttauglichkeit, Trainingssteuerung; [24])

Wenn bei der Spiroergometrie zusätzlich Blutentnahmen zur Bestimmung der Blutgase und des Laktats durchgeführt werden, können weitere Detailfragestellungen aus der Pneumologie (Berechnung des ventilatorischen Totraums und der alveolär-arteriellen Sauerstoffdifferenz), der Stoffwechselmedizin (Glykogen-, Glykolyse-, Zitratzyklus- oder Atmungskettendefekte) und der Sportmedizin (Trainingssteuerung) beantwortet werden.

Auf ein digital aufgezeichnetes und vollständig gespeichertes 12-Kanal-EKG sollte dabei nie verzichtet werden. Denn nur so können unerwartete EKG-Veränderungen nachträglich im Detail analysiert werden.

18.3 EKG bei Leistungssportlern

Bei Jugendlichen nach der Pubertät und bei Erwachsenen hat eine jährliche Sporttauglichkeitsuntersuchung mit strukturierter Anamnese, körperlicher Untersuchung und einem Ruhe-EKG die Inzidenz des plötzlichen Herztodes beim Sport deutlich verringern können. Diese Erkenntnis kommt aus Italien, wo seit 1982 eine gesetzliche Verpflichtung zur Sporttauglichkeitsuntersuchung mit Ruhe-EKG besteht. Auch in Deutschland wird eine solche Sporttauglichkeitsuntersuchung inzwischen von einigen Sportverbänden verbindlich gefordert, um die Teilnahme an Wettkämpfen zu erteilen. Das Ausmaß der Untersuchung ist jedoch vom jeweiligen Sportverband abhängig und nicht einheitlich geregelt.

Für internationale Wettkämpfe wurden die Seattle-Kriterien erarbeitet [8], um mit einem standardisierten Vorgehen aus dem Ruhe-EKG ein Risiko für den plötzlichen Herztod abzuleiten. Das besondere Augenmerk lag dabei auf der Erkennung von hypertrophen Kardiomyopathien oder einer arrhythmogenen rechtsventrikulären Kardiomyopathie, welche die häufigsten Ursachen für den plötzlichen Herztod beim Sportler im jungen Erwachsenenalter darstellen. Bei den Seattle-Kriterien wurden häufige, bei Leistungssportlern als normal einzustufende EKG-Befunde (s.Kap. 18.3.1) den auch bei Leistungssportlern pathologischen Befunden (s.Kap. 18.3.2) gegenübergestellt. Die pathologischen Befunde erfordern eine weitere kardiologische Abklärung.

18.3.1 Normale EKG-Befunde

Zu den normalen Ruhe-EKG-Befunden bei Leistungssportlern zählen [8]:

- Sinusbradykardie (≥ 30/min)
- Sinusarrhythmie
- ektoper Vorhofrhythmus
- junktionaler Ersatzrhythmus
- AV-Block I°
- AV-Block II°, Typ Wenckebach
- inkompletter RSB
- positiver Sokolow-Lyon-Index/Lewis-Index (oder jeder andere, ausschließlich aus den QRS-Amplituden berechnete Index) für eine linksventrikuläre Hypertrophie, außer wenn zusätzlich andere Zeichen eine linksventrikulären Hypertrophie vorliegen: linksatriale Dilatation, QRS-Achsenverschiebung nach links, ST-Strecken Absenkung, T-Wellen-Inversion, pathologische Q-Zacken

- frühe Repolarisierung (ST-Hebungen, J-Punkt-Anhebung, J-Wellen, sanfter Übergang vom QRS-Komplex in die ST-Strecke)
- konvexe, nach oben gewölbte ST-Strecken-Hebungen mit T-Welleninversion in Ableitungen V_1–V_4 bei Sportlern mit schwarzafrikanischer Herkunft

18.3.2 Pathologische EKG-Befunde

Pathologisch zu wertende Ruhe-EKG-Befunde bei Leistungssportlern sind [8]:

- T-Welleninversion unter −0,1 mV in mindestens 2 Brustwandableitungen V_2–V_6, in II und aVF oder in I und aVL (normal in III, aVR und V_1)
- ST-Senkungen mindestens unter −0,05 mV in mindestens 2 Ableitungen
- pathologische Q-Zacken unter −0,3 mV (Tiefe) oder über 40 ms Dauer in mindestens 2 Ableitungen (außer III und aVR)
- kompletter LSB: QRS-Dauer ≥ 120 ms, überwiegend negativer QRS-Komplex in Ableitung V_1 (QS oder rS-Konfiguration) sowie monophasisch positivem QRS-Komplex (R-Konfiguration) in Ableitungen I und V_6
- sonstige QRS-Verbreiterung ≥ 140 ms
- überdrehter Linkstyp (QRS-Achse −30 bis −90°)
- linksatriale Dilatation mit verbreiterter P-Welle > 120 ms in den Ableitungen I und II sowie ausgeprägtem negativen (= hinteren) P-Wellenanteil (Amplitude < -0,1 mV, Dauer ≥ 40 ms) in Ableitung V_1
- rechtsventrikuläres Hypertrophiemuster mit $RV_1 + SV_5 > 1{,}05$ mV und überdrehter Rechtstyp (QRS-Achse > 120°)
- ventrikuläre Präexzitation: PQ-Zeit-Verkürzung < 120 ms, Delta-Welle und QRS-Verbreiterung > 120 ms
- verlängerte QTc-Zeit von mindestens 470 ms bei Männern und 480 ms bei Frauen (QTc-Zeitberechnung nach Bazett nur bei einer Herzfrequenz von mindestens 50/min, ansonsten Wiederholung des EKG nach leichter Belastung)
- verkürzte QTc-Zeit bis 320 ms (QTc-Zeitberechnung nach Bazett nur bei einer Herzfrequenz von mindestens 50/min, ansonsten Wiederholung des EKG nach leichter Belastung)
- Brugada-typisches EKG-Muster mit hohem Abgang im J-Punkt und deszendierender ST-Strecke, gefolgt von einer negativen T-Welle in mindestens zwei der rechtspräkordialen Ableitungen V_1–V_3
- ausgeprägte Sinusbradykardie unter 30/min oder Pausen von mindestens 3 Sekunden
- Vorhoftachykardien (supraventriuläre Tachykardien, Vorhofflattern, Vorhofflimmern)
- ventrikuläre Extrasystolen (mehr als eine ventrikuläre Extrasystole in 10 Sekunden Aufzeichnung)
- ventrikuläre Arrhythmien (Couplets, Triplets, ventrikuläre Tachykardien)

Cave

Eine genaue Durchsicht der Kriterien verrät jedoch, dass einige der pathologischen Kriterien bei präpubertären Kindern regelhaft vorkommen (T-Welleninversion). Andererseits werden gewisse pathologische Kriterien im Kindesalter nicht regelmäßig erreicht, auch wenn ein krankhafter Befund vorliegt (z. B. QRS-Verbreiterung > 120 ms bei Präexzitation). Daher sind diese Kriterien bei präpubertären Kindern nur mit Vorsicht anzuwenden.

18.4 Literatur

[1] Agostoni P, Emdin M, Corra U et al. Permanent atrial fibrillation affects exercise capacity in chronic heart failure patients. Eur Heart J 2008; 29: 2367–2372

[2] Belardinelli R, Lacalaprice F, Tiano L et al. Cardiopulmonary exercise testing is more accurate than ECG-stress testing in diagnosing myocardial ischemia in subjects with chest pain. International Journal of Cardiology 2014; 174: 337–342

[3] Budts W, Defoor J, Stevens A et al. Changes in QRS duration are associated with maximal exercise capacity in adult patients with repaired tetralogy of fallot. Int J Cardiol 2005; 104: 46–51

[4] Busse M, Nißling A, Tegtbur U et al. EKG-Parameter und Herzfrequenz bei Belastung: III. P-Dauer und Herzfrequenz bei Belastung. Klin Sportmedizin 2004; 5: 50–54

[5] Busse M, Nißling A, Tegtbur U, Milzow S, Thomas M, Fikenzer S. EKG-Parameter und Herzfrequenz bei Belastung: II. PQ-Zeit und Herzfrequenz bei Belastung. Klin Sportmedizin 2004; 5: 45–49

[6] Busse M, Nißling A, Tegtbur U et al. EKG-Parameter und Herzfrequenz bei Belastung: V. QRS-Dauer und Herzfrequenz bei Belastung. Klin Sportmedizin 2004; 5: 59–62

[7] Diller GP, Giardini A, Dimopoulos K et al. Predictors of morbidity and mortality in contemporary fontan patients: Results from a multicenter study including cardiopulmonary exercise testing in 321 patients. Eur Heart J 2010; 31: 3 073–3 083

[8] Drezner JA, Ackerman MJ, Anderson J et al. Electrocardiographic interpretation in athletes: The 'Seattle criteria'. Br J Sports Med 2013; 47: 122–124

[9] Dubowy KO, Baden W, Bernitzki S, Peters B. A practical and transferable new protocol for treadmill testing of children and adults. Cardiol Young 2008; 18: 615–623

[10] Giardini A, Specchia S, Tacy TA et al. Usefulness of cardiopulmonary exercise to predict long-term prognosis in adults with repaired tetralogy of Fallot. Am J Cardiol 2007; 99: 1462–1467

[11] Giardini A, Hager A, Lammers AE et al. Ventilatory efficiency and aerobic capacity predict event-free survival in adults with atrial repair for complete transposition of the great arteries. J Am Coll Cardiol 2009; 53: 1548–1555

[12] Giardini A, Fenton M, Andrews RE, Derrick G, Burch M. Peak oxygen uptake correlates with survival without clinical deterioration in ambulatory children with dilated cardiomyopathy. Circulation 2011; 124: 1713–1718

[13] Hager A. Hypertension in aortic coarctation. Minerva Cardioangiol 2009; 57: 733–742

[14] Löllgen H, Boldt F, Berbalk A et al. Leitlinien zur Belastungsuntersuchung in der Sportmedizin. 2002

[15] Moya A, Sutton R, Ammirati F et al. Guidelines for the diagnosis and management of syncope (version 2009). Eur Heart J 2009; 30: 2631–2671

[16] Myers J, Buchanan N, Walsh D, Kraemer M, McAuley P, Hamilton-Wessler M, Froelicher VF. Comparison of the ramp versus standard exercise protocols. J Am Coll Cardiol 1991; 17: 1334–1342

[17] Perrin MJ, Angaran P, Laksman Z, Zhang H, Porepa LF, Rutberg J, James C, Krahn AD, Judge DP, Calkins H, Gollob MH. Exercise testing in asymptomatic gene carriers exposes a latent electrical substrate of arrhythmogenic right ventricular cardiomyopathy. J Am Coll Cardiol 2013; 62: 1772–1779

[18] Pfammatter JP, Paul T. Idiopathic ventricular tachycardia in infancy and childhood: A multicenter study on clinical profile and outcome. Working group on dysrhythmias and electrophysiology of the association for european pediatric cardiology. J Am Coll Cardiol 1999; 33: 2067–2072

[19] Priori SG, Wilde AA, Horie M et al. HRS/EHRA/APHRS expert consensus statement on the diagnosis and management of patients with inherited primary arrhythmia syndromes: Document endorsed by HRS, EHRA, and APHRS in May 2013 and by ACCF, AHA, PACES, and AEPC in June 2013. Heart Rhythm 2013; 10: 1932–1963

[20] Prystowsky EN, Padanilam BJ, Joshi S, Fogel RI. Ventricular arrhythmias in the absence of structural heart disease. J Am Coll Cardiol 2012; 59: 1733–1744

[21] Spar DS, Silver ES, Hordof AJ, Liberman L. Relation of the utility of exercise testing for risk assessment in pediatric patients with ventricular preexcitation to pathway location. Am J Cardiol 2012; 109: 1011–1014

[22] Sy RW, van der Werf C, Chattha IS et al. Derivation and validation of a simple exercise-based algorithm for prediction of genetic testing in relatives of lqts probands. Circulation 2011; 124: 2187–2194

[23] Sy RW, Krahn AD. Exercise testing: The catecholaminergic polymorphic ventricular tachycardia crystal ball? 2012; 14: 1225–1227

[24] Takken T, Giardini A, Reybrouck T et al. Recommendations for physical activity, recreation sport, and exercise training in paediatric patients with congenital heart disease: A report from the exercise, basic & translational research section of the european association of cardiovascular prevention and rehabilitation, the european congenital heart and lung exercise group, and the association for european paediatric cardiology. Eur J Prev Cardiol 2012; 19: 1034–1065

[25] Trappe HJ, Löllgen H. Leitlinien zur ergometrie. Z Kardiol 2000; 89: 821–837

[26] Vahanian A, Alfieri O et al. Guidelines on the management of valvular heart disease (version 2012). Eur Heart J 2012; 33: 2451–2496

[27] Wackel P, Irving C, Webber S, Beerman L, Arora G. Risk stratification in Wolff-Parkinson-White syndrome: The correlation between noninvasive and invasive testing in pediatric patients. Pacing Clin Electrophysiol 2012; 35: 1451–1457

19 Herzrhythmusstörungen

T. Paul

▸ **Einleitung.** Unter Herzrhythmusstörungen werden Abweichungen der Erregungsbildung, der Herzfrequenz sowie der Erregungsleitung im Herzen zusammengefasst. Prinzipiell unterscheidet man **bradykarde** und **tachykarde** Herzrhythmusstörungen.

▸ **Definition.** Eine Bradykardie bzw. eine Tachykardie liegt vor, wenn die Herzfrequenz im Ruhe-EKG die altersentsprechenden Referenzwerte (Mittelwerte ±2 Standardabweichungen) unter- bzw. überschreitet. Die altersentsprechenden Normalwerte sind in der ▸ Tab. 19.1 sowie in der ▸ Abb. 19.1 (Quelle: [28]) dargestellt [118].

Herzrhythmusstörungen im Kindesalter unterscheiden sich häufig von denen des Erwachsenenalters bezüglich der Ätiologie, der Symptomatik sowie im Verlauf und somit in ihrer klinischen Wertigkeit, auch wenn das elektrokardiografische Bild formal identisch ist. Dies trifft besonders für Patienten mit einem angeborenen Herzfehler zu.

19.1 Sinusarrhythmie

Bei Kindern und Jugendlichen, jedoch nicht im Säuglingsalter, finden sich im normalen Sinusrhythmus geringfügige Schwankungen der PP-Intervalle. Sie kommen durch den Einfluss des autonomen Nervensystems auf den Sinusknoten durch die Atmungsaktivität zustande. Diese sog. **respiratorische Arrhythmie** äußert sich in einer Beschleunigung der Herzfrequenz bei Inspiration und einer Verlangsamung bei Exspiration (▸ Abb. 19.2). Die respiratorische Arrhythmie ist physiologisch und bedarf keiner weiteren Diagnostik oder Therapie.

Tab. 19.1 Herzfrequenzspektrum im Ruhe-EKG in Abhängigkeit vom Lebensalter (Quelle: [28]).

Alter	Herzfrequenz (min) 2.-98. Perzentile (Mittelwert)
<1 Tag	93–154 (123)
1–2 Tage	91–159 (123)
3–6 Tage	91–166 (129)
1–3 Wochen	107–182 (148)
1–2 Monate	121–179 (149)
3–5 Monate	106–186 (141)
6–11 Monate	109–160 (134)
1–2 Jahre	89–151 (119)
3–4 Jahre	73–137 (108)
5–7 Jahre	65–133 (100)
8–11 Jahre	62–130 (91)
12–15 Jahre	60–119 (85)

19.2 Bradykarde Herzrhythmusstörungen

▸ **Definition.** Unter bradykarden Herzrhythmusstörungen versteht man Herzrhythmusstörungen mit einer temporär oder permanent abnorm verminderten Herzfrequenz (s. ▸ Tab. 19.1 sowie ▸ Abb. 19.1).

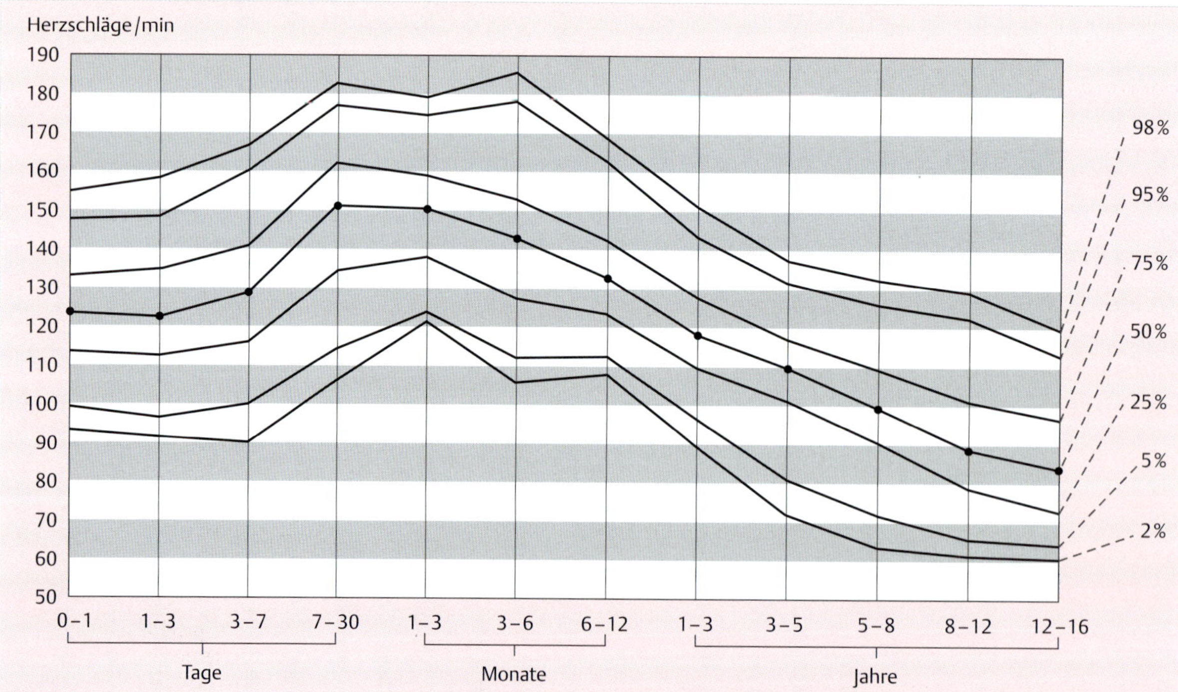

Abb. 19.1 **Normalwerte der Herzfrequenz im Ruhe-EKG in Abhängigkeit vom Lebensalter** (Quelle: [28]).

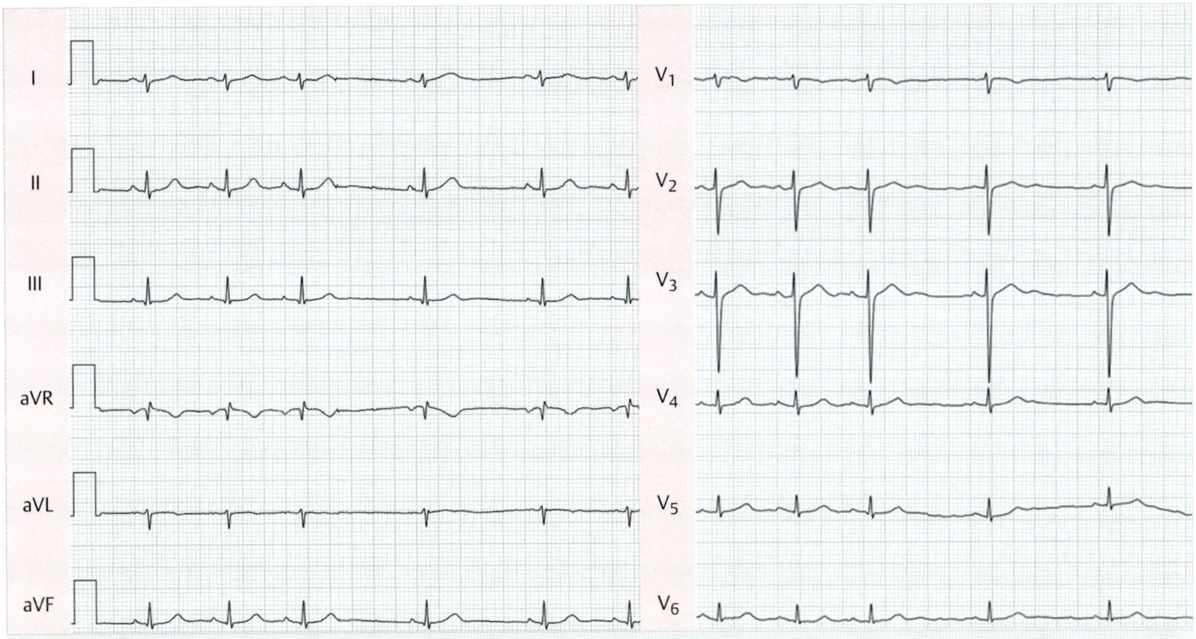

Abb. 19.2 Respiratorische Arrhythmie. EKG eines 12-jährigen Mädchens mit Beschleunigung der Herzfrequenz bei Inspiration über 3 Sinusaktionen, mittlere Herzfrequenz 68/min (Ableitungsgeschwindigkeit 25 mm/s).

Die **pathologischen Bradykardien** sind von der physiologischen Sinusbradykardie zu trennen, wie sie z. B. bei Leistungssportlern und im Schlaf auftritt. Ursachen sind:

- Antiarrhythmika (z. B. Betablocker)
- Hypothyreose
- Hypothermie
- erhöhter intrakranieller Druck
- Anorexie

Klinisch wichtigste Formen bradykarder Herzrhythmusstörungen bei Kindern, Jugendlichen und Patienten mit einem angeborenen Herzfehler sind:

- die Sinusbradykardie
- die sinuatriale Blockierung
- die Sinusknotendysfunktion
- das Bradykardie-Tachykardie-Syndrom
- der hochgradige atrioventrikuläre Block (AV-Block II° Typ 2, AV-Überleitung > 2 : 1)
- der komplette atrioventrikuläre Block (AV-Block III°).

19.2.1 Sinusbradykardie

EKG

Eine Sinusbradykardie lässt sich im EKG über folgende Kriterien diagnostizieren:

- Verifizierung eines Sinusrhythmus mit
  - positiven P-Wellen in den Ableitungen I und aVF entsprechend einem P-Wellen-Vektor zwischen 0 und 90°
  - einer Herzfrequenz unterhalb der Altersnorm (▸ Abb. 19.3)

Merke

Als Faustregel gilt: Eine **Sinusbradykardie** liegt bei Säuglingen bei einer Herzfrequenz < 90/min, bei Kindern bei < 60/min und bei Jugendlichen < 50/min vor [129].

Eine Sinusbradykardie ist ein häufiger EKG-Befund. Bei trainierten Jugendlichen ist die Sinusbradykardie Ausdruck eines erhöhten Vagotonus.

Für den klinischen Alltag ist es wichtig, die pathologischen Ursachen zu identifizieren (s. o.). Eine weitere klinisch wichtige Ursache für eine Sinusbradykardie ist ein Long-QT-Syndrom. Dies sollte immer bei der systematischen Analyse des EKG beachtet werden (▸ Abb. 19.4). Die Sinusbradykardie kann in der Fetalperiode der 1. Hinweis auf ein Long-QT-Syndrom sein [55].

Klinik

In den meisten Fällen bestehen bei einer Sinusbradykardie keine Symptome. Zeichen der Herzinsuffizienz bzw. Schwindel oder Synkopen bestehen nur bei ausgeprägter Sinusbradykardie.

Diagnostik

Zur Diagnostik einer Sinusbradykardie sollten folgende Untersuchungen durchgeführt werden:

- Langzeit-EKG zur Dokumentation des Herzfrequenzniveaus
- Belastungs-EKG: Herzfrequenzanstieg bei physiologischer Sinusbradykardie
- Echokardiografie: Anatomie und Funktion
- Labor: Schilddrüsenhormonstatus

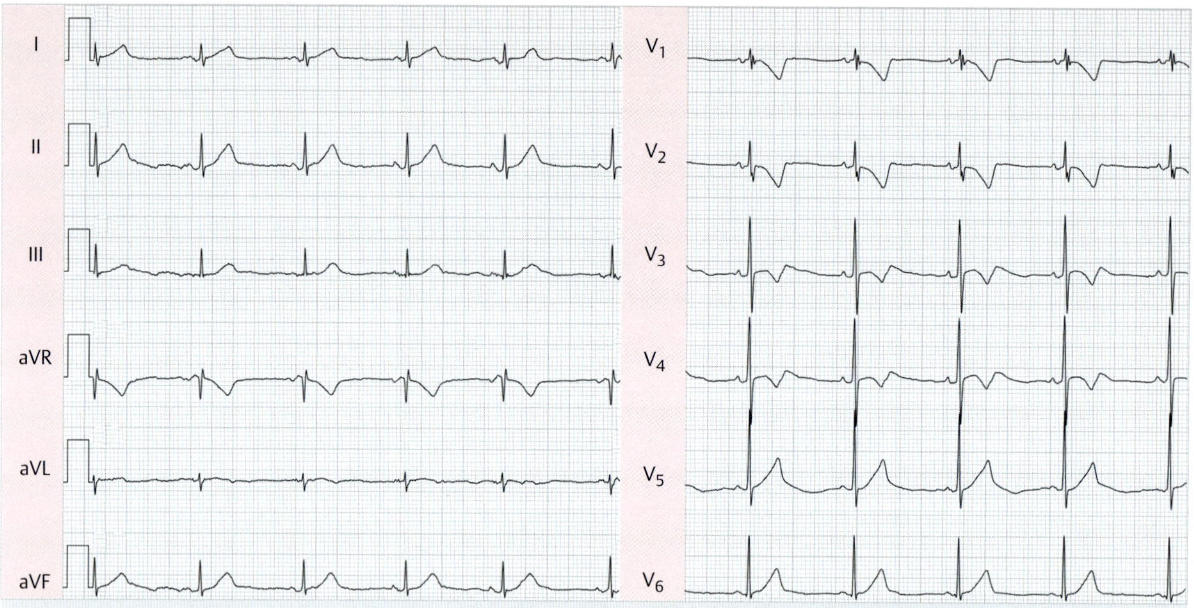

Abb. 19.3 Sinusbradykardie. Ruhe-EKG eines 3 Monate alten Säuglings mit einem strukturell normalen Herz: Sinusbradykardie mit einer Kammerfrequenz von 60/min, steiltypischer QRS-Komplex-Vektor, inkompletter RSB (Ableitungsgeschwindigkeit 25 mm/s).

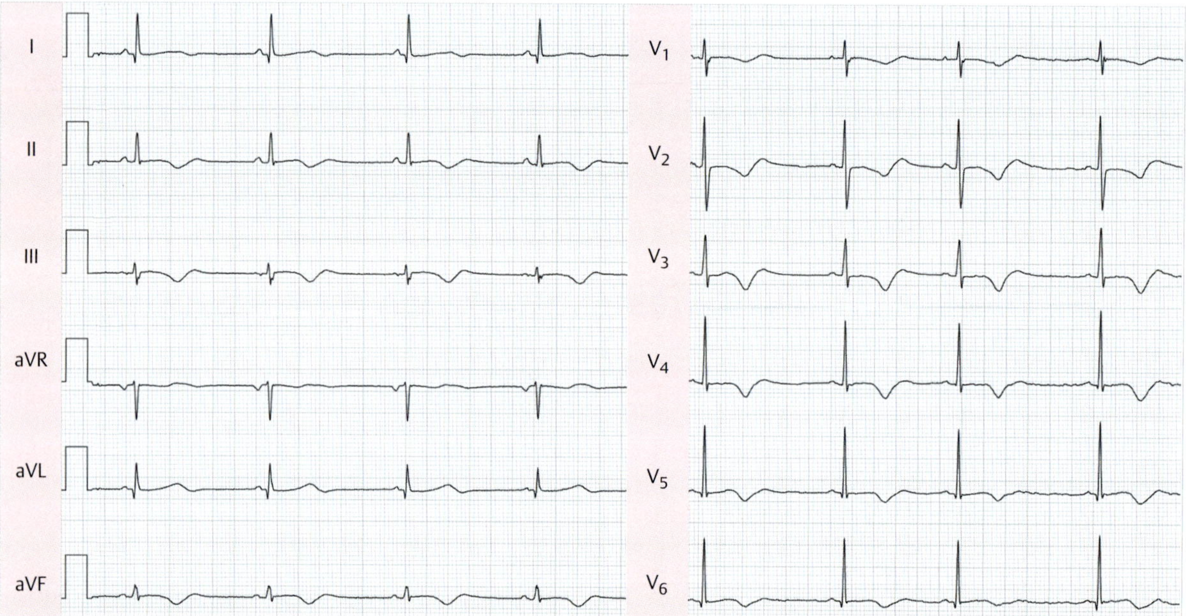

Abb. 19.4 Sinusbradykardie. Ruhe-EKG eines 9-jährigen Jungen: Kammerfrequenz 49/min, linkstypischer QRS-Komplex-Vektor, negative bzw. biphasische T-Wellen in II, III, aVF sowie V_2–V_6. QT = 0,68 s, QTc = 0,62 s. Somit Diagnose einer Sinusbradykardie bei einem Long-QT-Syndrom (s. Text) (Ableitungsgeschwindigkeit 25 mm/s).

Therapie

Bei der physiologischen Sinusbradykardie ist keine Therapie erforderlich. Ansonsten sind die Ursachen der Sinusbradykardie zu identifizieren und zu behandeln. Zur medikamentösen Therapie und zur Schrittmachertherapie s. ▶ Tab. 19.2 sowie Kap. 20. Zur Therapie der Sinusbradykardie im Rahmen einer Sinusknotendysfunktion s. u.

Tab. 19.2 Medikamentöse Therapie der akuten Bradykardie (Quelle: [65]).

Medikament	Dosierung
Epinephrin	0,05–1,0 µg/kg/min i. v.
Atropin	0,01 mg/kg i. v.
Orciprenalin	0,1–2 µg/kg/min i. v.
Isoproterenol	0,001–0,01 µg/kg/min i. v.

19.2.2 Sinuatrialer Block

Definition

Bei den sinuatrialen Leitungsstörungen (SA-Block) ist die Erregungsleitung vom Sinusknoten auf die Vorhöfe verzögert oder blockiert.

Diagnostik

Die Erregung des Sinusknotens ist im EKG nicht direkt abgebildet. Somit kann die Diagnose eines SA-Blocks I° (Leitungsverzögerung vom Sinusknoten auf das Vorhofgewebe) im Oberflächen-EKG nicht gestellt werden. Bei einem kompletten Ausfall der Vorhof- und Kammererregung kann nicht zwischen einem kompletten sinuatrialen Leitungsblock und einem Sinusarrest unterschieden werden (SA-Block III°).

Das Oberflächen-EKG erlaubt die Diagnose eines SA-Blocks II°. Hier besteht eine progrediente Leitungsverzögerung vom Sinusknoten auf das Vorhofgewebe (▶ Abb. 19.5).

> **Merke**
>
> Die **sinuatrialen Leitungsstörungen** sind selten und werden überwiegend als Bestandteil der Sinusknotendysfunktion angesehen (s. u.).

SA-Block II°

Beim **SA-Block II° Typ 1** besteht eine progrediente Leitungsverzögerung zwischen dem Sinusknoten und dem Vorhofgewebe. Da wie beim AV-Block II° Typ 1 (S. 183) die Progression der Leitungsverzögerung von einem Sinusimpuls zum folgenden Sinusimpuls abnimmt bis eine Vorhof-Kammer-Aktion komplett ausfällt, werden die PP-Abstände bis dahin kürzer (▶ Abb. 19.5). Der PP-Abstand der Pause beträgt nicht ein Mehrfaches des normalen PP-Intervalls.

Beim **SA-Block II° Typ 2** kommt es zu einem intermittierenden kompletten Ausfall einer Vorhof-Kammer-Aktion in Analogie zum AV-Block II° Typ 2 (s. u.; ▶ Abb. 19.5).

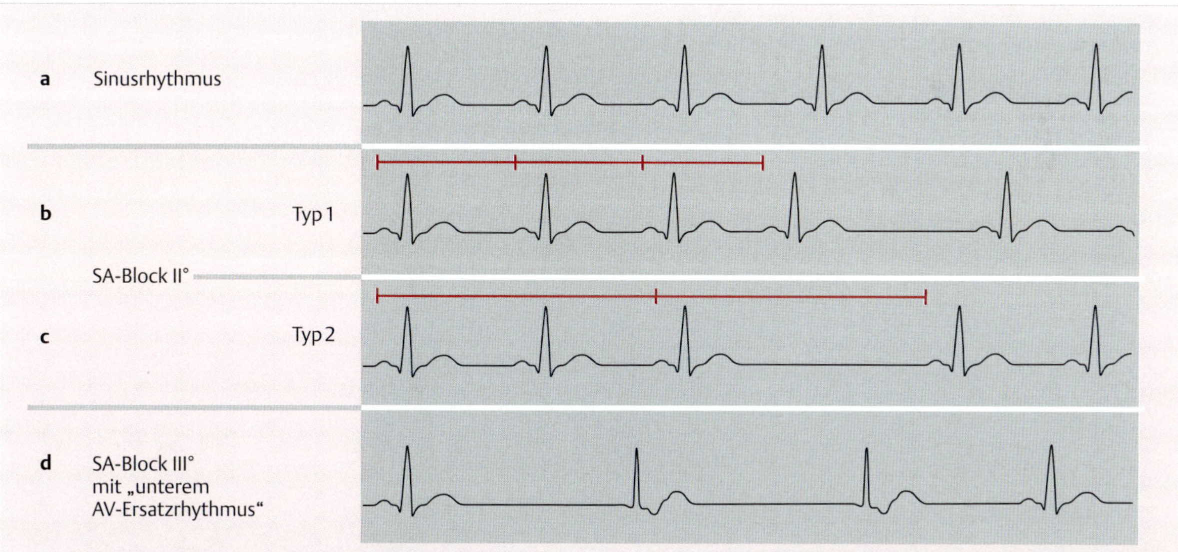

Abb. 19.5 EKG-Schema bei sinuatrialen Leitungsstörungen.
a Sinusrhythmus, ein SA-Block I° kann nicht diagnostiziert werden (s. Text).
b SA-Block II° Typ 1: Die PP-Abstände werden bis zu einer Pause zunehmend kürzer bei einer Abnahme der TP-Intervalle.
c SA-Block II° Typ 2: Es liegt ein intermittierender Ausfall einer Vorhof-Kammer-Aktion vor, das PP-Intervall beträgt hier das Doppelte des normalen PP-Abstands.
d SA-Block III° bzw. Sinusarrest: Auf einen Sinusimpuls folgt eine Pause ohne Vorhofaktion; an 2 junktionale Ersatzimpulse schließt sich dann wieder ein Sinusimpuls an.

19.2.3 Ersatzrhythmen, wandernder Vorhofschrittmacher

Ein Ersatzschlag bzw. ein Ersatzrhythmus entstammt kardialem Reizbildungsgewebe mit einer Frequenz, die für dieses spezielle Gewebe physiologisch ist, jedoch unterhalb der Frequenz des Sinusknotens liegt. Normale intrinsische Automatie ist im Herzen nicht nur im Sinusknoten vorhanden, sondern auch im Vorhofgewebe, im AV-Knoten/HB (junktional) sowie im ventrikulären Purkinje-System. Im Sinusrhythmus dominiert der Sinusknoten aufgrund seiner höheren intrinsischen Frequenz die untergeordneten Reizbildungszentren wie die Vorhöfe, das HB sowie die Ventrikel. Bei einer Suppression des Sinusknotens, z. B. durch einen erhöhten Vagotonus, wird der Ersatzrhythmus vom nächst untergeordneten Reizbildungszentrum in der folgenden Hierarchie vorgegeben:

Die Vorhöfe sind schneller als der AV-Knoten und das HB, welche wiederum schneller als die Kammer sind (▶ Tab. 19.3). Sofern 2 oder mehr Schläge in Folge von einem untergeordneten Reizbildungszentrum vorliegen, spricht man von einem Ersatzrhythmus mit einer regelmäßigen Impulsfolge (▶ Abb. 19.6).

Tab. 19.3 Frequenzen der physiologischen Ersatzrhythmen in Bezug zum Lebensalter (Quelle: [45]).

Ursprung	Alter	
	Neugeborenes bis 3 Jahre	Kind > 3 Jahre
Vorhof	80–100/min	50–60/min
junktional	50–80/min	40–60/min
ventrikulär	40–50/min	30–40/min

Die Herzfrequenz der Ersatzrhythmen ist nicht nur abhängig von der Lage des Reizbildungszentrums, sondern auch vom Alter des Kindes (▶ Tab. 19.3). Die Herzfrequenzen der Ersatzrhythmen unterliegen ebenfalls dem Einfluss des autonomen Nervensystems, mit einer Steigerung der Herzfrequenz bei Belastung und einer Abnahme der Herzfrequenz im Schlaf. Sie treten deshalb v. a. in Situationen mit einem erhöhten Vagotonus auf, wie z. B. im Schlaf und bei Sportlern.

Diagnostik

Die Diagnose des Ersatzrhythmus sowie dessen Ursprungs ergibt sich anhand der folgenden Kriterien:

- Herzfrequenz unterhalb der Altersnorm (▶ Tab. 19.1 und ▶ Tab. 19.3)
- atrial: vom Sinus-P differente Morphologie der P-Wellen
- junktional: schlanke QRS-Komplexe ohne vorangehende P-Welle, evtl. retrograde P-Wellen oder atrioventrikuläre Dissoziation
- ventrikulär: deformierte QRS-Komplexe ohne vorangehende P-Welle, evtl. retrograde P-Wellen oder atrioventrikuläre Dissoziation

Vorhofersatzrhythmus

Der Sinusknoten ist komplett ausgefallen oder die Sinus-Frequenz ist abgesunken unter die Frequenz des nächst tiefergelegenen Reizbildungszentrums. Dies ist in der Regel das Vorhofgewebe. Bei einem regelmäßigen Vorhofersatzrhythmus geht jedem QRS-Komplex eine P-Welle mit einer vom Sinus-P differenten Morphologie und Vektor voraus, die Herzfrequenz ist niedriger als im Sinusrhythmus (▶ Abb. 19.7).

Junktionaler Ersatzrhythmus

Wenn der Sinusknoten und das Vorhofgewebe keine elektrischen Impulse generieren, übernimmt das HB die Schrittmacherfunktion als nächst tiefer gelegenes Zentrum mit einer Herzfrequenz, die niedriger ist als die eines Vorhofersatzrhythmus (▶ Tab. 19.3). Keinem der QRS-Komplexe geht eine P-Welle voraus. Die Erregungsleitung vom HB zu den Ventrikeln resultiert in einem normalen QRS-Komplex (▶ Abb. 19.8).

Sofern eine retrograde Leitung der Erregung auch zum Vorhof vorliegt, erfolgt die Vorhoferregung vom AV-Knoten von medial nach kranial. Bei einer raschen Impulsleitung durch den AV-Knoten sind die P-Wellen im QRS-Komplex verborgen, bei langsamer ventrikulo-atrialer Impulsleitung folgt eine retrograde P-Welle dem QRS-Komplex (▶ Abb. 19.9).

Sofern keine retrograde Leitung der Impulse aus dem HB vorliegt, erfolgt eine Überleitung in die Ventrikel ohne eine Alteration der elektrischen Vorhofaktivität. Im Falle eines junktionalen Ersatzrhythmus bei einer Sinusbradykardie ohne retrograde Leitung der Impulse auf die Vorhöfe können die Vorhofaktionen unabhängig und getrennt von den QRS-Komplexen vorliegen

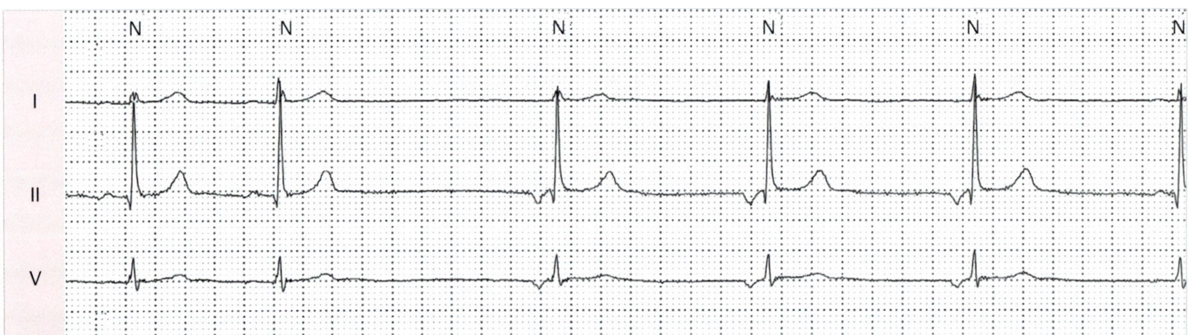

Abb. 19.6 Vorhofersatzrhythmus. Langzeit-EKG-Aufzeichnung eines 17-jährigen Mädchens. Es besteht zunächst ein Sinusrhythmus mit einer Herzfrequenz von 60/min, gefolgt von einem Sinusarrest und Einsetzen eines Vorhofersatzrhythmus mit negativen P-Wellen sowie einer Herzfrequenz von 43/min über 3 Impulse. Anschließend erfolgt wieder ein Sinusimpuls (Ableitungsgeschwindigkeit 25 mm/s).

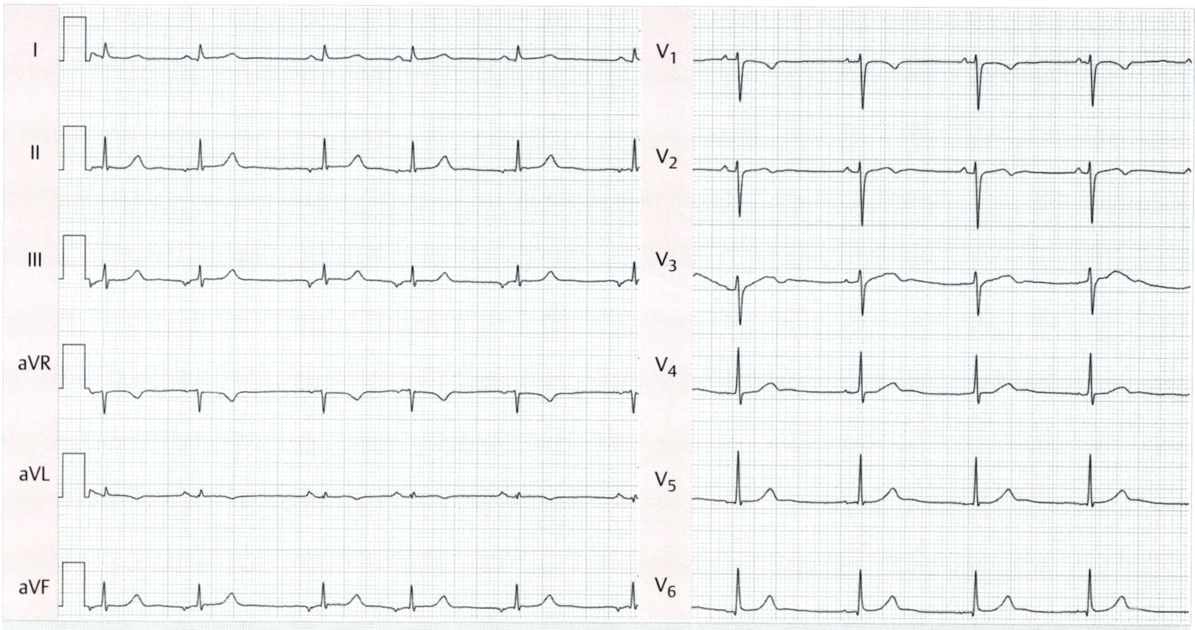

Abb. 19.7 Vorhofersatzrhythmus. Ruhe-EKG eines 17-jährigen Mädchens. Es liegt ein Vorhofersatzrhythmus mit einer Herzfrequenz von 60/min vor. Entsprechend der P-Wellen-Morphologie (P-Vektor −32°) stammt der Rhythmus aus dem unteren rechten Vorhof (Ableitungsgeschwindigkeit 25 mm/s).

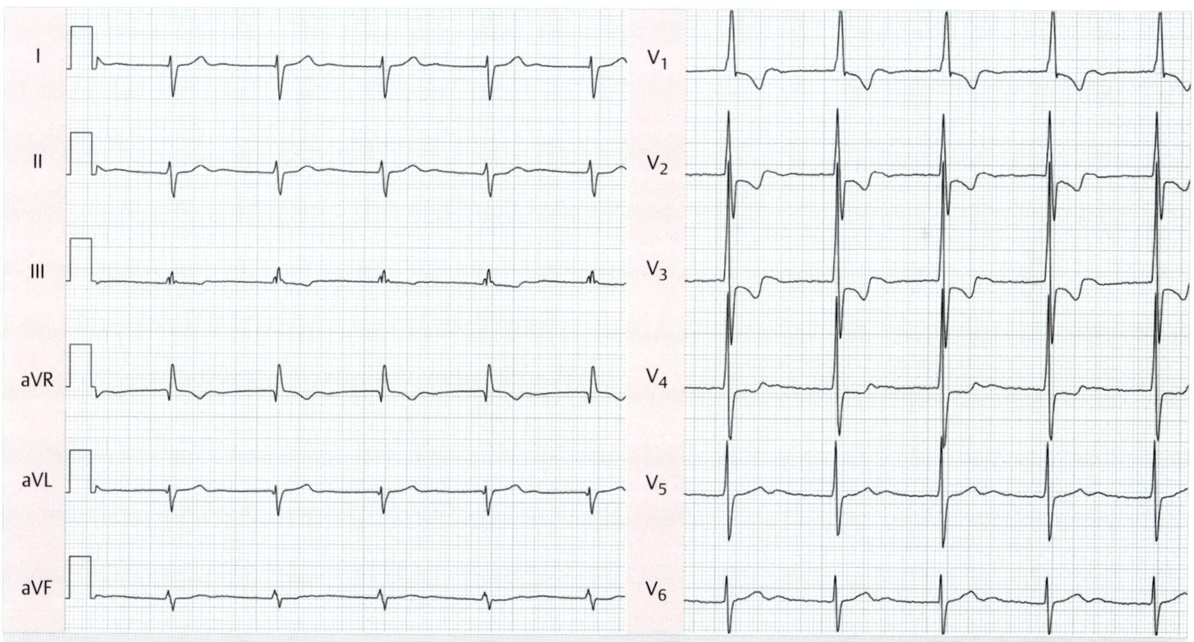

Abb. 19.8 Junktionaler Ersatzrhythmus. EKG eines 4-jährigen Jungen nach Fontan-Operation mit einer Kammerfrequenz von 60/min. Die Dauer des QRS-Komplexes beträgt 100 ms, P-Wellen sind nicht zu identifizieren (Ableitungsgeschwindigkeit 25 mm/s).

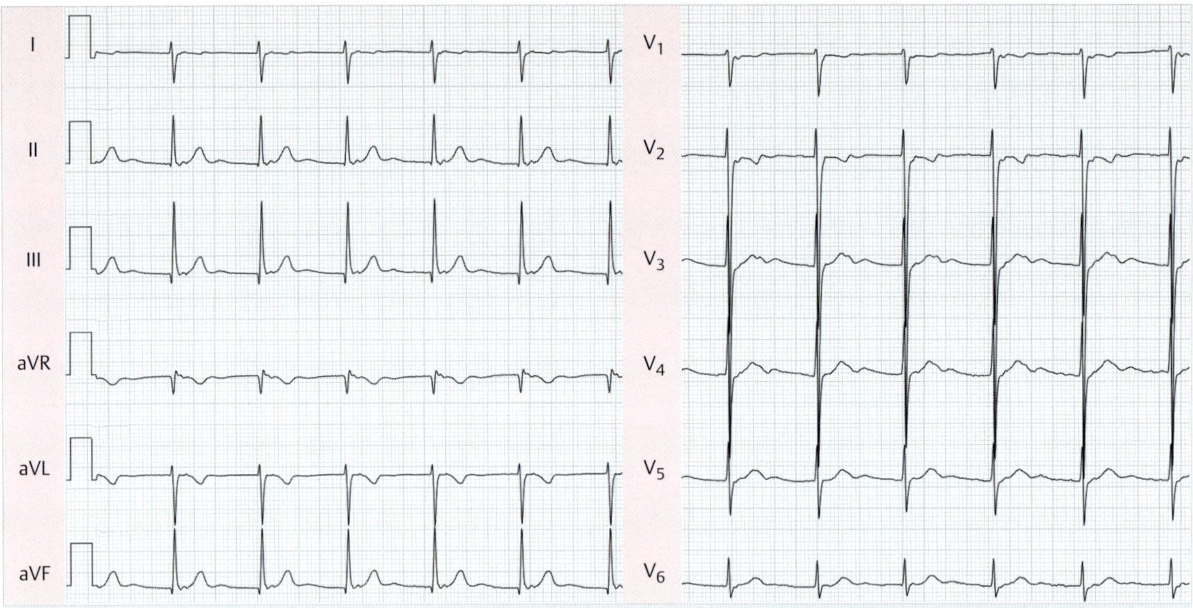

Abb. 19.9 Junktionaler Ersatzrhythmus. Ruhe-EKG eines 12-jährigen Jungen nach Fontan-Operation. Es liegt ein regelmäßiger junktionaler Ersatzrhythmus mit einer Kammerfrequenz von 70/min vor. Die Dauer des QRS-Komplexes beträgt 100 ms, die P-Wellen folgen unmittelbar dem QRS-Komplex (Ableitungsgeschwindigkeit 25 mm/s).

(▸ Abb. 19.10). Es besteht eine atrioventrikuläre Dissoziation, die P-Wellen stehen in keiner Beziehung zu den QRS-Komplexen.

Atrioventrikuläre Dissoziation

Definition

Bei einer atrioventrikulären Dissoziation (AV-Dissoziation) agieren Vorhöfe und Kammern elektrisch unabhängig voneinander bzw. sind elektrisch getrennt. Es besteht entweder keine Überleitung von Vorhofimpulsen auf die Kammern oder von den Kammern auf die Vorhöfe.

Ursachen

Die Ursachen einer atrioventrikulären Dissoziation sind:

- junktionaler Ersatzrhythmus mit Sinusbradykardie oder
- junktionale ektope Tachykardie (schlanke QRS-Komplexe, Kammerfrequenz > Vorhoffrequenz)
- idioventrikulärer Rhythmus mit Sinusbradykardie oder ventrikuläre Tachykardie (EKG: breite QRS-Komplexe, Kammerfrequenz > Vorhoffrequenz)
- kompletter AV-Block (Vorhoffrequenz > Kammerfrequenz; s. Kap. 19.3)

Eine sog. **einfache AV-Frequenzdissoziation** besteht bei einem phasenweisen Absinken der Sinusknotenfrequenz unter die Frequenz des AV-Knotens. Es besteht keine Beziehung der P-Wellen zu den QRS-Komplexen, die P-Wellen „pendeln" um den QRS-Komplex (▸ Abb. 19.10).

Ventrikulärer Ersatzrhythmus

Wenn der Sinusknoten, die Vorhofmuskulatur und das HB als Impulsgeber ausfallen, übernehmen die Ventrikel als letzter nachgeordneter Schrittmacher diese Aufgabe. Dies kann ebenso bei einem kompletten AV-Block der Fall sein (s. u.).

Im Unterschied zu den zuvor beschriebenen Ersatzrhythmen liegt nun ein regelmäßiger langsamer Rhythmus mit verbreiterten QRS-Komplexen vor (▸ Abb. 19.11). Wie bei einem junktionalen Ersatzrhythmus können bei einem ventrikulären Ersatzrhythmus P-Wellen nicht zu identifizieren sein. Sie können auch den QRS-Komplexen mit negativen P-Wellen in den Ableitungen II, II und aVF folgen – oder es besteht eine atrioventrikuläre Dissoziation (▸ Abb. 19.11).

Wandernder Vorhofschrittmacher

Bei gesunden Kindern kommt es sowohl im Wachzustand wie auch im Schlaf häufig zu einer Verlagerung des Schrittmachers vom Sinusknoten zum Vorhof sowie zum HB. Dieses Phänomen wird als wandernder Vorhofschrittmacher bezeichnet (▸ Abb. 19.12). Ein Wechsel zu einem ventrikulären Ersatzrhythmus ist nicht physiologisch, da in diesem Fall eine verminderte Automatizität des HB vorliegt. Das HB sollte immer spontan vor den Ventrikeln depolarisieren.

EKG

Die EKG-Kriterien eines wandernden Vorhofschrittmachers sind:

- Phase eines Sinusrhythmus mit positiven P-Wellen in I, II, III und aVF
- Wechsel des P-Wellenvektors mit negativen P-Wellen in II, III und aVF, geringe Abnahme der Herzfrequenz während des Vorhofrhythmus
- Übergang zurück zum Sinusrhythmus mit Anstieg der Herzfrequenz (▸ Abb. 19.12).

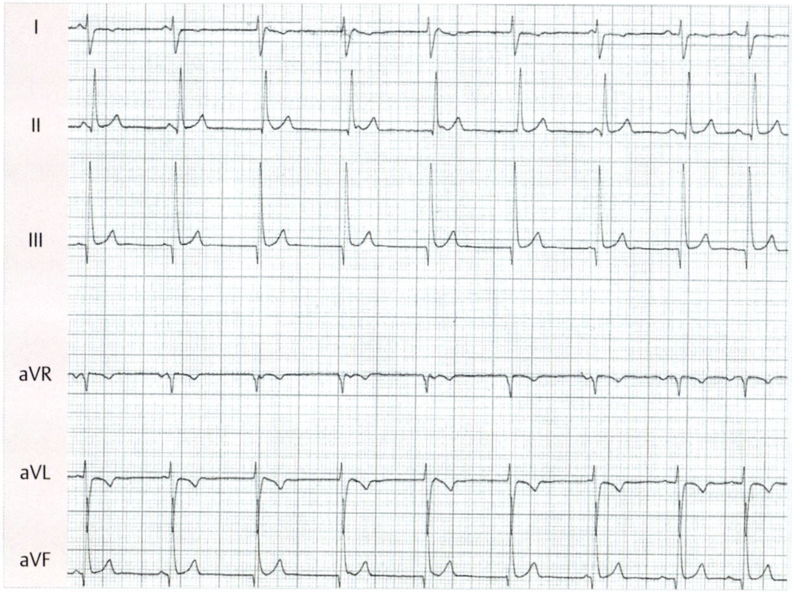

Abb. 19.10 Einfache AV-Frequenzdissoziation. Ruhe-EKG eines 10-jährigen Kindes. Initial besteht ein Sinusrhythmus mit einer Frequenz von 68/min, anschließend dann vorübergehende Sinusbradykardie mit einer Vorhoffrequenz von 62/min und einem junktionalen Rhythmus mit einer Frequenz von 65/min. Es besteht eine vorübergehende atrioventrikuläre Dissoziation (Ableitungsgeschwindigkeit 25 mm/s).

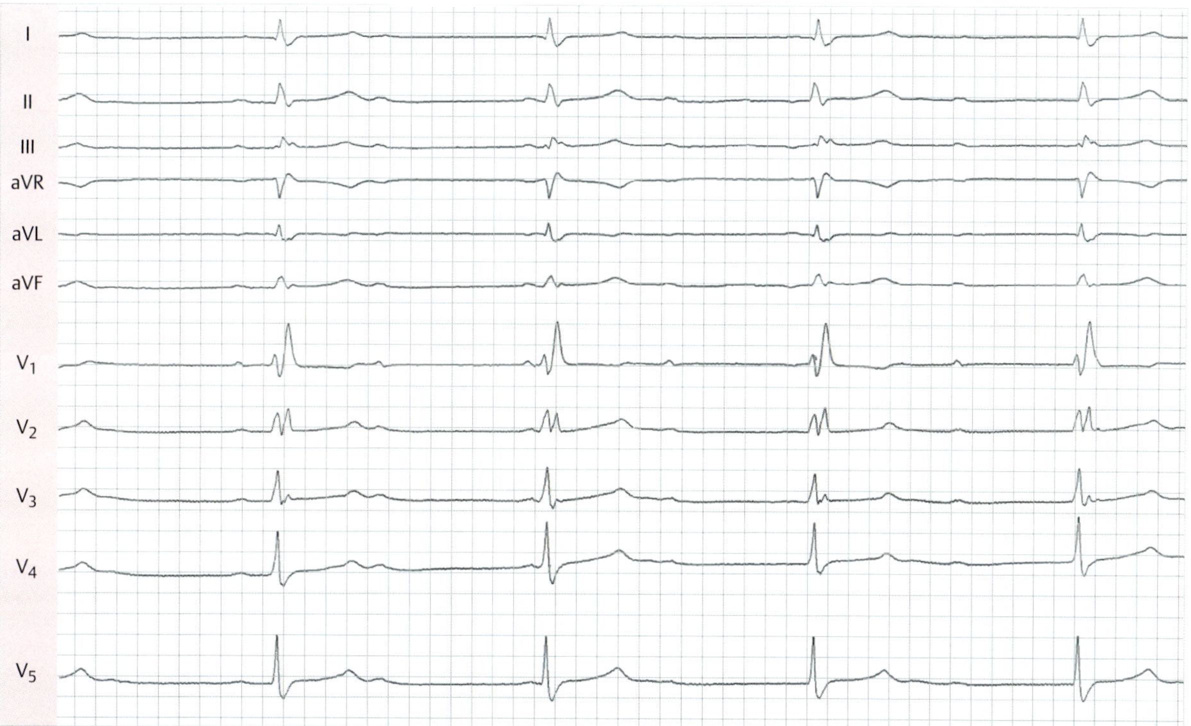

Abb. 19.11 EKG eines 17-jährigen Mädchens mit einem spät postoperativ aufgetretenen AV-Block III° nach Korrekturoperation einer Fallot-Tetralogie. Die Vorhoffrequenz beträgt 79/min, die Kammerfrequenz 50/min. Es besteht eine atrioventrikuläre Dissoziation, der Ersatzrhythmus weist verbreiterte QRS-Komplexe mit einer Dauer von 140 ms auf. Es liegt somit ein ventrikulärer Ersatzrhythmus vor (Ableitungsgeschwindigkeit 50 mm/s).

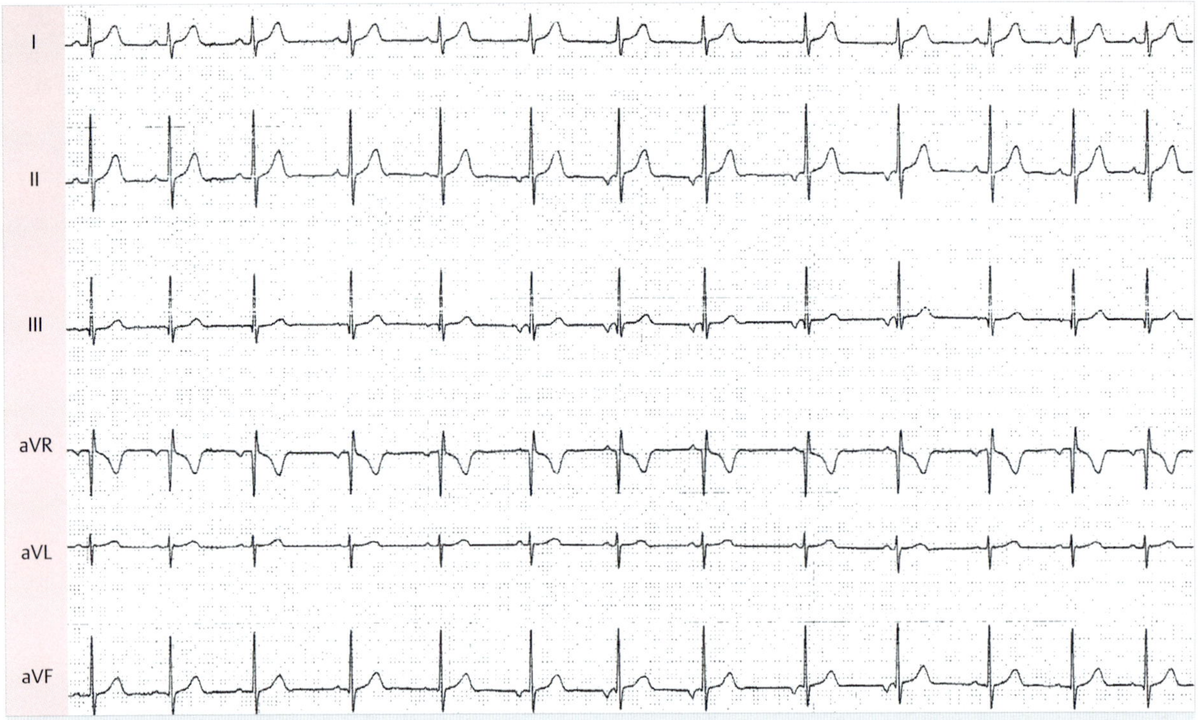

Abb. 19.12 Wandernder Vorhofschrittmacher. EKG eines 5-jährigen Jungen. Initial besteht bei den ersten 3 Schlägen ein Sinusrhythmus mit einer Frequenz von 75/min, gefolgt von einer kontinuierlichen Abnahme der Frequenz mit Negativierung der P-Wellen in den inferioren Ableitungen (II, III und aVF). Zuletzt wieder Übergang in einen Sinusrhythmus (Ableitgeschwindigkeit: 25 mm/s).

19.3 Störungen der AV-Überleitung – AV-Block

19.3.1 Definition

Ein AV-Block ist als eine Leitungsverzögerung oder eine Leitungsunterbrechung der Impulse vom Vorhof auf die Kammern definiert. Es existieren altersspezifische Normwerte für die PQ-Zeit (▶ Tab. 5.1).

Eine Blockierung der AV-Überleitung kann im AV-Knoten sowie im HB bestehen. Im Kindesalter ist ein AV-Block in der Mehrzahl der Fälle im AV-Knoten lokalisiert. Ein AV-Block unterhalb des HB kann vorliegen, wenn beide Tawara-Schenkel komplett refraktär sind (▶ Abb. 19.13).

Bei gesunden Kindern ist der AV-Knoten zur 1 : 1-Überleitung von Herzfrequenzen > 180/min fähig, bei Säuglingen und Kleinkindern werden vereinzelt auch Tachykardien mit einer Frequenz von bis zu 280/min übergeleitet. Bei einer Schädigung des AV-Knotens oder des HB sowie bei einem erhöhten Vagotonus wie z. B. im Schlaf, können jedoch ein AV-Block I° sowie ein AV-Block II° Typ 1 auch bei Herzfrequenzen < 180/min auftreten [112].

Die Ursachen eines AV-Blocks im Kindesalter lassen sich in akute und chronische Ursachen unterteilen [46]:

Akute Ursachen:
- abnorm erhöhter Vagotonus (z. B. erhöhter Hirndruck, erhöhter Blutdruck usw.)
- Antiarrhythmika: Betablocker, Sotalol
- Myokarditis, rheumatisches Fieber, Endokarditis
- Störungen der Homöostase: Hyper- und Hypokaliämie, Hypoglykämie, Hypoxie

Chronische Ursachen:
- angeborener Herzfehler, nicht-operiert und operiert
- Normvariante (maximal AV-Block I° sowie II° Typ1)
- Kardiomyopathie, myokardiale Ischämie
- mütterliche Kollagenose
- Urämie, Hyperthyreodismus, Sarkoidose

Die verschiedenen Formen des AV-Blocks sind in der ▶ Abb. 19.14 dargestellt.

19.3.2 AV-Block I°

Definition

Ein AV-Block I° ist als eine Verlängerung der atrioventrikulären Überleitungszeit mit Überleitung aller Impulse vom Vorhof auf die Kammern definiert.

Im EKG manifestiert sich der AV-Block I° als eine Verlängerung der PQ-Zeit unter Berücksichtigung der altersspezifischen Normalwerte (s. ▶ Tab. 5.1, ▶ Abb. 19.14 und ▶ Abb. 19.15).

> **Merke**
>
> Eine PQ-Zeit > 200 ms ist für alle Altersstufen im Kindesalter pathologisch.

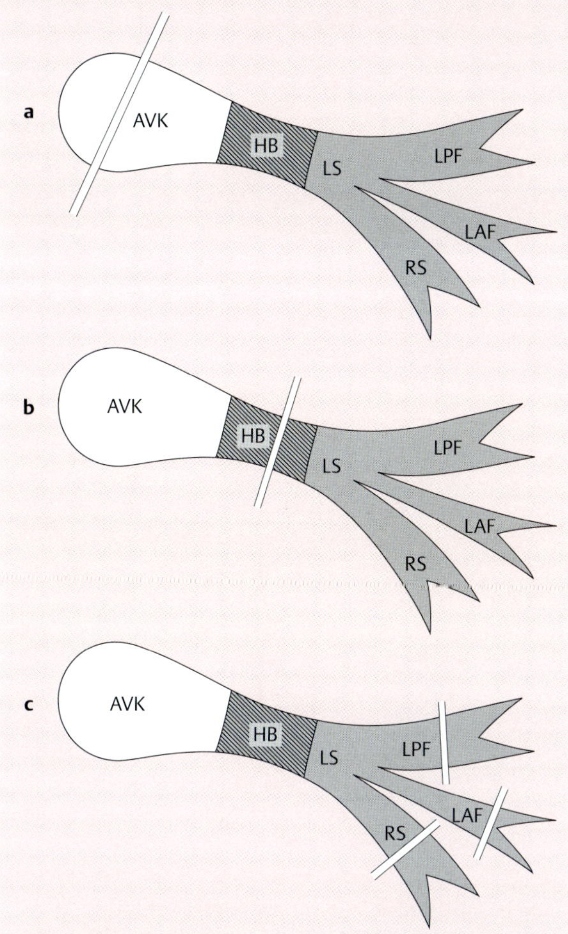

Abb. 19.13 Unterschiedliche Lokalisationen einer Blockierung der AV-Überleitung.
(AVK = AV-Knoten, HB = His-Bündel, LAF = linksanteriorer Faszikel, LPF = linsposteriorer Faszikel, LS = linker Tawara-Schenkel, RS = rechter Tawara-Schenkel)
a Blockierung im AV-Knoten.
b Blockierung im HB.
c Blockierung in den Tawara-Schenkeln.

Ursachen

Ein AV-Block I tritt bei ca. 8 % der gesunden Kinder phasenweise im Schlaf auf. In den meisten Fällen besteht jedoch ein angeborener Herzfehler, wie z. B. ein ASD oder eine Ebstein-Anomalie der Trikuspidalklappe. Eine Normalisierung der PQ-Zeit nach der interventionellen oder chirurgischen Behandlung des Herzfehlers weist auf die hämodynamische Auswirkung auf die AV-Überleitung hin. Bei Patienten mit einem AV-Block I° nach Korrekturoperation eines angeborenen Herzfehlers liegt dagegen meist eine Schädigung des AV-Knotens bzw. des HB vor [45].

Der AV-Block I° verursacht bei herzgesunden Kindern keine Symptome und ist per se ohne Krankheitswert (▶ Abb. 19.15).

19.3.3 AV-Block II°

Definition

Bei einem AV-Block II° wird nicht jeder Impuls von den Vorhöfen auf die Kammern übergeleitet. In diesem Fall wird die Anzahl der Vorhofimpulse zur Anzahl der übergeleiteten Kammerkomplexe gesetzt. Ein Verhältnis 4 : 3 bedeutet, dass von 4 Vorhofimpulsen 3 auf die Kammern übergeleitet werden (▶ Abb. 19.14 und ▶ Abb. 19.16).

AV-Block II° Typ 1

Karel Frederik Wenckebach (1864–1940) hat das Phänomen des AV-Block II° Typ 1 per Auskultation beschrieben; bis heute trägt es seinen Namen. Der deutsch-russische Internist Woldemar Mobitz (1889–1951) stellte eine Korrelation dieser Form des AV-Blocks mit dem EKG her. Daher werden heute für den AV-Block II° Typ 1 die Begriffe „Wenckebach-Block" bzw. „Wenckebach-Periodik" sowie „Mobitz-Block Typ 1" synonym verwendet.

Ursachen

Ein AV-Block II° Typ 1 wird bei bis zu 11 % der gesunden Kinder im Schlaf beobachtet und stellt somit bei einem herzgesunden Kind keinen pathologischen Befund dar. Das Risiko einer Progression zu einem höhergradigen AV-Block (s. u.) besteht hierbei nicht. Bei Kindern mit einem AV-Block II° Typ 1 liegt der Leitungsblock fast immer innerhalb des AV-Knotens. Zu den weiteren Ursachen des AV-Blocks im Kindesalter s.o (S. 182).

EKG

Bei einem Wenckebach-Block kommt es zu einer zunehmenden Verlängerung der PQ-Zeit, bis ein Vorhofimpuls nicht übergeleitet wird (▶ Abb. 19.14 und ▶ Abb. 19.16). Die typische Wenckebach-Periodik beinhaltet die folgenden Kriterien:

- Die größte Verlängerung der PQ-Zeit liegt zwischen dem 1. und dem 2. übergeleiteten Vorhofimpuls vor. Anschließend nimmt die Verlängerung der PQ-Zeit progredient ab.
- Da mit jedem Impuls die Verlängerung der PQ-Zeit abnimmt, verkürzen sich mit jedem Impuls die RR-Abstände.
- Die Pause durch den nicht übergeleiteten Vorhofimpuls ist geringer als das Doppelte der vorangehenden RR-Abstände (▶ Abb. 19.16). Dieses Phänomen liegt allerdings nicht bei allen Patienten vor. Die häufigste Variante ist eine plötzliche weitere Zunahme der PQ-Zeit vor der nachfolgenden „geblockten" P-Welle.
- Das typische EKG-Muster des AV-Blocks II° Typ 1 besteht in einer regulär irregulären Folge der RR-Intervalle. Dies bedeutet, dass sich die Sequenz (z. B. 4 : 3-Überleitung) wiederholt – es besteht eine Regelhaftigkeit. Die Folge der RR-Intervalle ist nicht identisch, also irregulär.
- Bei einer hohen AV-Sequenz (z. B. 10 : 9) besteht häufig der Verdacht auf einen AV-Block III°. Das entscheidende Kriterium zur Differenzialdiagnose ist der regelmäßige Ersatzrhythmus bei einem AV-Block III°, während bei einem AV-Block II° Typ 1 die RR-Abstände unregelmäßig sind (▶ Abb. 19.17 und ▶ Abb. 19.18).

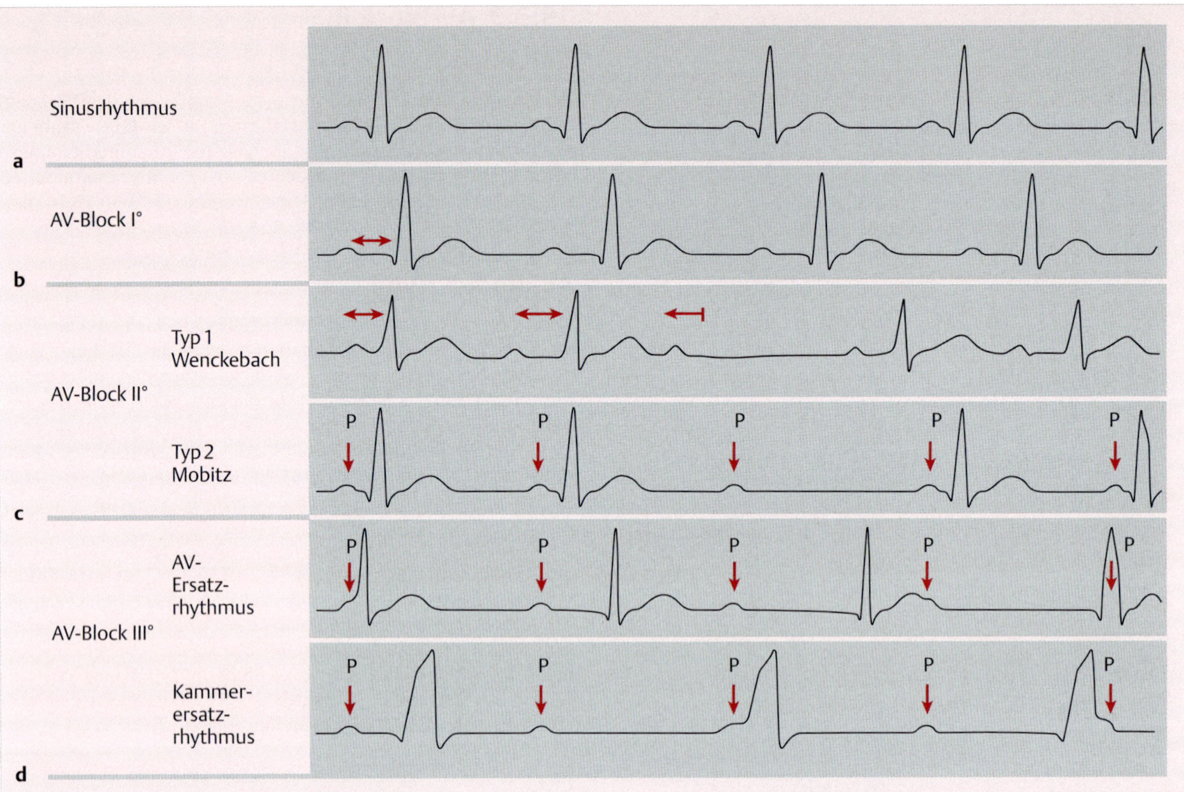

Abb. 19.14 Schematische Übersicht der AV-Blockierungen.

a Sinusrhythmus.

b AV-Block I°: Es liegt eine konstante Verlängerung der PQ-Zeit vor mit 1 : 1-AV-Überleitung.

c AV-Block II°.
Typ 1 (Wenckebach): zunehmende Verlängerung der PQ-Zeit bis zum Ausfall einer Überleitung, hier 3 : 2-AV-Überleitung.
Typ 2 (Mobitz): intermittierender Ausfall einer AV-Überleitung, hier intermittierender 2 : 1-AV-Block ohne vorangehende Verlängerung der PQ-Zeit.

d AV-Block III°: keine Überleitung der Vorhofaktionen auf die Kammern. Es besteht eine atrioventrikuläre Dissoziation. Die Vorhoffrequenz ist höher als die Kammerfrequenz bei einem regelmäßigen junktionalen oder ventrikulären Ersatzrhythmus (P = P-Welle).

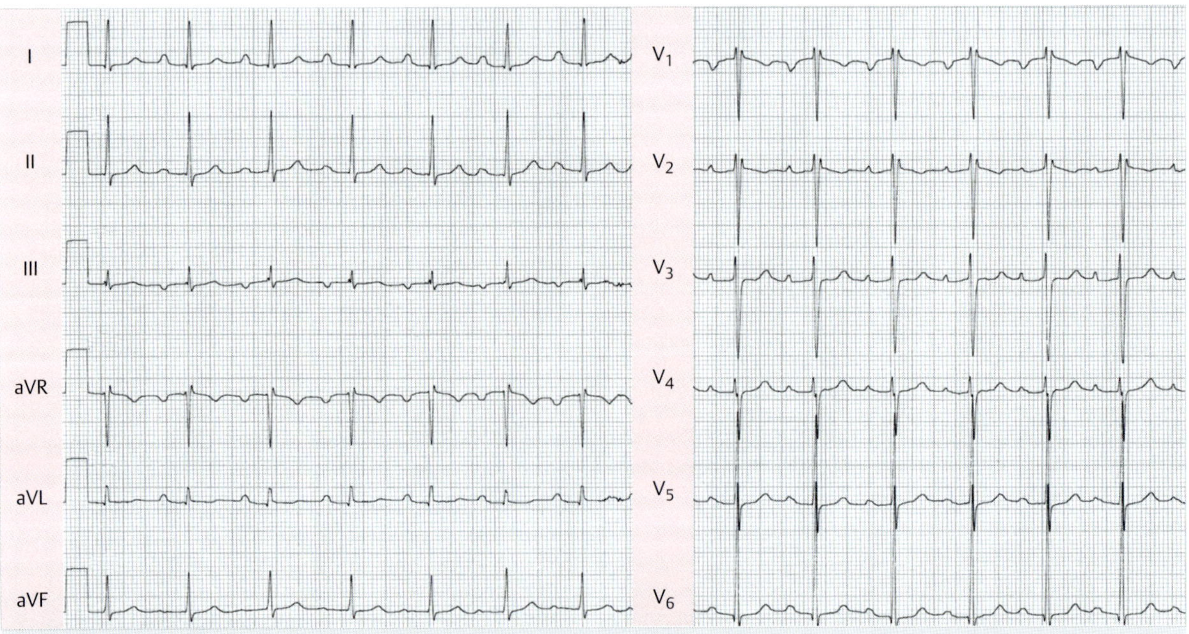

Abb. 19.15 AV-Block I°. Ruhe-EKG eines 10-jährigen Mädchens mit einem strukturell und funktionell normalen Herz: Sinusrhythmus, Kammerfrequenz 79/min, PQ-Zeit 240 ms, inkompletter RSB. Es liegt ein AV-Block I° vor.

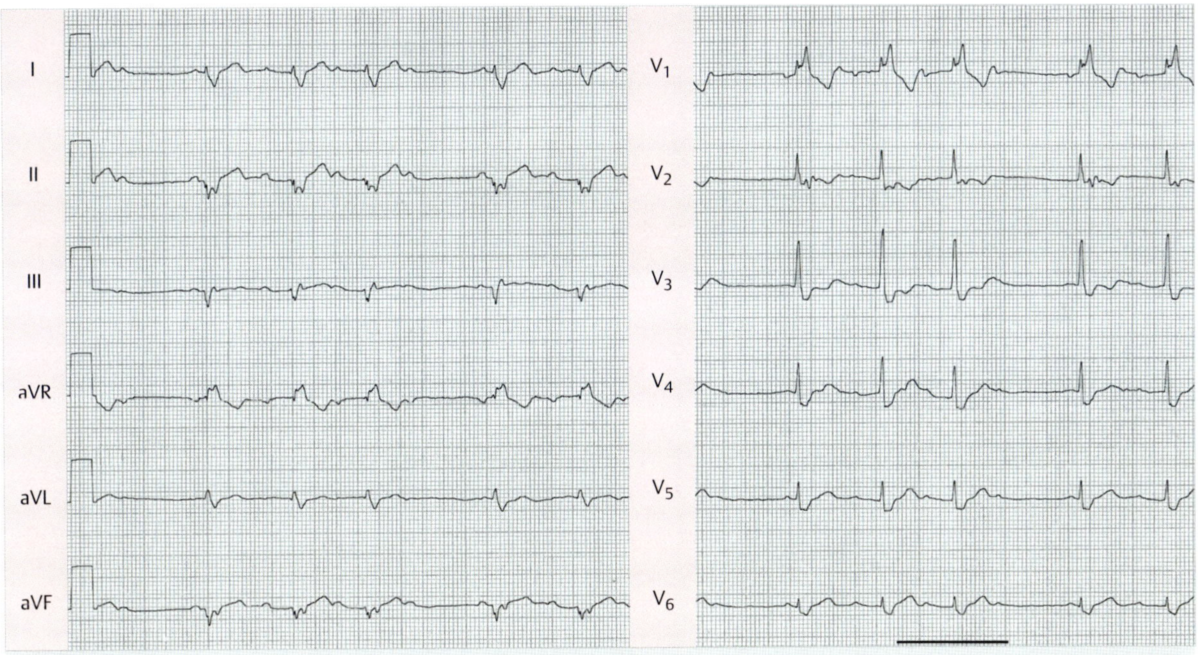

Abb. 19.16 AV-Block II°. EKG eines 15-jährigen Jungen nach Verschluss eines VSD: Sinusrhythmus, Vorhoffrequenz 88/min, überdrehter Linkstyp, kompletter RSB. Es besteht ein AV-Block II° Typ 1 mit einer 4 : 3-AV-Überleitung.

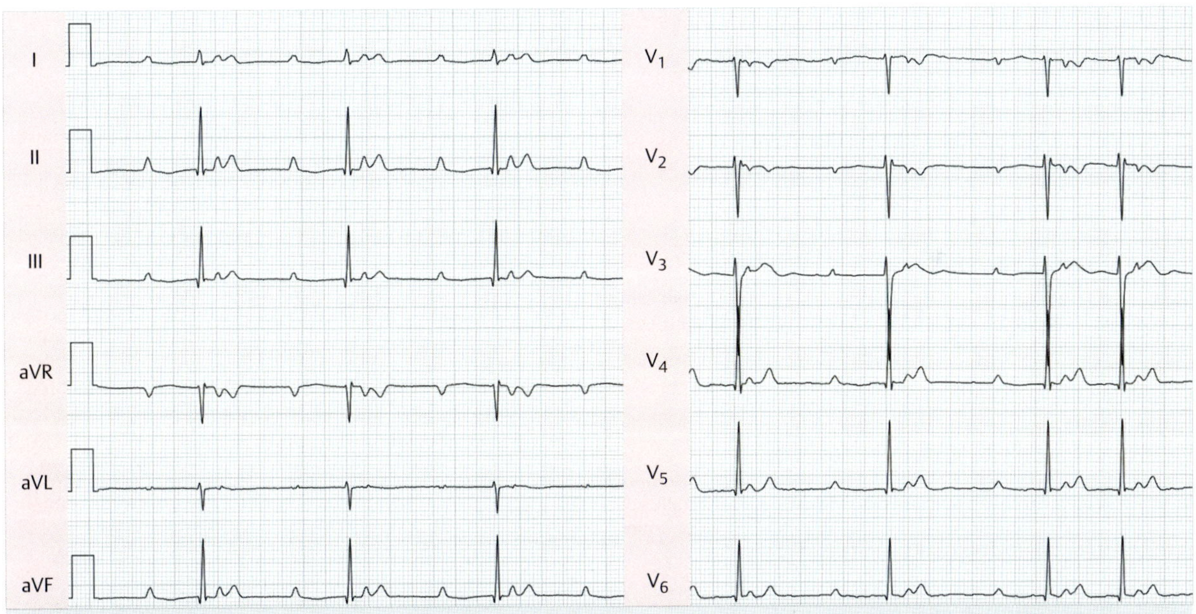

Abb. 19.17 AV-Block II° Typ 1. EKG eines 14-jährigen Mädchens mit einem 2 : 1-AV-Block und einem AV-Block II° Typ 1 (s. Brustwandableitungen). Die PQ-Zeit beträgt 420 ms, es liegen regelmäßige PQ-Zeiten vor. Die Kriterien für einen AV-Block III° sind somit nicht erfüllt (Ableitungsgeschwindigkeit 25 mm/s).

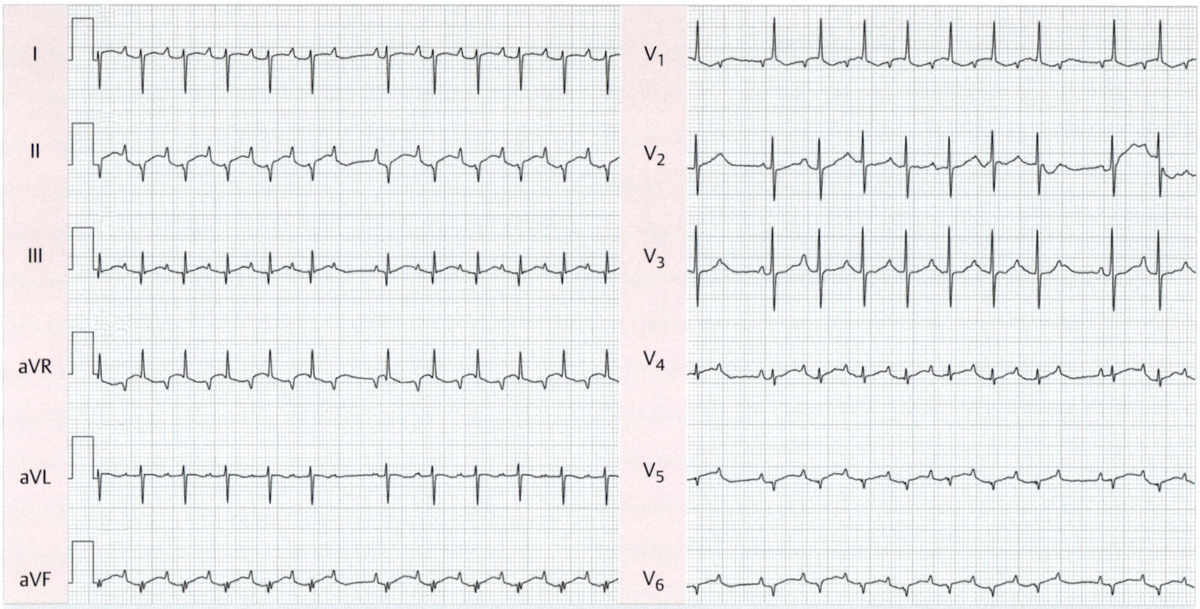

Abb. 19.18 AV-Block II° Typ 1. EKG eines Neugeborenen mit einem singulären Ventrikel. Sinusrhythmus, Kammerfrequenz 130/min, rechtstypischer QRS-Vektor, fehlende elektrische Kräfte linkspräkordial.

Merke

M!

Das wesentliche Kriterium zur Erkennung eines **AV-Blocks II° Typ 1** ist die Veränderung der PQ-Zeit innerhalb der Abfolge der übergeleiteten P-Wellen. Es kommt zu einer „geblockten" P-Welle mit einer Pause, anschließend kann sich die Sequenz wiederholen.

Vorkommen

Ein AV-Block II° Typ 1 kann auch bei jedem beschleunigten Vorhofrhythmus auftreten, wie:

- Sinustachykardie
- fokale atriale Tachykardie
- Vorhofflattern
- IART

Er sollte bedacht werden, sofern eine Folge von QRS-Komplexen mit einer progredienten Verlängerung der PQ-Zeit oder einer progredienten Verkürzung der RR-Intervalle vorliegt.

Klinik und Prognose

Wie der AV-Block I° verursacht auch der AV-Block II° Typ 1 bei herzgesunden Kindern keine Symptome und ist per se ohne Krankheitswert. Bei Patienten mit einem angeborenen Herzfehler oder einer Kardiomyopathie ist eine regelmäßige Verlaufsuntersuchung angezeigt, da der AV-Block progredient sein kann.

AV-Block II° Typ 2

EKG

- Ausfall einer AV-Überleitung ohne vorhergehende Verlängerung der PQ-Zeit. Wenn eine nicht-übergeleitete P-Welle nach mehreren übergeleiteten P-Wellen auftritt, kann die Diagnose anhand der konstanten PQ-Zeit leicht gestellt werden.
- 2 : 1-AV-Block bei Blockierung jeder 2. P-Welle. Bei einem 2 : 1-AV-Block kann nicht unterschieden werden, ob ein AV-Block II° Typ 1 oder Typ 2 vorliegt, da nur jeweils eine PQ-Zeit jeder blockierten P-Welle vorausgeht und somit eine Verlängerung der PQ-Zeit nicht zu identifizieren ist (▸ Abb. 19.19).
- Lokalisation unterhalb des AV-Knotens im HB oder infrahissär in den Tawara-Schenkeln bei der überwiegenden Zahl der Patienten mit einem AV-Block II° Typ 2. Ein klassisches Beispiel für einen infrahissären 2 : 1-AV-Block gibt es bei Neugeborenen mit einem Long-QT-Syndrom und einem extrem verlängerten QT-Intervall (▸ Abb. 19.20).

Merke

M!

Ein **hochgradiger AV-Block** liegt bei jedem AV-Überleitungsverhältnis > 2 : 1 (z. B. 3 : 1, 4 : 1) vor. In diesem Fall sind mehrere aufeinanderfolgende P-Wellen nicht auf die Ventrikel übergeleitet (▸ Abb. 19.21).

Ursachen, Verlauf und Prognose

Ein intermittierender 2 : 1-AV-Block kann auch bei herzgesunden Kindern bei einem erhöhten Vagotonus auftreten.

Der AV-Block II° Typ 2 ist fast immer mit einer kardialen Erkrankung und den Symptomen der Herzinsuffizienz assoziiert (S. 182). Für den AV-Block II° Typ 2 gelten dieselben Kriterien zur Schrittmachertherapie wie beim AV-Block III° (s. u.).

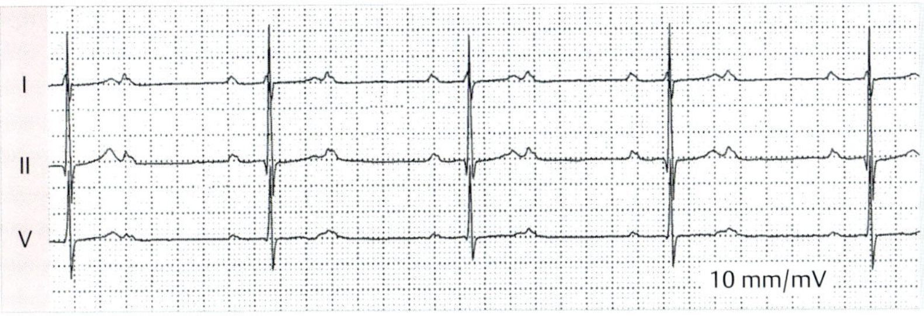

Abb. 19.19 2 : 1-AV-Block. Langzeit-EKG eines Neugeborenen mit einem angeborenen AV-Block. Die PQ-Zeit ist mit 280 ms verlängert, die Kammerfrequenz beträgt 42/min (Ableitungsgeschwindigkeit 25 mm/s).

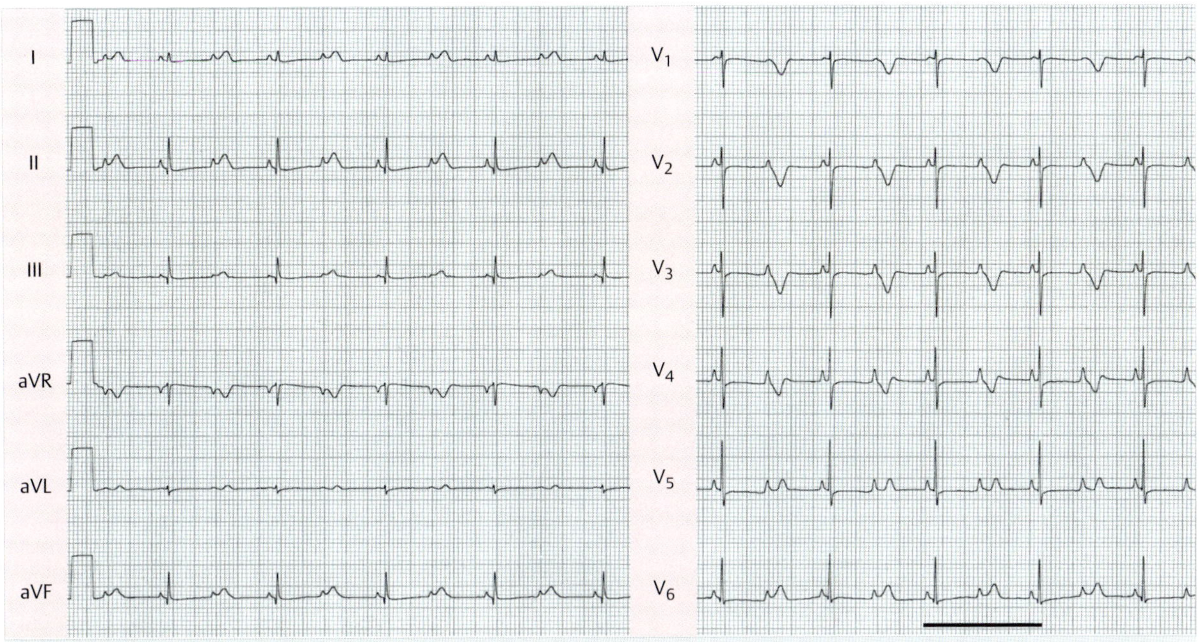

Abb. 19.20 2 : 1-AV-Block. EKG eines Neugeborenen mit einem Long-QT-Syndrom Typ 8 (Timothy-Syndrom). Es besteht ein 2 : 1-AV-Block bei einer Vorhoffrequenz von 118/min, die Kammerfrequenz beträgt 59/min. Die Dauer des QT-Intervalls ist mit 0,64 s verlängert, das korrigierte QTc beträgt 0,64.

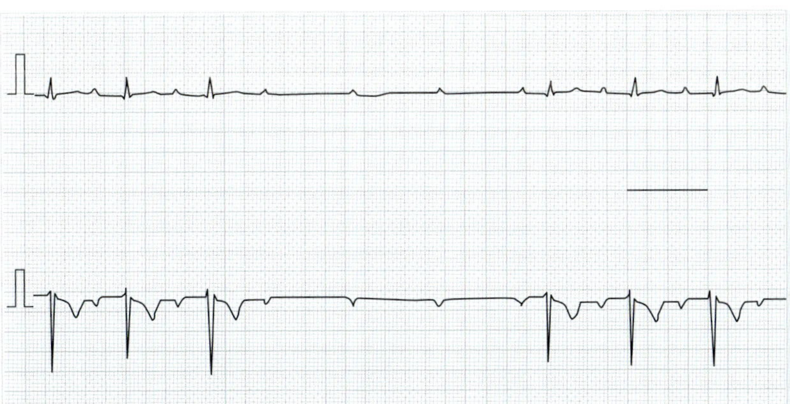

Abb. 19.21 Angeborener AV-Block I°–II°. Langzeit-EKG eines 2-jährigen Kindes. Es besteht zunächst ein Sinusrhythmus mit einer Kammerfrequenz von 75/min mit einem AV-Block I° mit einer PQ-Zeit von 320 ms. Nach dem 3. QRS-Komplex folgen 3 nicht übergeleitete P-Wellen entsprechend einem intermittierenden AV-Block II° Typ 2, mit 4 : 1-AV-Überleitung und einem asystolischen Intervall von 3,8 s (Ableitungsgeschwindigkeit 25 mm/s).

19.3.4 AV-Block III°

Definition

Es besteht eine komplette Leitungsunterbrechung der Vorhofimpulse auf die Ventrikel mit einer atrioventrikulären Dissoziation. Die Vorhoffrequenz ist höher als die Kammerfrequenz, der Vorhofrhythmus und der junktionale bzw. ventrikuläre Ersatzrhythmus sind völlig voneinander getrennt (▶ Abb. 19.22). Die Lokalisation des Blocks kann im AV-Knoten, im HB oder infrahissär lokalisiert sein (▶ Abb. 19.13).

Zur Diagnosestellung und Abgrenzung zu einem AV-Block II° Typ 1 (s. o.) kann die Ableitung eines langen Rhythmusstreifens mitunter nützlich sein, um P-Wellen zu identifizieren, die normalerweise auf die Ventrikel übergeleitet werden sollten, um die AV-Dissoziation eindeutig zu diagnostizieren.

EKG

- Vorhoffrequenz > Kammerfrequenz mit atrioventrikulärer Dissoziation
- meist regelmäßiger Ersatzrhythmus
- Morphologie und Breite der QRS-Komplexe abhängig von der Lokalisation des Ersatzschrittmachers
- junktionaler Ersatzrhythmus: normal konfigurierte QRS-Komplexe (▶ Abb. 19.23)
- ventrikulärer Ersatzrhythmus: QRS-Komplexe deformiert und verbreitert

Intermittierende Ausfälle des junktionalen Ersatzrhythmus (▶ Abb. 19.24) und ein ventrikulärer Ersatzrhythmus (▶ Abb. 19.25) zählen zu den Indikationen für eine Herzschrittmachertherapie (s. Kap. 20).

Ursachen

Bei Neugeborenen mit einem AV-Block III° bei strukturell normalem Herz liegt typischerweise eine Kollagenose der Mutter vor. Häufig ist die Erkrankung bei den Müttern der betroffenen Kinder in einem subklinischen Stadium. Der AV-Block ist bei diesen Kindern in der Regel irreversibel.

Bei ca. ⅓ der Neugeborenen mit einem kongenitalen AV-Block III° liegt ein angeborener Herzfehler vor. Typisch hierfür ist die kongenital korrigierte Transposition der großen Arterien.

Bei größeren Kindern mit einem neu diagnostizierten hochgradigen AV-Block ist eine Borreliose differenzialdiagnostisch auszuschließen. Eine i. v.-antibiotische Therapie kann in diesen Fällen häufig zu einer vollständigen Ausheilung der Erkrankung führen.

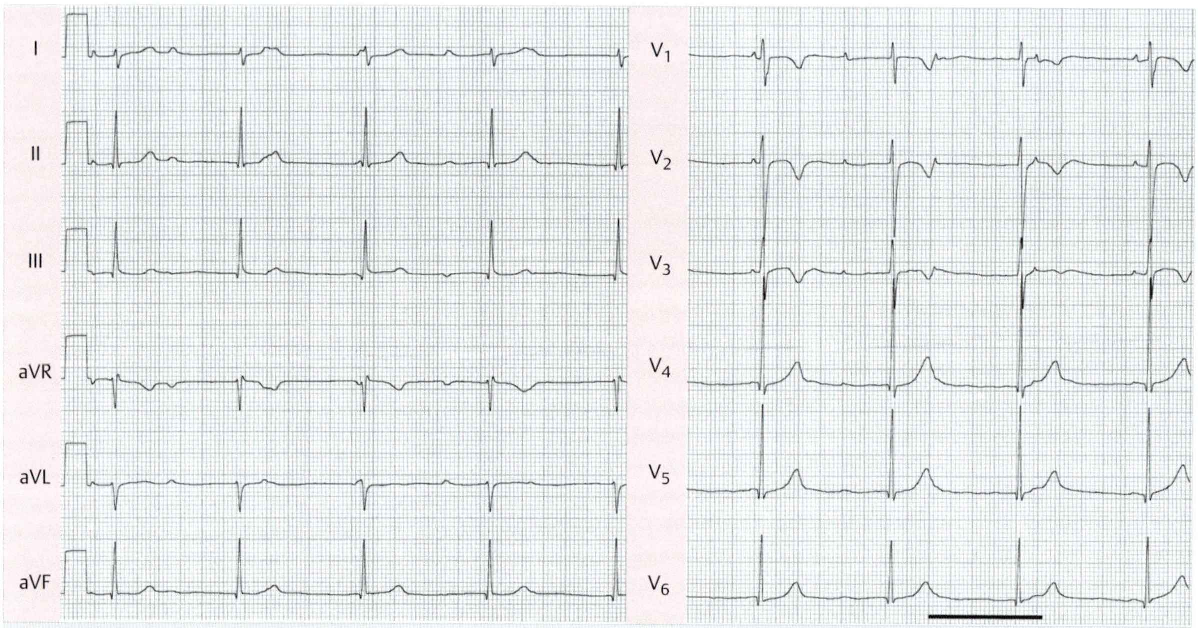

Abb. 19.22 AV-Block III°. EKG eines 6-jährigen Mädchens. Vorhoffrequenz 78/min, Kammerfrequenz 69/min bei einem junktionalen Ersatzrhythmus mit schlanken QRS-Komplexen. Es liegt eine atrioventrikuläre Dissoziation vor (Ableitungsgeschwindigkeit 25 mm/s).

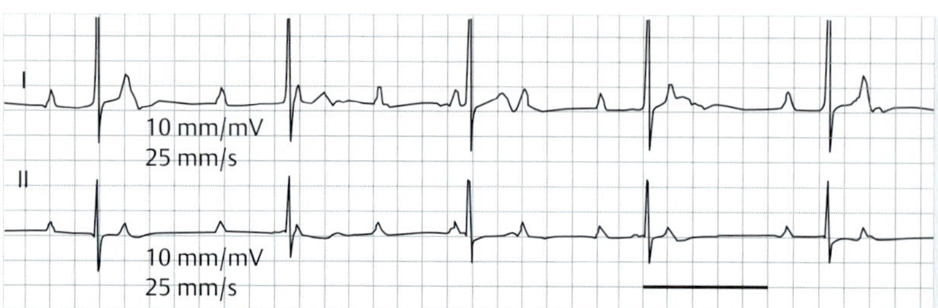

Abb. 19.23 Kongenitaler AV-Block III°. Langzeit-EKG eines Neugeborenen bei einer Lupus-Erkrankung der Mutter. Vorhoffrequenz 100/min, Kammerfrequenz 39/min. Es besteht eine eindeutige atrioventrikuläre Dissoziation.

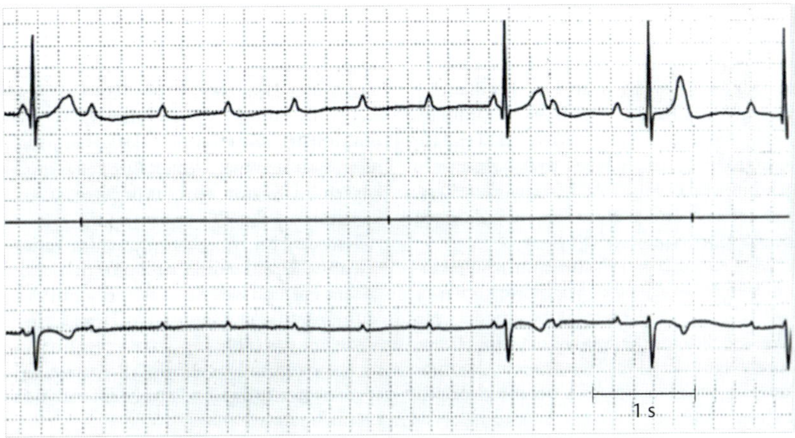

Abb. 19.24 Kongenitaler AV-Block III°. Langzeit-EKG eines Neugeborenen. Auf einen junktionalen Ersatzimpuls folgt der Ausfall des junktionalen Schrittmachers mit einer Asystolie über die Dauer von 4,6 s. Anschließend dann ein junktionaler Ersatzrhythmus mit einer Kammerfrequenz von 42/min (Ableitungsgeschwindigkeit 25 mm/s).

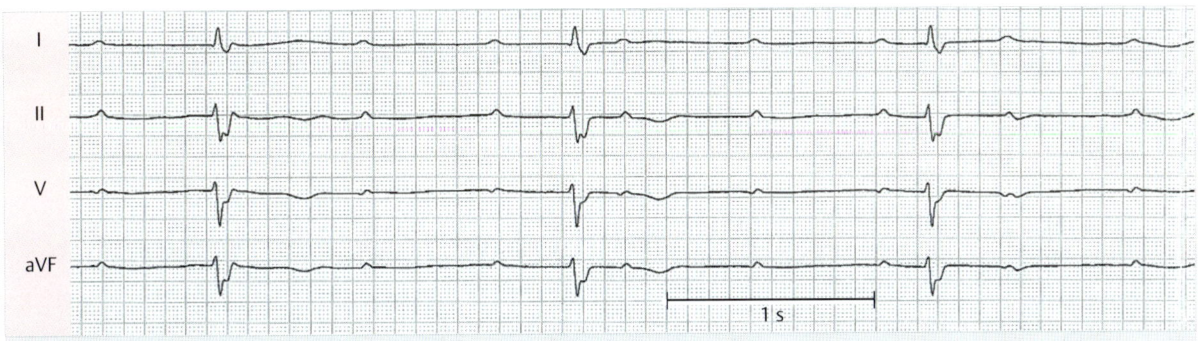

Abb. 19.25 AV-Block III°. EKG eines 3-jährigen Mädchens nach Korrektur eines kompletten Atrioventrikularkanaldefekts im 1. Lebensjahr. Frühpostoperativ hatte ein AV-Block III° über die Dauer von 3 Tagen bestanden, jetzt war das Kind durch eine Synkope symptomatisch geworden: AV-Block III°, Vorhoffrequenz 100/min, Kammerfrequenz 35/min. Es liegt ein Ersatzrhythmus mit verbreiterten QRS-Komplexen vor.

In der überwiegenden Zahl der Patienten wird der AV-Block III° im Rahmen eines herzchirurgischen Eingriffs erworben. Gelegentlich tritt ein AV-Block III° auch nach einer katheterinterventionellen Behandlung eines angeborenen Herzfehlers bzw. nach einer Katheterablation auf. Beispiele für ein erhöhtes Risiko für einen postoperativen AV-Block III° sind:

- der Verschluss eines VSD und eines Atrioventrikularkanaldefekts
- die Korrektur der Fallot-Tetralogie
- die Resektion einer linksventrikulären Ausflusstraktobstruktion

Der erworbene AV-Block III° kann im AV-Knoten, im HB oder infrahissär mit einer Schädigung beider Tawara-Schenkel lokalisiert sein (▶ Abb. 19.13). Da die meisten Kinder mit einem chirurgisch erworbenen AV-Block zusätzlich einen Schenkelblock aufweisen, kann der Ursprung des Ersatzrhythmus vom Oberflächen-EKG nicht bestimmt werden (▶ Abb. 19.25).

Therapie

Neugeborene mit einem strukturell normalen Herz und einem angeborenen AV-Block III° sind häufig meist gut kompensiert. Bei ausgeprägten Bradykardien oder Asystolien durch einen Ausfall des Ersatzschrittmachers besteht das Risiko der Synkope und des plötzlichen Herztodes. Eine medikamentöse Therapie mit β-Sympathikomimetika oder Atropin ist nur kurzfristig unter kontinuierlicher Überwachung der Kinder sinnvoll (▶ Tab. 19.2). Ein sicheres Vorgehen ist in diesem Fall allein die Herzschrittmacherimplantation. Die Indikationen zur Therapie der bradykarden Herzrhythmusstörungen sind in den Leitlinien der Deutschen Gesellschaft für Pädiatrische Kardiologie abgebildet (s. Kap. 20).

Cave

Der **postoperative AV-Block III°** kann passager sein. Bei Persistenz besteht die Indikation zur Schrittmacherimplantation (s. Kap. 20).

19.4 Sinusknotendysfunktion

Der Sinusknoten mit seiner Frequenzmodulation unter dem Einfluss des autonomen Nervensystems ist für eine adäquate Impulsgeneration im Herzen sowie eine adäquate Herzfrequenz von entscheidender Bedeutung.

19.4.1 Definition

Bei einer Sinusknotendysfunktion besteht ein Ausfall des Sinusknotens als führender Impulsgeber des Herzens.

19.4.2 EKG

Eine Sinusknotendysfunktion liegt in den folgenden Situationen vor:

- Verlust der Sinusknotenfunktion, keine Sinus-P-Wellen im EKG
- Ruhebradykardie mit pathologisch niedriger Herzfrequenz (▶ Abb. 19.1)
- Sinusbradykardie, niedrige mittlere Herzfrequenz
- sinuatrialer Block (siehe oben), Sinuspausen sowie Sinusarrest (▶ Abb. 19.26)
- mangelnde Steigerung der Herzfrequenz unter Belastung (chronotrope Inkompetenz)
- atrialer, junktionaler oder ventrikulärer Ersatzrhythmus (▶ Abb. 19.27 und ▶ Abb. 19.28; s. u.)
- Vorhofflattern, atriale Reentry-Tachykardie (s. u.)

Eine postoperative Sinusknotendysfunktion tritt häufig in Kombination mit Vorhoftachykardien bzw. Vorhofflattern auf. Die oben aufgeführten Kriterien können allein oder in unterschiedlichen Kombinationen vorliegen. Typische EKG-Ableitungen sind in den ▶ Abb. 19.26 und ▶ Abb. 19.27 dargestellt.

Synonym werden auch die Begriffe „Syndrom des kranken Sinusknotens“ (*Sick Sinus Syndrome*) sowie „Tachykardie-Bradykardie-Syndrom“ verwendet.

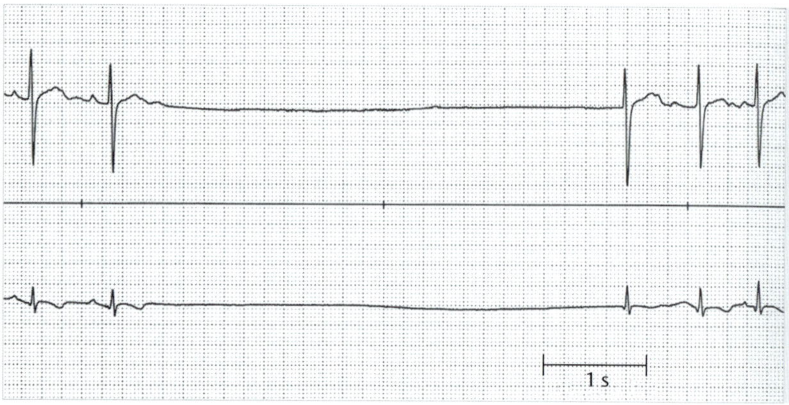

Abb. 19.26 Sinusknotendysfunktion. Ausschnitt aus dem Langzeit-EKG bei einem 10-jährigen Jungen mit einem univentrikulären Herz nach Fontan-Operation. Zunächst 2 Sinusimpulse, gefolgt von einem Sinusarrest mit einer Asystolie über 5 Sekunden; anschließend junktionaler Ersatzschlag mit Übergang in einen Sinusrhythmus.

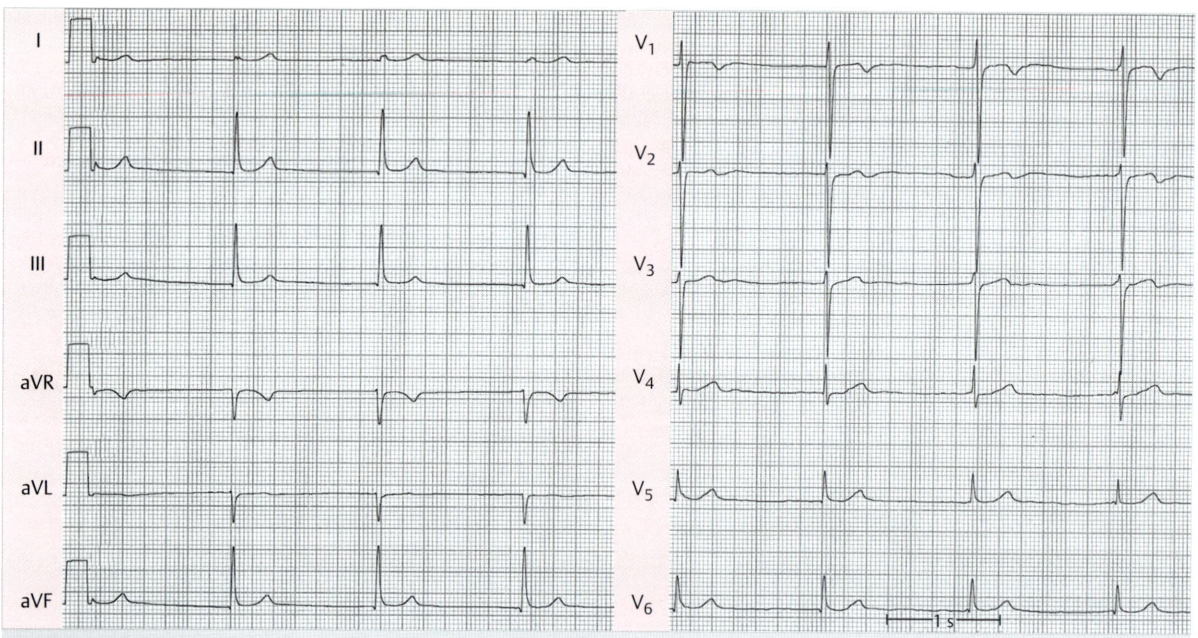

Abb. 19.27 Sinusknotendysfunktion. EKG eines 17-jährigen Jungen mit einer idiopathischen Form der Sinusknotendysfunktion. Es liegt ein junktionaler Ersatzrhythmus mit einer Kammerfrequenz von 42/min vor (Ableitungsgeschwindigkeit 25 mm/s).

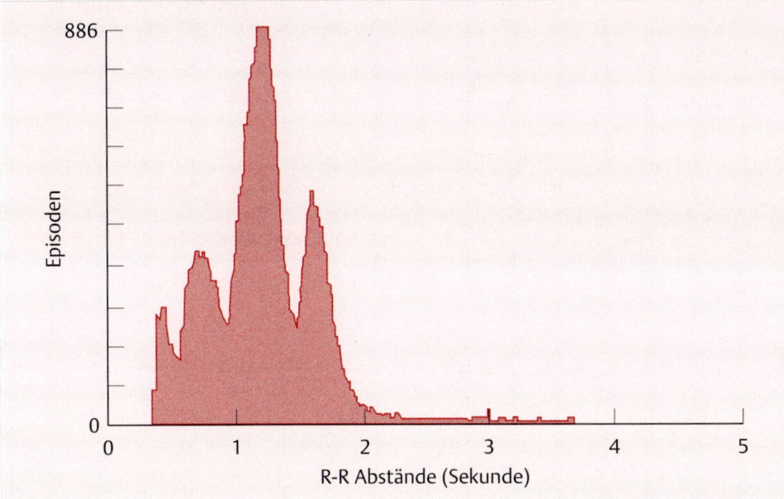

Abb. 19.28 Sinusknotendysfunktion. Frequenzhistogramm im 24-h-EKG bei einem 17 Jahre alten Jungen mit ausgeprägter Sinusknotendysfunktion nach Vorhofumkehroperation bei d-Transposition der großen Gefäße.

19.4.3 Ursachen und Vorkommen

Die Sinusknotendysfunktion tritt sowohl idiopathisch als auch postoperativ sowie im Rahmen einer Myokarditis auf. Die idiopathische Sinusknotendysfunktion ist im Kindesalter selten. Häufigste Ursache für eine Sinusknotendysfunktion im Kindesalter ist eine Schädigung des Sinusknotens bzw. des perinodalen Gewebes sowie der Vorhofmuskulatur im Rahmen eines herzchirurgischen Eingriffs. Typische Beispiele sind Patienten mit einer d-Transposition der großen Arterien nach einer Vorhofumkehroperation nach Mustard oder Senning sowie Patienten mit einer univentrikulären Kreislaufsituation nach einer Fontan-Operation.

19.4.4 Diagnostik

Die Diagnose der Sinusknotendysfunktion erfolgt mit dem Ruhe-EKG mit langem Rhythmusstreifen, dem Langzeit-EKG sowie dem Belastungs-EKG. Eine elektrophysiologische Untersuchung ist selten hilfreich bzw. erforderlich.

Das Standard-EKG erlaubt bei einer manifesten bradykarden Herzrhythmusstörung eine zuverlässige Diagnosestellung.

Das Langzeit-EKG ermöglicht die Dokumentation sporadisch auftretender Bradykardien sowie weiterer Herzrhythmusstörungen. Es gibt zudem Auskunft über Dauer und Häufigkeit der Bradykardien sowie deren Abhängigkeit von Tageszeit und körperlicher Aktivität. Darüber hinaus ist hiermit die Beurteilung des Grundrhythmus sowie evtl. vorhandener Ersatzrhythmen möglich.

Das Belastungs-EKG informiert über die chronotrope Kompetenz und etwaige belastungsinduzierte Arrhythmien [40].
Die Echokardiografie erfolgt zur Darstellung der Anatomie und kardialen Funktion.

19.4.5 Differenzialdiagnose

Von der Sinusknotendysfunktion sind die scheinbare Sinusbradykardie bei einem blockierten Vorhofbigeminus (s. u.) sowie die kardioinhibitorische Bradykardie/Asystolie im Rahmen von Synkopen zu trennen (▶ Abb. 19.29).

19.4.6 Klinik

Leitsymptome bradykarder Herzrhythmusstörungen sind eine reduzierte Belastbarkeit durch das reduzierte Herzzeitvolumen bis zur manifesten Herzinsuffizienz. Weitere typische Symptome sind Schwindel und Synkopen in Ruhe oder unter Belastung, in seltenen Fällen auch der plötzliche Herztod [16], [36], [94]. In einzelnen Fällen können die betroffenen Patienten aber auch komplett asymptomatisch sein.

19.4.7 Therapie

Die Indikation zur Behandlung einer Bradykardie beruht nicht allein auf kritischen Herzfrequenzgrenzen, sondern auch auf der klinischen Symptomatik in Kombination mit den kardialen Funktionsparametern [94]. Eine Therapie ist bei Kindern mit symptomatischen und/oder potenziell lebensbedrohlichen bradykarden Herzrhythmusstörungen indiziert. Eine medikamentöse Therapie in der Akutsituation (z. B. Isoprenalin, Orciprenalin, Ipatropiumbromid) ist nur zur Überbrückung bis zur Implantation eines Herzschrittmachers angezeigt (▶ Tab. 19.2).

Der Nutzen der Herzschrittmachertherapie ist bei bradykardieinduzierten Tachykardien sowie bei Kindern mit einer symptomatischen Sinusknotendysfunktion klar belegt. Bei Kindern und Jugendlichen mit einer kardioinhibitorischen Bradykardie bzw. Asystolie besteht nur im Einzelfall ein Nutzen einer antibradykarden Schrittmachertherapie [30], [94].

Bei Patienten mit einem angeborenen Herzfehler und einem postoperativen Tachykardie-Bradykardie-Syndrom kann eine Therapie mit potenten Antiarrhythmika (z. B. mit Sotalol oder Amiodaron) häufig eine Suppression der atrialen Reentry-Tachykardien erzielen. Sie kann aber andererseits zu symptomatischen Bradykardien führen bzw. eine bestehende Sinusknotendysfunktion aggravieren. Bei diesen Patienten stellt die Katheterablation der atrialen Reentry-Tachykardie eine sinnvolle Alternative zu einer kombinierten Antiarrhythmika-/Schrittmachertherapie dar. Zur Herzschrittmachertherapie im Kindesalter s. Kap. 20.

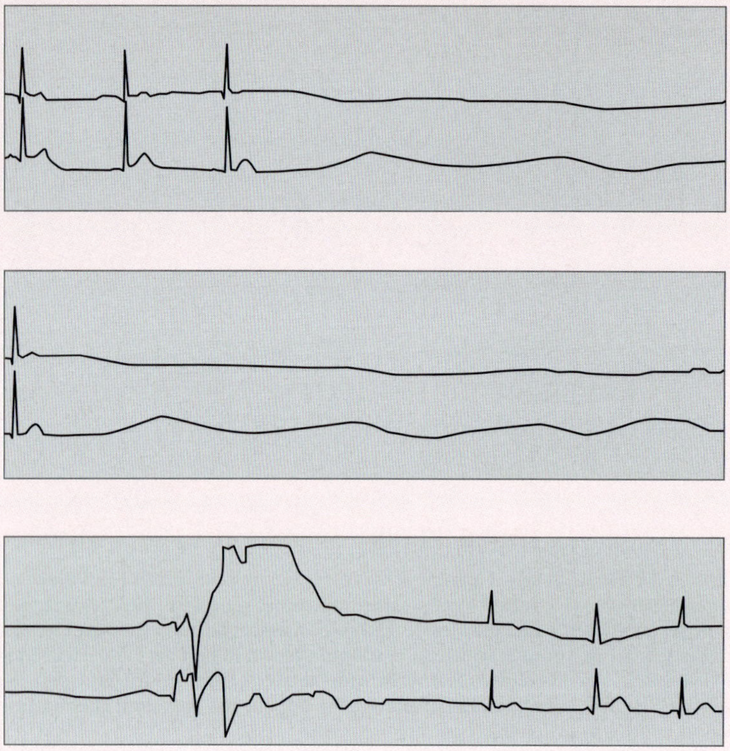

Abb. 19.29 Kardioinhibitorische Asystolie. EKG eines 5-jährigen Mädchens mit kardioinhibitorischer Synkope beim Blutabnehmen. Initial liegt ein Sinusrhythmus vor, es folgt ein Sinusarrest mit einem systolischen Intervall von 2,3 s, anschließend dann ein junktionaler Impuls und erneute Asystolie von 5,5 s Dauer. Das 2. asystolische Intervall ist von einem Bewegungsartefakt überlagert (Ableitungsgeschwindigkeit 25 mm/s).

19.5 Beschleunigte Ersatzrhythmen

19.5.1 Definition

Bei beschleunigten Ersatzrhythmen liegt ein Vorhofrhythmus oder ein junktionaler bzw. ventrikulärer Rhythmus (► Abb. 19.30) mit einer Frequenz vor, die für den Reizbildungsort zu schnell ist; die maximale Herzfrequenz für das Lebensalter aber übersteigt sie nicht (s. ► Tab. 19.1 und ► Tab. 19.3).

Im Übrigen gelten die Kriterien bezüglich der Definition wie in Kap. 19.1 dargestellt. Ursache für die beschleunigten Ersatzrhythmen ist eine gesteigerte Automatie. Diese kann die Folge eines mechanischen Traumas bei einem herzchirurgischen Eingriff mit einem beschleunigten junktionalen Rhythmus sein. Oder sie kommt durch eine Steigerung der endogenen Katecholamine bei Schädigung des Sinusknotens zustande, wie z. B. nach einer Vorhofumkehroperation bei d-Transposition der großen Arterien.

19.6 Sinustachykardie

19.6.1 Definition und EKG

Bei einer Sinustachykardie geht jedem QRS-Komplex eine P-Welle voraus, die einer regulären P-Welle mit Ursprung aus dem Sinusknoten hinsichtlich Vektor und Morphologie entspricht. Die Herzfrequenz liegt dabei über der altersphysiologischen Obergrenze (► Tab. 19.1 und ► Abb. 19.31).

Die Morphologie der QRS-Komplexe entspricht der bei niedrigeren Herzfrequenzen. Bei hohen Herzfrequenzen sind die T- und P-Wellen häufig verschmolzen (► Abb. 19.31); die PQ-Zeit ist bei einem hohen Sympathikotonus kurz.

Merke

M!

Bei Kindern > 1 Jahr liegt die Herzfrequenz bei einer **Sinustachykardie** praktisch nicht > 220/min.
Bei Neugeborenen und Säuglingen liegt die Herzfrequenzgrenze im Sinusrhythmus bei 230/min.
Bei Herzfrequenzen oberhalb dieser Grenzwerte ist eine Sinustachykardie sehr unwahrscheinlich und eine supraventrikuläre Tachykardie ist die naheliegende Diagnose (s. u.; [129]).

19.6.2 Ursachen

Bei einer Sinustachykardie kann typischerweise eine Ursache gefunden werden (s. u.). Es besteht zudem in der Regel eine Varianz der Herzfrequenz in Abhängigkeit vom klinischen Zustand des Kindes. So führen z. B. bei einem Kind mit Fieber und Hypovolämie eine Volumengabe sowie eine Fiebersenkung zur Abnahme der Herzfrequenz.

Die Ursachen einer Sinustachykardie sind:

- erhöhter Sympathikotonus
- Fieber
- Infektion
- Hypovolämie
- Anämie
- Hyperthyreose

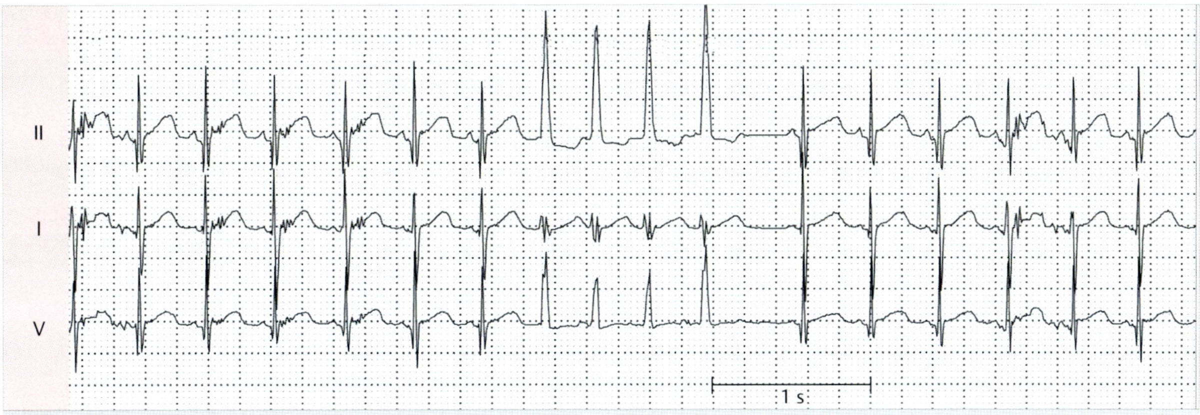

Abb. 19.30 Beschleunigter ventrikulärer Rhythmus. Langzeit-EKG eines herzgesunden Kindes. Es besteht zunächst ein Sinusrhythmus mit einer Kammerfrequenz von 120/min. Intermittierend besteht eine 4-Schlag-Salve eines beschleunigten ventrikulären Rhythmus mit einer Kammerfrequenz von 144/min (Ableitungsgeschwindigkeit 25 mm/s).

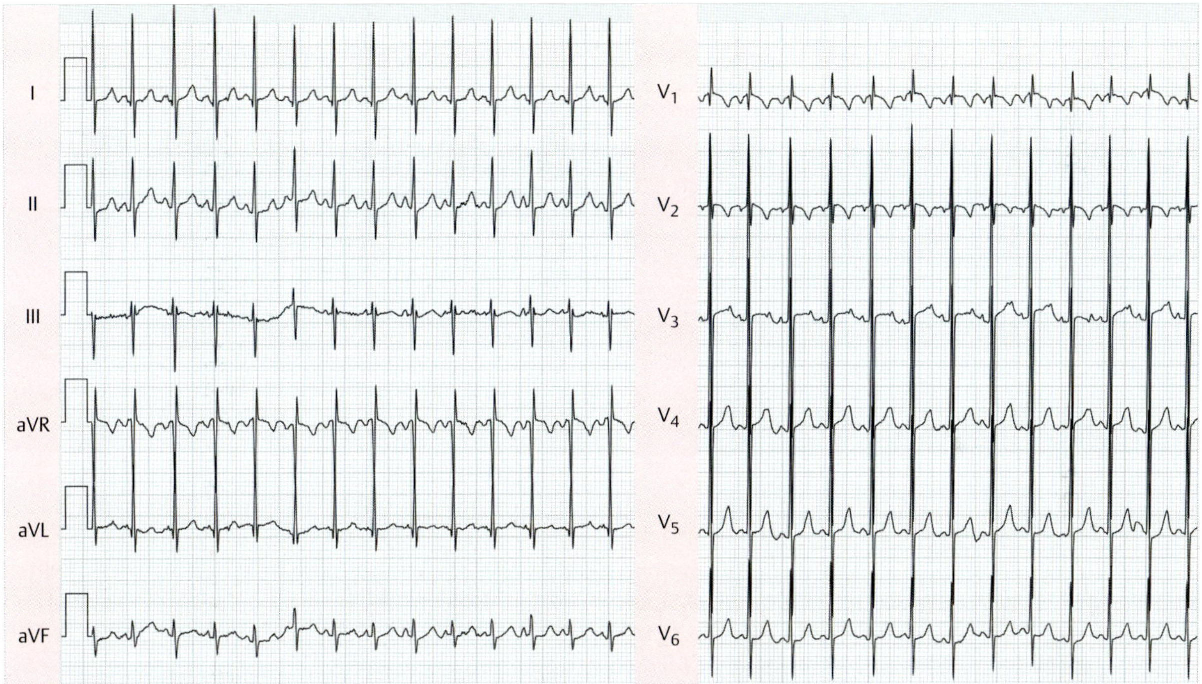

Abb. 19.31 Sinustachykardie. EKG eines 15 Monate alten Kleinkinds mit einer Kammerfrequenz von 163/min. Die PQ-Zeit beträgt 94 ms und ist somit verkürzt (Ableitungsgeschwindigkeit 25 mm/s).

- **Kardiale Ursachen**:
  - Herzinsuffizienz
  - Myokarditis
  - Perikarditis
  - Perikarderguss
  - akutes rheumatisches Fieber
- **Medikamente**:
  - Sympathikomimetika
  - Anticholinergika
  - Vasodilatatoren

19.6.3 Differenzialdiagnose

Als Differenzialdiagnose für eine Sinustachykardie kommt eine **supraventrikuläre Tachykardie** infrage (s. Kap. Supraventrikuläre Tachykardien). Ein abrupter Beginn sowie ein abruptes Ende der Tachykardie sprechen für eine supraventrikuläre Tachykardie. Ebenso fehlt bei einer supraventrikulären Tachykardie in der Regel eine typische Ursache (s. o.). Eine Herzfrequenz > 230/min macht eine Sinustachykardie sehr unwahrscheinlich.

19.7 Tachykarde Herzrhythmusstörungen

19.7.1 Extrasystolen

Definition

Eine „Extrasystole“ ist als eine vorzeitige Depolarisation der Vorhöfe, des AV-Knotens oder der Ventrikel definiert. Obwohl streng genommen auf diese elektrischen Phänomene nicht obligat eine mechanische Kontraktion des Herzens erfolgen muss, wird in der deutschen Literatur und in diesem Text – auch wenn nicht exakt zutreffend – der Begriff „Extrasystole“ verwendet.

Pathophysiologie

Generell existieren für alle tachykarden Herzrhythmusstörungen (supraventrikulär wie ventrikulär) 3 verschiedene Ursachen:

- Reentry-Mechanismus
- abnorm gesteigerte Automatie
- getriggerte Aktivität

Reentry-Mechanismus

Grundlagen eines Reentry-Mechanismus sind 2 anatomisch getrennte Leitungswege mit unterschiedlichen Leitungsgeschwindigkeiten um ein zentrales, elektrisch nicht leitendes Hindernis. Zudem muss in einem der beiden Leitungswege ein unidirektionaler Leitungsblock vorliegen.

Ausgehend von einem superior gelegenen, gemeinsamen Leitungsweg läuft die Erregungsfront antegrad über den ungeblockten Leitungsweg (▶ Abb. 19.32). Nach Passieren des anatomischen/elektrischen Hindernisses erreicht die Erregungsfront einen inferioren gemeinsamen Leitungsweg. Von hier tritt die Erregung retrograd in den zuvor geblockten Leitungsweg ein, welcher nun nach Ablauf der Refraktärperiode wieder leitungsfähig ist. Mit Wiedererreichen des superioren gemeinsamen Leitungswegs („Reentry“) ist ein elektrischer Erregungskreis geschlossen.

Bricht der Erregungskreis nach einmaligem Erregungsverlauf ab, liegt eine Extrasystole (supraventrikulär oder ventrikulär) vor. Sofern 3 oder mehr Impulse aufeinander folgen, entsteht eine supraventrikuläre oder ventrikuläre Reentry-Tachykardie.

Das klassische Beispiel für eine Reentry-Tachykardie ist die **orthodrome supraventrikuläre Tachykardie** auf der Grundlage einer akzessorischen atrioventrikulären Leitungsbahn (s. a. Kap. 19.7.2). Gemeinsamer superiorer Leitungsweg ist die Vorhofmuskulatur, die antegrade Leitung erfolgt über den AV-Knoten. Der antegrad blockierte Leitungsweg ist die akzessorische Leitungsbahn. Das anatomische Hindernis sind die Ventrikel, der inferiore gemeinsame Leitungsweg sind die Tawara-Schenkel, das His-Purkinje-System sowie die Kammermuskulatur. Mit Wiedererreichen des gemeinsamen superioren Leitungswegs, der Vorhofmuskulatur, über die akzessorische Leitungsbahn via retrograder Leitung ist der Erregungskreis geschlossen (s. a. ▶ Abb. 19.56).

Ein Reentry-Mechanismus ist die häufigste Ursache für supraventrikuläre und ventrikuläre Tachykardien. Dies trifft sowohl auf die angeborenen Tachykardien (WPW-Syndrom, AV-Knoten-Reentry-Tachykardie) als auch auf die erworbenen Herzrhythmusstörungen (z. B. durch Ischämie bzw. Narben) zu.

Abnorm gesteigerte Automatie

Bei diesen Herzrhythmusstörungen verläuft die spontane diastolische Depolarisation (Phase 4 des Aktionspotenzials) in dem betroffenen Gewebe des Herzens steiler als normal. Somit wird das Schwellenpotenzial schneller erreicht, es resultiert eine vorzeitige Depolarisation der Schrittmacherzellen (▶ Abb. 19.33).

Typische Beispiele für Tachykardien auf der Grundlage einer abnorm gesteigerten Automatie sind:

- die fokale atriale Tachykardie
- die junktionale ektope Tachykardie

(s. Kap. Supraventrikuläre Tachykardien).

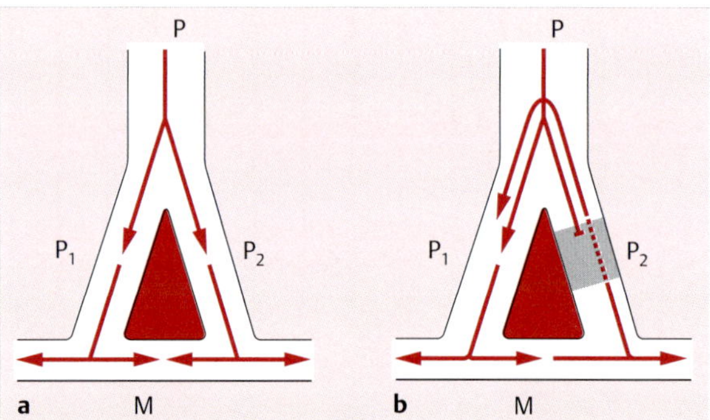

Abb. 19.32 Reentry-Mechanismus. Schematische Darstellung im His-Purkinje-System.
a Antegrade Leitung über gemeinsamen Leitungsweg (P) und 2 Purkinje-Fasern (P1 und P2) zum Myokard (M).
b Unidirektionaler Block in P2, antegrade Leitung über P1 zum Myokard. Von hier aus läuft der Impuls über P2, der wieder leitungsfähig ist, retrograd zu P und weiter auf P1. Der Reentry-Kreis ist geschlossen (s. Text).

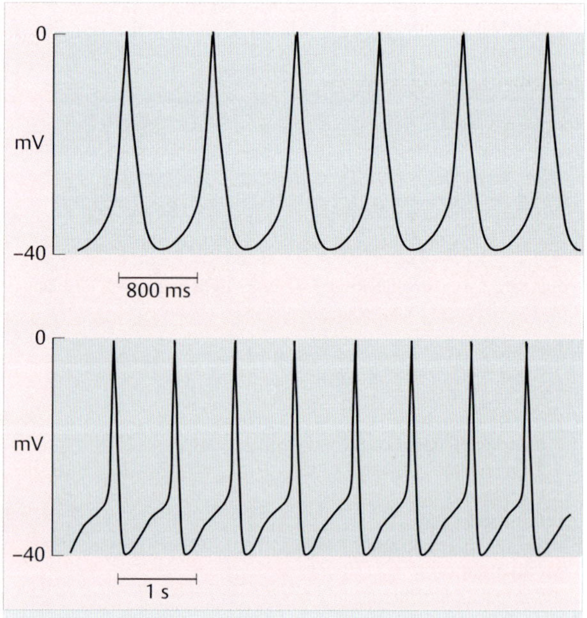

Abb. 19.33 Abnorm gesteigerte Automatie. Präparation von humanen Vorhofzellen (s. Text).

Weitere Ursachen sind:
- Myokardischämie
- Elektrolytentgleisungen/Elektrolytstörungen
- der Einfluss von Medikamenten

Getriggerte Aktivität

Durch Elektrolytimbalanzen, typischerweise des Kalziumstoffwechsels, kann es zum Auftreten einer getriggerten Aktivität kommen. Im Anschluss an ein Aktionspotenzial kommt es durch erneute frühe oder späte Depolarisation bis zum Schwellenpotenzial zur repetitiven Impulsbildung (▶ Abb. 19.34). Die getriggerte Aktivität tritt besonders bei einer Verlängerung des QT-Intervalls sowie bei einem erhöhten Sympathikotonus auf.

Ein typisches Beispiel für Herzrhythmusstörungen auf der Grundlage einer getriggerten Aktivtät sind die Torsade-de-pointes-Tachykardien beim Long-QT-Syndrom (s. Kap. 18.2.12).

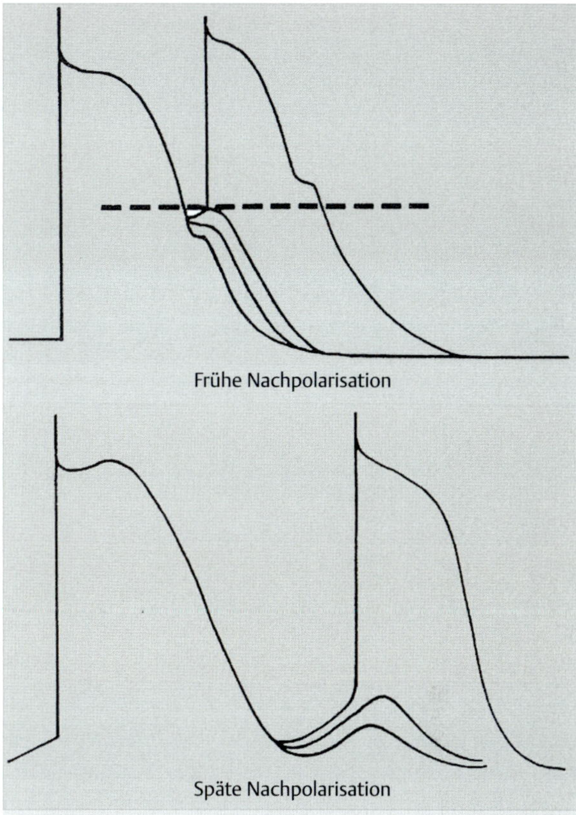

Abb. 19.34 Getriggerte Aktivität. Frühe und späte Nachdepolarisationen als Auslöser von Tachyarrhythmien.

Ursprung

Alle vorzeitigen elektrischen Herzaktionen, bei denen an der Entstehung und Aufrechterhaltung Gewebe oberhalb der Bifurkation des HB als ein kritischer Anteil beteiligt ist, werden als **supraventrikulär** bezeichnet.

Eine **ventrikuläre** Arrhythmie liegt vor, wenn die Herzrhythmusstörung allein durch Gewebe unterhalb des HB verursacht ist.

Supraventrikuläre Extrasystolen

Zu den supraventrikulären Extrasystolen zählen die **Vorhofextrasystolen** sowie die **junktionalen Extrasystolen**.

Vorhofextrasystolen

Die **EKG-Kriterien** für Vorhofextrasystolen sind:
- vorzeitig einfallende, häufig vom Sinus-P differente P-Welle
- nachfolgender QRS-Komplex meist normal wie im Sinusimpuls konfiguriert
- PQ-Zeit normal oder verlängert, gelegentlich Schenkelblockbild des QRS-Komplexes oder Blockierung des Impulses im AV-Knoten (blockierte Vorhofextrasystole; ▶ Abb. 19.35, ▶ Abb. 19.36, ▶ Abb. 19.37 und ▶ Abb. 19.38)

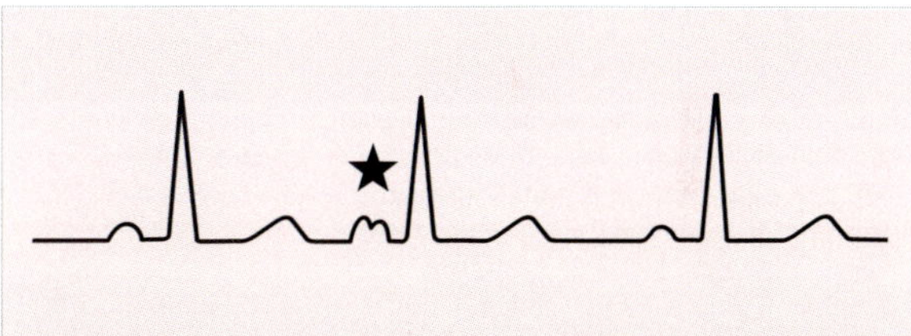

Abb. 19.35 Vorhofextrasystole. Vorzeitige P-Welle (*) mit normalem QRS-Komplex.

Junktionale Extrasystolen

Die **EKG-Kriterien** von junktionalen Extrasystolen sind:
- vorzeitig einfallende QRS-Komplexe mit einer Morphologie, die mit dem Sinus-QRS identisch ist (▶ Abb. 19.39)
- obere junktionale Extrasystole: negative P-Welle in II, III und aVF mit verkürzter PQ-Zeit vor normal konfiguriertem QRS
- mittlere junktionale Extrasystole: P-Welle im normal konfiguriertem QRS
- untere junktionale Extrasystole: negative P-Welle in II, III und aVF unmittelbar nach normal konfiguriertem QRS

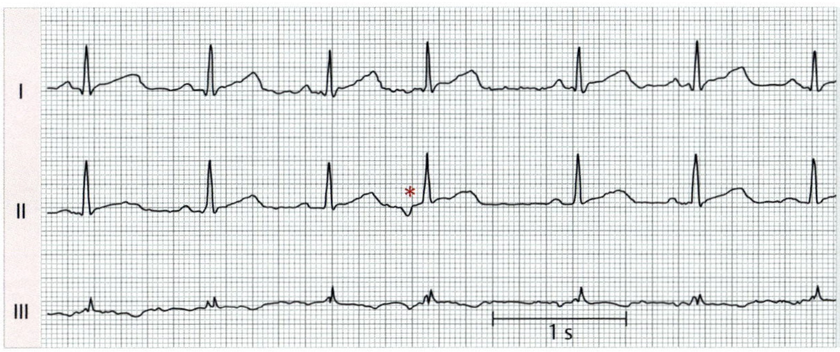

Abb. 19.36 Vorhofextrasystole gefolgt von einem normal konfigurierten QRS-Komplex (roter *).

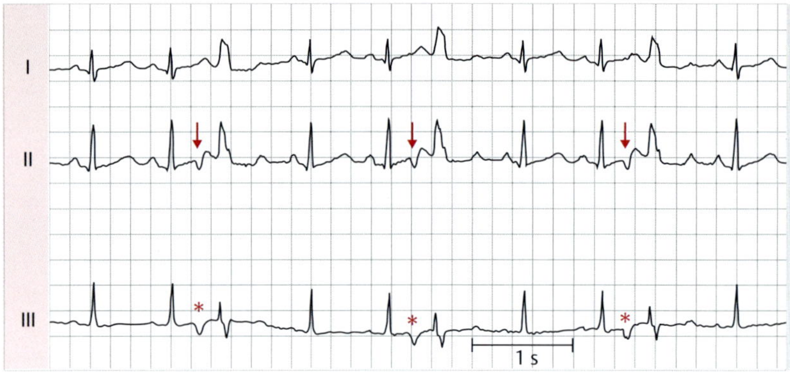

Abb. 19.37 Vorhofextrasystolen mit schenkelblockartiger Deformierung der QRS-Komplexe. Die vorzeitigen P-Wellen (*) sind in der ST-Strecke eindeutig zu identifizieren (Pfeile). Somit eindeutige Diagnose einer supraventrikulären Extrasystolie – keine ventrikuläre Extrasystolie, da die Herzrhythmusstörung ursächlich vom Vorhofgewebe ausgeht.

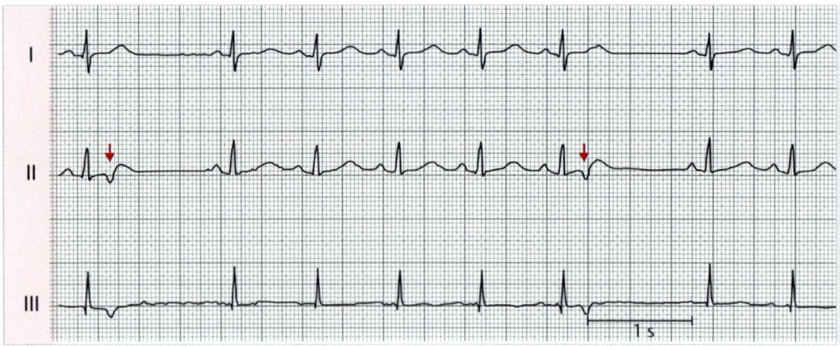

Abb. 19.38 Vorhofextrasystolen (Pfeile) mit Leitungsblock im AV-Knoten (sog. „blockierte" Vorhofextrasystolen).

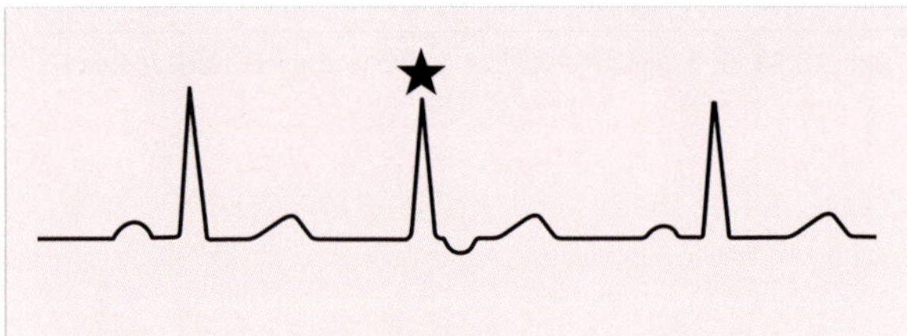

Abb. 19.39 Junktionale Extrasystole. Dem vorzeitig einfallenden QRS-Komplex (*) geht keine P-Welle voraus. Die Morphologie des QRS-Komplexes ist mit der im Sinusrhythmus identisch – als Ursprungsort kommen somit nur der AV-Knoten bzw. das HB infrage – ein junktionaler Ursprung.

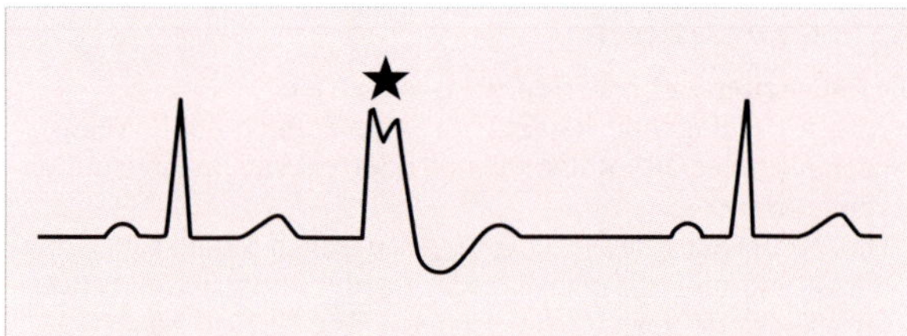

Abb. 19.40 Ventrikuläre Extrasystole. Der vorzeitig einfallende QRS-Komplex (*) ist deformiert und ohne vorangehende P-Welle – es liegt eindeutig ein ventrikulärer Ursprung vor.

Ventrikuläre Extrasystolen

Die **EKG-Kriterien** von ventrikulären Extrasystolen sind:

- vorzeitige einfallende QRS-Komplexe mit einer vom Sinus-QRS unterschiedlichen Morphologie (▶ Abb. 19.40), Ursprung unterhalb der Bifurkation des HB
- QRS-Komplex deformiert und verbreitert, ST-Strecke und T-Welle abnorm und diskordant (▶ Abb. 19.40), keine vorangehende P-Welle
- meist keine retrograde Vorhoferregung, somit keine Depolarisation des Sinusknotens (kein Reset) mit voll kompensatorischer Pause (s. u.)
- bei Reentry-Mechanismus fixe Kupplung der Extrasystolen an den vorangehenden QRS-Komplex
- bei Ursprung der Extrasystolen aus dem rechten Ventrikel: typischerweise LSB-Muster (▶ Abb. 19.41)
- bei Ursprung aus dem linken Ventrikel: typischerweise Rechtsschenkelblockmuster (▶ Abb. 19.42)

Nach der Abfolge bzw. der Anzahl der Normalschläge und der Extrasystolen ergibt sich die folgende Terminologie für supraventrikuläre wie auch ventrikuläre Tachyarrhythmien:

- **Bigeminus**: 1 Normalschlag, 1 Extrasystole, 1 Normalschlag, 1 Extrasystole, usw. (▶ Abb. 19.43)
- **Trigeminus**: 2 Normalschläge, 1 Extrasystole, 2 Normalschläge, 1 Extrasystole, usw. (▶ Abb. 19.44)
- **Couplet**: 2 Extrasystolen in Folge (▶ Abb. 19.45)
- **Triplet**: 3 Extrasystolen in Folge (▶ Abb. 19.46); man spricht ab jetzt von einer nicht anhaltenden Tachykardie
- **Tachykardie**: > 3 Extrasystolen in Folge
  - **nicht anhaltende Tachykardie**: < 30 s Dauer
  - **anhaltende Tachykardie**: > 30 s Dauer oder hämodynamische Instabilität

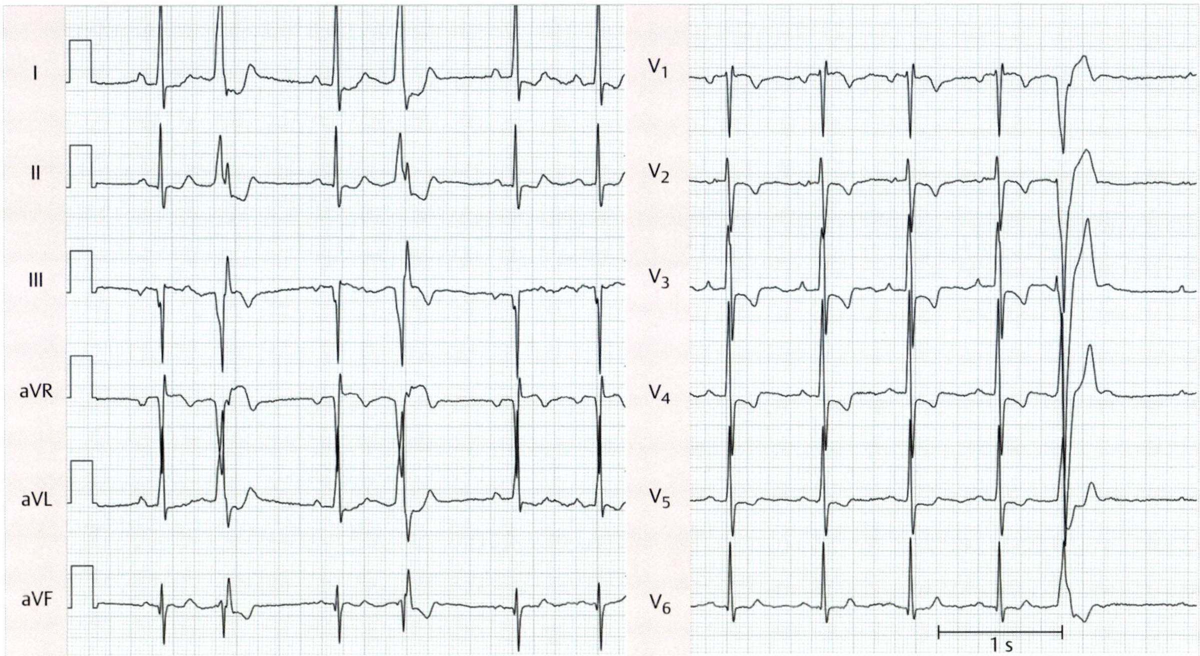

Abb. 19.41 Ventrikuläre Extrasystolie. Die ventrikulären Extrasystolen weisen einen Linkstyp sowie ein LSB-Muster als Hinweis auf einen Ursprung aus dem rechten Ventrikel auf (s. Text) (Ableitungsgeschwindigkeit 25 mm/s).

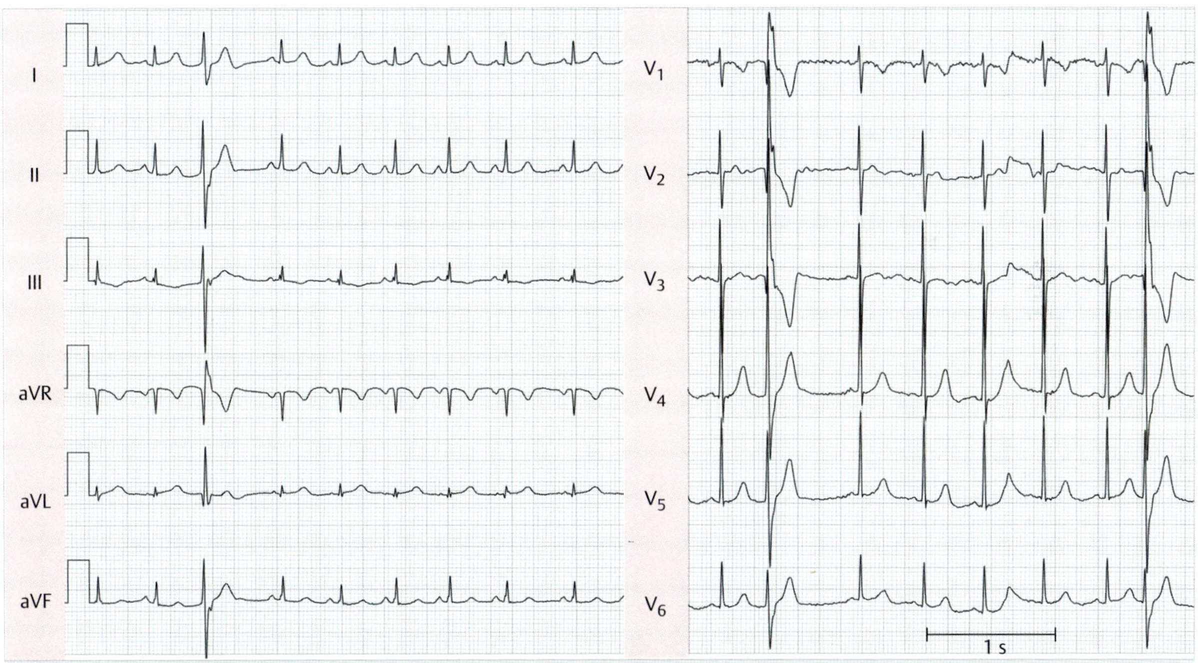

Abb. 19.42 Ventrikuläre Extrasystolie. Die ventrikulären Extrasystolen weisen einen überdrehten Linkstyp sowie ein RSB-Muster als Hinweis auf einen Ursprung aus dem apexnahen linken Ventrikel auf (s. Text) (Ableitungsgeschwindigkeit 25 mm/s).

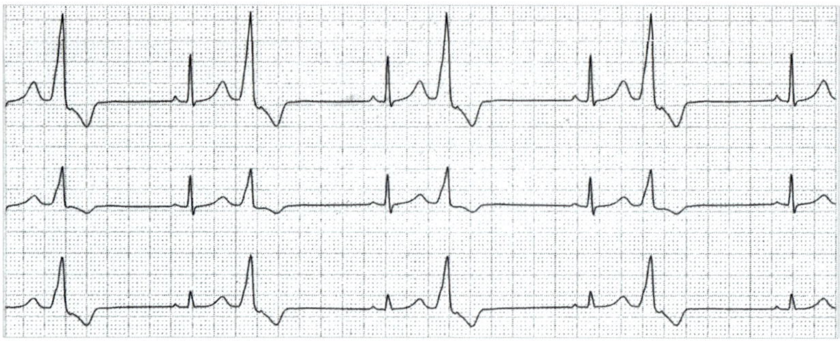

Abb. 19.43 Ventrikulärer Bigeminus. Auf jeden Normalschlag folgt eine Extrasystole.

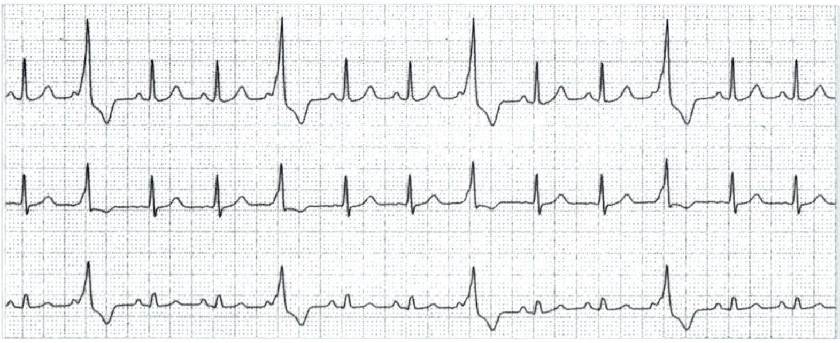

Abb. 19.44 Ventrikulärer Trigeminus. Nach jeweils 2 Normalschlägen folgt eine Extrasystole.

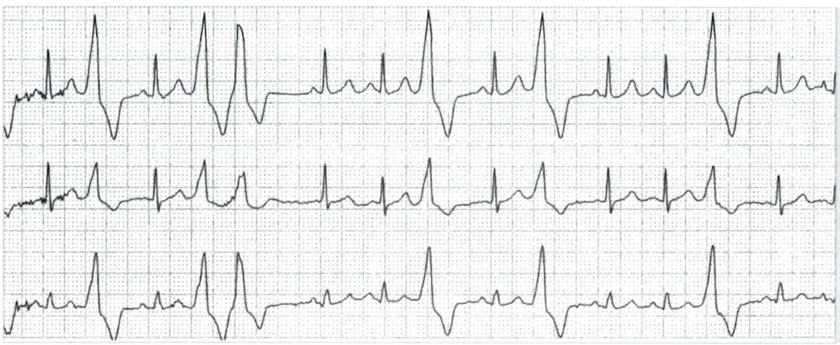

Abb. 19.45 Ventrikuläres Couplet (Pärchen). 2 Extrasystolen in Folge.

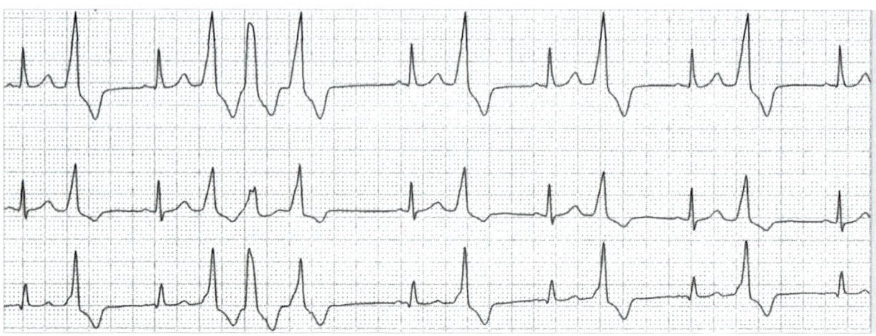

Abb. 19.46 Ventrikuläres Triplet. 3 Extrasystolen in Folge = nicht anhaltende ventrikuläre Tachykardie. Die Extrasystolen weisen alle eine identische Morphologie auf. Es besteht eine uniforme bzw. monomorphe Extrasystolie bzw. Tachykardie.

Bei ventrikulären Extrasystolen unterscheidet man weiter wie folgt:

- **uniform bzw. monomorph**: identische QRS-Komplex-Morphologie der Extrasystolen (► Abb. 19.46)
- **multiform bzw. polymorph**: unterschiedliche Konfiguration der Extrasystolen (► Abb. 19.47)
- **kompensatorische Pause**: Durch die Extrasystole kommt es zu keinem Reset (Depolarisation) des physiologischen Erregungszentrums des Herzens (Sinusknoten). Das Intervall zwischen den beiden normalen QRS-Komplexen vor und nach der Extrasystole entspricht dem 2-fachen RR-Intervall (► Abb. 19.48).
- **nicht-kompensatorische Pause**: Es kommt zu einem Reset des physiologischen Erregungszentrums. Daraus resultiert ein RR-Intervall der QRS-Komplexe vor und nach der Extrasystole, welches kürzer als das 2-Fache des RR-Intervalls ist.
- **interponierte Extrasystole**: Die Extrasystole entsteht bei einem langsamen Grundrhythmus zwischen 2 QRS-Komplexen mit normalem Abstand. Es liegen kein Reset und keine Pause vor (► Abb. 19.48).

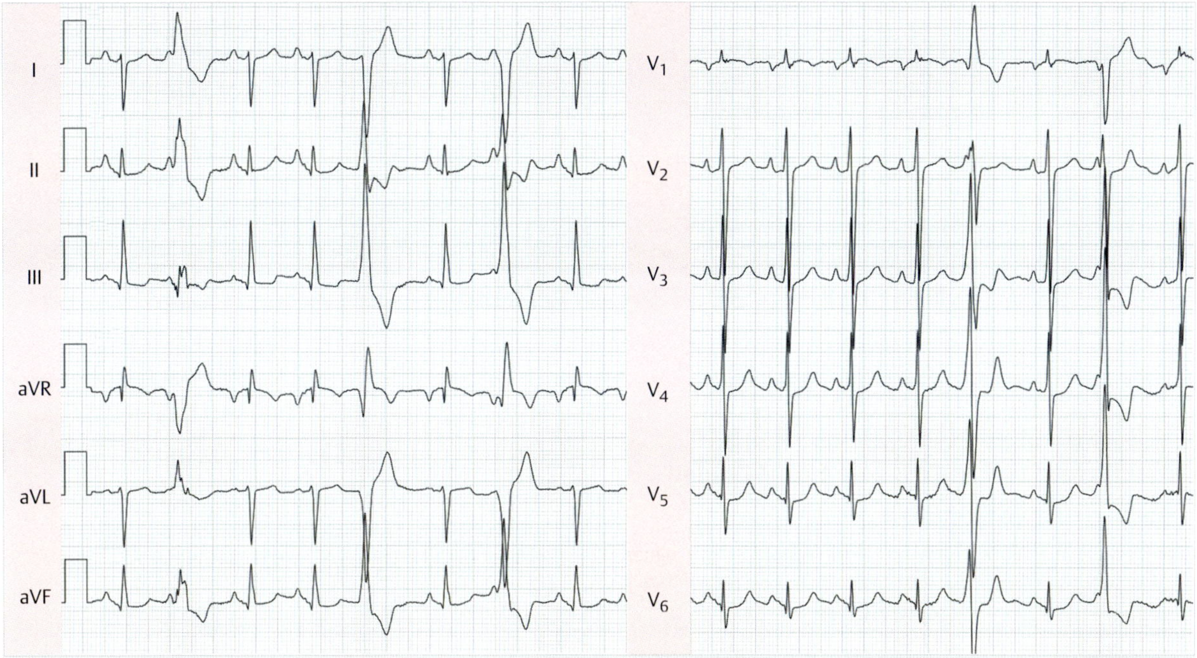

Abb. 19.47 Multiforme ventrikuläre Extrasystolen. Es liegen ventrikuläre Extrasystolen mit unterschiedlicher Morphologie der QRS-Komplexe vor (Ableitungsgeschwindigkeit 25 mm/s).

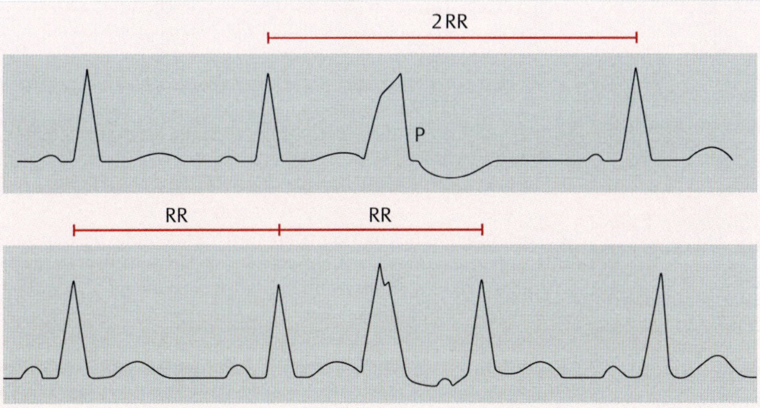

Abb. 19.48 Ventrikuläre Extrasystole. Ventrikuläre Extrasystole mit kompensatorischer Pause (oben): Es erfolgt durch die Extrasystole kein Reset des Sinusknotens. Somit ist der Abstand der QRS-Komplexe vor und nach der Extrasystole 2 × RR.
Interponierte ventrikuläre Extrasystole (unten): Die normale Impulsfolge des Sinusknotens ist nicht gestört.

Parasystolie

Es liegt eine ventrikuläre Extrasystolie aus einem Fokus in den Ventrikeln vor. Es besteht keine fixe Kupplung an den vorangehenden QRS-Komplex, stattdessen lässt sich zwischen den Extrasystolen ein gemeinsames Vielfaches des kürzesten Intervalls zwischen den Extrasystolen nachweisen (▶ Abb. 19.49).

Häufigkeit

Extrasystolen sind im Kindesalter auch bei Herzgesunden ein häufiger Befund im EKG sowie im Langzeit-EKG. Supraventrikuläre Extrasystolen und isolierte uniforme ventrikuläre Extrasystolen finden sich bei über 20 % herzgesunder Kinder aller Altersstufen [11], [45], [71].

Symptome

Extrasystolen sind häufig ein Zufallsbefund bei der Auskultation bzw. bei der EKG-Ableitung, da sie im Kindesalter selten Symptome verursachen.

Weiterführende Diagnostik

Für die weiterführende Diagnostik empfehlen sich folgende Verfahren:

- Langzeit-EKG (Quantifizierung)
- Echokardiografie (Anatomie, Funktion, Perikarderguss)
- Belastungs-EKG bei Kindern und Jugendlichen (Suppression der Extrasystolie?)
- evtl. Kardio-MRT (Myokarditis, Kardiomyopathie)

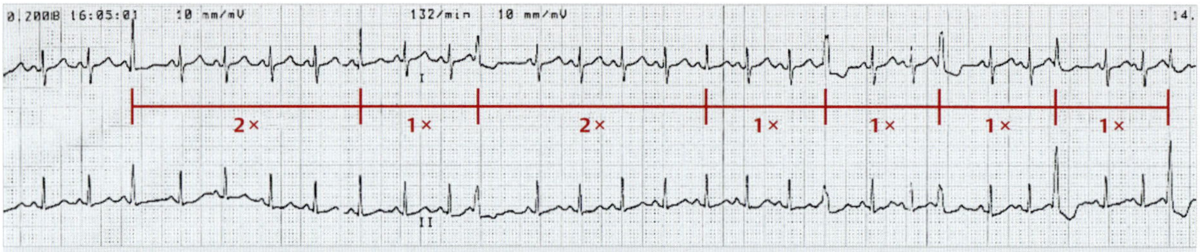

Abb. 19.49 Parasystolie. EKG eines 12-jährigen Mädchens mit häufigen ventrikukären Extrasystolen (*). EKG-Ableitungen I und II: ventrikuläre Extrasystolen, die in einem definierten Abstand bzw. einem einfachen Vielfachen davon einfallen, jedoch keine fixe Kopplung an den jeweils vorangehenden QRS-Komplex aufweisen (Ableitungsgeschwindigkeit 25 mm/s).

Supraventrikuläre Extrasystolen – Vorhofextrasystolen und junktionale Extrasystolen

Ursachen und Vorkommen

Eine Ursache für supraventrikuläre Extrasystolen kann häufig nicht gefunden werden. Bei Feten wie auch bei Neugeborenen mit häufigen Vorhofextrasystolen liegt üblicherweise ein mobiles Vorhofseptum vor. Bei älteren Kindern sind entzündliche Herzerkrankungen (Myokarditis) zu bedenken, selten sind Elektrolytstörungen die Ursache. Darüber hinaus können supraventrikuläre Extrasystolen nach chirurgischen Eingriffen an den Vorhöfen auftreten. Auch sollte eine Hyperthyreose ausgeschlossen werden.

Da bei Vorhofextrasystolen in der Regel der Sinusknoten erregt wird, kommt es zu hier einem Reset. Es resultiert eine postextrasystolische Pause, die nicht dem 2-Fachen des PP-Abstands entspricht (keine kompensierte postextrasystolische Pause; s. ▸ Abb. 19.35, ▸ Abb. 19.36, ▸ Abb. 19.37 und ▸ Abb. 19.38). Die PQ-Zeit der Vorhofextrasystolen ist in der Regel aufgrund der dekrementalen Leitungseigenschaften des AV-Knotens verlängert.

Klinik und Prognose

In der Regel verursachen supraventrikuläre Extrasystolen keine Symptome. Die Prognose von Vorhofextrasystolen wie auch von junktionalen Extrasystolen ist in der Regel gut. Bei den meisten Neugeborenen und Säuglingen ohne identifizierbare Ursache verschwinden diese spontan im Verlauf des 1. Lebensjahres. Ein Zusammenhang zu supraventrikulären Tachykardien ist eher die Ausnahme. Eine Therapieindikation besteht praktisch nicht [45].

Ventrikuläre Extrasystolen

Ursachen

Die Ursachen ventrikulärer Extrasystolen im Kindesalter umfassen:

- Elektrolytstörungen
- Medikamente
- entzündliche Herzerkrankungen
- angeborene Herzfehler (z. B. postoperative Fallot-Tetralogie)
- Kardiomyopathien
- Herztumoren

> **Merke**
>
> In der überwiegenden Zahl der Fälle ist bei Kindern mit ventrikulären Extrasystolen keine kardiale Grunderkrankung nachweisbar. Auch bestehen im Kindesalter meist keine Symptome.

Klinische Bedeutung

Bei der folgenden Befundkonstellation spricht man von einer benignen oder idiopathischen ventrikulären Extrasystolie:

- isolierte uniforme ventrikuläre Extrasystolen (auch häufig, zum Teil > 1/min. im Langzeit-EKG entsprechend > 1440/d)
- altersentsprechender Normalbefund des Oberflächen-EKG, QTc < 0,44 (bei Mädchen < 0,46)
- Suppression der Extrasystolie unter Belastung, Wiederauftreten in der Erholungsphase
- normale intrakardiale Strukturen, normale linksventrikuläre Pumpfunktion
- normales Kardio-MRT (nicht obligatorisch)

Bei einer idiopathischen ventrikulären Extrasystolie besteht keine Therapieindikation. Die Prognose ist gut, bei der überwiegenden Zahl der Kinder kommt es im Jugendalter zu einem Sistieren der ventrikulären Ektopie.

Multiforme ventrikuläre Extrasystolen (▸ Abb. 19.47) dagegen bedürfen der weiterführenden kinderkardiologischen/elektrophysiologischen Diagnostik. Gleiches trifft zu bei einer Zunahme der ventrikulären Extrasystolie unter Belastung.

Häufige ventrikuläre Extrasystolen bei einem angeborenen Herzfehler (z. B. Fallot-Tetralogie) können in Kombination mit anderen Risikofaktoren ein Hinweis für ein erhöhtes Risiko für einen plötzlichen Herztod sein [63].

Differenzialdiagnose

Die differenzialdiagnostische Abgrenzung einer Extrasystole zu einer Ersatzsystole ist wie folgt:

- Eine **Ersatzsystole** (atrial, junktional oder ventrikulär) erfolgt nach einem für das Lebensalter des Kindes physiologischen Intervall (s. Kap. 19.2, ▸ Tab. 19.3).
- Die **Extrasystole** erfolgt vorzeitiger als für den normalen Rhythmus zu erwarten.

19.7.2 Tachykardien

► **Definition.** Tachykarde Herzrhythmusstörungen sind durch eine paroxysmal oder chronisch-permanente Erhöhung der Vorhof- und/oder Kammerfrequenz gekennzeichnet. Sie beruhen auf verschiedenen pathologischen Mechanismen (meist ein Reentry, seltener gesteigerte Automatie und getriggerte Aktivität; s. o.) und werden in supraventrikuläre und ventrikuläre Tachyarrhythmien unterteilt.

Merke

M!

- **supraventrikuläre Tachykardie:** Anatomische Strukturen oberhalb der Bifurkation des HBEs sind an der Entstehung und Aufrechterhaltung der Arrhythmie wesentlich beteiligt.
- **Tachykardie:** > 3 konsekutive vorzeitige Tachykardieimpulse
- **anhaltende Tachykardie:** Dauer > 30 s und/oder hämodynamische Kompromittierung

► **Diagnostik.** Ziele der Diagnostik sind die Dokumentation, Identifikation und Bestimmung von Dauer und Häufigkeit der Tachykardien sowie deren Beziehung zu den klinischen Symptomen:
- Dokumentation der spontanen Tachykardie im Oberflächen-EKG
- EKG im Sinusrhythmus (Präexzitation?)
- 24-h-EKG (Herzfrequenzspektrum)
- Echokardiografie, evtl. Kernspintomografie (Anatomie und Funktion)
- evtl. Event-Recorder bei sporadischen Tachykardien

Supraventrikuläre Tachykardien

Die Kammerfrequenz der paroxysmalen supraventrikulären Tachykardien (SVT) im Kindesalter beträgt bei Säuglingen und Kleinkindern häufig > 220/min. Die QRS-Komplexe sind in 90 % normal konfiguriert. Ein funktioneller Schenkelblock ist bei einer supraventrikulären Tachykardie im Kindesalter selten.

Merke

M!

Eine Tachykardie mit verbreiterten oder deformierten QRS-Komplexen sollte im Kindesalter primär an einen ventrikulären Ursprung denken lassen und die entsprechende Diagnostik nach sich ziehen (s. Kap. Ventrikuläre Tachykardien)!

Häufigkeit

Die SVT ist die häufigste symptomatische Tachyarrhythmie bei Kindern, Jugendlichen sowie bei Patienten mit einem angeborenen Herzfehler. Die Prävalenz beträgt ca. 4 : 1000.

Klinik und Symptome

Klinisch unterscheidet man die paroxysmalen von den chronisch-permanenten Tachykardien. Pathophysiologisch kommt es bei den paroxysmalen Reentry-Tachykardien (z. B. SVT bei einer akzessorischen atrioventrikulären Leitungsbahn) durch die verkürzte diastolische Füllung bzw. durch den pathologischen Erregungsablauf in den Ventrikeln zu einer Verringerung des Herzzeitvolumens mit akuter Symptomatik der Herzinsuffizienz. Bei den chronisch-permanenten Tachykardien (z. B. fokale atriale Tachykardie) kann es aufgrund der permanent erhöhten Herzfrequenz zur Ausbildung einer Einschränkung der linksventrikulären Pumpfunktion mit dem Bild einer sekundären Tachykardie-induzierten Kardiomyopathie kommen.

Im Kindesalter richtet sich die klinische Symptomatik nach dem Alter des Kindes, der kardialen Anatomie sowie nach dem Typ der vorliegenden Tachykardie.

Bei einem ansonsten herzgesunden Säugling entwickelt sich bei einer paroxysmalen SVT mit einer Kammerfrequenz von mitunter > 250/min rasch eine Herzinsuffizienz.

Bei größeren Kindern und Jugendlichen sind Palpitationen das führende Symptom von paroxysmalen SVT, zum Teil auch Schwindel und Unwohlsein. Synkopale Ereignisse sind selten, kommen aber bei Kindern mit einem WPW-Syndrom vor und können ein Hinweis für einen drohenden plötzlichen Herztod sein. Kinder mit einer chronisch-permanenten SVT können eine ausgeprägte Herzinsuffizienz entwickeln.

Differenzialdiagnose

In den meisten Fällen erlaubt die Analyse der Morphologie der QRS-Komplexe im Oberflächen-EKG die Differenzierung einer SVT von einer ventrikulären Tachykardie. Die Identifikation von abnorm konfigurierten P-Wellen erlaubt die Abgrenzung von einer Sinustachykardie.

Differenzialdiagnostisch sind von den Tachykardien die beschleunigten Rhythmen (atrial, junktional und ventrikulär) zu trennen. Diese werden als ein Rhythmus mit einer Frequenz bis zu 120 % des aktuellen Basisrhythmus definiert.

Therapie

Therapie einer akuten SVT-Episode

Unter kontinuierlicher Überwachung der Vitalparameter und Sicherung der Atemwege sollte zunächst die zu behandelnde Tachykardie mit dem 12-Kanal-EKG dokumentiert werden. Eine Registrierung des EKG ist bei allen Interventionen dringend zu empfehlen. Ebenso sollte ein Defibrillator mit entsprechend großen Elektroden vorbereitet sein. Grundlage der meisten Interventionen bei einer paroxysmalen SVT ist die Tatsache, dass im Kindesalter der AV-Knoten überwiegend am Reentry-Circuit kritisch beteiligt ist und die SVT durch einen kurzfristig anhaltenden AV-Block terminiert werden kann; dagegen werden die primären atrialen Tachykardien (Vorhoftachykardien) durch den AV-Block demaskiert.

Prinzipiell kommen bei der Therapie der akuten SVT im Kindesalter physikalische Maßnahmen wie Vagus-Manöver, Antiarrhythmika sowie die externe Kardioversion/Defibrillation zum Einsatz (► Abb. 19.50). Die Vorgehensweise muss dabei nach dem klinischen Zustand des Kindes ausgerichtet werden [94].

Bei Tachykardien mit schlanken QRS-Komplexen (< 80 ms) erlauben die EKG-Analyse sowie die Anamnese bei fast allen Kindern eine sichere Differenzierung zwischen einer Sinustachykardie und einer SVT (► Abb. 19.50). Bei stabilen Kreislaufverhältnissen können vagale Manöver wie Auflegen eines Eisbeutels auf das Gesicht (Auslösen des Tauchreflexes bei Neugeborenen und Säuglingen) oder als Halskrawatte (bei Kindern), Karotis-Sinus-Massage und Valsalva-Manöver durchgeführt werden. Diese physikalischen Maßnahmen erfolgen mit dem Ziel einer akuten Erhöhung des Vagotonus und konsekutiv einer kurzfristigen Verlängerung der Refraktärzeit des AV-Knotens mit Terminierung der Tachykardie.

Medikament der 1. Wahl ist die intravenöse Applikation von **Adenosin**, welches einen kurz anhaltenden AV-Block bewirkt, sodass praktisch alle AV-Knoten-abhängigen Tachykardien terminiert werden können (► Tab. 19.4, ► Abb. 19.50, ► Abb. 19.51 und ► Abb. 19.52). Da die Ventrikelmuskulatur keine Adenosinrezep-

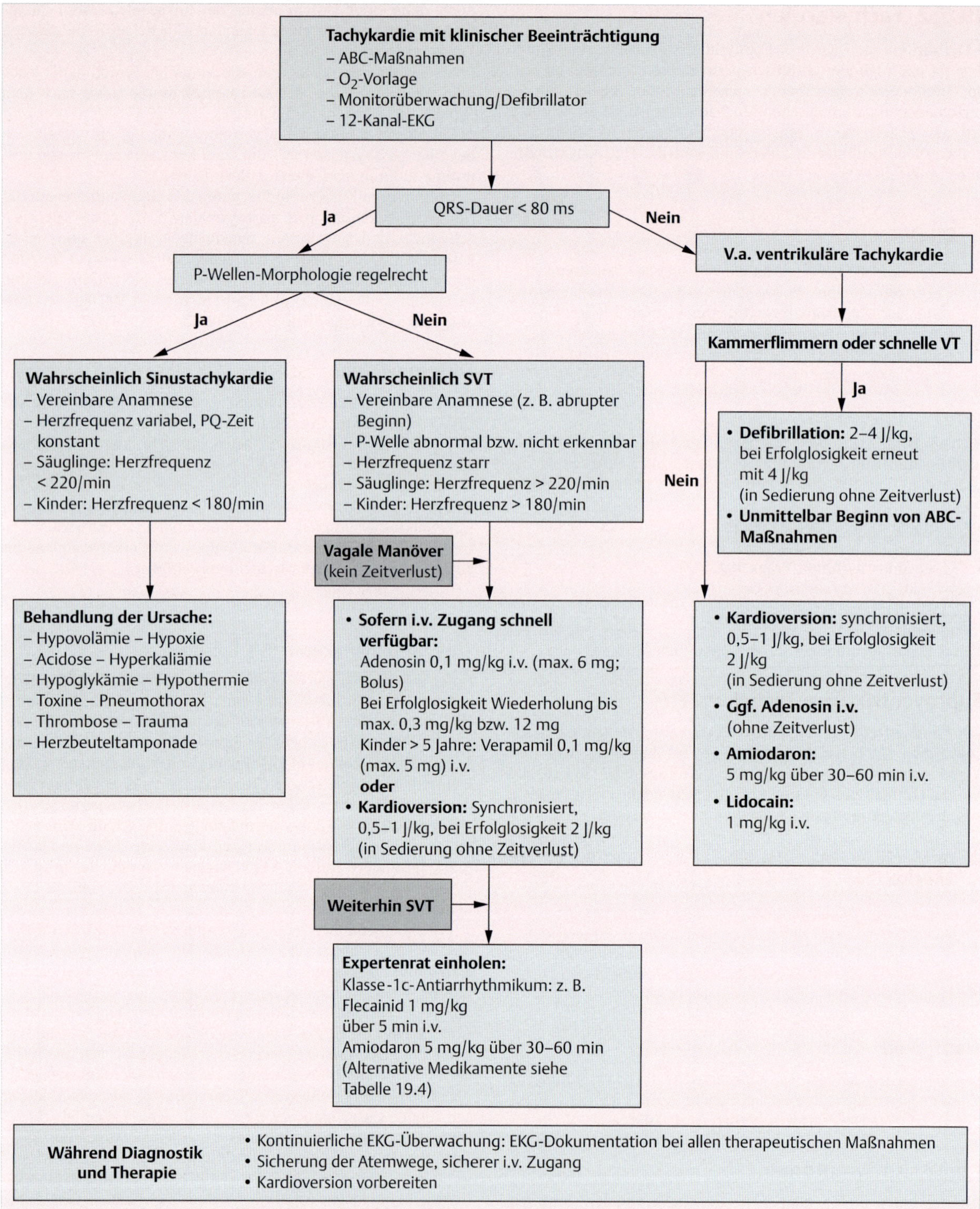

Abb. 19.50 Diagnostik und Therapie der SVT/VT im Kindesalter.

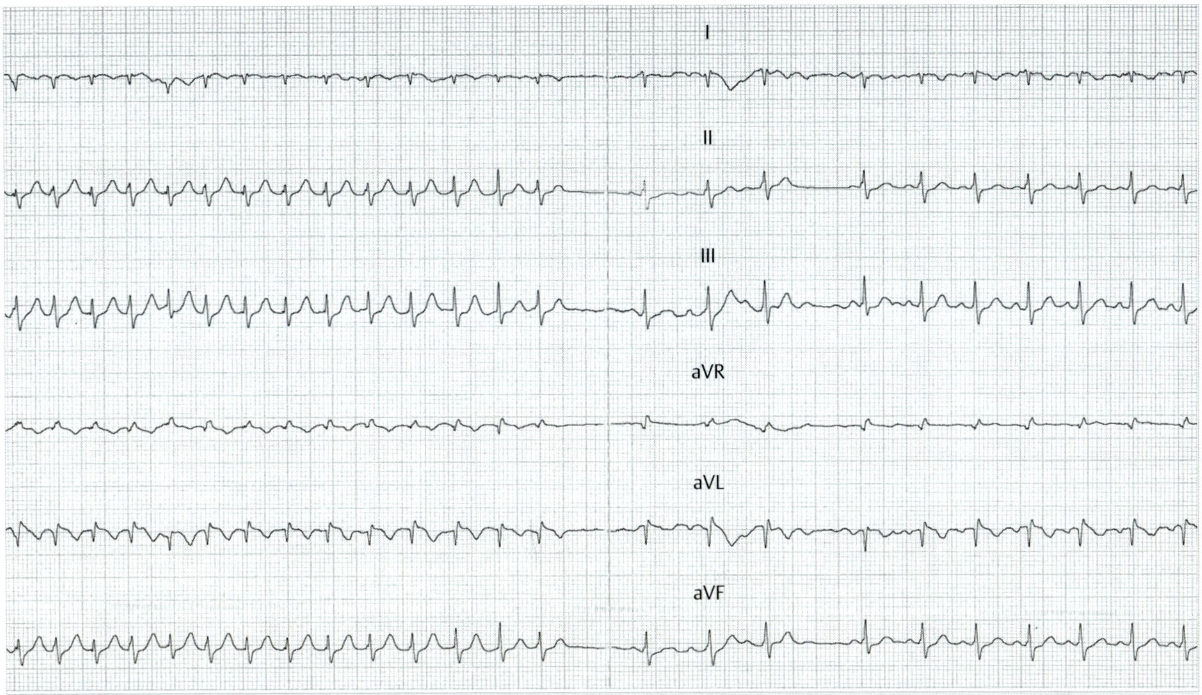

Abb. 19.51 EKG eines 2-jährigen Jungen mit einer SVT (Kammerfrequenz 190/min). Durch die intravenöse Applikation von Adenosin (0,1 mg/kg) wird die Tachykardie terminiert, anschließend besteht ein Sinusrhythmus (Ableitungsgeschwindigkeit 25 mm/s).

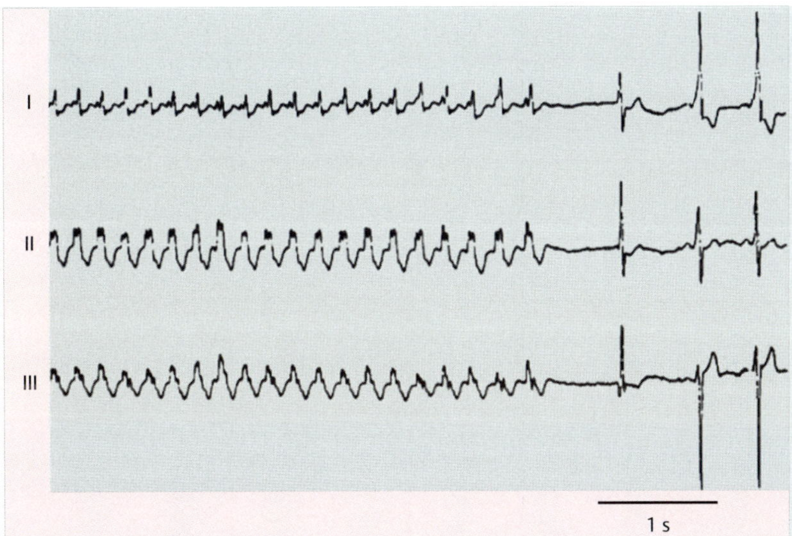

Abb. 19.52 EKG eines 14 Monate alten Kleinkinds mit breiten QRS-Komplexen. Durch die intravenöse Applikation von Adenosin (0,1 mg/kg) wird die Tachykardie terminiert, anschließend liegt ein junktionaler Ersatzschlag, gefolgt von einem Sinusrhythmus mit Präexzitation vor. Es lag somit eine SVT auf der Grundlage einer akzessorischen Leitungsbahn mit einem funktionellen Schenkelblock vor.

toren aufweist, ist die Adenosinapplikation nicht mit einer negativ inotropen Wirkung verbunden. Somit ist die Applikation auch bei klinischer Beeinträchtigung des Kindes erlaubt. Die initiale Dosierung beträgt 0,1 mg/kg, maximal 6 mg. Sofern kein Effekt eintritt, wird die Gabe in gesteigerter Dosierung (0,2 mg/kg, 0,3 mg/kg, maximal 12 mg) wiederholt (▶ Tab. 19.4; [91]).

Die Adenosinapplikation führt bei den primär atrialen Tachykardien zur Diagnose (▶ Abb. 19.53 und ▶ Abb. 19.54). Sofern die SVT persistiert oder nach Terminierung durch Adenosin rasch wieder auftritt, sollte der Einsatz eines Antiarrhythmikums mit einer längeren Halbwertszeit, z. B. Flecainid oder Amiodaron, erwogen werden (▶ Abb. 19.50, ▶ Tab. 19.4). In diesem Fall ist die Konsultation eines pädiatrischen Elektrophysiologen zu empfehlen.

Verapamil, ein Kalziumantagonist mit Wirkung auf den AV-Knoten aber auch auf die Ventrikelmuskulatur, ist ebenso effektiv wie Adenosin. Bei Neugeborenen, Säuglingen und Kleinkindern ist der intravenöse Einsatz wegen des Risikos der elektromechanischen Entkopplung absolut kontraindiziert (▶ Abb. 19.50, ▶ Tab. 19.4). Ebenso sollte Verapamil bei einer eingeschränkten Ventrikelfunktion nicht verabreicht werden.

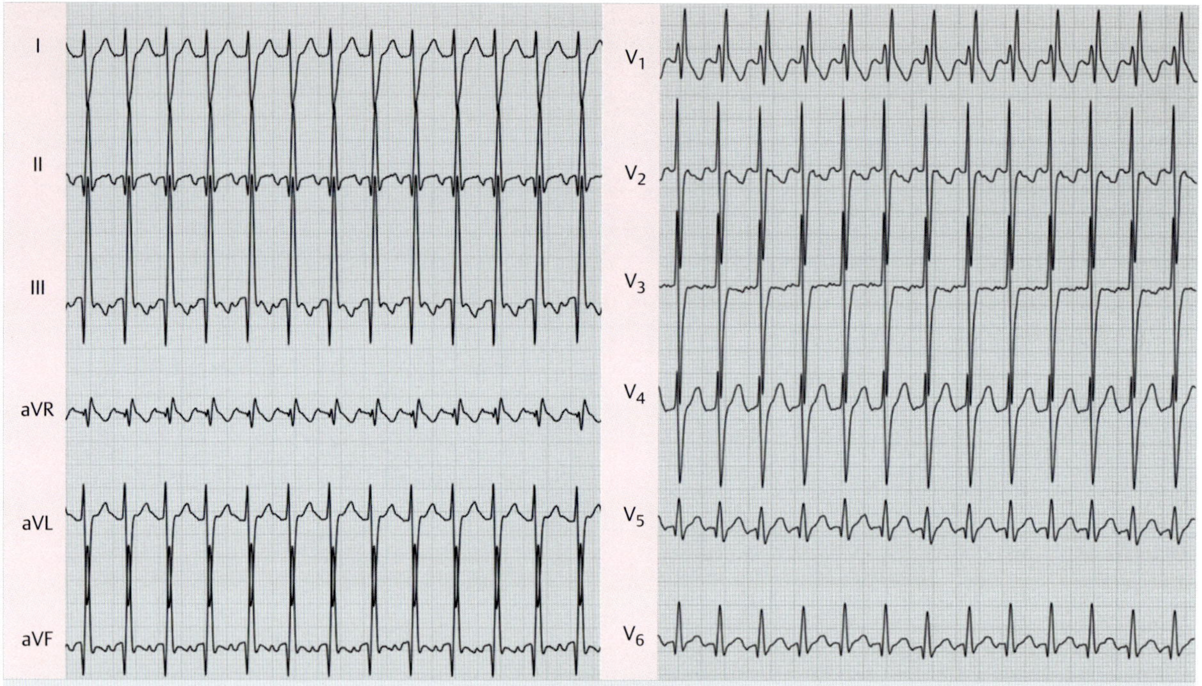

Abb. 19.53 SVT. EKG eines 6 Monate alten Säuglings nach anatomischer Korrektur einer d-Transposition der großen Arterien (Kammerfrequenz von 164/min). Aufgrund der P-Wellen-Morphologie in den inferioren Ableitungen besteht der Verdacht auf Vorhofflattern mit 2 : 1-AV-Block.

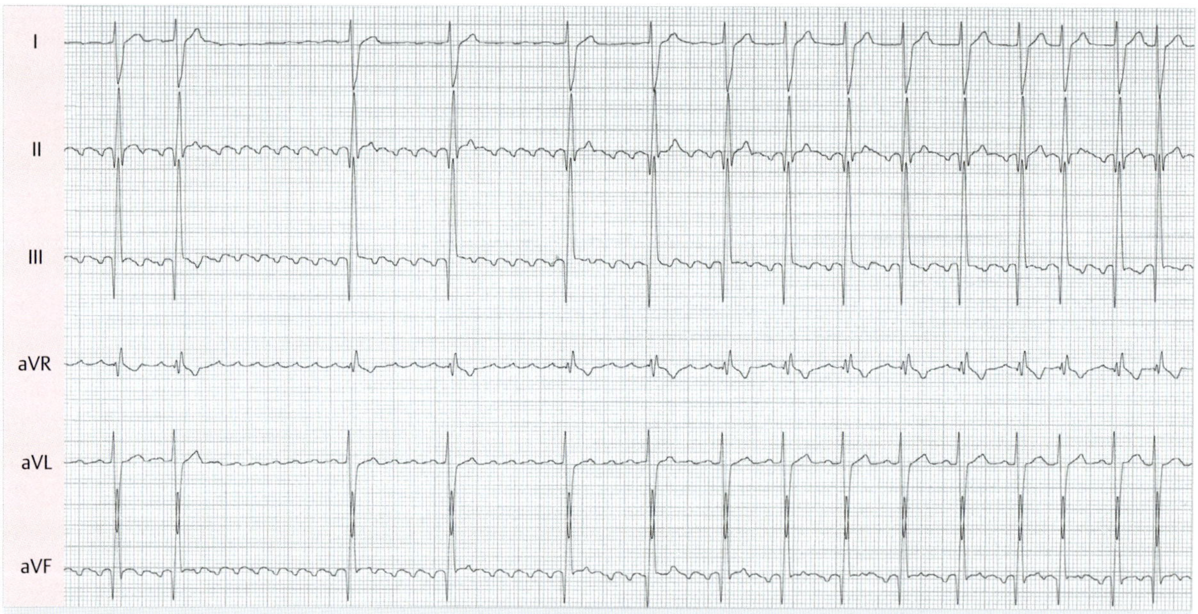

Abb. 19.54 Identischer Patient wie in ▶ Abb. 19.53. Nach Adenosinapplikation (0,1 mg/kg) wird das Vorhofflattern mit einer Frequenz von 330/min demaskiert.

Tab. 19.4 Medikamentöse Therapie der akuten Episode einer SVT mit regelmäßigen Abständen der QRS-Komplexe und hämodynamischer Stabilität (Auswahl; s. Text und ▸ Abb. 19.50; [94]).

Medikament	Dosis/Dauer der Therapie	Literatur
Adenosin	0,1–0,3 mg/kg i. v. als rascher Bolus; maximal 12 mg	[91]
Verapamil	Ab Schulalter*: 0,1 mg/kg, maximal 5 mg	[70]
Flecainid	1 mg/kg i. v.	[135]
Amiodaron	Initial 5 mg/kg i. v. über 20 min, Dauerinfusion 10 mg/kg × Tag, Bolus kann wiederholt werden	[110], [122]
Esmolol	Initial 0,1–0,5 mg/kg × min i. v., Dauerinfusion 50–200 µg/kg/min Cave: Hypotension	[26]

*Cave: nicht bei Neugeborenen und Säuglingen!

Tab. 19.5 Orale medikamentöse Dauertherapie/Anfallsprophylaxe einer SVT (Auswahl in alphabetischer Reihenfolge, ohne präferentielle Bewertung; s. Text und [94]).

Medikament	Dosierung	Literatur
Amiodaron	Erhaltungsdosis: 3–5 mg/kg in 1 ED	[89]
Betablocker	z. B. Propanolol 2 mg/kg in 3 ED	[102]
Flecainid	3–7 mg/kg in 2 ED	[99]
Propafenon	10 mg/kg in 3 ED	[57], [90]
dl-Solatol	2–6 mg/kg in 2 ED	[101], [26]
Verapamil	ab Schulalter*: 4–10 mg/kg in 3 ED	[121]
Digoxin*	0,2 mg/m² in 2 ED, in Kombination	

*Cave: nicht bei Präexzitationssyndrom

Tab. 19.6 SVT im Kindesalter (Übersicht).

Tachykardie-Mechanismus	Tachykardieform	Klinik
SVT auf der Grundlage einer akzessorischen Leitungsbahn	WPW-Syndrom, atrioventrikuläre Leitungsbahn	paroxysmale SVT (orthodrom und antidrom)
	permanente junktionale Reentry-Tachykardie (PJRT)	chronisch-permanente SVT (orthodrom)
	akzessorische Leitungsbahn vom Mahaim-Typ	paroxysmale SVT (antidrom)
SVT bei dualer AV-Knoten-Physiologie	AV-Knoten-Reentry-Tachykardie	paroxysmale SVT
gesteigerte Automatie	fokale atriale Tachykardie	chronisch-permanente SVT
	junktionale ektope Tachykardie	chronisch-permanente SVT
	multifokale atriale Tachykardie	intermittierend oder permanent
atriales Reentry	Vorhofflattern	intermittierend oder permanent
	intraatriale Reentry-Tachykardie (Narben-Reentry)	intermittierend oder permanent
	Vorhofflimmern	intermittierend oder permanent

Bei instabiler Kreislaufsituation erfolgt möglichst in Sedierung die **externe Kardioversion** im synchronisierten Modus mit 0,5–1 J/kg, bei Säuglingen und Kleinkindern mit pädiatrischen Flächenelektroden. Bei Erfolglosigkeit wird die Kardioversion mit 2 J/kg wiederholt. Bei einem frühen Rezidiv sollte entsprechend der Vorgehensweise nach Adenosintherapie (s. o.) der Einsatz eines Antiarrhythmikums mit einer längeren Halbwertszeit, z. B. Flecainid oder Amiodaron erwogen werden (▸ Abb. 19.50, ▸ Tab. 19.4). In diesem Fall ist ebenso die Konsultation eines pädiatrischen Elektrophysiologen zu empfehlen.

Prinzipien der Dauertherapie (Anfallsprophylaxe)

Nach einer anhaltenden symptomatischen Episode einer SVT sollte in Abhängigkeit vom Typ der Tachykardie sowie der individuellen Situation des Kindes (Alter, Symptomatik, kardiale Anatomie) die weitere Therapieplanung erfolgen. Ebenso sollte vor der Entscheidung der zur erwartende natürliche Verlauf berücksichtigt werden (s. u.).

Therapeutische Maßnahmen zur Tachykardieprävention beinhalten Antiarrhythmika sowie die Katheterablation des arrhythmogenen Substrats der Tachyarrhythmie. Des Weiteren ist eine Einweisung der Eltern bzw. des Patienten in die Durchführung von Maßnahmen zur Terminierung der Tachykardie wie z B. Valsalva-Manöver oder das Trinken von Eiswasser zu vorzunehmen.

Medikamentöse Therapie

Zur medikamentösen Dauertherapie werden bei SVT im Kindesalter Betablocker, Antiarrhythmika der Klasse Ic (Flecainid und Propafenon) sowie Substanzen der Klasse III (dl-Sotalol und Amiodaron) eingesetzt (▸ Tab. 19.5). Bei ungenügendem Therapieeffekt ist mitunter eine Kombinationstherapie, z. B. ein Betablocker in Kombination mit einem Klasse Ic-Präparat oder mit Amiodaron sinnvoll [38], [39], [102].

Tab. 19.7 Vergleich paroxysmaler vs. fokaler Tachykardien (s. Text).

	paroxysmale atrioventrikuläre Reentry-Tachykardie	chronisch permanente fokale SVT
Beginn und Ende	abrupt	Warm-up, Cool-down
Dauer der SVT	Minuten bis Stunden	typischerweise > 60 % des Tages
Herzfrequenz	eher konstant	variabel
Effekt von Antiarrhythmika	häufige Terminierung	Frequenzreduktion
Adenosin/Überstimulation/Kardioversion	Terminierung	keine Terminierung
Ablationstherapie	Erfolg ≥ 95 %	Erfolg ≥ 90 %

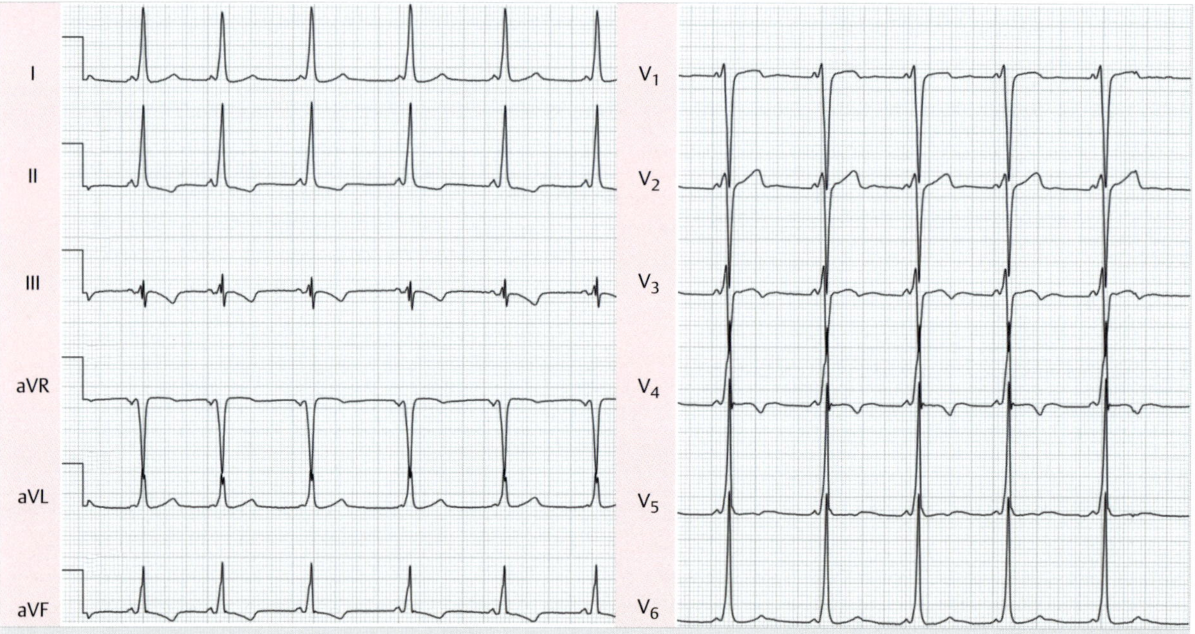

Abb. 19.55 Präexzitation. Typisches Muster der Präexzitation im Sinusrhythmus. Die PQ-Zeit ist verkürzt, der QRS-Komplex durch die initiale Deltawelle verbreitert (Ableitungsgeschwindigkeit 25 mm/s).

Formen

Die paroxysmalen SVT beruhen überwiegend auf einem Reentry-Mechanismus, die chronisch-permanenten überwiegend auf einer abnorm gesteigerten Automatie. Die einzelnen Tachykardieformen werden im Weiteren vorgestellt (s. u.). Übersichten sind in ▶ Tab. 19.6 sowie ▶ Tab. 19.7 dargestellt.

Supraventrikuläre Tachykardien auf der Grundlage akzessorischer Leitungsbahnen

Atrioventrikuläre Reentry-Tachykardie (AVRT) und Präexzitationssyndrom/WPW-Syndrom

Ursache und Definition

Akzessorische atrioventrikuläre Leitungsbahnen sind die häufigste Ursache der SVT im Kindesalter. Bei Vorliegen einer Delta-Welle im Oberflächen-EKG spricht man von einem **WPW-Muster** (▶ Abb. 19.55), in Kombination mit dem Auftreten von SVT von einem **WPW-Syndrom**. Die Diagnose einer Präexzitation erfolgt auf der Grundlage des Oberflächen-EKG [129]. Eine intermittierende Präexzitation ist bei Neugeborenen und Säuglingen wie auch im späteren Kindesalter nicht selten. Je nach Lage der akzessorischen Leitungsbahn und den Leitungseigenschaften des AV-Knotens und der Leitungsbahn kann die Präexzitation sehr diskret sein und nur in den mitt-präkordialen Ableitungen erkennbar sein. Bei Neugeborenen sind die folgenden Befunde auf eine Präexzitation hinweisend: PQ-Zeit < 100 ms, QRS-Komplex > 80 ms, kein Q in V_6 und ein überdrehter Lagetyp [97].

Die häufigste Tachyarrhythmie im Kindesalter ist die orthodrome atrioventrikuläre Reentry-Tachykardie (AVRT) mit antegrader Leitung über den AV-Knoten und retrograder Leitung über die akzessorische Leitungsbahn (▶ Abb. 19.56 und ▶ Abb. 19.57). Diese Tachykardieform ist die klassische Form der Reentry-Tachykardie (s. a. Tachykardiemechanismen).

Bei ca. 50 % der Kinder mit einer akzessorischen atrioventrikulären Leitungsbahn besteht keine antegrade Leitung im Sinusrhythmus, sodass keine Präexzitation vorliegt. In diesem Fall spricht man von einer akzessorischen Leitungsbahn mit „verborgener“ Leitung. In der Literatur wird für diese Patienten aufgrund des identischen elektrophysiologischen Mechanismus ebenso der Begriff „WPW-Syndrom“ verwendet.

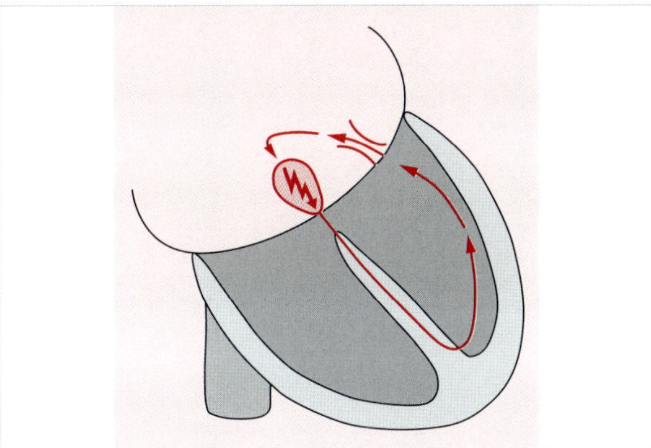

Abb. 19.56 Schema des Erregungsablaufs einer orthodromen SVT bei einer akzessorischen atrioventrikulären Leitungsbahn. Antegrade Erregung über den AV-Knoten, Erregungsausbreitung über das His-Purkinje-System, retrograde Leitung über die Leitungsbahn.

EKG

- Die SVT auf der Grundlage einer akzessorischen atrioventrikulären Leitungsbahn hat einen abrupten Beginn und ein abruptes Ende.
- Die QRS-Komplexe sind in der Regel schlank und normal konfiguriert (▸ Abb. 19.57).
- In der Tachykardie kann man den QRS-Komplexen nachfolgende P-Wellen erkennen.
- Das QP-Intervall beträgt > 70 ms (▸ Abb. 19.57).
- Der AV-Knoten ist kritischer Bestandteil des Reentry-Circuit: die Tachykardie kann durch Adenosinapplikation zuverlässig terminert werden.
- Im Sinusrhythmus findet sich eine Präexzitation oder es besteht eine akzessorische Leitungsbahn mit „verborgener“ Leitung (bei 50 % der Kinder mit akzessorischer Leitungsbahn). In diesem Fall ist das EKG im Sinusrhythmus normal.
- Aufgrund der Delta-Wellen-Polarität im Oberflächen-EKG im Sinusrhythmus ist eine Abschätzung der Lage der akzessorischen Leitungsbahn möglich.

Vorhofflattern und Vorhofflimmern können bereits bei Kindern und Jugendlichen mit einem WPW-Syndrom auftreten. Es besteht dabei das Risiko einer hochfrequenten atrioventrikulären Überleitung über die akzessorische Leitungsbahn auf die Ventrikel, mit Degeneration in Kammerflimmern und somit ein erhöhtes Risiko des plötzlichen Herztodes.

Da Digoxin in der Lage ist, die antegrade effektive Refraktärperiode der akzessorischen Leitungsbahn zu verkürzen und somit eine hochfrequente atrioventrikuläre Überleitung während Vorhofflattern und -flimmern begünstigen kann, ist der Gebrauch von Digoxin bei Patienten mit einem Präexzitationssyndrom in jeder Altersstufe kontraindiziert [129]. Verapamil sollte ebenfalls nicht zur Dauertherapie verabreicht werden, da es ebenso die Kammerfrequenz während Vorhofflattern und -flimmern erhöhen kann.

Natürlicher Verlauf und Therapieempfehlungen

Das Auftreten von SVT auf der Grundlage einer akzessorischen Leitungsbahn ist altersabhängig. Es bestehen Häufigkeitsgipfel im 1. Lebensjahr und im frühen Schulkindesalter mit deutlich unterschiedlichem Spontanverlauf [97]. Bei Neugeborenen und Säuglingen kommt es im Laufe des 1. Lebensjahres bei > 90 % der Patienten zu einem spontanen Sistieren der Tachykardien. Bei einem geringen Teil dieser Kinder kommt es im Grundschulalter zu einem Wiederauftreten der Tachykardien [97]. Im Gegensatz dazu wird ein spontanes Sistieren der SVT bei Schulkindern und Adoleszenten sehr selten beobachtet, sodass bei diesen Patienten auch im weiteren Leben supraventrikuläre Tachykardien auftreten. Bei Kindern und Jugendlichen mit einer Präexzitation besteht bei einer kurzen antegraden Refraktärzeit der Leitungsbahn zusätzlich ein erhöhtes Risiko des plötzlichen Herztodes.

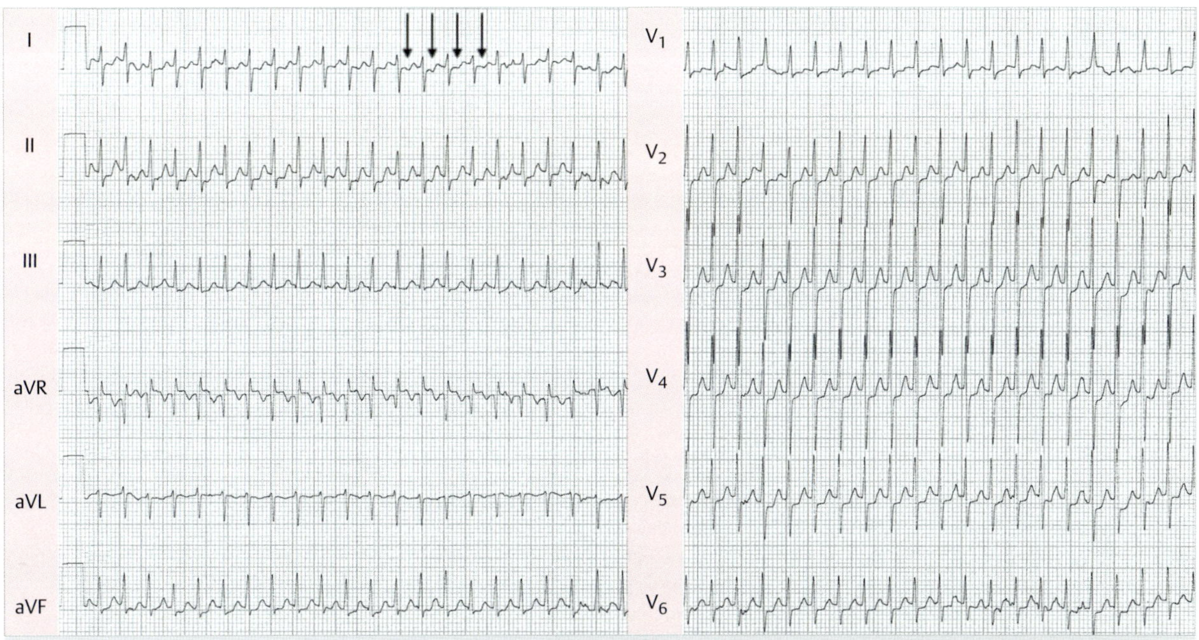

Abb. 19.57 SVT. EKG eines 6 Monate alten Säuglings mit einer akzessorischen atrioventrikulären Leitungsbahn (Kammerfrequenz 262/min). Die den QRS-Komplexen nachfolgenden (retrograden) P-Wellen (↓) sind eindeutig erkennbar (Ableitungsgeschwindigkeit 25 mm/s).

Therapie

In beiden Altersgruppen (Säuglingsalter sowie Kinder/Jugendliche) besteht nach einer ersten anhaltenden Tachykardieepisode ein signifikantes Wiederholungsrisiko. Da bei Säuglingen mehrheitlich ein spontanes Sistieren der SVT im Verlauf des 1. Lebensjahres zu erwarten ist, wird für dieses Lebensalter eine medikamentöse Therapie empfohlen [97]. Diese kann bei den meisten Säuglingen zum Ende des 1. Lebensjahres beendet werden. Eine Indikation zur Katheterablation des Tachykardiesubstrats besteht in dieser Altersklasse nur extrem selten.

Bei Kindern (> 5 Jahre) und Jugendlichen mit häufig auftretenden, symptomatischen Tachykardien auf der Grundlage akzessorischer Leitungsbahnen ist die Ablationstherapie als kausale Behandlungsmaßnahme aufgrund der hohen Sicherheit und Effizienz (Erfolgsrate > 95 % in Abhängigkeit von der Lokalisation der Leitungsbahn, AV-Block-Risiko < 1 %) in dieser Altersklasse heute eine sinnvolle Alternative zur langfristigen medikamentösen Therapie [68], [142].

Bei Patienten mit einem angeborenen Herzfehler und SVT auf der Grundlage einer akzessorischen Leitungsbahn ist die Katheterablation vor der chirurgischen Korrektur der sinnvollste Therapieansatz, sofern der Zugang zu den kritischen Bereichen des Herzens nach dem operativen Eingriff erschwert ist wie z. B. nach einer Fontan-Operation [16], [41].

Bei asymptomatischen Patienten mit einem Präexzitationsmuster im Ruhe-EKG und einer Persistenz der Deltawelle unter Belastung sowie einer permanenten Präexzitation im 24-h-EKG wird ab einem Alter > 8 Jahre eine elektrophysiologische Untersuchung zur Bestimmung der antegraden effektiven Refraktärperiode der akzessorischen Leitungsbahn zur Abschätzung des Risikos des plötzlichen Herztods empfohlen. Bei einer potenziell lebensbedrohlichen Gefährdung, definiert als das Vorliegen multipler akzessorischer Leitungsbahnen oder einer antegraden effektiven Refraktärperiode der akzessorischen Leitungsbahn < 240 ms, sollte eine Ablationsbehandlung durchgeführt werden, sofern aufgrund der Lokalisation der Leitungsbahn kein nennenswertes Risiko (z. B. AV-Block III°) besteht [20], [120].

In der ▸ Tab. 19.8 sind die Empfehlungen der Leitlinie der Deutschen Gesellschaft für Pädiatrische Kardiologie zur medikamentösen Therapie sowie zur Katheterablation bei SVT auf der Grundlage einer akzessorischen Leitungsbahn im Kindesalter zusammengestellt [97].

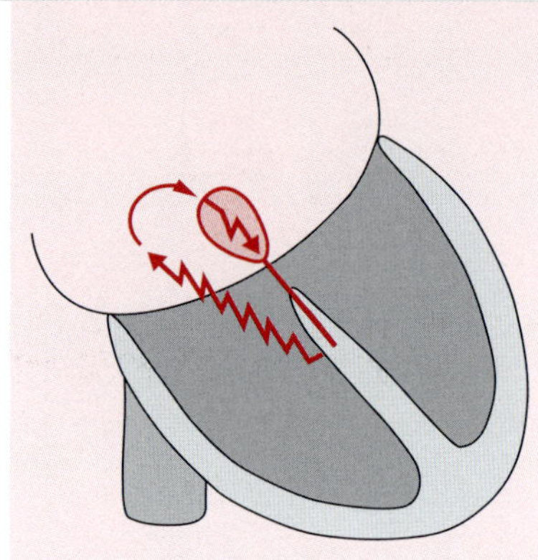

Abb. 19.58 Schema der permanenten Form der junktionalen Reentry-Tachykardie (PJRT). Antegrade Leitung über den AV-Knoten und das His-Purkinje-System, retrograde Leitung über eine posteroseptale akzessorische Leitungsbahn mit ausgeprägter Leitungsverzögerung.

Permanente Form der junktionalen Reentry-Tachykardie (PJRT)

Ursache und Definition

Diese Tachykardie beruht ebenfalls auf einer akzessorischen atrioventrikulären Leitungsbahn. Die PJRT entsteht durch einen Reentry-Mechanismus auf der Grundlage einer meist rechts posteroseptal lokalisierten akzessorischen atrioventrikulären Leitungsbahn mit dekrementalen Leitungseigenschaften (Leitungsverzögerung) und ausschließlich retrograder Leitung (▸ Abb. 19.58 und ▸ Abb. 19.59). Die Mehrzahl der Patienten wird im Säuglings- und Kleinkindalter klinisch auffällig.

Tab. 19.8 Therapieindikationen bei SVT auf der Grundlage einer akzessorischen Leitungsbahn und AVNRT (Quelle: [16], [94]).

Indikationsklasse	Medikamentöse Therapie	Ablationstherapie
I	rezidivierende, anhaltende symptomatische SVT	• WPW nach Reanimation • Synkope mit kurzer (≤ 240 ms) antegrader effektiver Refraktärperiode der akzessorischen Leitungsbahn bzw. kurzem RR-Intervall (≤ 240 ms) mit Präexzitation während Vorhofflimmern • rezidivierende SVT, Therapie-refraktär, eingeschränkte LV-Funktion oder hämodynamische Instabilität
IIa	rezidivierende, nicht anhaltende SVT, Herzfehler	SVT, Gewicht > 15 kg, als Alternative zu effektiver medikamentöser Therapie
		• SVT, geplante Herz-OP, erschwerter postoperativer Zugang (z. B. vor Fontan-Operation) • Präexzitation, keine SVT/Symptome, Persistenz der bei Belastung und im Langzeit-EKG, Alter > 8 Jahre, antegrade effektive Refraktärpriode der akzessorischen Leitungsbahn ≤ 240 ms oder multiple Leitungsbahnen, geringes Risiko eines AV-Blocks • WPW-Muster, LV-Dysfunktion • SVT, Alter < 5 Jahre (einschließlich Säuglinge), antiarrhythmische Therapie nicht effektiv oder Nebenwirkungen
IIb		SVT nicht-anhaltend, kein Vitium
III	• Präexzitation verschwindet bei Belastung • SVT nicht anhaltend, kein Vitium	• Präexzitation verschwindet bei Belastung, normale LV-Funktion • asymptomatische Präexzitation, Gewicht ≤ 15 kg bzw. Alter < 5 Jahre • SVT, effektive medikamentöse Therapie, Gewicht ≤ 15 kg bzw. Alter < 5 Jahre

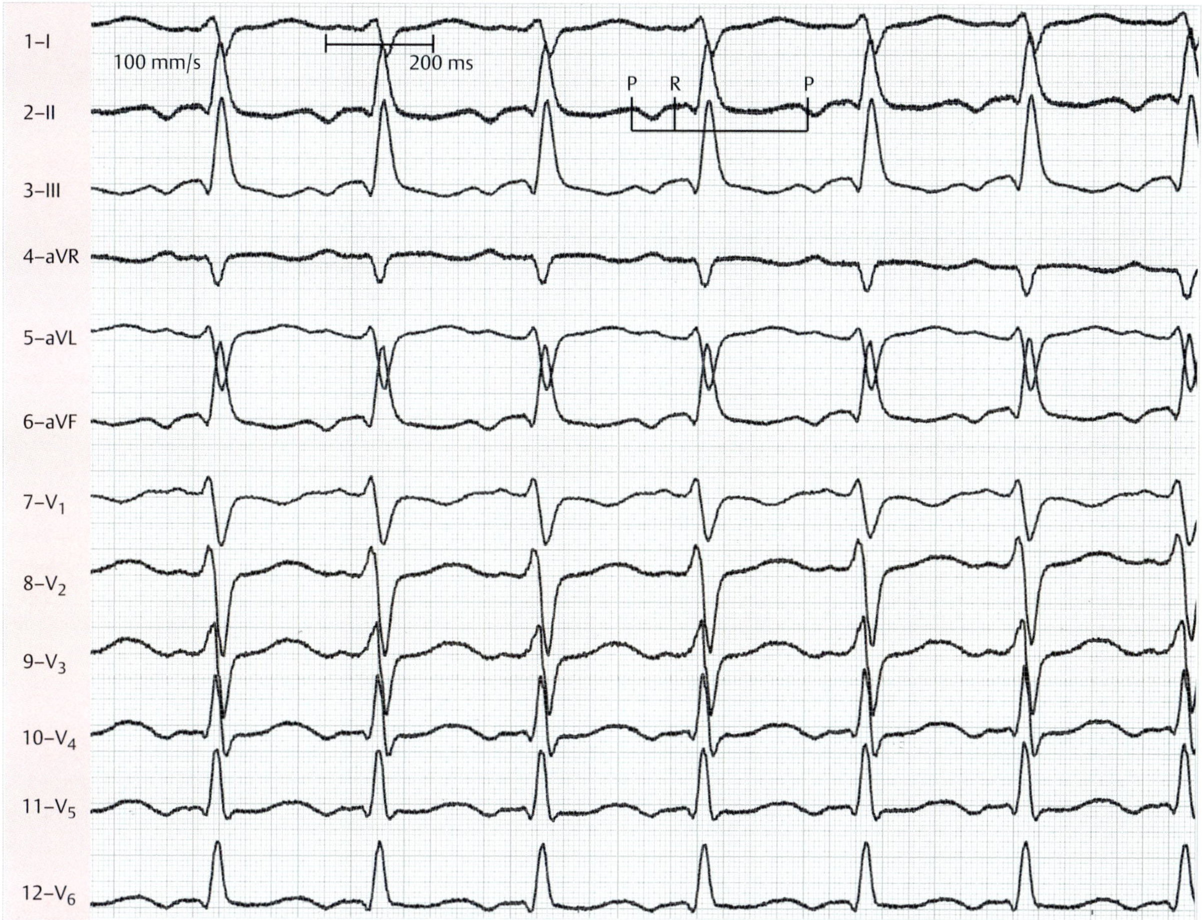

Abb. 19.59 PJRT. Kammerfrequenz 144/min, tief-negative P-Wellen in den Ableitungen II, III und aVF, die den QRS-Komplexen scheinbar vorangehen.

EKG

- SVT mit langem RP-Intervall: Das PR-Intervall ist kürzer als das RP-Intervall (Verhältnis PR/RP < 1). Man spricht auch von einer sog. Long-RP-Tachykardie.
- Die P-Wellen sind in den EKG-Ableitungen II, III, aVF tief-negativ sowie in Ableitung I isoelektrisch oder leicht positiv (▸ Abb. 19.59; [61], [73] und [139]).
- Herzfrequenzen zwischen 120 und 230/min.
- Im Langzeit-EKG liegt die PJRT typischerweise > 60 % der Zeit vor (chronisch-permanente Tachykardie).
- Im Sinusrhythmus ist das EKG normal.

Merke

M!

Die PJRT ist eine Blickdiagnose: Es liegt eine Tachykardie mit tief-negativen P-Wellen in den inferioren EKG-Ableitungen vor, welche den QRS-Komplexen scheinbar vorangehen (▸ Abb. 19.59).

- Die PJRT beruht auf einer meist rechts posteroseptalen akzessorischen Leitungsbahn mit ausschließlich retrograder Leitung und ausgeprägter Leitungsverzögerung (dekrementale Leitung).
- Die typische Morphologie der P-Wellen ist durch die Lokalisation der Leitungsbahn determiniert.
- Der AV-Knoten ist kritischer Bestandteil des Reentry-Circuits. Die Tachykardie kann durch Adenosinapplikation in der Regel kurz terminiert werden, beginnt aber häufig sofort wieder.

Es kann eine Einschränkung der linksventrikulären Pumpfunktion auftreten („Tachymyopathie"; ▸ Abb. 19.60).

Klinik und Therapie

Aufgrund der dekrementalen Leitungseigenschaften der atrioventrikulären Leitungsbahn besteht bei der PJRT typischerweise eine chronisch-permanente Tachykardie. Diese kann bei Fortbestehen über Monate und Jahre zu einer schweren Tachykardie-induzierten Kardiomyopathie mit ausgeprägter Herzinsuffizienz führen (▸ Abb. 19.60). Ein spontanes Sistieren der Tachykardie ist eher die Ausnahme [60], [61]. Eine medikamentöse Therapie ist häufig nur partiell wirksam. Die Katheterablation erlaubt eine kurative Therapie bei > 90 % der Kinder. Die Einschränkung der linksventrikulären Pumpfunktion ist in den meisten Fällen danach reversibel [60], [61].

Die Therapieempfehlungen für die chronisch-permanenten supraventrikulären Tachykardien sind in der ▸ Tab. 19.9 dargestellt.

Tab. 19.9 Therapieindikationen bei permanenter junktionaler Reentry-Tachykardie (PJRT) und fokaler atrialer Tachykardie (FAT; [94]).

Indikationsklasse	Medikamentöse Therapie	Ablationstherapie
I	chronisch-permanente und paroxysmale PJRT/FAT, erhöhtes Frequenzniveau, LV-SF < 30 %	• chronisch permanente PJRT/FAT, LV-SF < 30 %, Gewicht > 15 kg • PJRT/FAT, Therapie-refraktär oder Nebenwirkungen, LV-SF < 30 %
IIa	keine	• chronisch-permanente PJRT/FAT, Gewicht > 15 kg, Therapiealternative • geplante Herz-OP, erschwerter postoperativer Zugang
IIb	chronisch-permanente PJRT/FAT, erhöhtes mittleres Frequenzniveau, LV-SF > 30 %	
III	seltene Episoden einer PJRT/FAT, LV-SF > 30 %, keine Symptome	• PJRT/FAT, Gewicht < 15 kg, LV-SF > 30 % • seltene Episoden, normale Herzfrequenz, normale LV-SF

LV = linker Ventrikel, SF = Verkürzungsfraktion

Antidrome SVT und akzessorische Leitungsbahnen vom Mahaim-Typ

Ursache und Definition

Selten kommt es bei Kindern zum Auftreten einer **antidromen Tachykardie**. Hierbei läuft die Erregung im Gegensatz zur orthodromen supraventrikulären Tachykardie wie folgt: antegrade Erregungsleitung über die akzessorische Leitungsbahn, retrograde Leitung über das spezifische Reizleitungssystem (HB/AV-Knoten) oder über eine weitere Leitungsbahn (▸ Abb. 19.61).

EKG

Die EKG-Kriterien einer antidromen SVT sind:

- Tachykardie mit verbreiterten QRS-Komplexen und ausgeprägter Präexzitation (▸ Abb. 19.62)
- Typischerweise finden sich antidrome Tachykardien gehäuft bei Patienten mit einem angeborenen Herzfehler, wie z. B. der Ebstein-Anomalie der Trikuspidalklappe.
- Eine Sonderform der antidromen SVT liegt bei den atrioventrikulären Leitungsbahnen vom **Mahaim-Typ** vor. Diese akzessorischen Leitungsbahnen sind fast ausschließlich am Trikuspidalklappenannulus lokalisiert (▸ Abb. 19.61).

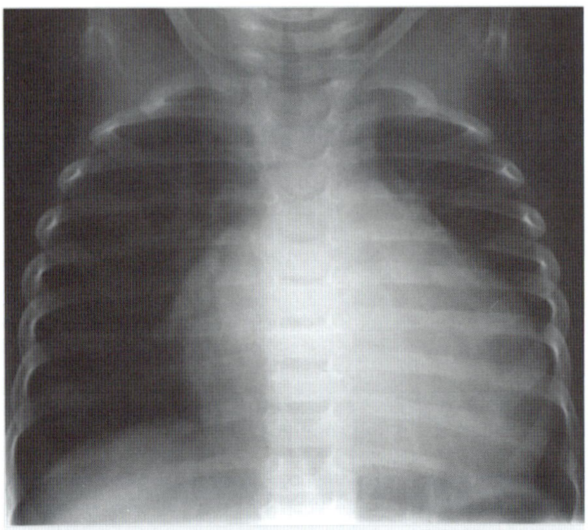

Abb. 19.60 PJRT. Röntgen-Thorax eines 8 Monate alten Säuglings. Es besteht eine massive Kardiomegalie bei einer tachykardieinduzierten Kardiomyopathie. Diese war nach einer effektiven medikamentösen Therapie komplett reversibel (s. Text).

Man unterscheidet atrioventrikuläre, atriofaszikuläre sowie nodoventrikuläre Mahaim-Fasern. Allen gemein ist es, dass sie elektrische Impulse ausschließlich antegrad leiten und wie der AV-Knoten eine Leitungsverzögerung verursachen.

- Tachykardie mit verbreiterten QRS-Komplexen mit einem überdrehten Linkstyp und einem LSB-Muster (▸ Abb. 19.63).

> **Merke**
>
> Bei der **antidromen Tachykardie** besteht eine ausgeprägte Präexzitation. Sie kommt häufig bei angeborenen Herzfehlern, multiplen akzessorischen Leitungsbahnen sowie akzessorischen Leitungsbahnen vom Mahaim-Typ vor. Differenzialdiagnostisch muss bei einer Tachykardie mit breitem Kammerkomplex eine ventrikuläre Tachykardie bedacht werden. Dies trifft besonders bei Patienten mit einem operierten angeborenen Herzfehler zu.

Zu den Therapieempfehlungen s. ▸ Tab. 19.8.

SVT ohne akzessorische Leitungsbahn

AV-Knoten-Reentry-Tachykardien

Ursache und Definition

Die AV-Knoten-Reentry-Tachykardie (AVNRT) ist die zweithäufigste Form von angeborenen supraventrikulären Tachykardien im Kindesalter. Es besteht eine funktionelle Längsdissoziation des AV-Knotens mit dualen, anatomisch separaten AV-Knotenleitungsbahnen, mit einem schnell leitenden Schenkel mit einer langen Refraktärzeit, und einem langsam leitenden Schenkel mit einer kurzen Refraktärzeit (▸ Abb. 19.64).

Die typische Form der AVNRT basiert auf einem Reentry-Circuit mit antegrader Erregung über den langsam leitenden Schenkel und schneller retrograder Erregung zu den Vorhöfen (slow-fast-Tachykardie; ▸ Abb. 19.64 und ▸ Abb. 19.65). Es kommt somit zur nahezu zeitgleichen Erregung von Kammern und Vorhöfen. Die P-Wellen sind daher in den QRS-Komplexen verborgen (▸ Abb. 19.65).

Klinisch empfinden die Patienten typischerweise während den paroxysmalen Tachykardieepisoden ein Klopfen im Hals, verursacht durch die Vorhofkontraktion gegen die geschlossenen AV-Klappen bei simultaner Vorhof- und Kammerkontraktion.

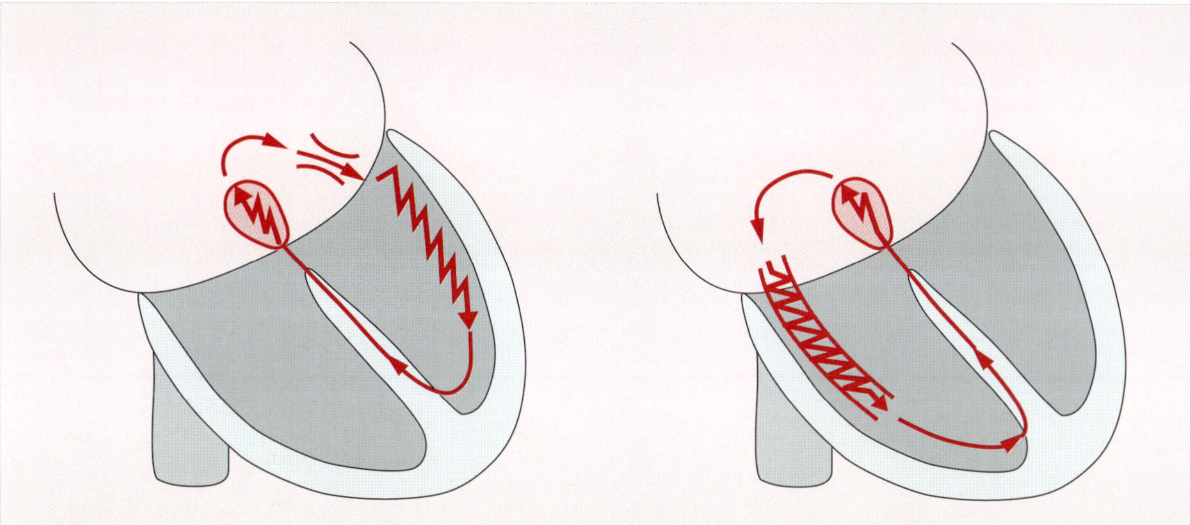

Abb. 19.61 Schema der antidromen SVT Über eine akzessorische Leitungsbahn (linke Seite) und antidrome SVT über eine Leitungsbahn vom Mahaim-Typ (rechte Seite; s. Text).

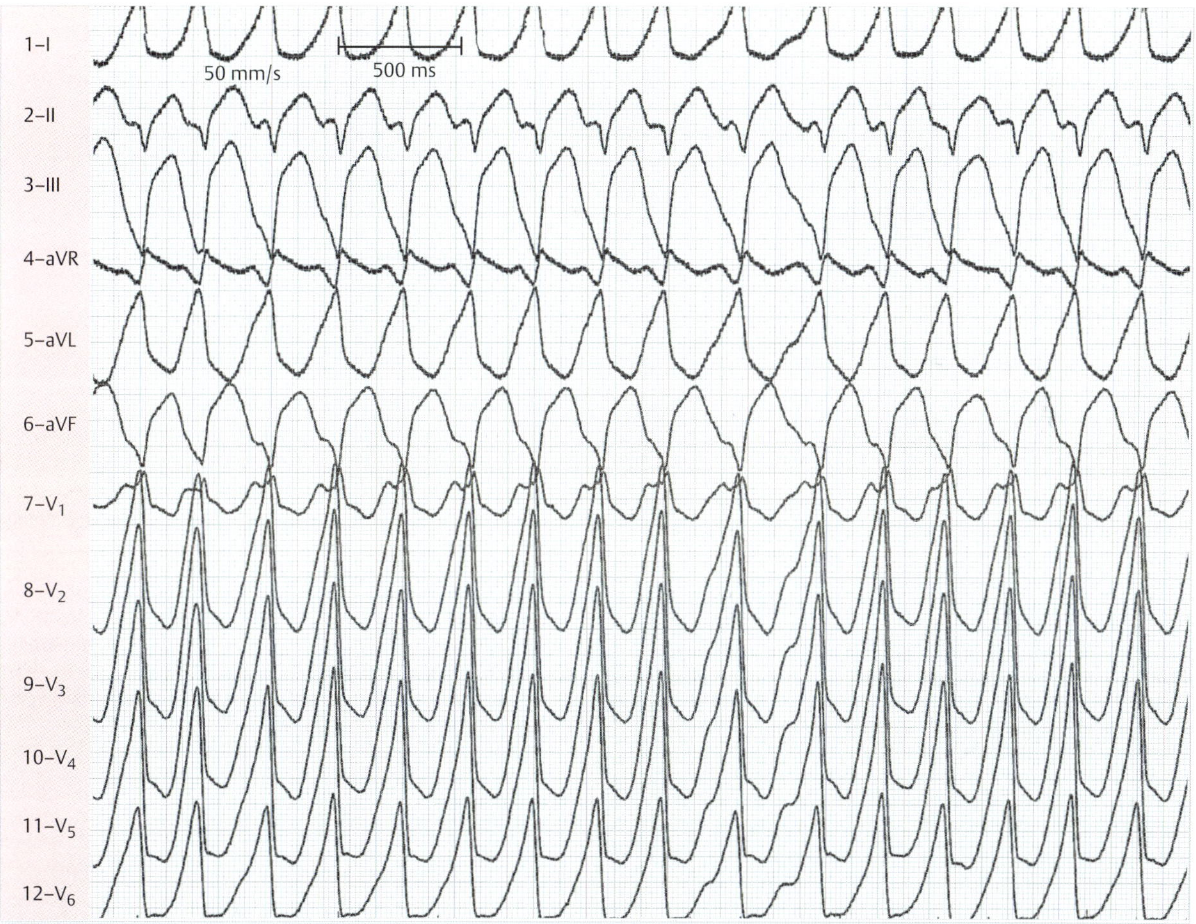

Abb. 19.62 Antidrome SVT. EKG eines 14-jährigen Mädchens mit einem WPW-Syndrom: Kammerfrequenz 250/min, maximale Präexzitation (s. Text).

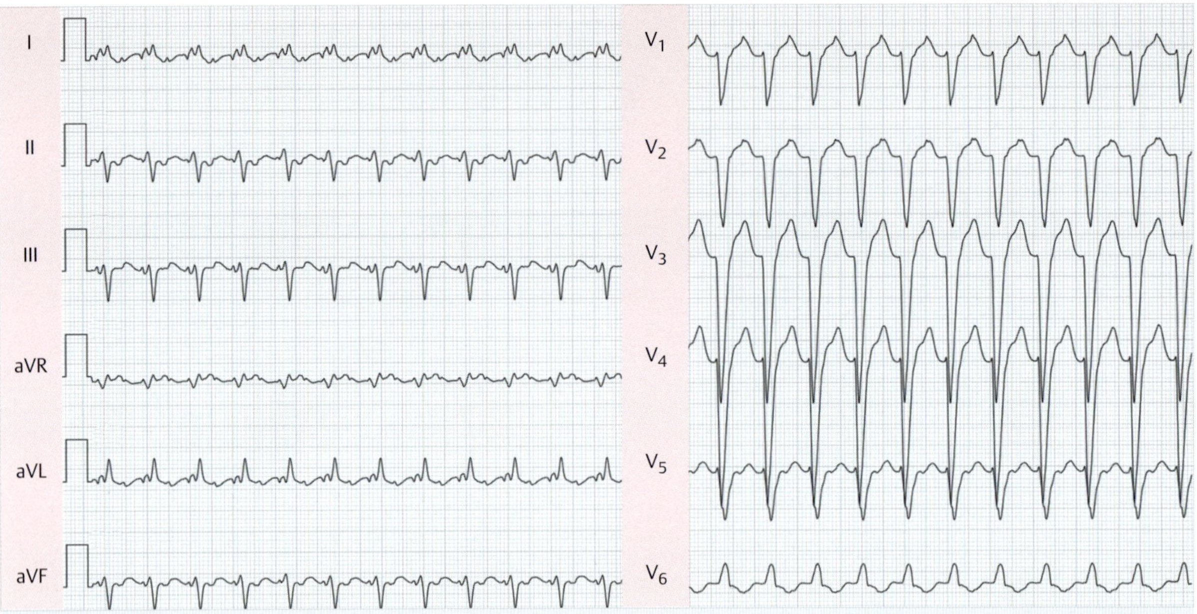

Abb. 19.63 Antidrome SVT über eine akzessorische Leitungsbahn vom Mahaim-Typ mit einer Kammerfrequenz von 140/min. Im EKG überdrehter Linkstyp, kompletter LSB, retrograde P-Wellen (Ableitungsgeschwindigkeit 25 mm/s).

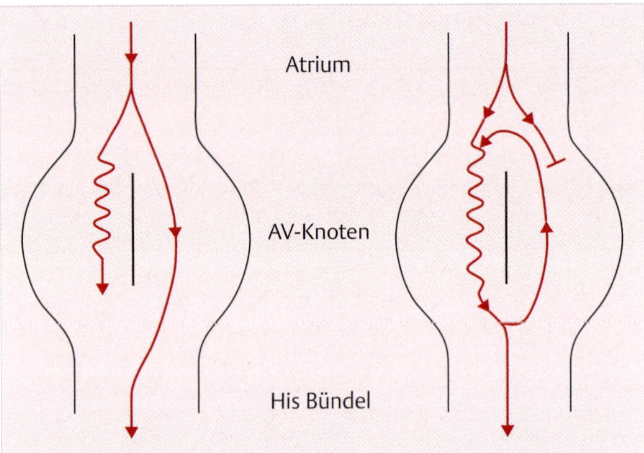

Abb. 19.64 Duale AV-Knoten-Physiologie. Es liegen 2 Leitungsschenkel mit unterschiedlichen elektrophysiologischen Eigenschaften vor: ein schnell leitender Schenkel mit einer langen Refraktärperiode und ein langsam leitender Schenkel mit einer kurzen Refraktärperiode.
Linke Seite: Im Sinusrhythmus findet die AV-Überleitung über den schnell leitenden Schenkel statt.
Rechte Seite: Bei einer Vorhofextrasystole ist der schnell leitende Schenkel refraktär. Die Leitung des Impulses erfolgt über den langsam leitenden Schenkel, mit Eintritt des Impulses in den unteren gemeinsamen Schenkel ist der schnell leitenden Schenkel leitungsfähig. Es kommt zur nahezu zeitgleichen Erregung des Ventrikels und der Vorhöfe. Es besteht eine „slow-fast"-Leitung, die typische Form der AV-Knoten-Reentry-Tachykardie.

EKG

- paroxysmale Tachykardie mit einem abrupten Beginn und einem abrupten Ende
- Die QRS-Komplexe sind in der Regel schlank und normal konfiguriert.
- In der Tachykardie kann man keine P-Wellen erkennen, da diese in den QRS-Komplexen verborgen sind (slow-fast-Tachykardie; ▸ Abb. 19.65).
- Der AV-Knoten ist kritischer Bestandteil des Reentry-Circuit: Die Tachykardie kann durch Adenosinapplikation zuverlässig terminiert werden.
- Das EKG im Sinusrhythmus ist normal. Bei einem schnell leitenden AV-Knoten kann die PQ-Zeit kurz sein.

Natürlicher Verlauf und Therapieempfehlungen

Typischerweise manifestiert sich die AV-Knoten-Reentry-Tachykardie nicht im Säuglingsalter, sondern bei Schulkindern und Jugendlichen. Die Tachykardieneigung besteht im weiteren Leben fort. Bei dieser Form der SVT besteht kein Risiko eines plötzlichen Herztodes.

Die Indikation zur Behandlung ergibt sich aus der Symptomatik und dem individuellem Leidensdruck der Patienten. Die Entscheidung zur medikamentösen Therapie vs. Katheterablation erfolgt auf individueller Basis (▸ Tab. 19.8). Bei sporadischem Auftreten und nur kurzen Tachykardie-Episoden kann – bei geringer oder fehlender Symptomatik – auf eine Dauertherapie komplett verzichtet werden.

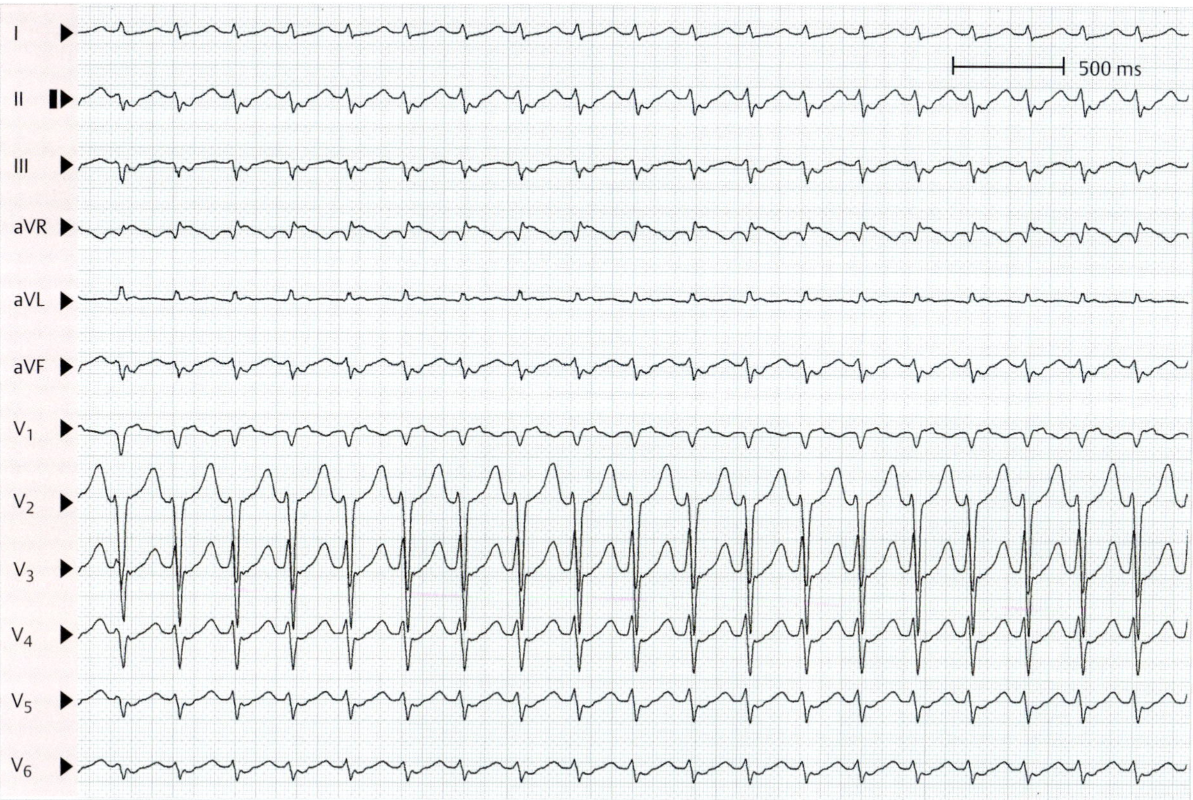

Abb. 19.65 AVNRT. AV-Knoten-Reentry-Tachykardie: Dauer der QRS-Komplexe 65 ms, Kammerfrequenz 171/min, keine P-Wellen identifizierbar.

Elektrophysiologische Untersuchung und Katheterablation (akzessorische Leitungsbahnen und AVNRT)

Die elektrophysiologische Untersuchung erfolgt mit dem Ziel der Klärung des Mechanismus der SVT. In gleicher Sitzung kann die Ablation des anatomischen Substrats, z. B. einer akzessorischen Leitungsbahn, durchgeführt werden. Für die elektrophysiologische Untersuchung werden multipolare Elektrodenkatheter am oberen rechten Vorhof, am HB, im rechten Ventrikel sowie im Koronarvenensinus positioniert (▶ Abb. 19.66). Dies kann heute unter Anwendung von nicht-fluoroskopischen Katheternavigationssystemen (z. B. LocaLisa bzw. NavX-System) nahezu ohne Durchleuchtung durchgeführt werden (▶ Abb. 19.67). Diese Systeme ermöglichen die Echtzeitdarstellung von Elektrodenkathetern innerhalb des Herzens, ohne den Einsatz von Röntgenstrahlung und mit dem Ziel einer drastischen Reduktion der Strahlenbelastung.

Durch die Ableitung des Oberflächen-EKGs und der intrakardialen Elektrogramme von den Elektrodenkathetern im Sinusrhythmus bei Präexzitation und während der durch programmierte Stimulation induzierten supraventrikulären Tachykardie kann der Erregungsablauf im Herzen registriert und der Mechanismus der Tachykardie geklärt werden.

Für die Katheterablation kommen 2 verschiedene Energieformen zum Einsatz: die Hochfrequenzstromenergie und die Kryoenergie.

Bei der **Hochfrequenzstromtechnik** erfolgt eine Erhitzung der Spitzenelektrode des Ablationskatheters durch Hochfrequenzstrom (500 Hz) im unipolaren Modus gegen eine indifferente Flächenelektrode. Bei festem Kontakt zwischen der Spitzenelektrode zum Vorhof- oder Kammermyokard wird durch die Energieabgabe eine Koagulationsnekrose des Gewebes induziert (▶ Abb. 19.68). Ein in die Katheterspitze integriertes Thermoelement erlaubt eine temperaturgesteuerte Energieabgabe und verhindert ein Überhitzen. In der Regel erfolgt die Energieabgabe über 30 Sekunden mit einer Zieltemperatur von 65 °C. Hauptrisiko der Hochfrequenzstromablation ist bei einem in der Nähe des AV-Knotens lokalisierten Substrat das Auftreten eines AV-Blocks.

Bei der **Kryoenergie** erfolgt die Induktion einer Nekrose des Zielgewebes mittels Vereisung. Spezifische Besonderheiten machen diese Technik für pädiatrische Patienten besonders attraktiv:

- Die **Kryoadhäsion**, das Anfrieren der Katheterspitze an das Endokard während des Kühlvorgangs, gewährleistet eine stabile Position des Ablationskatheters und verhindert eine Dislokation während der Ablation.
- Durch das **Kryomapping**, der Formation von reversiblen Läsionen, kann der Effekt der Energieapplikation getestet werden. Das Gewebe wird dabei für maximal 60 Sekunden auf −30 °C abgekühlt. Kommt es hierbei z. B. zu einem Verlust der Präexzitation im Oberflächen-EKG, wird eine Kryoablation mit einer Temperatur von −75 °C für die Dauer von 4 Minuten durchgeführt. Die Zahl permanenter Läsionen kann so deutlich vermindert werden. Bei einer Ablation in der Nähe des AV-Knotens lässt sich das Risiko des AV-Blocks abschätzen.

Die Kryoablationstechnik ist jedoch im Vergleich zum Hochfrequenzstrom deutlich zeitaufwendiger, Rezidive sind im Langzeitverlauf häufiger als nach Hochfrequenzstromablation. Hauptindikation für die Kryoablation sind daher Ablationen in der Nähe des AV-Knotens [32], [56].

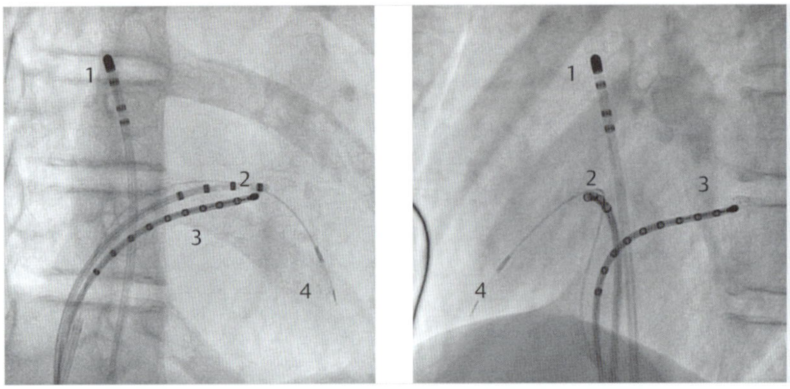

Abb. 19.66 Position der Elektrodenkatheter zu Beginn der elektrophysiologischen Untersuchung bei einer supraventrikulären Tachykardie. 4-poliger Ablationskatheter im oberen rechten Vorhof (1), 4-poliger His-Bündel-Katheter (2), 10-poliger Koronarvenensinuskatheter (3), 2-poliger rechtsventrikulärer Katheter (4). Linke Seite: 30° RAO-Ansicht, rechte Seite 60° LAO-Ansicht (vgl. ▸ Abb. 19.67).

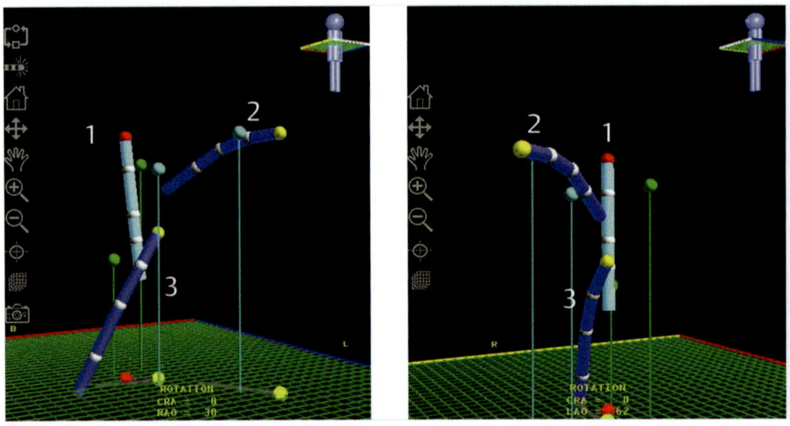

Abb. 19.67 Darstellung der Elektrodenkatheter mit dem nicht-fluoroskopischen Katheternavigationssystem LocaLisa: 4-poliger Ablationskatheter im oberen rechten Vorhof (1), 4-poliger HB-Katheter (2), 10-poliger Koronarvenensinuskatheter (3, nur proximale 4 Elektroden). Linke Seite 30° RAO-Ansicht, rechte Seite 60° LAO-Ansicht (vgl. ▸ Abb. 19.66).

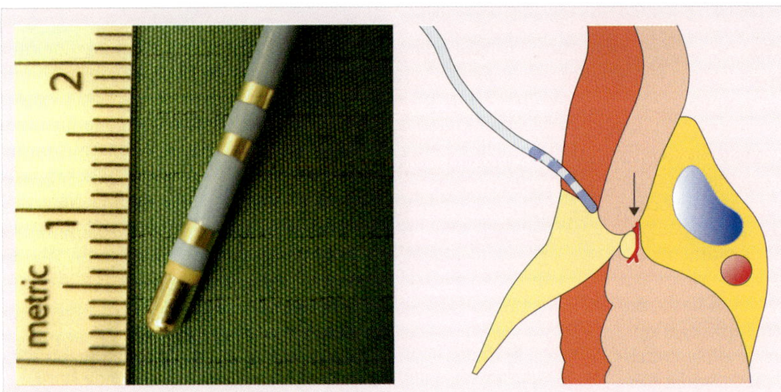

Abb. 19.68 Linke Seite: steuerbarer Mapping- und Ablationskatheter, 7F-Schaft, 4-mm-Spitzenlelektrode mit integriertem Thermoelement.
Rechte Seite: Schema der Hochfrequenzstromablation einer akzessorischen Leitungsbahn am Mitralklappenannulus.
Die Spitze des steuerbaren Mapping- und Ablationskatheters ist an der atrialen Insertionsstelle der akzessorischen Leitungsbahn positioniert (Pfeil; s. a. ▸ Abb. 19.69).

Ablation von akzessorischen atrioventrikulären Leitungsbahnen

Bei Kindern mit einer akzessorischen Leitungsbahn ist das Ziel der elektrophysiologischen Untersuchung die Lokalisierung der Leitungsbahn durch detailliertes Mapping am Trikuspidal- oder Mitralklappenannulus. Bei Präexzitation wird im Sinusrhythmus die früheste lokale ventrikuläre Erregung aufgesucht (▸ Abb. 19.69, ▸ Abb. 19.70), ansonsten während SVT oder rechtsventrikulärer Stimulation die früheste lokale atriale Erregung.

Bei einer akzessorischen Leitungsbahn am Mitralklappenannulus kann das Mapping über einen transseptalen Zugang antegrad mit dem Ziel der Identifikation der atrialen Insertionsstelle erfolgen oder retrograd transaortal zur Erkennung der ventrikulären Insertionsstelle.

Durch die Erhitzung des Gewebes an der Spitze des Ablationskatheters an der atrialen oder ventrikulären Insertionsstelle der akzessorischen Leitungsbahn wird die Leitungsunterbrechung erzielt. Im EKG zeigt sich dies im Sinusrhythmus mit Präexzitation als Verlust der Deltawelle mit Normalisierung der PQ-Zeit und des QRS-Komplexes (▸ Abb. 19.71). Bei der Ablation während SVT kommt es zur Terminierung der Tachykardie durch Blockierung der Erregungsleitung in der Leitungsbahn.

Die abschließende elektrophysiologische Untersuchung erfolgt mit dem Ziel des Nachweises eines anhaltenden Leitungsblocks über die akzessorische Leitungsbahn.

Bei der Kryoablation ist die Vorgehensweise mit der bei der Hochfrequenzstromablation identisch.

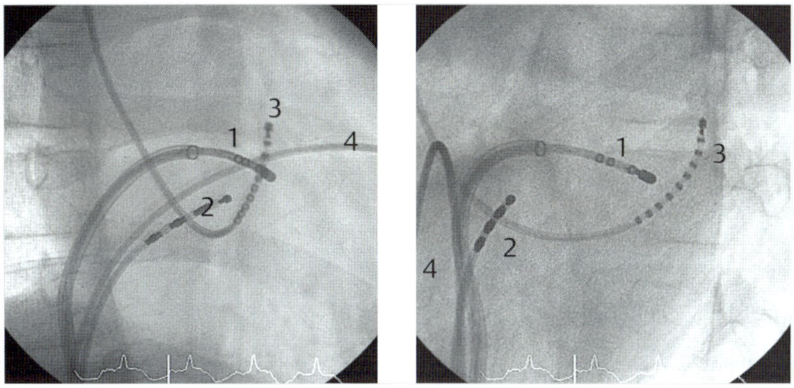

Abb. 19.69 Position der Elektrodenkatheter vor Hochfrequenzstromablation einer akzessorischen Leitungsbahn am Mitralklappenannulus. 4-poliger Ablationskatheter nach transseptaler Punktion über eine präformierte lange Schleuse am Mitralklappenannulus (1), 4-poliger HB-Katheter (2),10-poliger Koronarvenensinuskatheter (3), 4-poliger rechtsventrikulärer Katheter (4). Linke Seite 30° RAO-Ansicht, rechte Seite 60° LAO-Ansicht (vgl. ▶ Abb. 19.68 und ▶ Abb. 19.70).

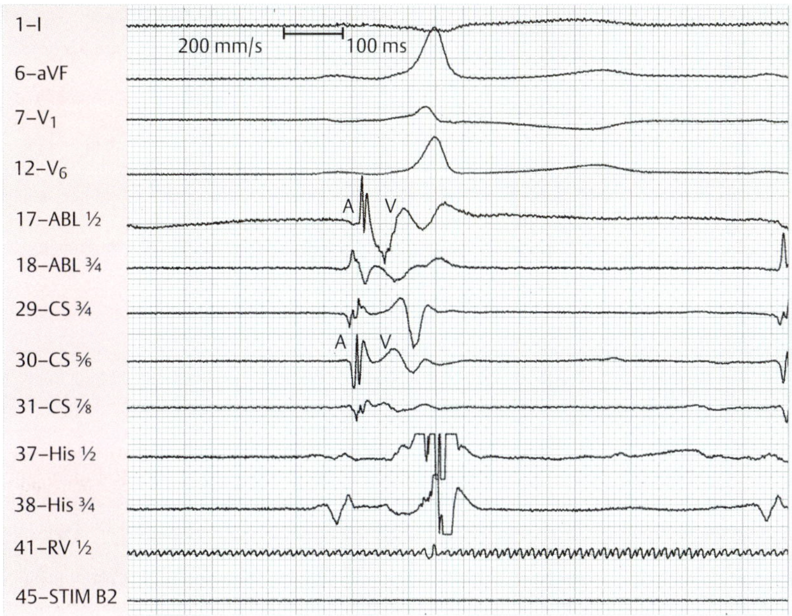

Abb. 19.70 EKG-Registrierung während der elektrophysiologischen Untersuchung. Oberflächen-EKG (I, aVF, V_1, V_6) und intrakardiale bipolare Ableitungen vom Ablationskatheter (ABL 1/2, ABL 3/4), Koronarvenensinuskatheter (CS 3/4, CS 5/6, CS 7/8), HB-Katheter (His 1/2, His 3/4), rechtsventrikulären Katheter (RV1/2) sowie Stimulationskanal (STIM). Präexzitation durch eine akzessorische Leitungsbahn am Mitralklappenannulus: Das kürzeste atrioventrikuläre Intervall findet sich bei CS 5/6 (A, V). An der Spitze des Ablationskatheters (ABL 1/2) besteht eine kontinuierliche elektrische Aktivität zwischen dem Vorhof- und Ventrikelpotenzial (A, V).

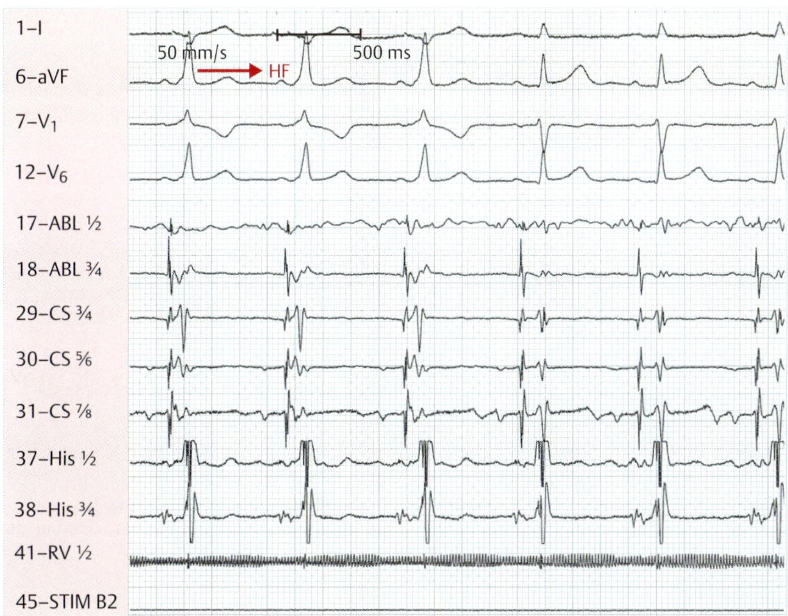

Abb. 19.71 Katheterablation bei WPW-Syndrom. Durch die Hochfrequenzstromapplikation (HF) (s. a. ▶ Abb. 19.69 und ▶ Abb. 19.70) kommt es zur Leitungsunterbrechung in der akzessorischen Leitungsbahn, erkennbar am Verlust der Präexzitation und an der Separierung der lokalen atrialen und ventrikulären Elektrogramme am Koronarvenensinuskatheter (s. 4. QRS-Komplex; Abkürzungen analog zu ▶ Abb. 19.70).

Katheterablation bei AV-Knoten-Reentry-Tachykardie

Bei Patienten mit einer AVNRT ist ebenfalls eine effektive und sichere Katheterablation möglich. Entscheidende Voraussetzung war hierbei die Beobachtung, dass der langsam leitende Schenkel sich in sicherer Entfernung vom kompakten AV-Knoten am Trikuspidalklappenannulus auf der Höhe des Korornarvenensinusostiums befindet (▶ Abb. 19.72).

Bei der elektrophysiologischen Untersuchung kann durch die programmierte Vorhofstimulation das Vorliegen einer dualen AV-Knotenphysiologie (s. o.) dargestellt werden. Nach Klärung des Induktionsmodus der Tachykardie erfolgt die Energieabgabe im Sinusrhythmus am Trikuspidalklappenannulus in einer postero- bis mittseptalen Position in sicherer Entfernung zum AV-Knoten. Ziel ist eine Modifikation bzw. Ablation des langsam leitenden Schenkels des Reentrycircuits (▶ Abb. 19.73).

Anschließend wird die fehlende Induzierbarkeit der Tachykardie überprüft. Sofern bei der erneuten Stimulation keine duale AV-Knotenphysiologie mehr vorliegt und die Tachykardie nicht mehr induzierbar ist, besteht eine „Ablation" des langsam leitenden Schenkels. Bei Fortbestehen der dualen AV-Knotenphysiologie mit maximal 1 atrialem Echoimpuls, spricht man von einer „Modulation" des langsam leitenden Schenkels. Beide Endpunkte werden als erfolgreiche Ablation gewertet.

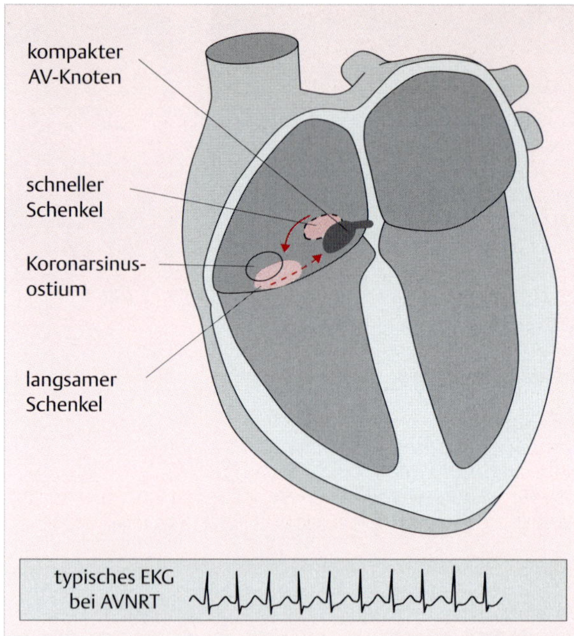

Abb. 19.72 Schema der Ablation des langsamen Schenkels bei einer AVNRT. Die Ablation erfolgt am Trikuspidalklappenannulus auf Höhe des Koronarvenensinusostiums.

Ergebnisse der Katheterablation von regulären SVT im Kindesalter

Im Register der American Pediatric Electrophysiology Society [68] wurden die Ergebnisse der Katheterablation von SVT bei einer akzessorischen Leitungsbahn und AVNRT bei über 7 500 Kindern und Jugendliche analysiert. Mit wachsender Erfahrung zeigte sich eine Verbesserung der Erfolgsrate von 90,4 % auf 95,2 %. Bei ca. 95 % der Kinder mit einer akzessorischen Leitungsbahn und bei 97 % der Kinder mit einer AVNRT war die Ablation erfolgreich [68].

Die Rezidivrate nach einer Katheterablation liegt zwischen 3 und 5 % [68], [142]. Die Kryoablation des langsam leitenden Schenkels des Reentry-Circuits bei AVNRT sowie auch von akzessorischen atrioventrikulären Leitungsbahnen ist bislang je nach Untersucher mit geringeren Erfolgsraten und höheren Rezidivraten assoziiert. Allerdings besteht mit dieser Behandlungsmethode praktisch kein Risiko eines AV-Blocks (s. u.).

Komplikationen der Katheterablation

Häufigste Komplikationen der Katheterablation sind:

- ein höhergradiger/kompletter AV-Block
- Perforation mit Perikarderguss
- Gefäßkomplikationen
- Thromboembolien [68], [142]

Mithilfe der Kryoenergie konnte die Häufigkeit von bedeutsamen Komplikationen unter 1 % gesenkt werden [34], [56].

Durch den Einsatz der nicht fluoroskopischen Katheternavigationstechniken konnte die Strahlenbelastung für die Kinder wie auch für die Untersucher während der Katheterablation drastisch reduziert werden. In den 90er-Jahren wurden noch Durchleuchtungszeiten von im Mittel über 40 Minuten benötigt [68]. Mittlerweile kann die Katheterablation von akzessorischen Leitungsbahnen sowie bei der AVNRT mit Durchleuchtungszeiten deutlich < 5 Minuten durchgeführt werden [75].

Primäre atriale Tachykardien

Unter primären atrialen Tachykardien versteht man Tachykardien, deren Ursprung und Mechanismus auf die Vorhöfe beschränkt ist. Der AV-Knoten ist bei diesen Tachykardien kein integraler Bestandteil.

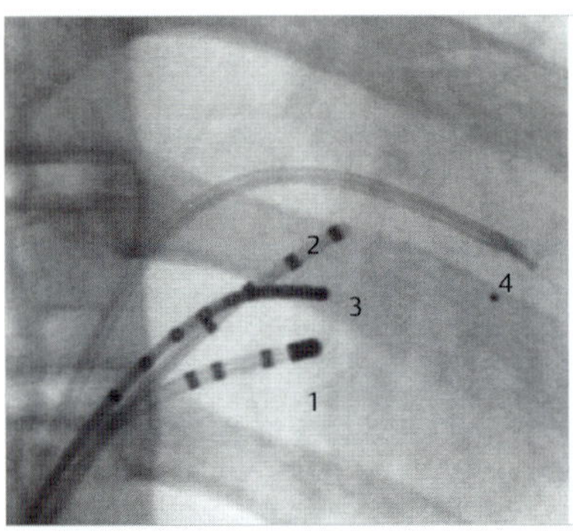

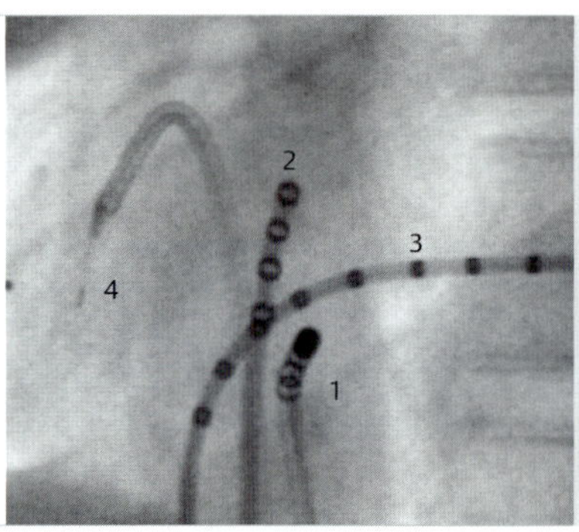

Abb. 19.73 AVNRT. Position der Elektrodenkatheter vor Hochfrequenzstromablation des langsamen Schenkels:
4-poliger Ablationskatheter am Trikuspidalklappenannulus auf Höhe des Koronarvenensinusostiums (1),
4-poliger HB-Katheter (2),
10-poliger Koronarvenensinuskatheter (3),
2-poliger rechtsventrikulärer Katheter (4).
Linke Seite 30° RAO-Ansicht, rechte Seite 60° LAO-Ansicht.

Vorhofflattern und intraatriale Reentry-Tachykardien (IART)

Ursachen und Definitionen

Vorhofflattern und IART werden durch einen Reentry-Mechanismus um anatomische Barrieren und/oder Narben in den Vorhöfen verursacht (▸ Abb. 19.74). Die Narben-Reentry-Tachykardien sind meist Folge einer Herzoperation. Es handelt sich um primäre atriale Tachykardien. Die Applikation von Adenosin führt folglich in der Regel nicht zur Terminierung der Tachykardie. Durch die Blockierung der AV-Überleitung werden die fortlaufenden P-Wellen demaskiert, was dann im Zweifelsfall zur korrekten Diagnose führt (▸ Abb. 19.75, ▸ Abb. 19.76 und ▸ Abb. 19.77).

Vorhofflattern ist eine Sonderform der IART. Es ist durch das typische EKG-Muster mit sägezahnartigen „Flatter-Wellen“ in den inferioren EKG-Ableitungen charakterisiert. Es handelt sich um eine Makro-Reentry-Tachykardie im rechten Vorhof mit einem Verlauf entgegen dem Uhrzeigersinn und einem kritischen Isthmus zwischen der Trikuspidalklappe und dem Trichter der unteren Hohlvene. Vorhofflattern kann idiopathisch und nach Korrekturoperation eines angeborenen Herzfehlers auftreten.

EKG

Vorhofflattern

- Reentry-Tachykardie im rechten Vorhof, Verlauf entgegen dem Uhrzeigersinn (▸ Abb. 19.74)
- Sägezahnmuster (negative Flatterwellen) in den inferioren EKG-Ableitungen (II, III und aVF), kontinuierliche elektrische Aktivität (▸ Abb. 19.76)
- Vorhoffrequenzen zwischen 250 und 400/min
- AV-Block II° mit wechselnder Überleitung, zum Teil 2 : 1-AV-Block
- Vorhofflattern im Uhrzeigersinn (seltene Variante): positive Flatterwellen in II, III und aVF

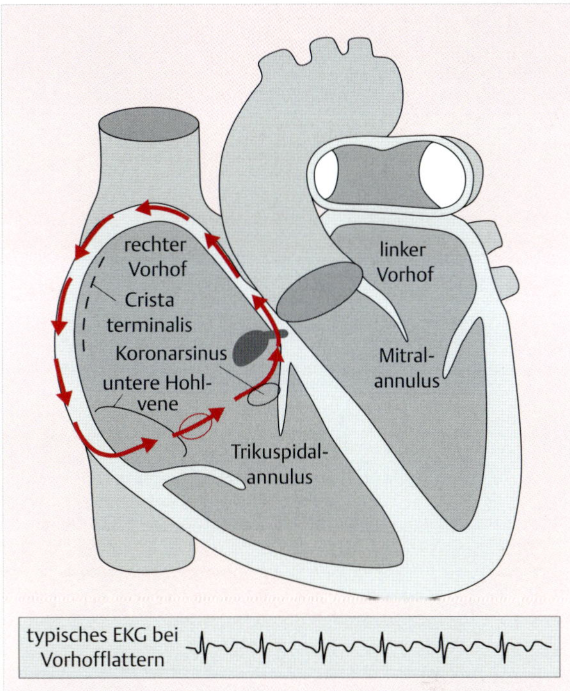

Abb. 19.74 Schema des Erregungsablaufs von Vorhofflattern im rechten Vorhof. Es besteht eine rechtsatriale Tachykardie mit einem Verlauf entgegen dem Uhrzeigersinn. Die Erregungsfront verläuft vor der Crista terminalis nach inferior, um den Trichter der unteren Hohlvene herum, und zieht dann durch den Isthmus zwischen der unteren Hohlvene und dem Trikuspidalklappenannulus nach kranial zum Vorhofseptum. Von hier aus läuft die Erregung um die obere Hohlvene herum und dann wieder vor der Crista terminalis nach inferior.
Die Katheterablation des Vorhofflatterns erfolgt durch die serielle Applikation von Hochfrequenzstromläsionen zwischen dem Trikuspidalklappenannulus und dem Trichter der unteren Hohlvene (rot markierter Bereich).

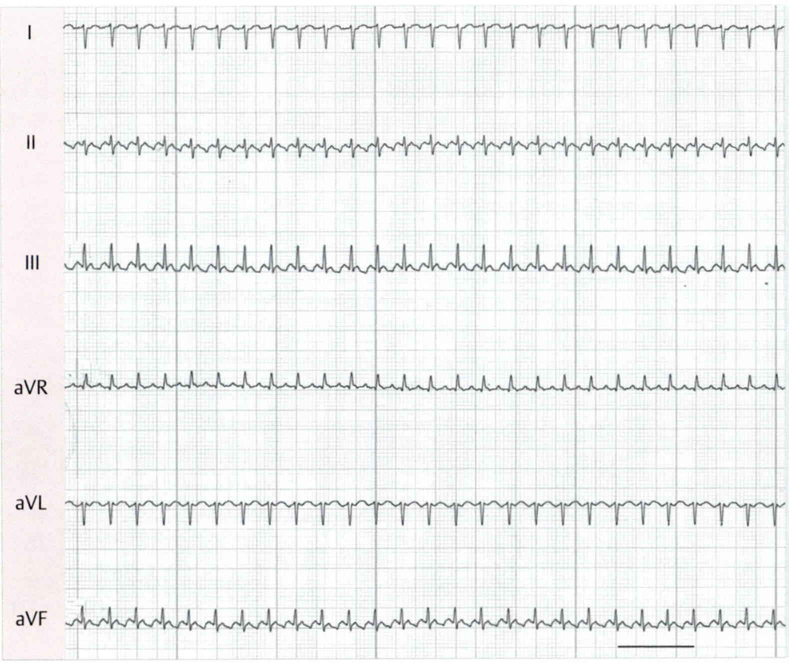

Abb. 19.75 Vorhofflattern des Neugeborenen. Vorhoffrequenz 400/min, Flatterwellen in den inferioren EKG-Ableitungen, 2 : 1-AV-Block, Kammerfrequenz 200/min (Ableitungsgeschwindigkeit 25 mm/s).

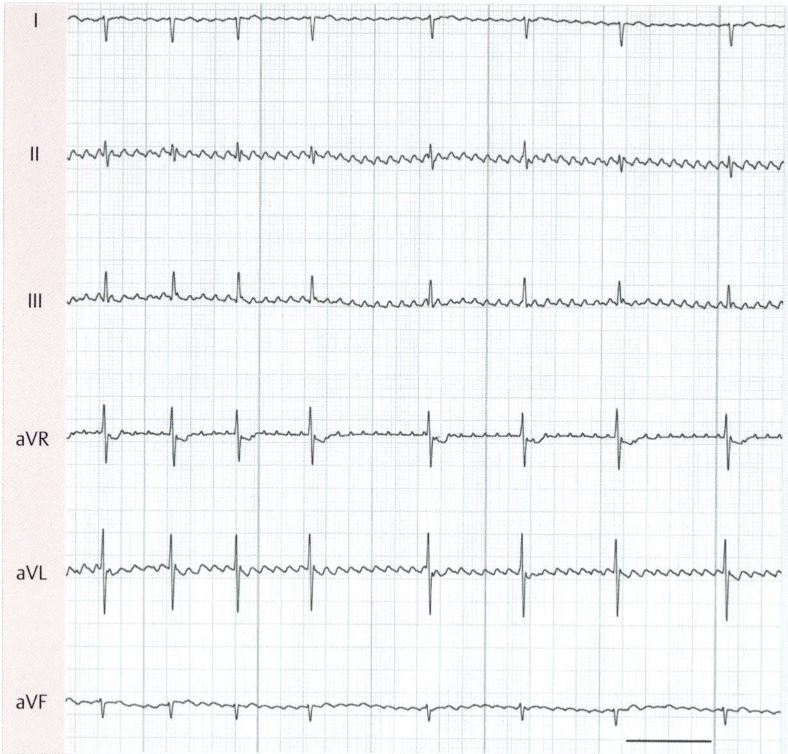

Abb. 19.76 Vorhofflattern des Neugeborenen. Kurzfristig anhaltender höhergradigen AV-Block nach Adenosinapplikation: die Flatterwellen sind in den inferioren Ableitungen gut erkennbar (Ableitungsgeschwindigkeit 25 mm/s).

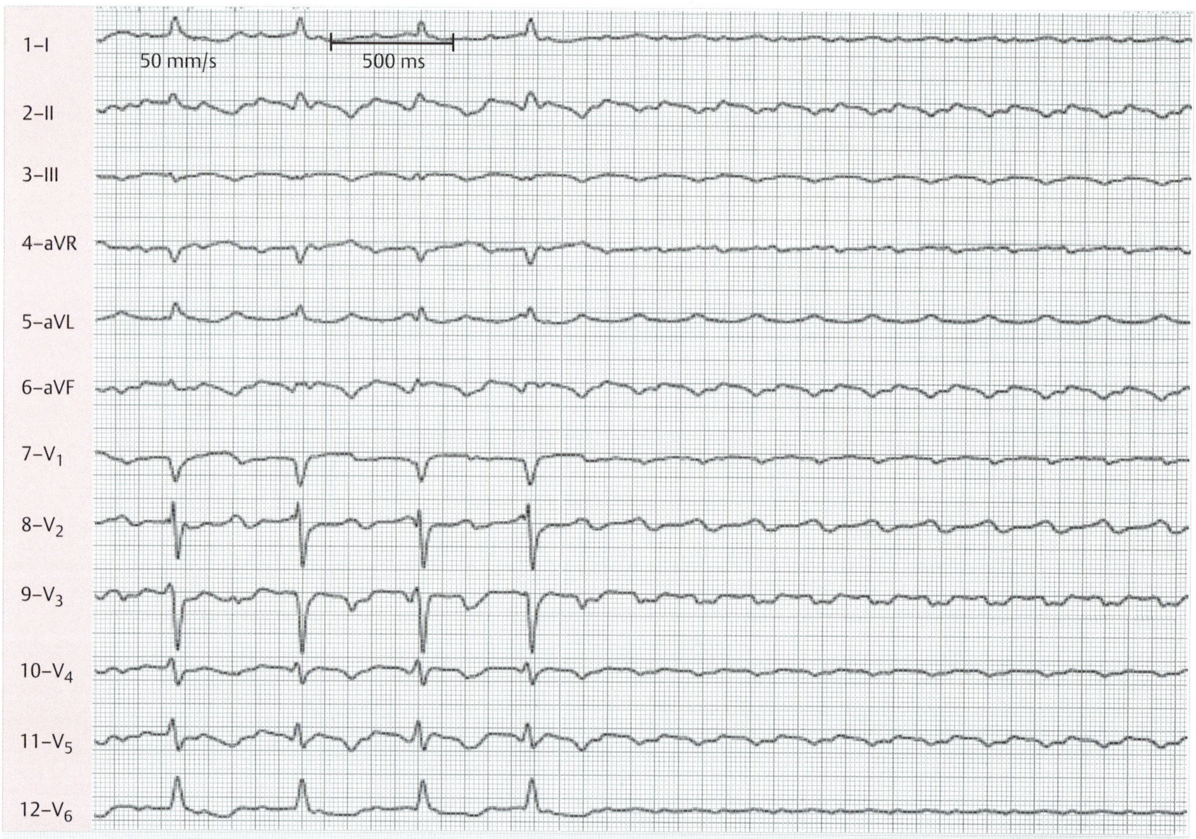

Abb. 19.77 Intraatriale Reentry-Tachykardie bei einem 18 Jahre alten Jugendlichen mit Trikuspidalatresie nach Fontan-Operation. Nach Applikation von 12 mg Adenosin wird eine atriale Tachykardie mit einer Vorhoffrequenz von 240/min deutlich.

Intraatriale Reentry-Tachykardie

- P-Wellen-Konfiguration entsprechend der Lokalisation des Reentry-Circuits (▶ Abb. 19.77)
- Vorhoffrequenzen180–300/min, AV-Block II°; selten 1 : 1 Überleitung

Vorkommen

Vorkommen von IART und Vorhofflattern:

- idiopathisches Vorhofflattern: intrauterin und bei Neugeborenen, selten bei Kindern und Jugendlichen ohne angeborenen Herzfehler
- bei WPW-Syndrom
- bei angeborenen Herzfehlern und erworbenen Herzerkrankungen (Myokarditis) mit Volumenbelastung des rechten Vorhofs
- nach Operation angeborener Herzfehler mit ausgedehnter Vorhofchirurgie (Vorhofumkehroperation, Fontan-Operation)

Natürlicher Verlauf und Therapieempfehlungen

Beim isolierten neonatalen Vorhofflattern besteht nur ein geringes Risiko eines erneuten Auftretens. Daher ist in der Regel nach elektrischer Kardioversion (transösophageal oder extern) keine antiarrhythmische Therapie erforderlich [129].

IART sowie Vorhofflattern sind bei Kindern und Jugendlichen nach der Operation eines angeborenen Herzfehlers (z. B. Vorhofumkehroperation, Fontan-Operation, Fallot-Korrektur) mit einer signifikant gesteigerten spätpostoperativen Morbidität und Letalität assoziiert.

Akuttherapie

Bei einer anhaltenden IART bzw. Vorhofflattern mit hämodynamischer Beeinträchtigung ist eine externe Kardioversion mit 0,5–1 J/kg indiziert.

Bei Patienten mit einer IART/Vorhofflattern und stabiler Hämodynamik mit einer Dauer > 48 Stunden müssen vor der Terminierung intraatriale Thromben transösophageal echokardiografisch sicher ausgeschlossen werden [14], [94]. Sofern Thromben nachgewiesen werden, ist vorab eine Antikoagulation mit Marcumar oder niedermolekularem Heparin über die Dauer von 4–6 Wochen indiziert.

Bei hoher Kammerfrequenz ist eine Betablockertherapie, evtl. in Kombination mit Digoxin, zur Kammerfrequenzreduktion zu empfehlen.

Bei stabiler Hämodynamik kann eine Überstimulation (transösophageal, endokardial oder epikardial) mit hohen Erfolgsraten durchgeführt werden. Eine intravenöse medikamentöse Kardioversion mit Antiarrhythmika ist aufgrund der geringen Erfolgsrate und der nicht unerheblichen Nebenwirkungen nicht zu empfehlen.

Nach Kardioversion einer IART/Vorhofflattern ist eine effektive Antikoagulation mit einem Vitamin-K-Antagonisten, niedermolekularem Heparin oder mit einem neuen oralen Antikoagulans bei Erwachsenen für die Dauer von 4 Wochen durchzuführen.

> **Merke**
>
> Bei **Vorhofflattern** bzw. **IART** unbekannter Dauer oder > 48 h muss vor der Kardioversion per transösophagealer echokardiografischer Untersuchung das Vorliegen von intraatrialen Thromben ausgeschlossen werden!

Langzeittherapie

Nach erfolgreicher Terminierung von IART/Vorhofflattern besteht bei der Mehrzahl der Patienten die Indikation zur Rezidivprophylaxe. Die Ergebnisse der medikamentösen Therapie sind häufig allerdings nicht zufriedenstellend. Die alleinige längerfristige medikamentöse „Kontrolle“ der Kammerfrequenz bei fortbestehender Vorhoftachykardie ist mit einer signifikant gesteigerten Letalität assoziiert und somit unzureichend [46].

Als Antiarrhythmika kommen bei den postoperativen IART v. a. Antiarrhythmika der Klasse III (Sotalol und Amiodaron) sowie Betablocker zum Einsatz (▶ Tab. 19.5). Eine Monotherapie mit Präparaten der Klasse Ic sollte aufgrund der Reduktion der Vorhoffrequenz bei unzureichender Verlängerung der effektiven Refraktärperiode des AV-Knotens nicht durchgeführt werden. Hierdurch kann eine hochfrequente 1 : 1-AV-Überleitung der Tachykardie auf die Ventrikel begünstigt werden. Empfohlen wird daher eine Kombinationstherapie eines Klasse Ic-Präparats mit einem Betablocker oder einem Kalzium-Antagonisten [14].

Bei einem bedeutsamen Anteil der postoperativen Patienten (z. B. nach Vorhofumkehroperation) besteht ein Tachykardie-Bradykardie-Syndrom, sodass bei einer antiarrhythmischen Therapie mit einer Aggravierung der Sinusknotendysfunktion zu rechnen ist. In diesem Fall ist die Indikation zur permanenten Schrittmachertherapie gegeben [16], [94]. Vor der Schrittmachertherapie sollte die Möglichkeit einer Ablationsbehandlung erwogen werden.

Elektrophysiologische Untersuchung und Katheterablation

Vorhofflattern kann durch die Applikation von Hochfrequenzstromläsionen zwischen dem Trikuspidalklappenannulus und dem Trichter der unteren Hohlvene (sog. cavo-trikuspidaler Isthmus) mit dem Ziel der Induktion eines Leitungsblocks in dieser Region kausal und effektiv mit einer Erfolgsrate > 90 % behandelt werden [133], ▶ Abb. 19.78. Bei den IART ist die Identifikation der

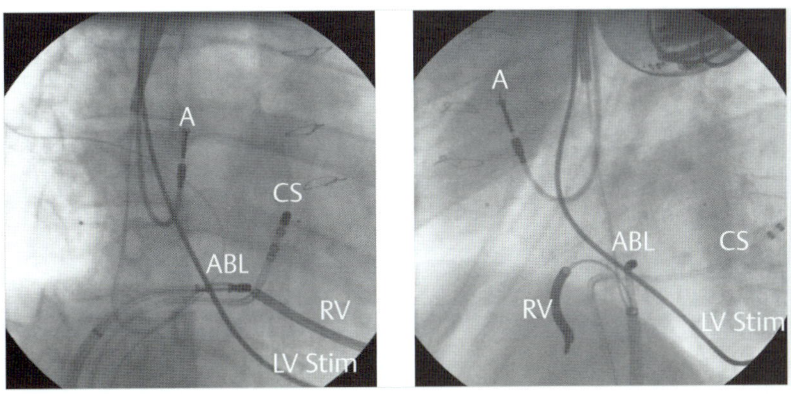

Abb. 19.78 Katheterpositionen bei der Induktion eines Leitungsblocks im cavotrikuspidalen Isthmus bei einem 19-jährigen Jungen: Bei diesem Jungen war bereits ein interner 3-Kammer-Cardioverter-Defibrillator (A = Vorhofelektrode, RV = ICD-Elektrode im rechten Ventrikel, LV Stim = Elektrode im Koronarvenensinus zur Stimulation des linken Ventrikels) nach Kammerflimmern implantiert worden.
Ein 4-poliger Katheter ist in den proximalen Koronarvenensinus eingeführt (CS), die Spitze des Ablationskatheters (ABL) befindet sich am Trikuspidalklappenannulus (linke Seite: 30° RAO-Projektion, rechte Seite: 60° LAO-Projektion).

kritischen Bestandteile des Reentry-Circuits innerhalb der individuellen postoperativen Anatomie für die erfolgreiche Hochfrequenzstromablation von entscheidender Bedeutung. Der Einsatz der dreidimensionalen Mappingsysteme hat bei diesen Patienten die Ergebnisse deutlich verbessert [130].

Tab. 19.10 Therapieindikationen bei IART und Vorhofflattern bei jungen Patienten mit einem angeborenen Herzfehler (prä- und postoperativ; [94]).

Indikationsklasse	Medikamentöse Therapie	Ablationstherapie
I	rezidivierende anhaltende IART/ Vorhofflattern	• IART/Vorhofflattern mit hämodynamischer Beeinträchtigung • Nebenwirkungen unter medikamentöser Therapie • Rezidivierende IART/ Vorhofflattern, therapierefraktär
IIa		seltene Rezidive unter medikamentöser Therapie
IIb		
III	nicht anhaltende, seltene Tachykardien	nicht anhaltend, selten

Bei einigen Patienten kann auch mit dem Einsatz der modernen Technologien und nach wiederholter Ablation keine komplette Freiheit von Tachykardierezidiven erzielt werden. Bei fast allen Patienten besteht jedoch nach der Ablationsbehandlung unter Fortführung einer antiarrhythmischen Therapie eine deutliche Abnahme der Häufigkeit und eine bessere hämodynamische Toleranz der Tachykardieepisoden [1], [92], [130], [136]. Zu den Therapieindikationen im Einzelnen s. ▶ Tab. 19.10.

Nach erfolgloser Katheterablation einer IART mit hämodynamischer Relevanz ist die chirurgische Therapie der Tachykardie eine sinnvolle weitere Therapieoption. Bei Patienten mit IART, bei denen aufgrund der Hämodynamik ein herzchirurgischer Eingriff geplant ist, sollte gleichzeitig eine intraoperative Ablation (chirurgisch oder per Kryoablation bzw. in Kombination) erwogen werden [31].

Vorhofflimmern

Beim Vorhofflimmern handelt es sich um eine hochfrequente Tachyarrhythmie mit Ursprung im linken Vorhof (▶ Abb. 19.79).

EKG

- hochfrequente Vorhoftachykardie mit einer Frequenz von 600–800/min
- Flimmerwellen mit „elektrischer Unruhe" ohne isoelektrische Linie
- Tachyarrhythmia absoluta (▶ Abb. 19.80): unregelmäßige Überleitung der Vorhofimpulse auf die Kammern mit völlig regellosen Abständen der QRS-Komplexe

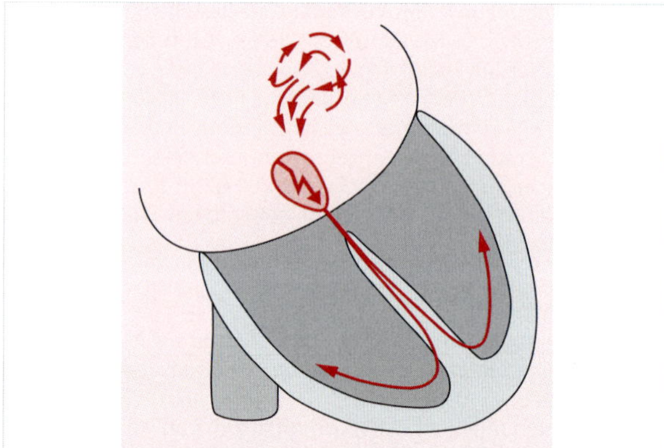

Abb. 19.79 Schema Vorhofflimmern. Es besteht eine hochfrequente Tachykardie (400–600/min) aus dem linken Vorhof.

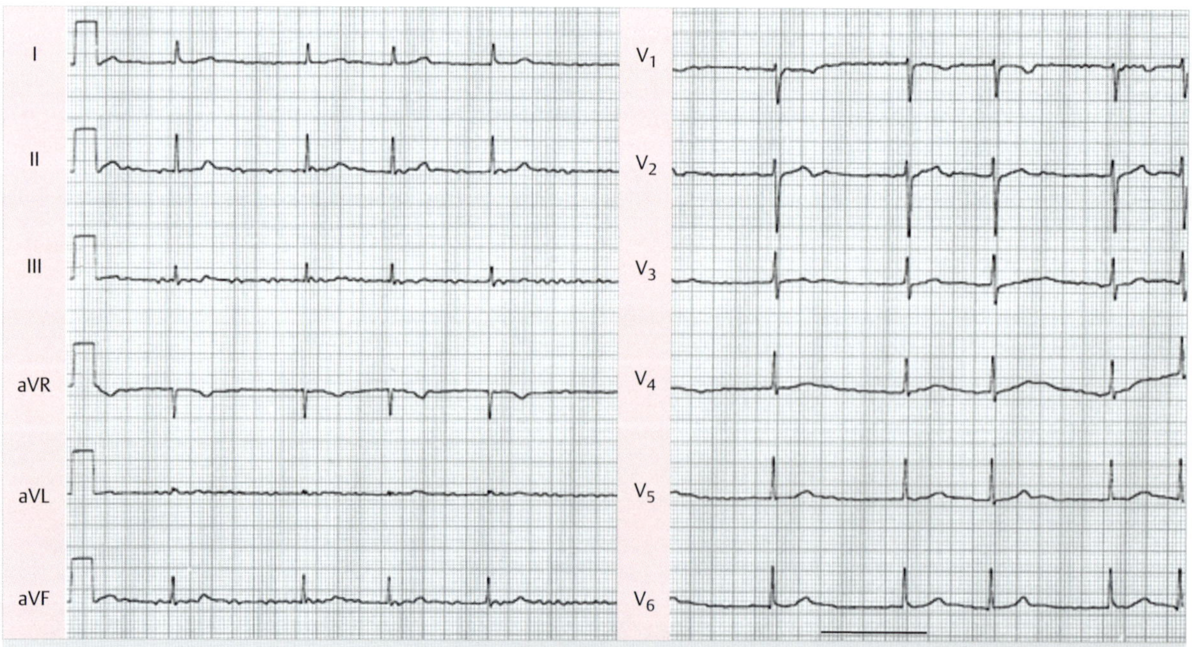

Abb. 19.80 Idiopathisches Vorhofflimmern bei einer 20-jährigen Frau, besonders gut in den inferioren Ableitungen zu erkennen. Es liegt eine absolute Arrhythmie vor (Ableitungsgeschwindigkeit 25 mm/s).

Das Risiko der intraatrialen Thrombenbildung mit konsekutiver Thrombembolie ist sehr hoch.

Vorkommen

Vorhofflimmern ist die häufigste symptomatische Tachyarrhythmie des Erwachsenen und wird bei Kindern und Jugendlichen extrem selten beobachtet. Ursachen können u. a. sein:

- eine Myokarditis
- eine Kardiomyopathie
- Mitralklappenerkrankungen
- Vorhofumkehroperation
- Fontan-Operation
- WPW-Syndrom

Typisch ist das Auftreten von Vorhofflimmern bei jugendlichem exzessivem Alkohol- (besonders hochprozentiger Alkohol) und nach Kokainabusus.

Diagnostik und Therapie

Das diagnostische und therapeutische Vorgehen bei Vorhofflimmern entspricht dem Prozedere bei atrialen Reentrytachykardien/Vorhoflattern [5], [43].

> **Merke** M!
>
> **Vorhofflimmern**
> - hohes Risiko der intraatrialen Thrombenbildung
> - vor Kardioversion: Ausschluss von intraatrialen Thromben (s. Vorhofflattern und IART)
> - eine Überstimulation ist nicht möglich, Terminierung durch externe Kardioversion (0,5–1 J/kg)

Fokale supraventrikuläre Tachykardien

Gemeinsamer elektrophysiologischer Mechanismus dieser Tachykardien ist die abnorm gesteigerte Automatie (s. Tachykardiemechanismen). Diese Tachykardien sind im Kindesalter mit einem Anteil von ca. 5 % selten.

Zu diesen Tachykardien zählen:

- die fokale atriale Tachykardie (▸ Abb. 19.81)
- die kongenitale junktionale ektope Tachykardie
- die postoperative junktionale ektope Tachykardie
- die multifokale atriale Tachykardie

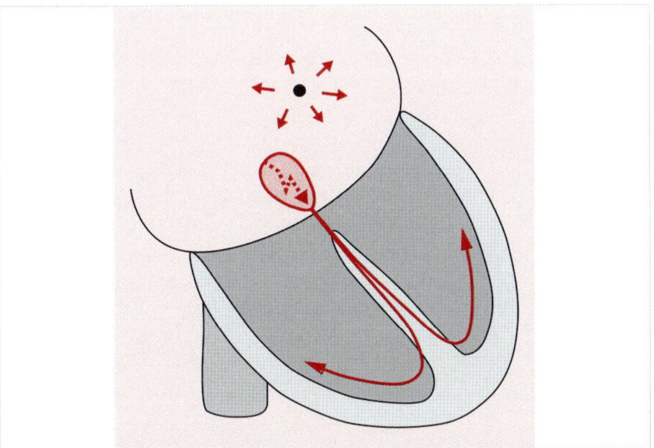

Abb. 19.81 Schema fokale atriale Tachykardie mit Fokus im linken Vorhof.

Diese Tachykardien liegen überwiegend chronisch-permanent vor (> 60 % im 24 h-EKG) mit dem Risiko der Entwicklung einer Einschränkung der linksventrikulären Pumpfunktion (Tachymyopathie).

Fokale atriale Tachykardie

Ursache und Definition

Die fokale atriale Tachykardie (FAT; früher atriale ektope Tachykardie, AET) beruht auf einem atrialen Fokus mit pathologisch gesteigerter Automatie und zentrifugalem Aktivierungsmuster (siehe Tachykardiemechanismen; ▸ Abb. 19.81). Bei der überwiegenden Zahl der Kinder besteht kein angeborener Herzfehler. Häufig finden sich die Foci bei Kindern im Bereich des rechten Vorhofohrs sowie an den Einmündungen der Lungenvenen.

EKG

- Tachykardie mit in der Regel schlanken QRS-Komplexen, Vorhoffrequenz 130–280/min
- P-Wellen vor QRS-Komplexen mit identischer Morphologie, keine „Sinus"-Morphologie
- P-Wellen-Vektor entspricht Lokalisation des Fokus im Vorhof (Ableitungen I und aVF; ▸ Abb. 19.82)
- „Warm-up" zu Beginn und „Cool-down" bei spontaner Terminierung
- häufig 1 : 1 AV-Überleitung, nachts gelegentlich AV-Block II° (▸ Abb. 19.83)
- chronisch-permanente Tachykardie (> 60 % im Langzeit-EKG; ▸ Abb. 19.84)
- im Sinusrhythmus normales EKG

Ein Teil der Patienten entwickelt über Monate und Jahre typischerweise aufgrund der chronisch permanent erhöhten Herzfrequenz eine sekundäre dilatative Kardiomyopathie mit eingeschränkter linksventrikulärer Funktion und Zeichen der Herzinsuffizienz [60], [119]. Gelegentlich treten diese Tachykardien auch paroxysmal und häufig rekurrierend auf.

Verlauf, Prognose, Therapie

Aufgrund der elektrophysiologischen Ursachen dieser Tachykardien sind Adenosingaben sowie die Überstimulation meist nicht längerfristig wirksam (▸ Tab. 19.6 und ▸ Tab. 19.7). Adenosin führt über den AV-Block und die Persistenz der FAT zur Diagnosestellung, allerdings wird eine FAT gelegentlich auch durch Adenosin terminiert. Die externe Kardioversion ist meist inneffektiv. Es kommt zum Terminieren der Tachykardie mit nachfolgendem Wiederbeginn.

Die Indikation zur Behandlung ergibt sich aus der Häufigkeit des Auftretens der Tachykardien, der erhöhten mittleren Herzfrequenz sowie der linksventrikulären Funktionseinschränkung. Im Säuglings- und Kleinkindalter bis zu einem Gewicht von ca. 15 kg wird die medikamentöse Therapie bevorzugt, da in dieser Altersklasse in der Mehrzahl der Kinder die Tachykardie mit dem weiteren Wachstum spontan sistiert [61], [119]. Bei Kindern und Jugendlichen ist ein spontanes Sistieren eher die Ausnahme, sodass in dieser Altersgruppe die Katheterablation favorisiert wird (▸ Tab. 19.9; [24], [60]).

Bei der elektrophysiologischen Untersuchung wird während laufender Tachykardie die früheste lokale atriale Erregung gegen eine stabile Referenz (z. B. Beginn P-Welle im Oberflächen-EKG) aufgesucht. Durch die Hochfrequenzstromapplikation kann bei > 80 % der Kinder eine erfolgreiche Ablation der Tachykardie erzielt werden (▸ Abb. 19.85, ▸ Abb. 19.86, ▸ Abb. 19.87, ▸ Abb. 19.88 und ▸ Abb. 19.89)..

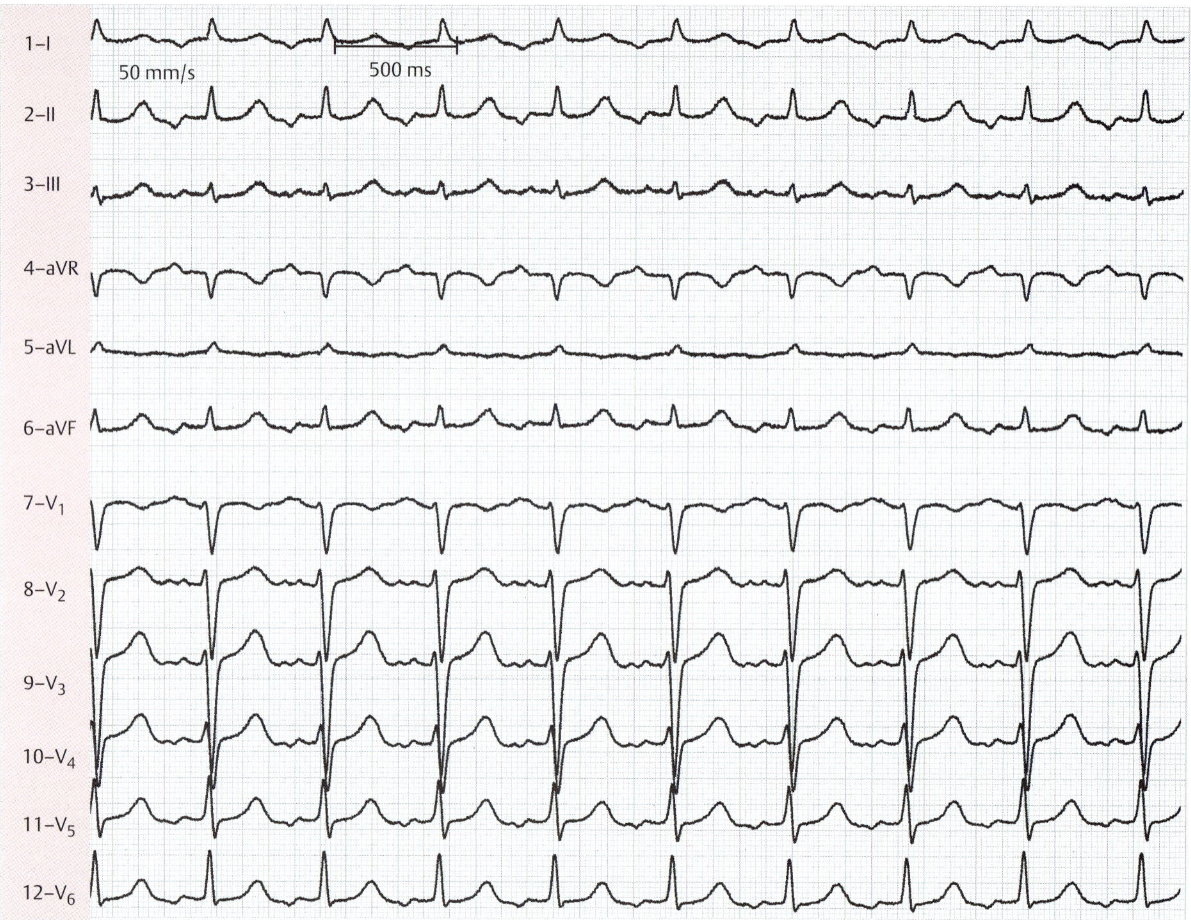

Abb. 19.82 Fokale atriale Tachykardie. EKG eines 14-jährigen Mädchens (Frequenz von 125/min): Es liegen negative P-Wellen in den Ableitungen I und aVF vor. Somit befindet sich der Ursprung der Tachykardie – der Fokus – im unteren linken Vorhof.

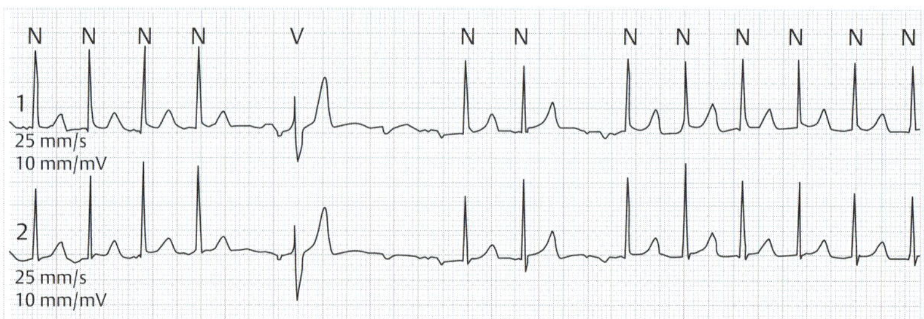

Abb. 19.83 Linksatriale fokale Tachykardie. Langzeit-EKG-Ausschnitt der Patientin (s. ► Abb. 19.82): in den Nachtstunden intermittierender AV-Block II° mit Demaskierung der primären atrialen Tachykardie mit negativen P-Wellen.

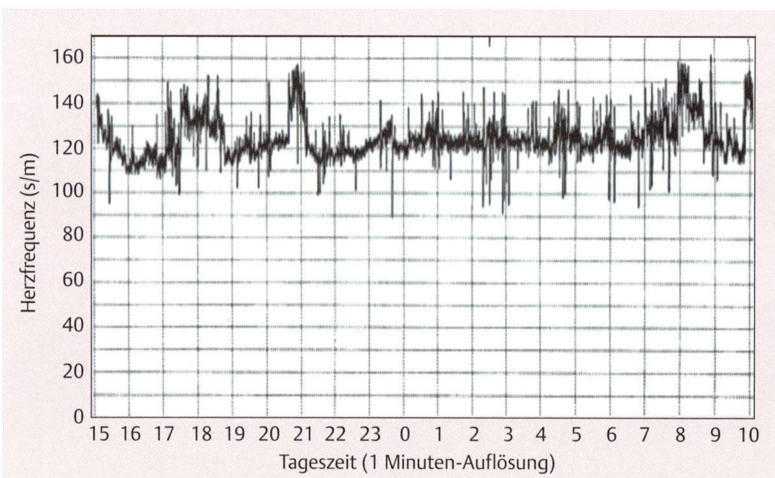

Abb. 19.84 FAT. Herzfrequenzspektrum im Langzeit-EKG der Patientin wie in den ► Abb. 19.82 und ► Abb. 19.83: permanente Tachykardie mit Herzfrequenzen zwischen 120 und 130/min. Auch in den Nachtstunden besteht die Tachykardie fort.

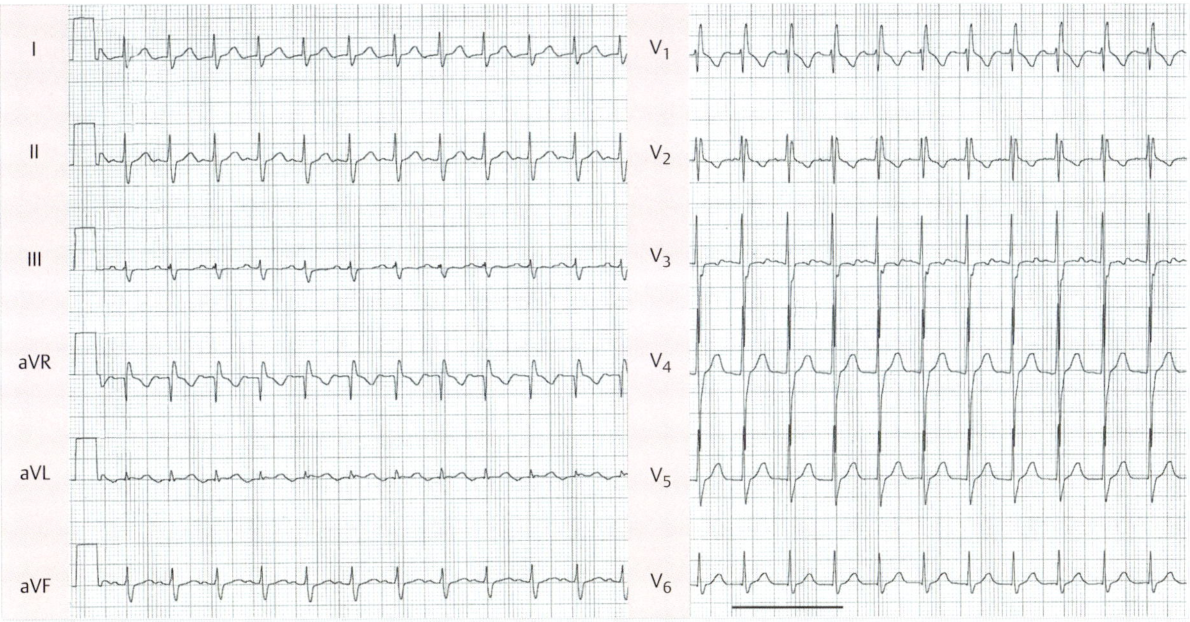

Abb. 19.85 Fokale atriale Tachykardie. EKG eines 8-jährigen Jungen mit einer Frequenz von 150/min: Negative P-Wellen in Ableitung I, positive P-Wellen in aVF – somit Tachykardie aus dem oberen linken Vorhof (Ableitungsgeschwindigkeit 25 mm/s).

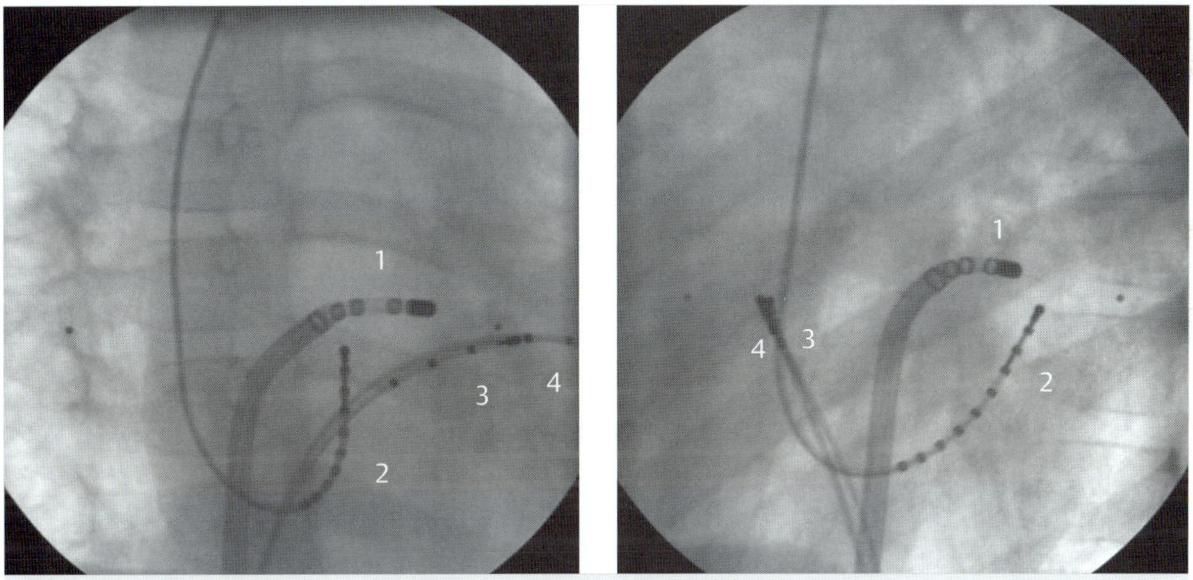

Abb. 19.86 Linksatriale Tachykardie. Katheterpositionen bei der elektrophysiologischen Untersuchung des Jungen (s. ▶ Abb. 19.85): Der 4-polige Ablationskatheter (1) ist nach transseptaler Punktion über eine lange Schleuse in den linken Vorhof eingeführt, die Spitze des Katheters befindet sich im Bereich der Einmündung der linken oberen Lungenvene in den linken Vorhof. Weitere Katheter sind im Koronarvenensinus (2), am HB (3) sowie im rechten Ventrikel (4) platziert (linke Seite: 30° RAO-Projektion, rechte Seite: 60° LAO-Projektion).

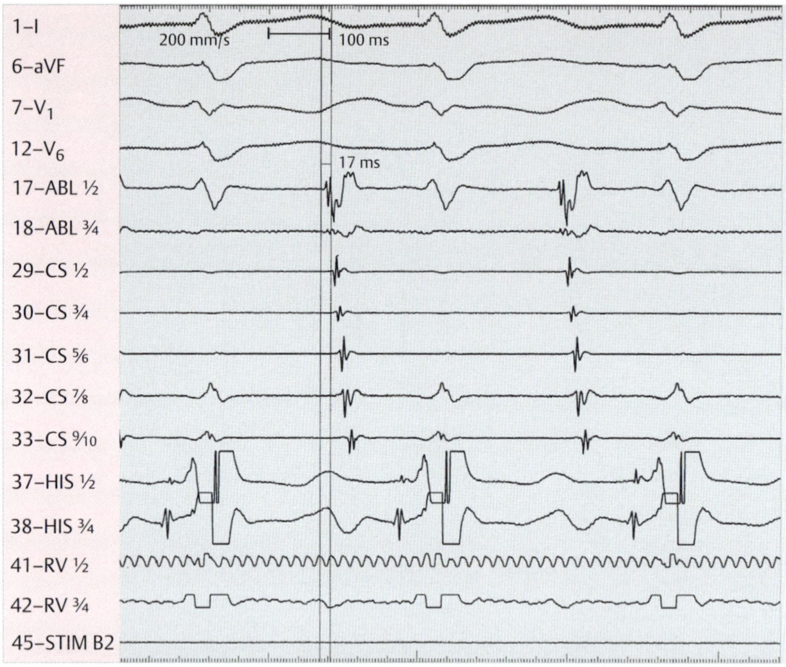

Abb. 19.87 EKG-Registrierung während der elektrophysiologischen Untersuchung. Oberflächen-EKG (I, aVF, V_1, V_6) und intrakardiale bipolare Ableitungen vom Ablationskatheter (ABL 1/2, ABL 3/4), Koronarvenensinuskatheter (CS 1/2, CS 3/4, CS 5/6, CS 7/8, CS 9/10), HBE-Katheter (His 1/2, His 3/4), rechtsventrikulären Katheter (RV 1/2, RV 3/4) sowie Stimulationskanal (STIM) bei linksatrialer Tachykardie (Katheterpositionen wie in ► Abb. 19.86). Es besteht eine Erregungsausbreitung am Koronarvenensinuskatheter von distal nach proximal als eindeutiger Hinweis für den linksatrialen Ursprung. An der Spitze des Ablationskatheters (ABL 1/2) kann ein lokales Vorhofelektrogramm abgeleitet werden, das der Erregung am distalen Elektrodenpaar des Koronarvenensinuskatheters um 17 ms vorausgeht.

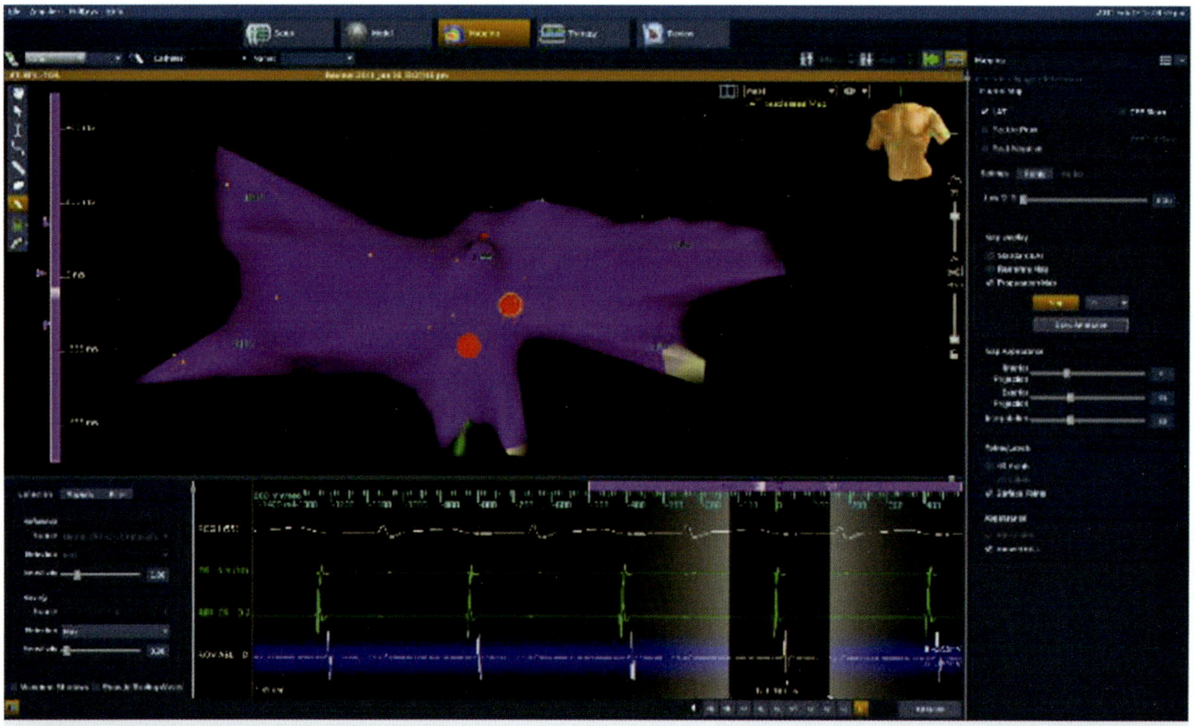

Abb. 19.88 3D-Mappingsystem. Darstellung der Anatomie des linken Vorhofs mit dem 3D-Mappingsystem NavX (AP-Projektion): Die roten Punkte markieren die Orte der Hochfrequenzstromapplikation.

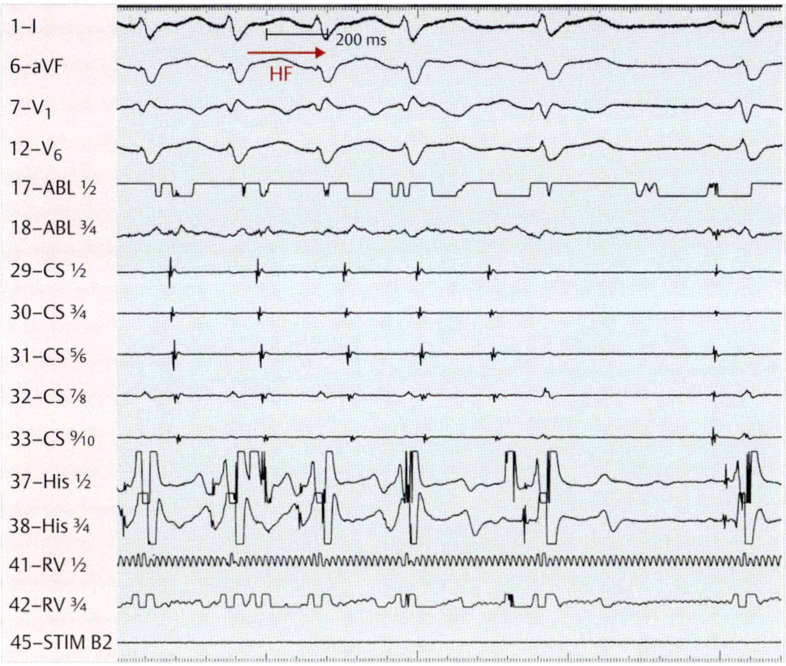

Abb. 19.89 Hochfrequenzstromapplikation (HF) bei linksatrialer Tachykardie. Durch die Energieabgabe kommt es zur Terminierung der Tachykardie, anschließend liegt ein Sinusrhythmus vor.

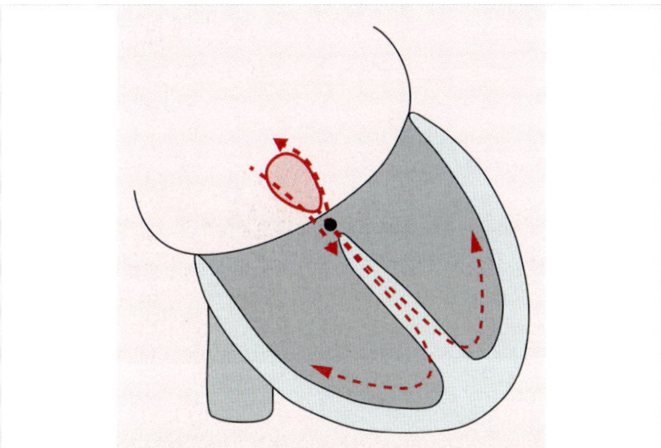

Abb. 19.90 Schema der junktionalen ektopen Tachykardie.

Kongenitale junktionale ektope Tachykardie

Ursache und Definition

Die kongenitale junktionale ektope Tachykardie (JET) ist eine seltene Form der SVT. Sie wird gelegentlich bereits pränatal, überwiegend jedoch im Neugeborenen- und Säuglingsalter diagnostiziert. Es besteht eine gesteigerte Automatie im AV-Knoten/HB (▸ Abb. 19.90 und ▸ Abb. 19.91).

EKG

- Tachykardie mit schlanken QRS-Komplexen, Kammerfrequenzen 160–280/min
- häufig atrioventrikuläre Dissoziation (▸ Abb. 19.91), Kammerfrequenz > Vorhoffrequenz
- intermittierend übergeleitete P-Wellen (Sinus-Capture-Impulse)
- gelegentlich retrograde VA-Leitung

Natürlicher Verlauf und Therapieempfehlungen

Wie die FAT ist auch die kongenitale JET eine chronisch-permanente Tachykardie mit dem Risiko der frühen kardialen Dekompensation. Zur Therapie werden Propafenon und Amiodaron empfohlen. Der Nutzen von Digitalis ist fraglich [21], [144]. Bei einigen Kindern sistiert die Tachykardie im weiteren Verlauf spontan. Eine Katheterablation des Fokus unter Erhaltung der AV-Überleitung ist in Einzelfällen beschrieben worden [21].

Postoperative junktionale ektope Tachykardie

Ursachen und Definition

Diese Form der JET tritt meist innerhalb von 24 Stunden nach herzchirurgischen Eingriffen bei Säuglingen und Kleinkindern als Folge einer mechanischen Irritation des AV-Knotens/HB auf. Da die Tachykardie typischerweise nach Korrekturoperationen von Kindern mit VSD, Atrioventrikularkanaldefekten sowie einer Fallot-Tetralogie auftritt, besteht als Folge der Operation meist ein RSB. Folglich weist diese Form der supraventrikulären Tachykardie fast immer verbreiterte Kammerkomplexe mit einem RSB-Muster auf.

Es besteht für die Kinder in der früh-postoperativen Phase ein hohes Risiko der raschen kardialen Dekompensation aufgrund der hohen Kammerfrequenzen bei fehlender AV-Synchronisation.

EKG

- postoperative Tachykardie, meistens RSB-Muster, Kammerfrequenz 180–280/min
- meist atrioventrikuläre Dissoziation, Kammerfrequenz > Vorhoffrequenz
- intermittierende Sinus-Capture-Impulse
- gelegentlich 1 : 1-VA-Leitung

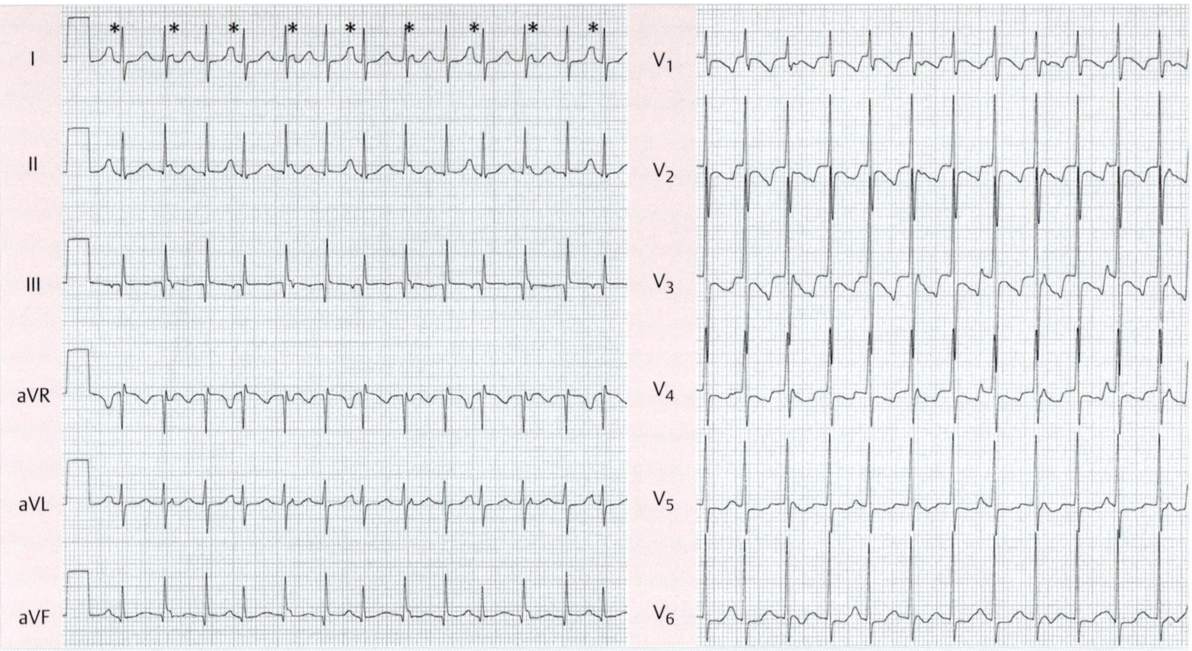

Abb. 19.91 Junktionale ektope Tachykardie mit einer Kammerfrequenz von 164/min bei einem Neugeborenen. Es liegt eine Tachykardie mit schlanken QRS-Komplexen vor, zudem besteht eine atrioventrikuläre Dissoziation (Vorhoffrequenz 111/min; * = P-Wellen). Die Tachykardie kann somit nur aus dem AV-Knoten bzw. His-Bündel entspringen.

Natürlicher Verlauf und Therapieempfehlungen

Aufgrund der hohen Kammerfrequenzen in Kombination mit einer atrioventrikulären Dissoziation besteht unbehandelt eine hohe Morbidität und Letalität. Ziel der Behandlung ist eine Kontrolle der Kammerfrequenz und eine Wiederherstellung der normalen AV-Sequenz; diese führt meist zur hämodynamischen Stabilisierung bis zum spontanen Sistieren der Tachykardie nach 48–72 Stunden. Neben der moderaten Hypothermie (33–35 °C, [100]), dem Einsatz von Amiodaron und weiteren Antiarrhythmika als Dauerinfusion sowie der Magnesiumsubstitution hat sich die kammergetriggerte atriale Stimulation bewährt [58], [67], [110], [122], [148]. Die Indikation zur HB-Ablation ergibt sich nicht.

Multifokale atriale Tachykardie

Definition

Die multifokale atriale Tachykardie (MAT; früher: chaotische Vorhoftachykardie) ist im Kindesalter sehr selten (< 1 %). Sie beruht auf einer multifokal gesteigerten Automatie in den Vorhöfen. Ein Teil der Kinder weist einen angeborenen Herzfehler, eine Myokarditis oder eine pulmonale Erkrankung auf. Häufig manifestiert sich die MAT im Säuglingsalter. Bei ca. 50 % ist das Herz strukturell normal.

EKG

- Vorhoftachykardie mit multiplen (> 3) P-Wellen-Morphologien
- unregelmäßige PP-Abstände, im Gegensatz zum Vorhofflimmern ist eine isoelektrische Linie zwischen den P-Wellen zu erkennen (▸ Abb. 19.92; [15])
- Vorhoffrequenz bis zu 400/min
- AV-Block I–II°, Kammerfrequenzen zwischen 150 und 250/min
- gelegentlich deformierte und verbreiterte QRS-Komplexe durch funktionellen Schenkelblock (▸ Abb. 19.93).

Natürlicher Verlauf und Therapie

Symptome einer MAT bestehen in Abhängigkeit von der Grunderkrankung und den Kammerfrequenzen, die linksventrikuläre Funktion kann eingeschränkt sein. Die Tachykardie kann durch externe Kardioversion nicht terminiert werden.

Bei Kindern mit einem strukturell normalen Herz ist die Prognose gut, Symptome sind selten. Bei den übrigen Kindern ist eine antiarrhythmische Therapie erforderlich. Die Prognose wird hier von der Grunderkrankung bestimmt [15].

Ventrikuläre Tachykardien

M. Gass

Einleitung

Definition

Die ventrikuläre Tachykardie (VT) ist definiert als abnorm beschleunigter Kammerrhythmus von mehr als 3 konsekutiven Schlägen mit einer Frequenz, welche die zugrunde liegende altersentsprechende Sinusfrequenz um mehr als 20 % (bei Kindern und Jugendlichen > 150/min) überschreitet. Der Ursprung der Erregung liegt dabei unterhalb des HB im Bereich der rechten oder linken Kammer. Die Vorhöfe sind für den Tachykardiemechanismus nicht erforderlich. Die QRS-Komplexe sind über die Altersnorm hinaus verbreitert (bei Kindern und Jugendlichen > 100 ms) und weisen in der Regel eine schenkelblockähnliche Morphologie auf.

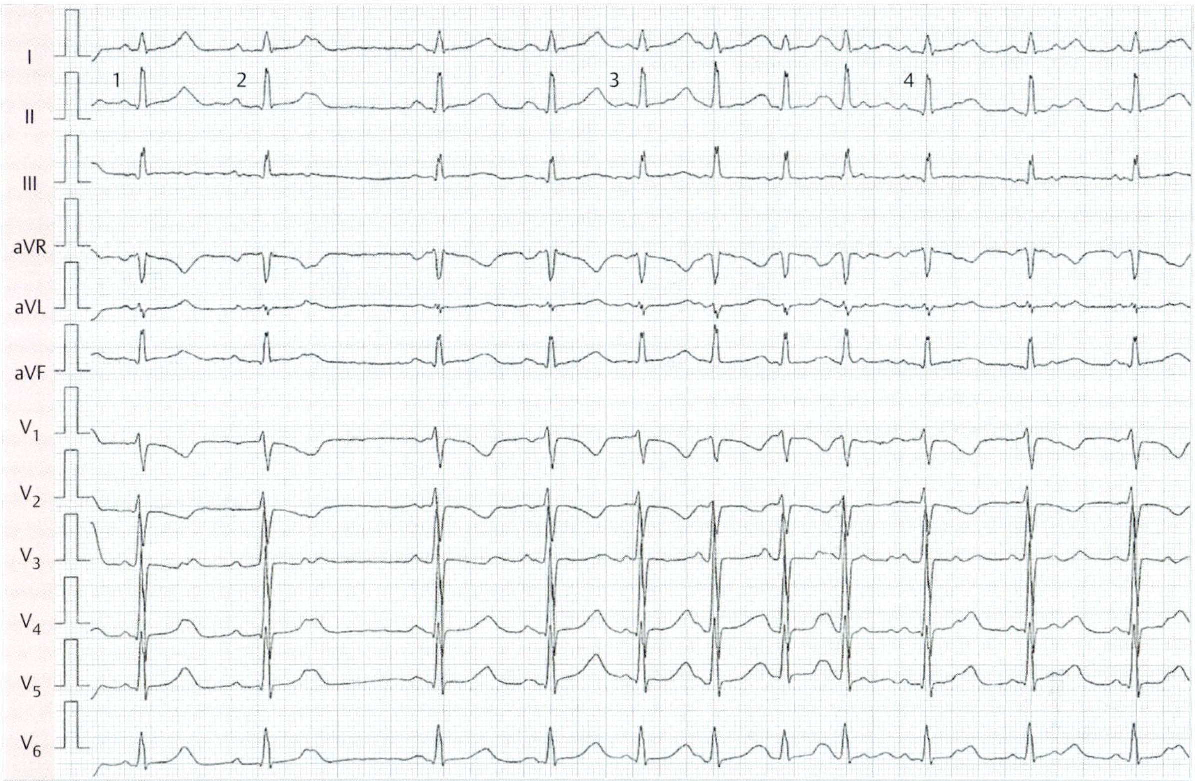

Abb. 19.92 Multifokale atriale Tachykardie. EKG eines 4 Wochen alten Säuglings: Es liegt eine Vorhoftachykardie mit mindestens 4 verschiedenen P-Wellen-Morphologien (1–4) vor.

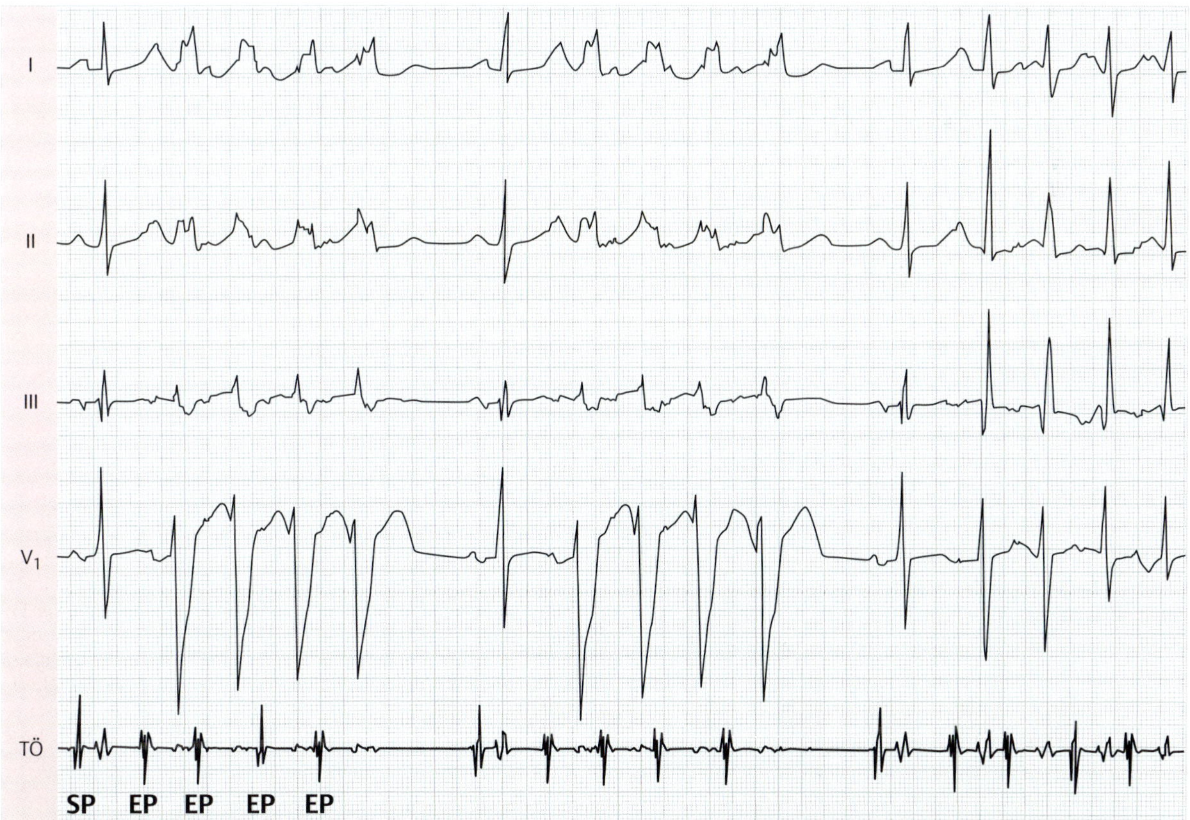

Abb. 19.93 Multifokale atriale Tachykardie. EKG eines 8 Wochen alten Säuglings: EKG-Ableitungen I, II, II und V_1 sowie transösophageale Vorhofableitung (Papiergeschwindigkeit 50 mm/s); Auf einen Sinusimpuls folgen 4 vorzeitige Vorhofaktionen mit einer schenkelblockartigen Deformierung der QRS-Komplexe. Die Abfolge wiederholt sich im Weiteren (EP = ektopes P, SP = Sinus-P, TÖ = transösophageale Ableitung).

Ventrikuläre Tachykardien mit einer Dauer bis zu 30 s werden als nicht anhaltend bezeichnet; ab 30 s Dauer bzw. bei hämodynamischer Kompromittierung spricht man von einer anhaltenden VT [4].

Einteilung

Monomorphe bzw. uniforme ventrikuläre Tachykardien haben eine stets gleiche QRS-Morphologie. **Bei polymorphen bzw. multiformen ventrikulären Tachykardien** ändert sich die QRS-Morphologie während einer Tachykardieepisode.

> **Merke**
>
> Die Unterscheidung zwischen monomorphem und polymorphem QRS-Komplex definiert nicht die Lokalisation der **VT**, sondern bezeichnet nur die QRS-Morphologie im Oberflächen-EKG.

Ursachen

Im Kindesalter findet man ventrikuläre Arrhythmien in über 50 % der Fälle vergesellschaftet mit kongenitalen Herzfehlern sowie im Rahmen von:

- Kardiomyopathien
- entzündlichen Herzerkrankungen
- Ionenkanalerkrankungen (elektrische Kardiomyopathien)

Ursachen für eine VT können metabolisch, ischämisch, toxisch/medikamentös, traumatisch oder infektiös/immunologisch bedingt sein. In seltenen Fällen können auch Schrittmacherdysfunktionen ventrikuläre Arrhythmien induzieren.

Prävalenz und Verlauf

Die Wahrscheinlichkeit, an einer ventrikulären Arrhythmie zu sterben, ist bei herzgesunden Kindern mit strukturell unauffälligem Herzen extrem selten und liegt < 0,001 % pro Jahr. Bei Patienten mit angeborener oder erworbener kardialer Anomalie steigt das Risiko des plötzlichen Herztodes auf bis zu 1–3 % pro Jahr.

EKG

Hauptkriterien für die Diagnostik einer VT im Standard-EKG sind die beschleunigte Herzfrequenz und die verbreiterten QRS-Komplexe [153]. Der QRS-Vektor weicht von der normalen elektrischen Achse ab. Bei langsamer ventrikulärer Tachykardie kann im Kindesalter häufig eine retrograde Vorhoferregung beobachtet werden (negatives P nach dem QRS-Komplex in II, III und aVF). Bei schnellerer ventrikulärer Tachykardie oder bei älteren Patienten kommt es in der Regel zur atrioventrikulären Dissoziation (▶ Abb. 19.94). Die Kammerfrequenz ist dabei höher als die Vorhoffrequenz. Weitere Hinweise auf das Vorliegen einer VT bei Tachykardien mit breiten QRS-Komplexen sind Fusionsschläge und Sinus-Capture-Schläge.

Fusionsschlag

Bei einem Fusionsschlag (▶ Abb. 19.95) wird die Kammer sowohl vom Ventrikel als auch vom Vorhof über AV-Knoten und HB erregt. Der Fusionsschlag ist charakterisiert durch eine geringere QRS-Breite als die Tachykardiekomplexe sowie eine vorausgehende P-Welle. Es besteht morphologisch eine Fusion aus einem Sinus-QRS und einem Tachykardie-QRS.

Sinus-Capture-Schläge

Der Capture-Schlag (▶ Abb. 19.95) ist definiert als reguläre antegrade Erregung der Kammer über Vorhof und HB während der VT. Er führt zu einem „eingestreuten“, vorzeitig einfallenden schmalen QRS-Komplex mit vorangehender regulärer P-Welle (Sinusimpuls).

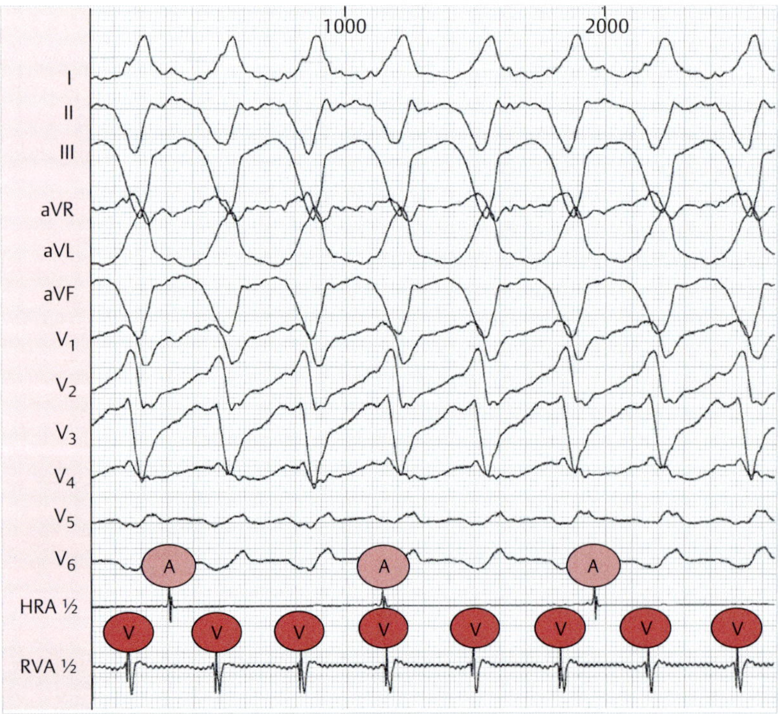

Abb. 19.94 Ventrikuläre Tachykardie. AV-Dissoziation bei ventrikulärer Tachykardie (Kammerfrequenz 180/min). Intrakardiale Ableitung (HRA = hohes rechtes Atrium, RVA = rechtsventrikulärer Apex, A = Atrium, V = Ventrikel).

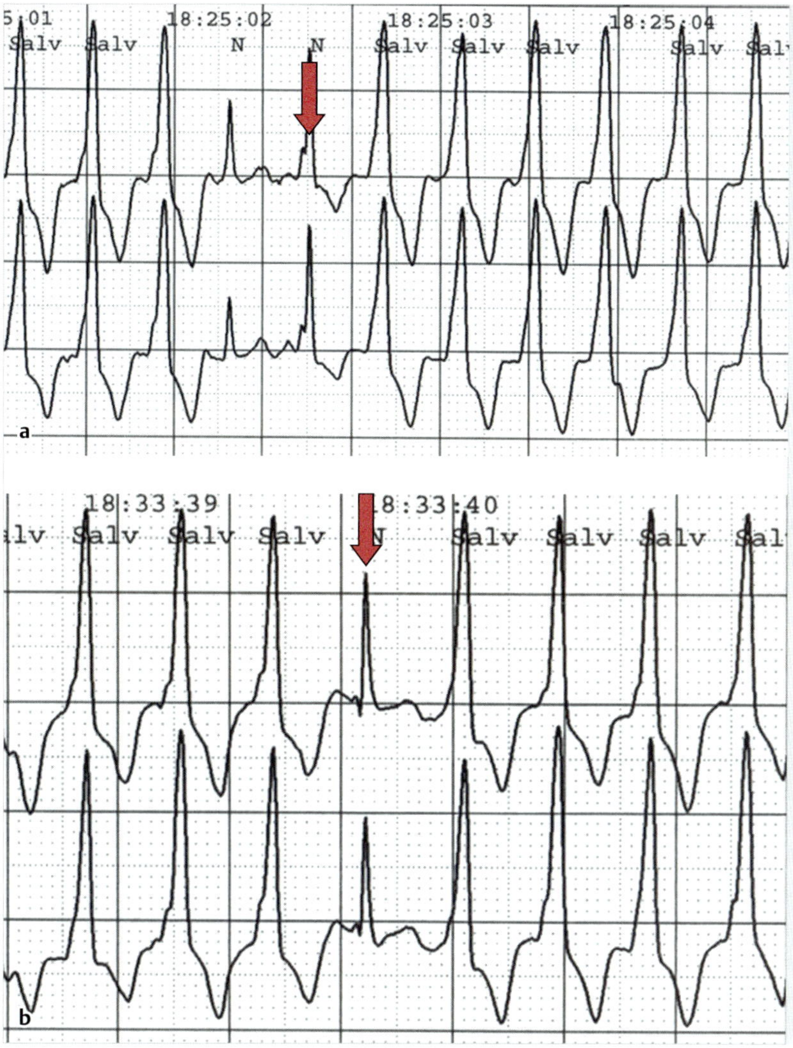

Abb. 19.95 Fusions- und Captureschlag.

a Fusionsschlag im Holter-EKG: nach 3 breiten QRS-Komplexen folgt ein Sinusimpuls, anschließend ein Fusionsschlag (Pfeil) mit schmalerem QRS-Komplex als bei der ventrikulären Tachykardie.

b Sinus Capture beat im Holter-EKG: vierter Schlag von links (Pfeil). Schmaler QRS-Komplex, da ein Impuls vom Vorhof via His auf die Kammer übergeleitet wird.

QRS-Morphologie

Ein Ursprung der VT aus der rechten Kammer weist in der Regel eine linksschenkelblockartige QRS-Morphologie auf, ein Ursprung aus der linken Kammer eine rechtsschenkelblockartige. Ein Ausflusstrakt naher Ursprung zeigt einen inferioren QRS-Vektor (Steil-, Indifferenztyp; ▶ Abb. 19.96), ein Ursprung der Tachykardie aus dem apikalen Teil der Kammern weist hingegen einen superioren QRS-Vektor (überdrehter Lagetyp) auf (▶ Abb. 19.96).

M!

Merke

EKG-Kriterien der ventrikulären Tachykardie sind:

- Herzfrequenz: 20 % über der Altersnorm bzw. über 150/min
- QRS-Komplexe: Breite über der Altersnorm bzw. über 100 ms bis 16 Jahre; darüber > 120 ms
- atrioventrikuläre Dissoziation; gelegentlich 1 : 1 VA-Leitung
- Fusionsschläge, Sinus Capture Beats

Mechanismen

VT liegen 3 wesentliche Mechanismen zugrunde (s. a. Kap. 19.7.1):

- Reentry-Mechanismus
- gesteigerte Automatie
- getriggerte Aktivität

Reentry-Mechanismus

Beim Reentry-Mechanismus handelt es sich um eine kreisende Erregung im Myokard. Bedingung für das Auftreten einer Reentry-Tachykardie ist ein unidirektionaler Block in einer Geweberegion bei weiterbestehender retrograder Leitungsmöglichkeit in diesem Bereich. Die Zykluslänge ist bei dieser Tachykardieform meist sehr stabil.

Ventrikuläre Reentry-Tachykardien sind häufig bei Ischämie- bzw. narbenbedingten Schädigungen des Myokards anzutreffen, können aber auch bei den idiopathischen linksventrikulären Tachykardien im Reizleitungssystem (Faszikeln) bestehen.

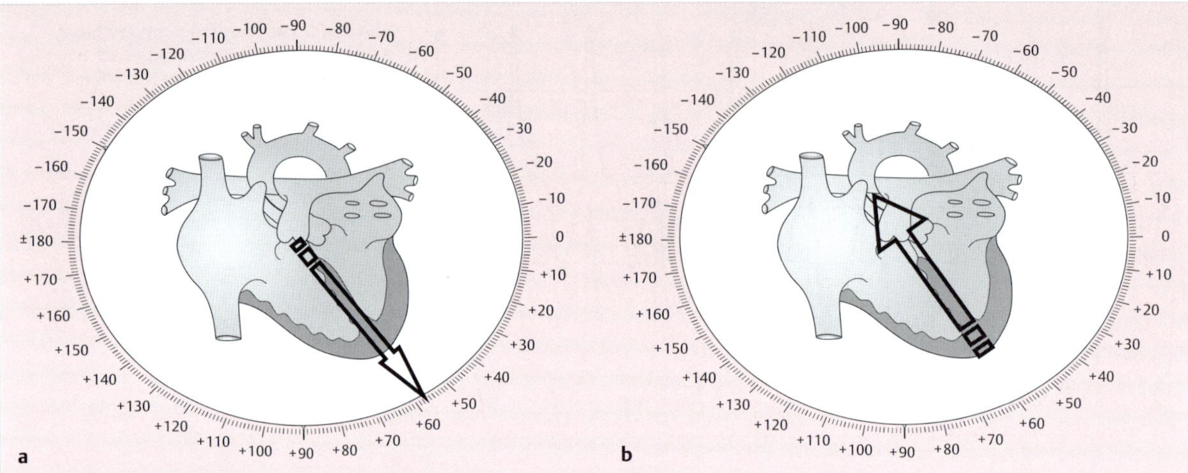

Abb. 19.96 QRS-Morphologie. Beziehung zwischen dem Ursprung der VT und dem Lagetyp.
a Ursprung an der Herzbasis, inferiore QRS-Achse (Steil-, Indifferenztyp).
b Ursprung an der Herzspitze, superiore QRS-Achse (überdrehter Lagetyp).

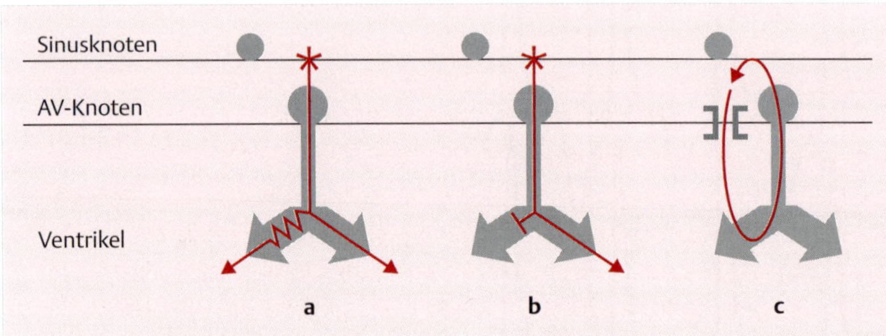

Abb. 19.97 Schema zur Differenzialdiagnose bei Tachykardien mit breitem QRS-Komplex.
a SVT mit Leitungsverzögerung.
b SVT mit Schenkelblock.
c Antidrome Reentry-Tachykardie, Mahaim-Bündel.

Gesteigerte Automatie

Bei einer gesteigerten Automatie kommt es in den ektopen Erregungszentren zu einer beschleunigten Spontandepolarisation der Zellen. Bei Erreichen des Schwellenpotenzials wird ein Aktionspotenzial ausgelöst. Typisch für diese Form ist ein Warm-up- und Cool-down-Phänomen.

Dieser Mechanismus ist typisch für die fokalen Tachykardien.

Getriggerte Aktivität

Dabei handelt es sich um eine durch Spät- oder Nachpotenziale ausgelöste „getriggerte" Aktivität. Sie entsteht durch eine Störung der Repolarisation auf Zellmembranebene (Kalziummetabolismus).

Nicht selten spielen mehrere Mechanismen bei der Induktion der Tachykardie eine Rolle. Zusätzlich nimmt das vegetative Nervensystem Einfluss. Bekannt ist z. B. der Einfluss des Sympathikus auf die Amplitude von Spätpotenzialen. So kann die sympathikogene Erhöhung der Spätpotenzialamplitude zur getriggerten Aktivität beitragen. Letztlich basiert die Induktion von Tachykardien auf dem arrhythmogenen Substrat und dem Einfluss des vegetativen Nervensystems [9].

Differenzialdiagnose der Tachykardie mit breiterem QRS-Komplex

Jede Tachykardie mit verbreitertem QRS-Komplex ist im Kindesalter bis zum Beweis des Gegenteils eine VT. Mögliche Differenzialdiagnosen einer VT sind [134]:

- SVT: orthodrome SVT mit Leitungsanomalien (z. B. verzögerte Leitung im Tawara-Schenkel oder Schenkelblock; ▶ Abb. 19.97).
- antidrome Tachykardie:
  - Mahaim-Tachykardie (rechtsseitige, antegrad leitende atriohissäre oder nodoventrikuläre akzessorische Leitungsbahn)
  - antidrome Reentry-Tachykardie bei WPW-Syndrom (▶ Abb. 19.97, s. a. Kap. Supraventrikuläre Tachykardien)

Häufig ist die Differenzierung SVT vs. VT im Oberflächen-EKG schwierig oder nicht möglich [64]. Hilfreich ist in solchen Fällen die genaue Interpretation der QRS-Morphologie in den Brustwandableitungen:

- Sind die QRS-Komplexe bei rechtsschenkelblockähnlicher Konfiguration in V_1 mono- oder biphasisch und ist in V_6 $R/S < 1$, so spricht dies für eine VT (Kremers et al. 1989). Bei linksschenkelblockähnlicher Morphologie zeigt sich in V_6 eine Q-Zacke und in V_2 eine Knotung, die ca. 60 ms nach Beginn der Q-Zacke auftritt [64].
- Bei SVT finden sich dagegen häufig in V_1 triphasische QRS-Komplexe, und in V_6 ist $R/S > 1$ (▶ Abb. 19.98).

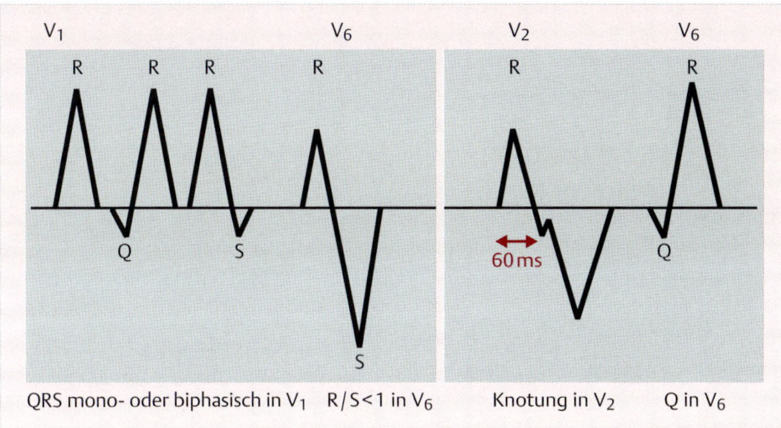

Abb. 19.98 QRS-Komplex-Morphologie bei einer ventrikulären Tachykardie bei Rechtsschenkelblockbild (links) und bei Linksschenkelblockbild (rechts).

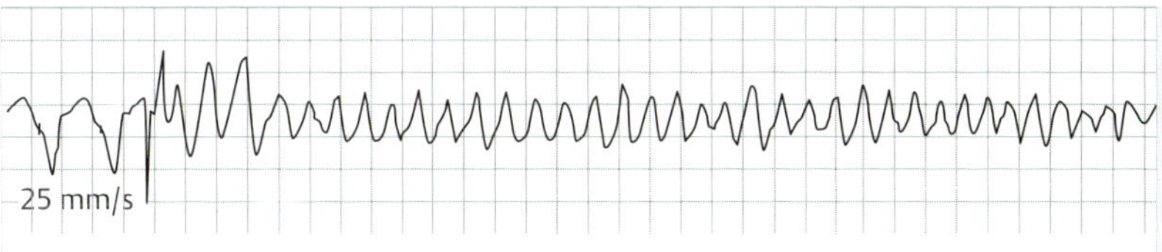

Abb. 19.99 Kammerflattern, Herzfrequenz 250/min. Im Gegensatz zum Kammerflimmern zeigen sich regelmäßige, aber deformierte Kammerkomplexe ohne Differenzierung zwischen QRS-Komplex und T-Welle sowie ohne isoelektrische Linie.

Merke

Bei der differenzialdiagnostischen Abklärung VT vs. SVT besteht auch durch die Interpretation der QRS-Morphologie in den Brustwandableitungen letztendlich keine absolute Sicherheit. Die Wahrscheinlichkeit der richtigen Interpretation wird jedoch deutlich erhöht (▶ Abb. 19.98).

Eine Tachykardie mit verbreiterten QRS-Komplexen im Kindesalter sollte immer den Verdacht auf einen ventrikulären Ursprung richten.

Apparative Diagnostik

- **12-Kanal-EKG-Ableitung**: Es sollte auf jeden Fall eine 12-Kanal-EKG-Ableitung durchgeführt werden. Dies gilt auch für instabile Patienten, da in den meisten Fällen im Intervall bis zur Kardioversion noch genügend Zeit für eine EKG-Ableitung gegeben ist.
- **24-h-EKG/Event-Rekorder**: Bei intermittierend auftretenden ventrikulären Arrhythmien sollte die Dokumentation mittels Langzeit-EKG oder Event-Rekordern angestrebt werden. Dabei können auch subkutan implantierbare Event-Rekordersysteme mit einer Laufzeit von bis zu 3 Jahren zum Einsatz kommen.
- **Ergometrie**: Bei katecholaminsensitiven Tachykardien können die Arrhythmien mittels Belastung induziert werden.
- **EPU**: Sie stellt eine invasive Form der Diagnostik dar und ist bei reproduzierbarer Induktion der klinischen VT sehr aussagekräftig [4]. Reentry-Tachykardien lassen sich durch programmierte Ventrikelstimulation gut induzieren. Schwieriger kann die Induktion einer fokalen, getriggerten bzw. mit gesteigerter Automatie einhergehenden ventrikulären Tachykardie sein [9].
- **Bildgebung**: Echokardiografie oder MRT; eine Herzkatheteruntersuchung mit Angiografie und Myokardbiopsie kann bei speziellen Erkrankungen wie Koronargefäßanomalien und Kardiomyopathien sowie zum Ausschluss einer Myokarditis erforderlich sein.
- **Molekulargenetische Diagnostik**: Sie ist indiziert bei den elektrischen Kardiomyopathien (Ionenkanalerkrankungen), der ARVC sowie bei einer hypertrophen Kardiomyopathie.

Kammerflattern/schnelle ventrikuläre Tachykardie

Bei Kammerflattern beträgt die Kammerfrequenz 250–350/min. Die QRS-Komplexe sind noch als solche im EKG identifizierbar. Sie sind verbreitert und deformiert. Kammerflattern ist eine lebensbedrohliche Herzrhythmusstörung und – wenn anhaltend auftretend – nicht mit dem Leben vereinbar. Häufig degeneriert Kammerflattern in Kammerflimmern (▶ Abb. 19.99).

Kammerflimmern

Beim Kammerflimmern handelt es sich um eine „chaotische“ elektrische Erregung. Als zugrunde liegender Mechanismus werden sowohl multiple Mikro-Reentry-Kreise als auch Foci diskutiert. Die Kammerfrequenz beträgt > 350/min, die QRS-Komplexe sind unregelmäßig oszillierend und nicht mehr sicher voneinander abgrenzbar (▶ Abb. 19.100).

Cave

Beim **Kammerflimmern** handelt es sich um die sog. „dynamische“ Form des Herzstillstands! Sofortige Reanimationsmaßnahmen und Defibrillation sind erforderlich. Kammerflimmern ist im Kindesalter sehr selten, idiopathisches Kammerflimmern ist jedoch mehrfach als Ursache des plötzlichen Kindstodes (SIDS) beschrieben worden [96].

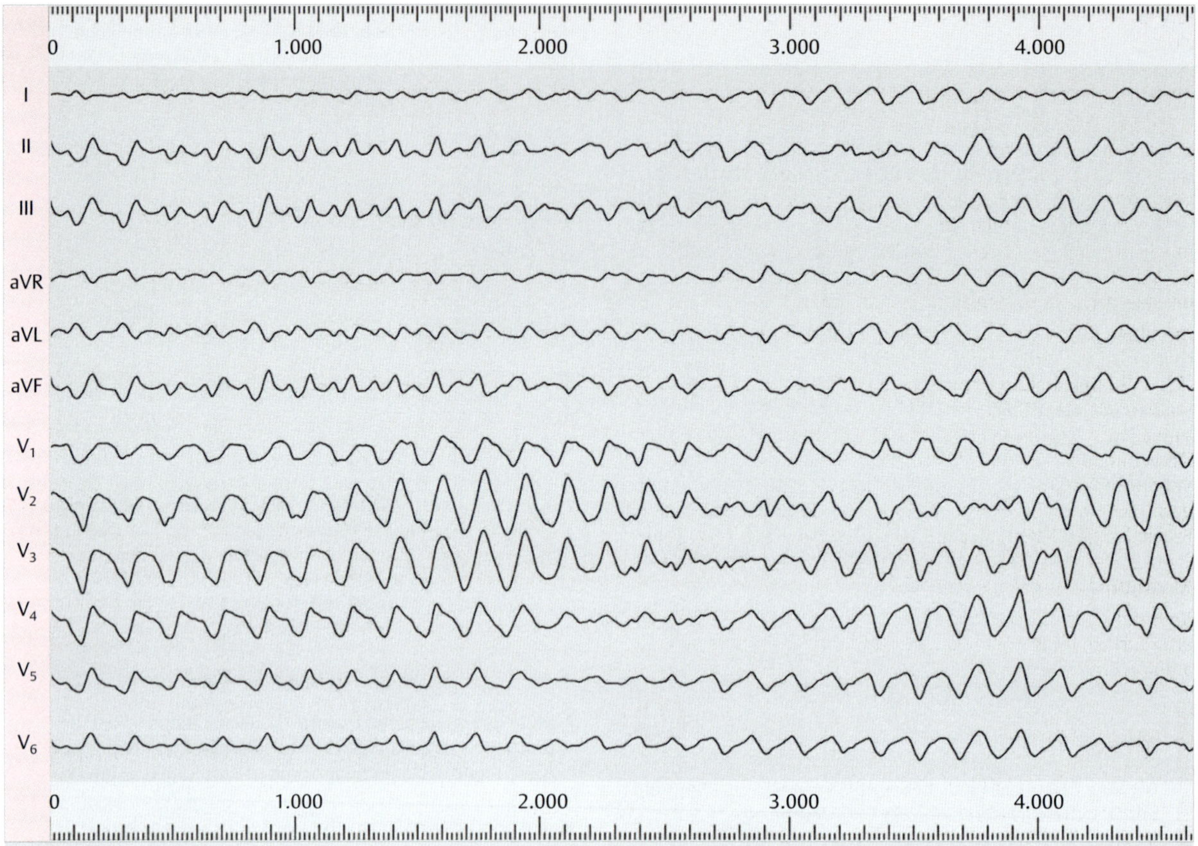

Abb. 19.100 Kammerflimmern. Unregelmäßige, chaotische Kammererregungen, Herzfrequenz > 350/min.

Torsade de pointes

Der Begriff „Torsade de pointes (TdP)“ oder Spitzenumkehrtachykardie wurde 1966 von Dessertenne eingeführt. Er bezeichnet eine schnelle Kammertachykardie mit undulierendem Wechsel der QRS-Polarität alle 5–10 Schläge um die isoelektrische Grundlinie. Am häufigsten treten Torsades de pointes beim Long-QT-Syndrom auf [124]. Hier sind sie neben der QTc-Verlängerung pathognomonisch. Sie können aber auch auf der Grundlage anderer arrhythmogener Substrate beobachtet werden (s. ▶ Abb. 19.115, siehe dort).

Cave

Torsade de pointes können spontan terminieren oder in Kammerflimmern übergehen. Sie stellen immer eine lebensbedrohliche Rhythmusstörung dar!

Therapie

Die Therapie der VT wird von 3 Säulen getragen (s. a. Leitlinie der DGPK und ▶ Abb. 19.50):

- Akuttherapie
- Dauertherapie
- RF-Ablation

Akuttherapie

Die Akuttherapie wird in Abhängigkeit vom klinischen Zustand des Patienten durchgeführt. Bei kreislaufkomprimierten Patienten besteht eine Reanimationssituation! Die ventrikuläre Arrhythmie muss so schnell wie möglich durch externe Kardioversion bzw. Defibrillation terminiert werden. Bis dahin muss der Kreislauf mittels Herzdruckmassage aufrechterhalten werden.

Für pädiatrische Patienten wurde in den Leitlinien der DGPK ein Flussdiagramm für den diagnostischen und therapeutischen Ablauf bei Patienten mit ventrikulären Tachykardien erarbeitet (s. ▶ Abb. 19.50).

Dauertherapie

Die pharmakologische (Dauer-)Therapie hat im Wesentlichen zwei Indikationen: ein für die RF-Ablation zu geringes Körpergewicht bei kleinen Kindern und die Reduktion von häufigen Schockabgaben von implantierten Kardioverter-Defibrillator-Systeme. In Abhängigkeit der Ursachen der VT wird die medikamentöse Therapie angepasst. Die am häufigsten verwendeten Substanzen sind β-Blocker und Amiodaron.

Die CAST-Studie [35] hat die Komplexität der antiarrhythmischen Therapie im Erwachsenenalter gezeigt. Dies führte dazu, dass der Einsatz von Klasse-I-Antiarrhythmika wegen nachgewiesener proarrhythmischer Nebenwirkungen nicht mehr favorisiert wird.

Bei Patienten mit struktureller angeborener oder erworbener Herzerkrankung sowie bei postoperativen Residualzuständen gilt es primär, Hämodynamik und Funktion des Herzens zu optimieren, um proarrhythmogene Faktoren – soweit möglich – zu reduzieren.

Radiofrequenzablation

Die RF-Ablation ist heute die Therapie der Wahl bei vielen ventrikulären Tachykardien. Mit zunehmender Erfahrung und dem Einsatz von 3D-Mapping-Systemen wie CARTO und EnSite Velocity können VT kausal angegangen und erfolgreich abladiert werden [123]. Die Verbesserung der technischen Voraussetzungen ermöglicht zunehmend den Einsatz auch im Kindesalter [10].

Interne Kardioverter-Defibrillatoren (ICD)

Bei allen schnellen und lebensbedrohlichen ventrikulären Arrhythmien, die nicht durch RF-Ablation zu therapieren sind, hat sich die Implantation von Kardioverter-Defibrillatoren bewährt. Studien wie MADIT [75], MUSTT [18] etc. belegen die hohe Wirksamkeit der Systeme bei Erwachsenen und ihre lebensverlängernde Wirkung gegenüber einem konservativen Therapiekonzept. Vergleichbare Studien mit großen Patientenzahlen sind bei Kindern nicht vorhanden, jedoch zeigen auch Studien mit kleineren Fallzahlen die Effektivität der ICD-Therapie im Kindesalter [12].

Rhythmuschirurgische Maßnahmen

Rhythmuschirurgische Maßnahmen sind im Kindesalter selten erforderlich. Im Erwachsenenalter werden sie z. B. bei Ventrikelaneurysmen eingesetzt.

> **Merke**
>
> M!
>
> Die Prognose von Patienten mit ventrikulären Arrhythmien ist primär abhängig von der Grunderkrankung. Therapeutische Maßnahmen müssen in Abhängigkeit vom Schweregrad der ventrikulären Arrhythmien individuell durchgeführt werden.
>
> Radiofrequenzablation, Rhythmuschirurgie und Implantation eines Kardioverter-Defibrillators müssen deshalb unter Abwägung des Risikos der Grunderkrankung gegenüber dem Eingriffsrisiko gewählt werden.

Einteilung der ventrikulären Tachykardien

Bei der Differenzierung der VT können folgende Gruppen unterschieden werden, die in ▶ Tab. 19.11 beschrieben sind.

Ischämie- und narbenbedingte ventrikuläre Tachykardien bei angeborenen Herzfehlern

Ursachen

Im pädiatrischen Patientengut kommen Ischämie- oder narbenbedingte VT am häufigsten bei Patienten mit kongenitalen Vitien vor. Stellvertretend seien hier die Patienten nach Korrekturoperation einer Fallot-Tetralogie genannt (s. Kap. 13.2.2). Die Kombination aus primär kardialer Fehlbildung, chirurgisch bedingten Narben und/oder Residualdefekten bildet ein komplexes Substrat für die Entstehung von ventrikulären Arrhythmien und ist damit auch zu einem großen Teil für die Spätmortalität verantwortlich.

Neuere Operationsmethoden mit transatrialem Zugang haben zu einer geringeren postoperativen ventrikulären Ektopie geführt. Narben stellen dabei das Zentrum dar, um das die Tachykardie kreist. Um die Narbe herum findet sich Gewebe mit zum Teil intakten, zum Teil fibrotischen Zellen. Damit sind die Voraussetzungen für eine kritische Verzögerung der elektrischen Erregung als Grundlage des Reentry-Mechanismus gegeben. Ein vorzeitig einfallender Extrastimulus bzw. eine Extrasystole führen dann zur Induktion der Reentry-Tachykardie.

Tab. 19.11 Einteilung der ventrikulären Tachykardien.

Einteilung der ventrikulären Tachykardien	Ursachen
strukturelle und funktionelle Herzerkrankungen	• Ischämie und Narben • angeborene Herzfehler prä- und postoperativ • koronare Herzerkrankung (KHK) • Herztumoren
strukturelle Kardiomyopathien	• dilatative Kardiomyopathie (DCM) • hypertrophe Kardiomyopathie (HCM) • restriktive Kardiomyopathie (RCM) • hypertroph-obstruktive Kardiomyopathie (HOCM) • arrhythmogene rechtsventrikuläre Dysplasie (ARVD)
elektrische Kardiomyopathien (Ionenkanalerkrankungen)	• langes QT-Syndrom (LQTS) • kurzes QT-Syndrom (SQTS) • Brugada-Syndrom (BS) • katecholaminsensitive polymorphe VT (CPVT)
idiopathische Genese	• rechtsventrikuläre Ausflussbahn VT (RVOT-VT) • linksventrikuläre VT • faszikuläre VT • Bundle Branch Reentry-Tachykardie
entzündliche Herzerkrankungen	• Myokarditis (bakteriell, viral) • Perikarditis (bakteriell, viral) • Sarkoidose, Amyloidose
diverse Ursachen	• Stoffwechselerkrankungen (z. B. Hämochromatose) • neuromuskuläre Erkrankung (z. B. Friedreich-Ataxie) • toxisch (z. B. Antimetaboliten) • medikamentös (Antiarrhythmika, Digitalis) • Elektrolytentgleisungen • Autoimmunerkrankungen (z. B. Lupus erythematodes) • externe Einflüsse (z. B. Strom, Contusio cordis, Herzschrittmacher)

EKG

Die Morphologie an QRS-Komplexen ist vom Ursprung der Tachykardie abhängig. Ein apikaler Ursprung führt zu einem superioren QRS-Vektor, während eine ausflussbahnnahe Lokalisation einen inferioren QRS-Vektor verursacht. Dabei weist eine linksschenkelblockartige Morphologie auf einen rechtsventrikulären Ursprung hin und ein RSB auf einen Ursprung aus dem linken Ventrikel.

Zu Risikofaktoren, Therapie und Prognose der VT wird bei den einzelnen angeborenen Herzfehlern Stellung genommen (s. jeweils dort).

Ventrikuläre Tachykardien bei Tumoren des Herzens

Ursachen und Diagnostik

Kardiale Tumoren wie Rhabdomyome, Fibrome, Myxome und Hamartome können das Substrat von VT sein (Kap. 16.4). Insbesondere die sehr seltenen Mikrohamartome können zu der von Garson beschriebenen „incessant ventricular tachycardia“ führen (▸ Abb. 19.101). Die Diagnose wird durch bildgebende Verfahren wie Echokardiografie, Kardio-CT oder -MRT gestellt.

Therapie

Bei lebensbedrohlichen Arrhythmien kann versucht werden, den Fokus chirurgisch durch Kryoablation oder Radiofrequenzablation zu eliminieren [66]. Bei weniger symptomatischen Fällen wird eine medikamentöse Therapie mit Amiodaron eingeleitet.

Bundle-Branch-Reentry-Tachykardie

Ursachen und EKG-Kriterien

Die Bundle-Branch-Reentry-Tachykardie stellt einen Makro-Reentry-Mechanismus dar, der um beide Seiten des Ventrikelseptums kreist. Diese Form wird häufig bei Patienten mit dilatativer Kardiomyopathie gesehen. Die Tachykardie kann sowohl mit rechts- als auch mit linksschenkelblockartiger QRS-Morphologie in Abhängigkeit von der Richtung des Reentry-Kreises auftreten. Grundlage des Reentry-Mechanismus ist eine kritische Leitungsverzögerung im His-Purkinje-System (▸ Abb. 19.102 und ▸ Abb. 19.103).

Therapie

Eine Therapie mittels Radiofrequenzablation ist möglich.

Rechtsventrikuläre Ausflusstrakttachykardie

Ursachen

Die rechtsventrikuläre Ausflusstrakttachykardie stellt die häufigste Ursache von idiopathischen ventrikulären Tachykardien im Kindesalter dar [102]. Als zugrunde liegender Mechanismus wird eine getriggerte Aktivität diskutiert.

EKG

Die QRS-Komplexe weisen in der Regel einen LSB mit inferiorer Achse auf (Steiltyp).

Abb. 19.101 Incessant ventricular Tachycardia. Neugeborenes mit intrakardialem Tumor.

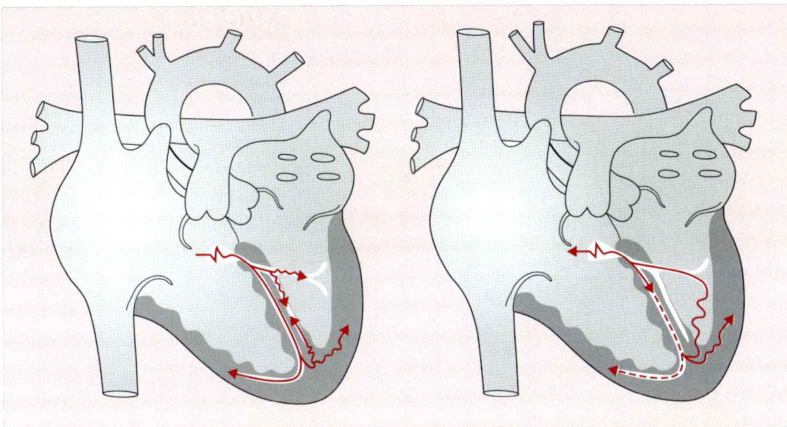

Abb. 19.102 Bundle-Branch-Reentry-Tachykardie. Der elektrische Kreisverkehr (Reentry) kann im oder gegen den Uhrzeigersinn kreisen. Dies führt im Oberflächen-EKG zu differenten Vektoren und zu unterschiedlicher QRS-Morphologie.

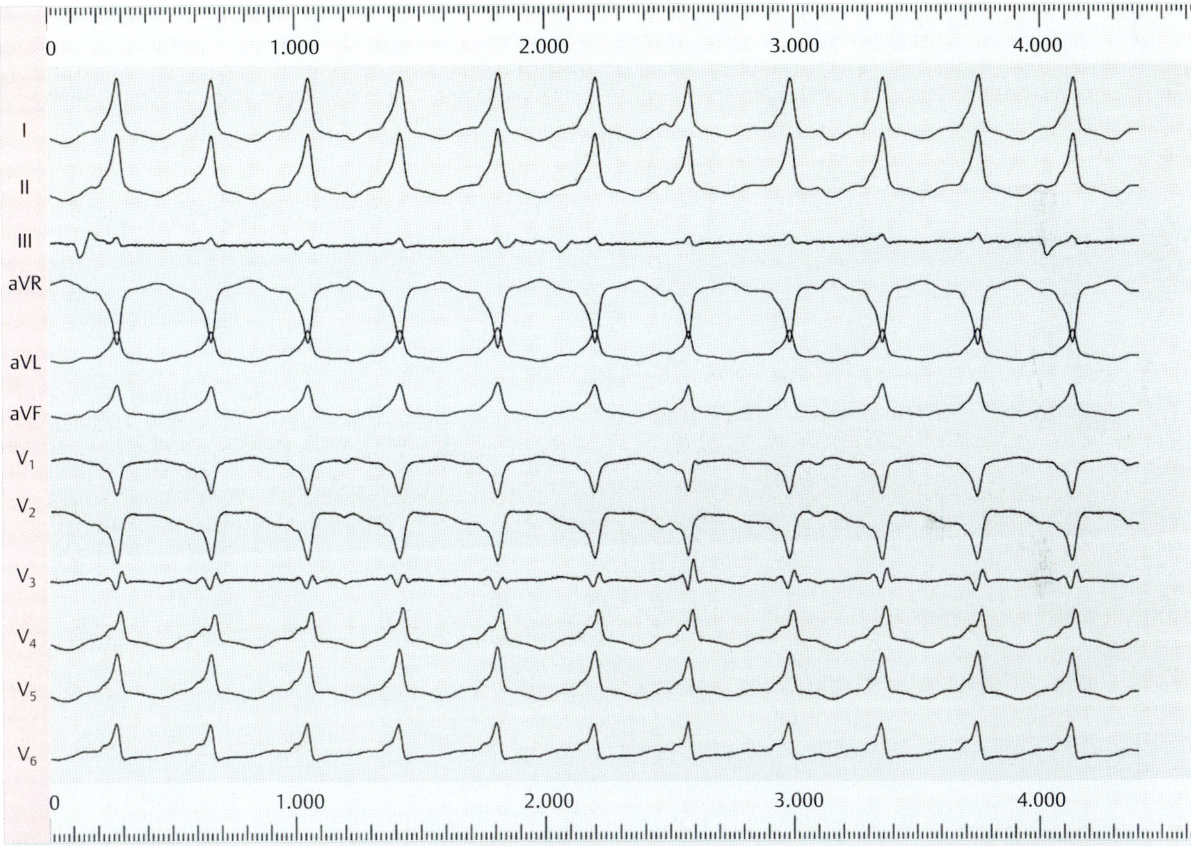

Abb. 19.103 Bundle-Branch-Reentry-Tachykardie. EKG eines 10-jährigen Jungen vor RF-Ablation (Linksschenkelblockbild).

Therapie und Prognose

Die Tachykardie kann mit Adenosin terminiert werden und spricht auf Betablocker an. Bei strukturell unauffälligem Herzen wird diese Form als prognostisch günstig angesehen, da zum einen die Wahrscheinlichkeit einer Degeneration in Kammerflimmern gering ist und zum anderen eine Spontanremission durch Inaktivierung der elektrisch aktiven Zellen nicht selten ist.

Bei symptomatischen Patienten kann eine RF-Ablation des Fokus mit gutem Erfolg durchgeführt werden [84], [123] (▸ Abb. 19.104, ▸ Abb. 19.105).

Linksventrikuläre Ausflusstrakttachykardie

Ursachen

Die linksventrikuläre Ausflusstrakttachykardie ist sehr selten. Die Tachykardiemechanismen entsprechen denen der rechtsventrikulären Ausflusstrakttachykardie. In seltenen Fällen kann der Fokus auch oberhalb der Aortenklappenebene in der Aortenwurzel nachgewiesen werden.

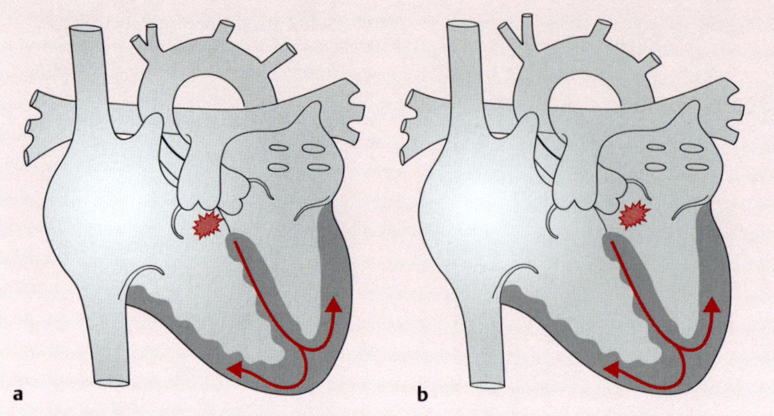

Abb. 19.104 Rechts- bzw. linksventrikuläre Ausflusstrakttachykardie.
a Rechtsventrikuläre Ausflusstrakttachykardie: LSB, inferiore QRS-Achse.
b Linksventrikuläre Ausflusstrakttachykardie: RSB, inferiore QRS-Achse.

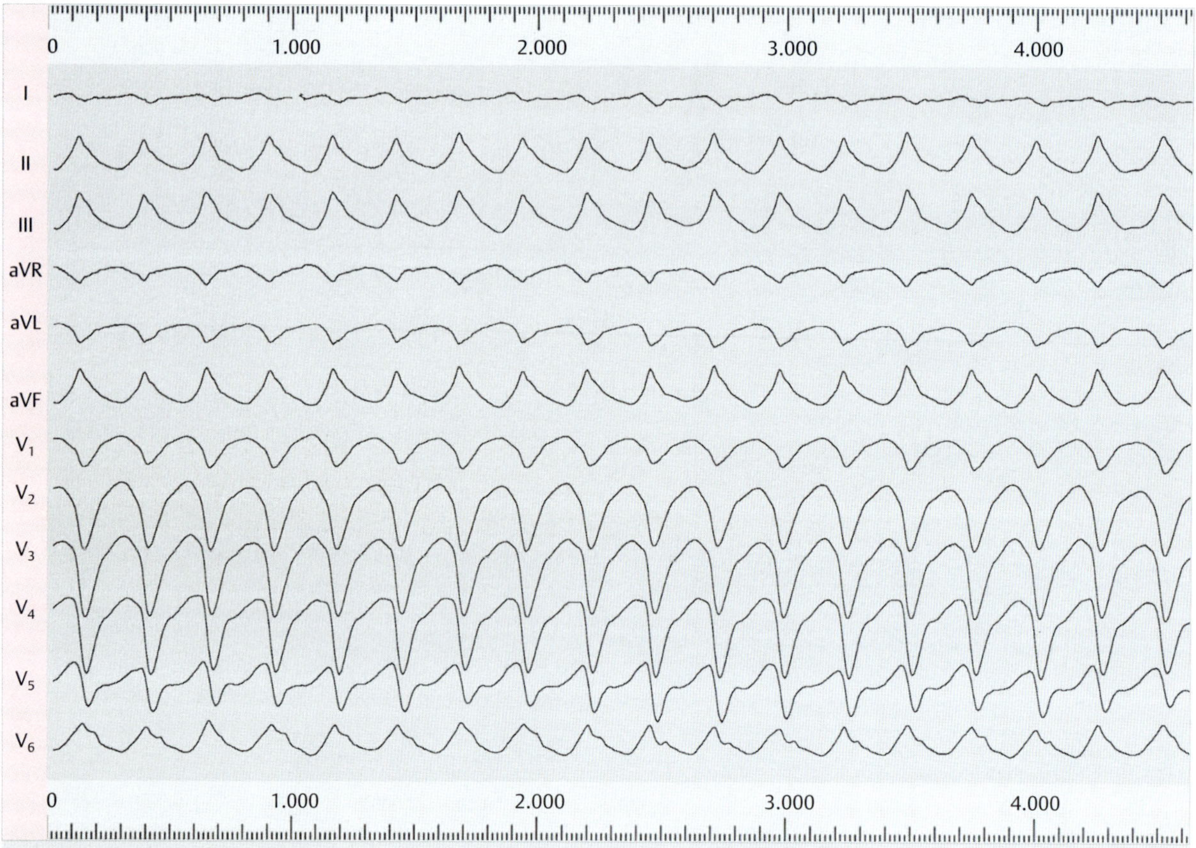

Abb. 19.105 Rechtsventrikuläre Ausflusstrakttachykardie. EKG mit LSB und inferiorer QRS-Achse.

EKG

Die QRS-Morphologie ist in der Regel rechtsschenkelblockartig mit inferiorer QRS-Achse (► Abb. 19.104, ► Abb. 19.106).

Idiopathische linksventrikuläre Tachykardie

Definition

Die idiopathische linksventrikuläre Tachykardie wird auch als faszikuläre oder Belhassen-Tachykardie [8] bezeichnet. Sie findet sich bei strukturell unauffälligem kardialem Befund.

Mechanismus

Die Tachykardie entsteht durch einen Reentry-Mechanismus im apexnahen links-posterioren Faszikel, wodurch die Morphologie der QRS-Komplexe bestimmt ist (► Abb. 19.107).

EKG

Das EKG weist einen RSB mit einem überdrehten Linkstyp auf. Die ungewöhnlichere Form vom links-anterioren Faszikel ausgehend zeigt eine rechtsschenkelblockartige Morphologie mit Rechtslagetyp. Faszikuläre Tachykardien aus dem hohen Septum

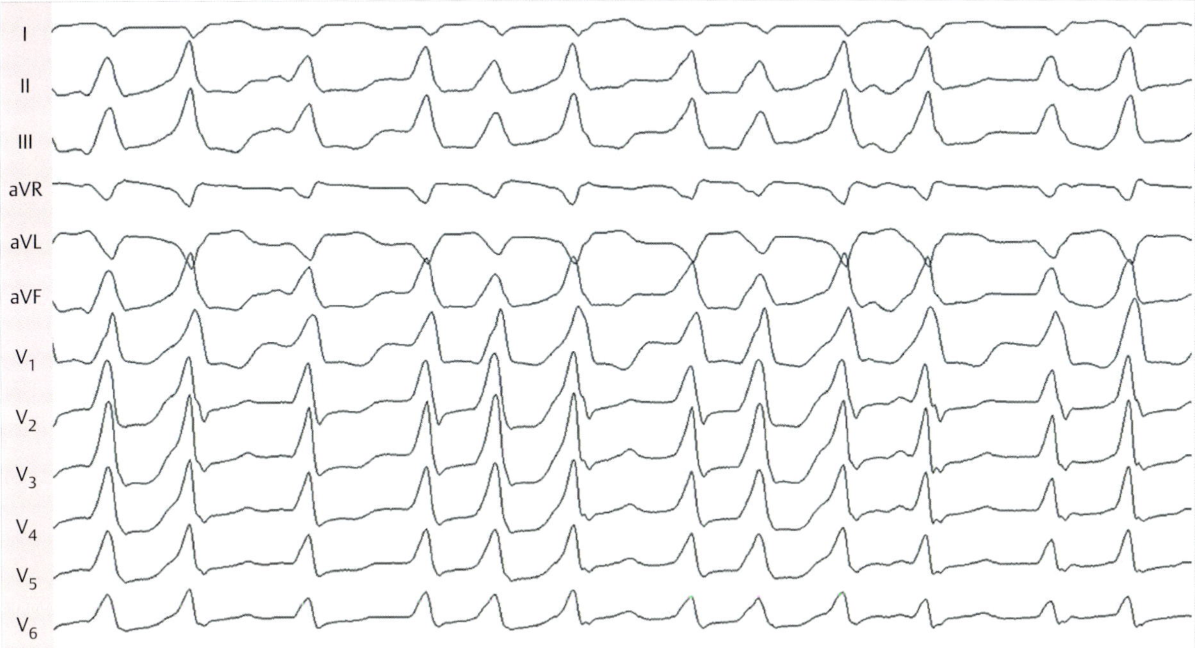

Abb. 19.106 Linksventrikuläre Ausflusstrakttachykardie. Inferiore Achse bei rechtsschenkelblockartiger QRS-Verbreiterung. Fokaler Mechanismus mit unregelmäßigen RR-Intervallen.

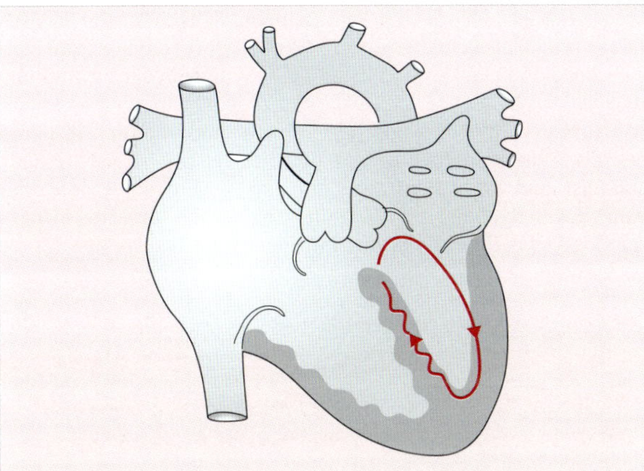

Abb. 19.107 Idiopathische linksventrikuläre Tachykardie.

hingegen weisen einen schmalen QRS-Komplex mit altersentsprechender Achse auf [85] (▸ Abb. 19.108).

Therapie

Die Tachykardie kann durch programmierte Stimulation induziert werden. Als Besonderheit ist die Verapamilsensitivität anzusehen. Die Tachykardie kann, wenn medikamentös nicht zu beherrschen, durch Radiofrequenzablation therapiert werden.

Arrhythmogene Kardiomyopathie

Häufigkeit

Die Prävalenz der arrhythmogenen Kardiomyopathie (ACM) wird mit 1 : 5 000 angegeben. Das männliche Geschlecht ist mit einem Verhältnis von 3 : 1 deutlich häufiger betroffen. Die ARVD wird für ca. 20 % aller plötzlichen kardialen Todesfälle bei jungen Erwachsenen verantwortlich gemacht. Bei ca. der Hälfte der Patienten lässt sich ein autosomal-dominanter Erbgang mit Mutationen der Gene für Desmoplakin (DSP), Plakophilin-2 (PKP2) und Desmoglein-2 (DSG2) nachweisen. Die Diagnose wird selten vor dem 10. Lebensjahr gestellt.

Ursachen

Histopathologisch besteht bei der ACM initial eine Degeneration von Myokardzellen, gefolgt von einer bindegewebigen Umwandlung mit Fetteinlagerungen v. a. im apikalen Bereich und im Ausflusstrakt des rechten Ventrikels. Dadurch können Kontraktilitätsstörungen des Ventrikels, aber auch ventrikuläre Rhythmusstörungen entstehen. Primär wurde die Erkrankung im rechten Ventrikel nachgewiesen. Es sind jedoch auch eine isolierte linksventrikuläre Form und biventrikuläre Erkrankungen bekannt.

EKG

EKG-Zeichen einer ACM sind eine Epsilonwelle in V_1 sowie T-Negativierungen und plateauförmige ST-Hebungen (Inversion) in den rechtspräkordialen Ableitungen. Diese treten jedoch häufig erst im Erwachsenenalter in Erscheinung. Typische Arrhythmien sind linksschenkelblockartig deformierte ventrikuläre Extrasystolen und monomorphe VT, die auf Reentry-Mechanismen basieren (s. ▸ Tab. 19.12, s. ▸ Abb. 19.109).

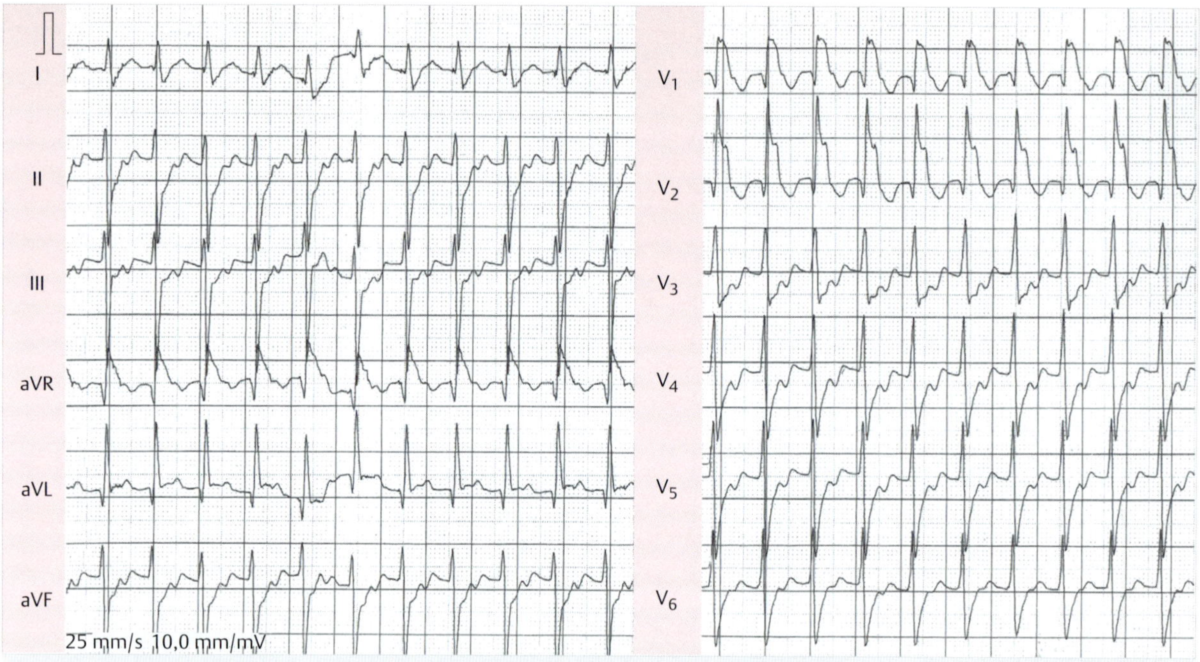

Abb. 19.108 Idiopathische linksventrikuläre Tachykardie (Belhassen-Tachykardie). RSB, superiore QRS-Achse (linksüberdrehter Lagetyp).

Tab. 19.12 Prozentuale Häufigkeit von EKG-Veränderungen bei der ACM bei Erwachsenen (Quelle: [76]).

EKG-Auffälligkeiten bei ACM	prozentuale Häufigkeit
tiefes S > 55 ms in V_1–V_3	90–95 %
T-Wellen-Inversion präkordial	82–85 %
QRS-Verbreiterung V_1–V_3	25–70 %
Epsilonwelle	30 %
RSB	18–22 %
Paroxysmale VT mit LSB	häufig

Klinische Symptome

Die Patienten fallen durch Palpitationen, Synkopen, durch VT – v. a. unter körperlicher Belastung – und atypische Herzschmerzen auf; der plötzliche Herztod kann das 1. Symptom der Erkrankung sein (s. ▶ Tab. 19.13). Die elektrokardiografischen Veränderungen sind vom morphologischen Substrat und vom Schweregrad der Erkrankung abhängig, die üblicherweise eine Progredienz aufweist und im Verlauf auch den linken Ventrikel involvieren kann. Zur Bildgebung sind MRT und Angiografie sowie in geringerem Maß auch die Echokardiografie geeignet [23].

Tab. 19.13 Diagnostik der arrhythmogenen Kardiomyopathie (Padua-Kriterien 2020) (Quelle: [77]).

	Majorkriterien	Minorkriterien
1. Globale oder regionale Dysfunktion und strukturelle Veränderungen	2D-Echo, MRT, Angiografie: regionale RV-Akinesie, -Dyskinesie oder -Buldging + eines der folgenden Kriterien: • globale RV-Dilatation (erhöhtes ED-Volumen) • oder globale RV systolische Dysfunktion	regionale RV-Akinesie, -Hypokinesie oder Aneurysma der freien Wand des RV
2. Gewebecharakterisierung	MRT: transmurales LGE: Stria-Muster in > 1 RV-Region (Inlet, Outlet, Apex) Myokardbiopsie (limitierte Indikation): fibröser Ersatz des Myokards in > 1 Gewebeprobe mit/ohne Fettgewebe	–
3. Repolarisationsanomalien	invertierte T-Wellen rechtspräkordial (V_1–V_3 bis V_4–V_6) jenseits der Pubertät, in Abwesenheit eines kompletten RSB	invertierte T-Wellen V_1 und V_2 bzw. V_1–V_4 jenseits der Pubertät (ohne kompl. RSB)
4. Depolarisationsanomalien	Epsilon-Welle V_1–V_3 terminale QRS-Dauer ≥ 55 ms (Nadir S bis Ende QRS inkl. R′) in V_1, V_2 oder V_3, ohne kompletten RSB	–
5. Arrhythmien	häufige ventrikuläre Extrasystolen (> 500/24 h), anhaltende oder nicht anhaltende VT mit LSBB mit inferiorer Achse	–
6. Familienanamnese	Nachweis einer ACM bei einem Familienmitglied 1°, Nachweis einer ACM bei Autopsie eines Familienmitgliedes 1°, Nachweis einer Genmutation beim Patienten, welche eine ACM verursachen könnte	klinische ACM bei einem Familienmitglied 1°, ohne dass die Kriterien der Task Force erfüllt sind. SCD < 35 Jahre bei einem Familienmitglied 1° Nachweis einer ACM bei einem Verwandten 2°

Abkürzungen: LGE – Late Gadolineum-Enhancement; SCD – plötzlicher Herztod

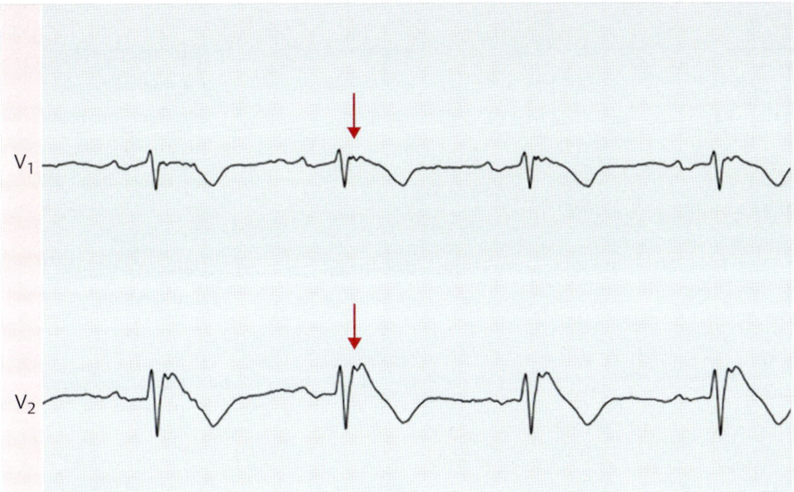

Abb. 19.109 Arrhythmogene rechtsventrikuläre Dysplasie. Epsilonwelle bei einem 10-jährigen Jungen mit molekulargenetsich gesicherter ARVD. Niederamplitudiges Signal am Ende des QRS-Komplexes in V_1–V_2 (Pfeil).

Diagnostik

Die Diagnosestellung erfolgt nach den sog. Padua-Kriterien, die 2020 veröffentlicht wurden [76],[77]. Dazu müssen entweder 2 Haupkriterien, 1 Haupt- und 2 Nebenkriterien oder 4 Nebenkriterien erfüllt sein (s. ▶ Tab. 19.13 und ▶ Abb. 19.109).

Therapie

Zur Behandlung der VT ist Amiodaron geeignet. In neueren Studien wird eine Überlegenheit gegenüber Betablockern und Sotalol beschrieben [37], [76]. Eine rein pharmakologische Therapie ist der Implantation eines ICD zur Verhinderung des plötzlichen Herztodes im Langzeitverlauf unterlegen [24]. Mehrere Risikofaktoren für das Auftreten des plötzlichen Herztodes konnten in retrospektiven Studien ermittelt werden. Diese sind:

- Synkopen
- männliches Geschlecht
- Symptome schon in jungen Jahren
- positive Familienanamnese hinsichtlich plötzlichen Herztodes
- sportliche Aktivitäten
- auffällige QRS- und QT-Dispersion
- schwere rechtsventrikuläre Dysfunktion sowie zusätzlich linksventrikuläre Funktionseinschränkung
- Induzierbarkeit von Kammertachykardien im Rahmen einer EPU

Bei Patienten mit diesem Risikoprofil wird die Implantation eines ICD zur Primärprophylaxe empfohlen [24].

Long-QT-Syndrom

Unter dem Begriff des Long-QT-Syndroms (LQTS) ist eine heterogene Gruppe von Erkrankungen zusammengefasst. Bedingt durch Ionenkanalstörungen auf Zellmembranebene führen diese zu einer verlängerten Repolarisationszeit und somit zu einem verlängerten QT-Intervall. Für die angeborenen Formen sind genetische Erkrankungen mit definiertem Vererbungsmodus nachgewiesen (▶ Tab. 19.14); häufig sind jedoch auch Spontanmutationen für den Ionenkanaldefekt verantwortlich. Des Weiteren können auch ohne nachgewiesene genetische Disposition exogene Faktoren eine QT-Verlängerung bewirken, s. erworbenes Long-QT-Syndrom (S. 245).

Angeborenes Long-QT-Syndrom

Das Syndrom der verlängerten QT-Zeit in Kombination mit kongenitaler Taubheit wurde primär von Jervell und Lange-Nielsen 1957 beschrieben [59]. Vereinzelte Berichte stammen allerdings schon aus dem 19. Jahrhundert. In den 1960er Jahren berichteten dann Romano et al. [114] und kurz danach Ward [150] über ein Krankheitsbild mit QT-Verlängerung und dem Auftreten des plötzlichen Herztodes bei Patienten ohne angeborene Taubheit.

Inzwischen wurde eine Vielzahl von Genmutationen nachgewiesen, die eine QT-Verlängerung mit entsprechender klinischer Symptomatik bewirken. Die aktuell bekannten Genmutationen sind in ▶ Tab. 19.14 zusammengefasst. Der Anteil des Jervell- und Lange-Nielsen-Syndroms liegt unter 5 %. Hierbei handelt es sich um die autosomal rezessiv vererbte Form des LQTS 1. Das Romano-Ward-Syndrom wird heutzutage in die Gruppe der LQTS subsummiert. Es können Mutationen in den Genen KCNE1, KCNE2, KCNH2, KCNQ 1 und SCN5A vorliegen.

Die Prävalenz des angeborenen Long-QT-Syndroms wird auf der Basis von molekulargenetischen Untersuchungen mit 1 : 2500 beziffert [130]. Die Zahl der primär asymptomatischen Genträger liegt höher [105]. Die Mortalität von unbehandelten Patienten betrug in den 80er Jahren des letzten Jahrhunderts 20 % innerhalb des 1. Jahres nach dem primären Ereignis und lag nach einem Zeitraum von 10 Jahren bei ca. 50 % [125].

Unter adäquater Therapie kann die Mortalitätsrate heute auf unter 1 % pro Jahr gesenkt werden. Die Häufigkeit des plötzlichen Herztodes als Erstmanifestation des LQTS liegt bei ca. 8 % [128].

Bei LQTS-1-Patienten besteht bezüglich des Risikos kein Geschlechtsunterschied. Bei LQTS-2-Patienten haben Frauen ein höheres Risiko. Bei LQTS-3-Patienten sind Männer mit einem höheren Risiko behaftet [54], [107].

Pathophysiologie

Die heutigen Erkenntnisse zum LQTS stützen sich auf molekulargenetische Untersuchungsergebnisse, welche die **Ionenkanalstörung** im Einzelfall nachweisen können. Mutationsbedingte Veränderungen der Ionenkanalfunktion auf Zellmembranebene führen zu einer Verlängerung des Aktionspotenzials.

▶ Abb. 19.110 zeigt die Beziehungen zwischen Aktionspotenzial, Ionenkanaldefekt und Genlokus für die bekanntesten, bisher nachgewiesenen Ionenkanaldefekte (I_{Na}, I_{Kr}, I_{Ks}). Eine Verzögerung in einer der 4 Phasen des Aktionspotenzials führt zu einer Verlängerung des gesamten Aktionspotenzials.

Tab. 19.14 Formen der Long-QT-Syndrome (Überblick).

Genotyp	Prävalenz [%]	Genlokus	Gen	Ionenkanal	Vererbungsmodus
LQT 1	42	11p15.5	KCNQ 1	Kalium (I_{Ks})	autosomal dominant
LQT 2	45	7q35 - 36	KCNH2 (HERG)	Kalium (I_{Kr})	autosomal dominant
LQT 3	8	3p21 - 24	SCN5A	Natrium (I_{Na})	autosomal dominant
LQT 4	< 1	4q25 - 27	ANK-B	Natrium, Kalzium	autosomal dominant
LQT 5	< 1	21q22.1 - 22.2	KCNE1	Kalium (I_{Ks})	autosomal dominant/ heterozygot
LQT 6	< 1	21q22.1 - 22.2	KCNE2	Kalium (I_{K1})	autosomal dominant
LQT 7	< 1	17p23.1 - 24.2	KCNJ2	Kalium (I_{Kr})	autosomal dominant
LQT 8	< 1	12p13.3	CACNA1C	Kalzium (I_{Ca})	(?)
LQT 9	< 1	3p25	CAV	Na-Kanal	
LQT 10	< 1	11q23	SCN4A	Na-Kanal	
LQTS 11	< 1	7q21-q22	AKAP9		
LQTS 12	< 1	20q11.	SNTA1		
Jervell- und Lange-Nielsen-Syndrom	< 1	11q15.5	KCNQ 1	Kalium (I_{Ks})	autosomal rezessiv
Jervell- und Lange-Nielsen-Syndrom	< 1	21q22.1 - 22.2	KCNE1	Kalium (I_{Ks})	autosomal rezessiv

Tab. 19.15 Referenzwerte für QTc (in ms, korrigiert nach Bazett-Formel).

	1–15 Jahre	Männer > 15 Jahre	Frauen > 15 Jahre
normal	< 440	< 430	< 450
grenzwertig	440–460	430–450	450–470
verlängert	> 460	> 450	> 470

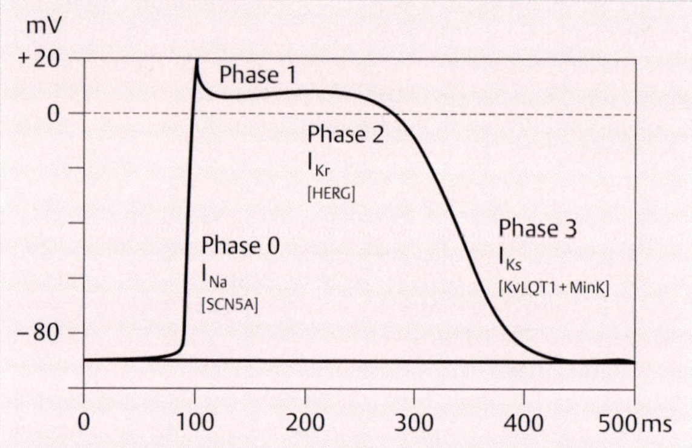

Abb. 19.110 Angeborenes Long-QT-Syndrom. Beziehung zwischen Aktionspotenzial, Ionenshift und Genetik (Quelle: nach [149]; in eckigen Klammern stehen die betroffenen Gene).

EKG-Diagnostik

Bestimmung der QT-Zeit

Die Bestimmung der QT-Zeit erfolgt gemäß internationaler Definition in den Ableitungen II oder V_5. Die QT-Dauer wird vom Beginn des QRS-Komplexes als Beginn der Kammerdepolarisation bis zum Ende der Kammerrepolarisation in Form der T-Welle gemessen [47].

Da die Dauer der Repolarisation und somit das QT-Intervall von der Herzfrequenz abhängt, wird zur Bestimmung die frequenzkorrigierte QT-Zeit (QTc) verwendet. Diese wird, trotz aller Kritik an der Methode, nach wie vor bevorzugt nach der Bazett-Formel (S. 32) [7] berechnet (▸ Abb. 19.111). Bei Herzfrequenzen < 60/min und > 100/min werden mit den Formeln von Fridericia [41] und Framingham [117] genauere Resultate erzielt.

Wenn T- und U-Welle verschmelzen, kann die Abgrenzung der T-Welle schwierig sein (s. ▸ Abb. 4.6). In Ableitung II tritt dieses Problem jedoch am seltensten auf. Nach Garson und Mitarbeitern werden bei mehr als 80 % aller Individuen die längsten QT-Zeiten im Oberflächen-EKG in Ableitung II registriert [48].

Bei schenkelblockartig verbreiterten QRS-Komplexen sowie bei Präexzitation lässt sich das QT-Intervall nicht bestimmen. In diesen Fällen wird stattdessen die **JT-Zeit** gemessen. Die Normwerte der JT-Zeit betragen für Kinder und Jugendliche 320 ± 20 ms mit einer Obergrenze vom 340 ms. Die Frequenzkorrektur erfolgt nach der Formel von Bazett [12].

Eine QTc-Zeit von mehr als 450 ms beim Mann bzw. über 470 ms bei der Frau gilt als pathologisch. QTc-Zeiten > 500 ms werden als die Werte mit dem höchsten Risiko für ein kardiales Ereignis eingestuft (s. ▸ Tab. 19.15, Quelle: nach [51]).

Bei Neugeborenen kann eine vorübergehende physiologische Verlängerung des QT-Intervalls bestehen, die sich in den 1. Lebenswochen üblicherweise normalisiert [129].

Die aktuellen Empfehlungen zur Bestimmung des QTc-Intervalls sind im Folgenden zusammengefasst [136]:

- EKG-Ableitung in Ruhe (postprandiale Zeit vermeiden)
- Messung des QT-Intervalls in mehr als einer Ableitung, bevorzugt in II und V_3–V_5
- Vermessung in EKG-Phasen ohne große Sinuszyklusschwankungen bzw. Arrhythmien
- Messung des QT-Intervalls über mindestens 3 Zyklen
- klare Abtrennung von U-Wellen zu TU-Verschmelzungswellen

Das QTc-Intervall kann bei den Betroffenen permanent oder intermittierend normal sein [104]. Die Untersuchungssensitivität wird durch multiple EKG-Aufzeichnungen (längstes QT), ein Be-

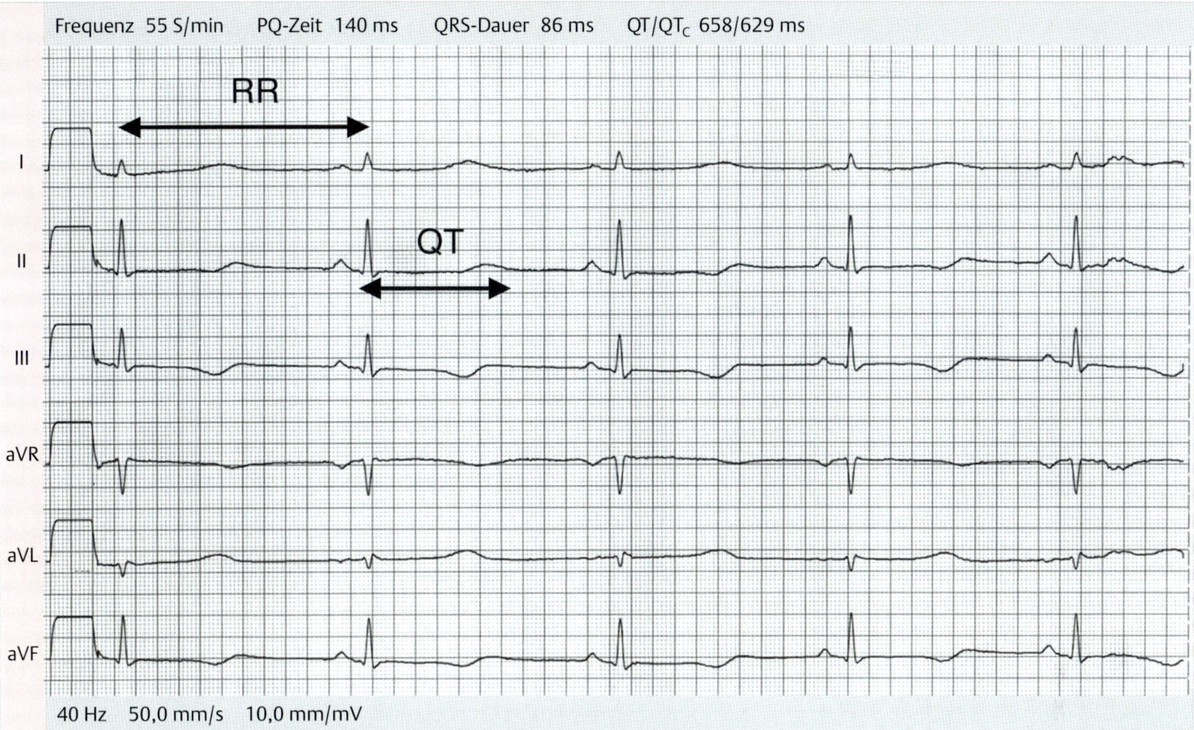

Abb. 19.111 Long-QT-Syndrom. Standard-EKG eines Patienten mit Long-QT-Syndrom Typ 2.

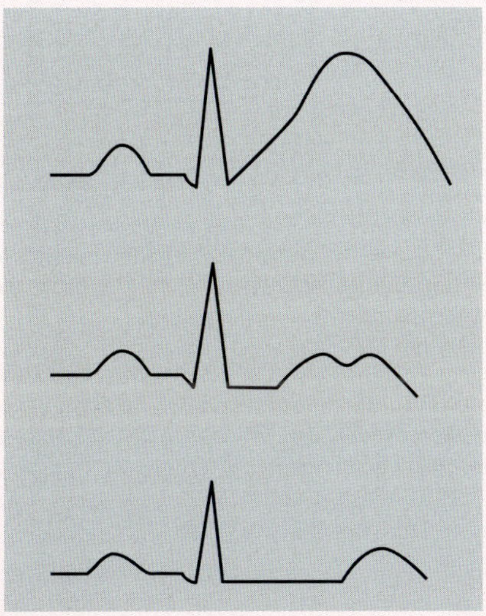

Abb. 19.112 Schematische T-Wellen-Auffälligkeiten In Abhängigkeit vom LQTS-Typ.

lastungs-EKG und den Adrenalin-Provokationstest gesteigert [147]. Zusätzlich kann der Aufstehtest (S. 244) hilfreich sein.

Konfiguration der ST-Strecke und T-Welle

Die abnorme Repolarisation bei Patienten mit LQTS zeigt sich in einer Anomalie der ST-Strecke sowie der Konfiguration der T-Wellen, die im Allgemeinen in den Brustwandableitungen am deutlichsten zu erkennen sind. Folgende ST-T-Befunde sind für die 3 häufigsten LQTS-Varianten charakteristisch [69], [79], [113] (▶ Abb. 19.112):

- **LQTS 1**: Typisch ist die breitbasige T-Welle mit deutlicher QTc-Verlängerung.
- **LQTS 2**: Die T-Wellen sind niederamplitudig, 2-gipflig mit Knotung (notching). Zu beachten ist, dass bei ca. 20 % der Patienten keine typischen, richtungsweisenden EKG-Veränderungen auftreten (▶ Abb. 19.111).
- **LQTS 3**: Es liegt eine lange isoelektrische ST-Strecke mit terminal betonter, hoher T-Welle vor.

QT-Dispersion

Neben der Bestimmung von QTc kommt auch der Dispersion der QT-Zeit in den einzelnen Ableitungen des Standard-EKG eine Bedeutung zu. Die QT-Dispersion wird anhand der QT-Zeit einer einzelnen Herzaktion in allen 12-Kanal-Ableitungen bestimmt. Eine große Differenz der QT-Zeit in den einzelnen Ableitungen weist auf eine Inhomogenität der Kammerrepolarisation und damit auf eine erhöhte elektrische Vulnerabilität hin.

Der Normwert für die QT-Dispersion liegt im Kindesalter bei 55 ± 30 ms. Eine QT-Dispersion von mehr als 100 ms gilt als pathologisch [29], [74], [104].

Pathognomonisch ist ferner das Auftreten eines **T-Wellen-Alternans** (▶ Abb. 19.113). Hierbei kommt es als Zeichen der elektrischen Instabilität des Kammermyokards zu einem Wechsel des

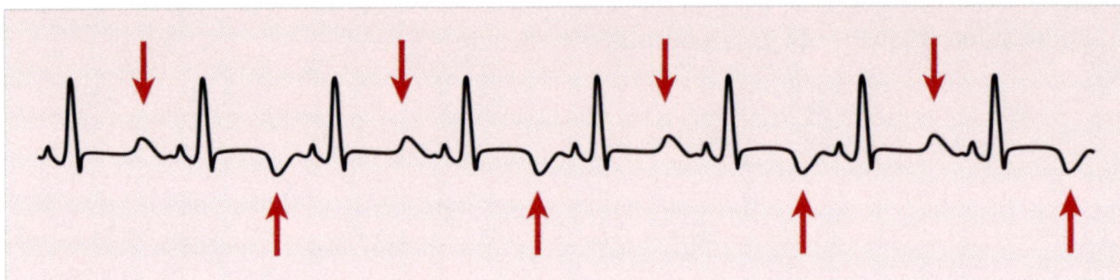

Abb. 19.113 **T-Wellen-Alternans bei LQTS** (siehe rote Pfeile).

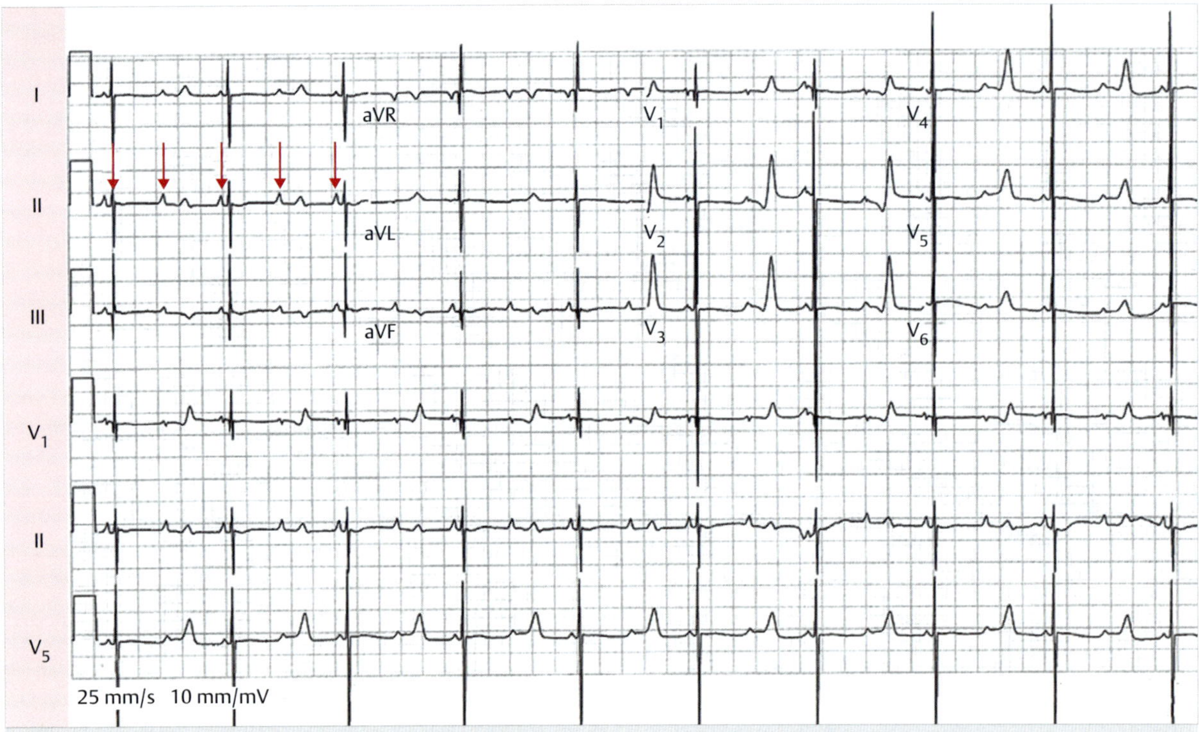

Abb. 19.114 LQTS-3 EKG bei einem Säugling. 2 : 1-AV-Blockierungen bei extrem langem QT-Intervall und daraus resultierender Bradykardie. RR 1020 ms, QT 580 ms, QTc 580 ms. Die Pfeile in Ableitung II markieren die P-Wellen.

T-Wellen-Vektors von Schlag zu Schlag [157]. Die Änderung der Repolarisation wird auf eine Dispersion der Refraktärzeiten in unterschiedlichen Myokardarealen zurückgeführt.

Bradykardie

Typisch für Patienten mit LQTS ist eine ausgeprägte Sinusbradykardie. Zudem steigt die Herzfrequenz unter Belastung bei diesen Patienten nicht adäquat an.

In diesem Zusammenhang sind auch AV-Blockierungen bei 5 % der Kinder, v. a. pränatal und im Neugeborenenalter beschrieben worden [47], [145]. Überwiegend bestehen dabei 2 : 1-Blockierungen (▸ Abb. 19.114). Ursache hierfür ist allerdings nicht eine Blockierung im AV-Knoten oder HB, sondern eine verlängerte Repolarisation im Kammermyokard [115].

Torsades de pointes

Ursachen für kardiogene Synkopen bei Patienten mit LQTS sind polymorphe ventrikuläre Tachykardien. Dessertenne [33] beschrieb diese Sonderform als Spitzenumkehrtachykardie, die Torsades de pointes. Dabei kommt es zu einem Undulieren der QRS-Polaritäten um die isoelektrische Linie mit Änderung des Vektors alle 2–3 Schläge (▸ Abb. 19.115).

Drei Induktionsmechanismen für das Entstehen von Torsades de pointes werden beim LQTS beobachtet:

- Torsades de pointes treten bei Patienten mit deutlicher QT-Verlängerung und Sinusbradykardie auf. Das Risiko von TdP steigt mit zunehmender QTc-Verlängerung. Diese Induktion ist typisch für das LQTS 2.
- Torsades de pointes werden unter adrenerger Stimulation bei Sinustachykardie induziert (typisch für LQTS 1).
- Long-short-Zyklen, d. h. Wechsel von längeren und kürzeren RR-Intervallen in Serie.

Klinische Diagnostik des LQTS

Bei Patienten mit eindeutig verlängerter QT-Zeit und den klassischen Symptomen ist die Diagnosefindung relativ einfach. Schwierig wird es bei grenzwertigen Befunden.

Zur klinischen Diagnosestellung wurde von Schwartz 1985 ein **diagnostischer Punktekatalog** vorgeschlagen [125], der 1993 aktualisiert wurde [127]. Während bei der 1. Fassung noch ein Katalog mit Haupt- und Nebenkriterien vorlag, wurde bei der Neufassung 1993 eine Vereinfachung mittels einer einheitlichen Punkteskala eingeführt. Unterschieden wird nach EKG-Veränderungen sowie Patienten- und Familienanamnese. Je nach Relevanz werden die einzelnen Kriterien mit einer unterschiedlichen Punktezahl bewertet (▸ Tab. 19.16).

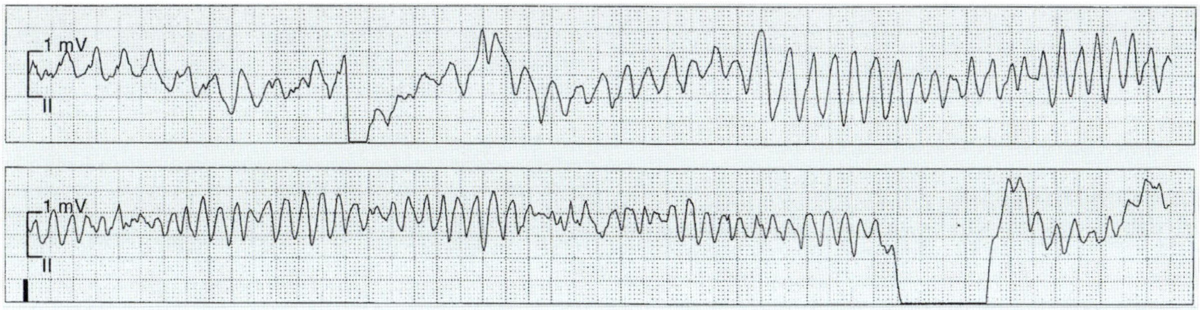

Abb. 19.115 Torsade de pointes. EKG eines 14-jährigen Mädchens mit Torsade de pointes bei langem QT-Syndrom unter Betablockertherapie vor Kardioverter-Defibrillator-Implantation. Ausdruck des Überwachungsmonitors der Intensivstation.

Tab. 19.16 Diagnostische Kriterien des LQTS (Quelle: [127]).

Kriterien	Punkte
QT_c[1] > 480 ms[2]	3,0
QT_c[1] 460–479 ms[2]	2,0
QT_c[1] 450–459 ms[2] bei Männern (additive Bewertung)	1,0
Torsades de pointes[3]	2,0
T-Wellen-Alternans	1,0
geknotete T-Welle in mindestens 3 Ableitungen	1,0
Ruheherzfrequenz < 2. Perzentile der Altersnorm	0,5
stattgehabte Synkope unter Belastung/Stress	2,0
stattgehabte Synkope ohne Belastung/Stress	1,0
angeborene Taubheit	0,5
Familienmitglieder mit nachgewiesenem langem QT-Syndrom[4]	1,0
Plötzliche kardiale Todesfälle bei Familienangehörigen 1. Grades < 30 Jahren[4]	0,5
Bewertung:	**Summe:**
LQTS unwahrscheinlich	< 1
LQTS möglich	2–3
LQTS sehr wahrscheinlich	> 3,5[5]

[1] Kalkulation nach der Bazett-Formel
[2] ohne Medikamente, die QTc beeinflussen
[3] kann nur als Einzelwertung vergeben werden, d. h. ohne Berücksichtigung von QTc-Zeitparametern
[4] Dasselbe Familienmitglied kann in diesen beiden Positionen nur einmal gewertet werden.
[5] Nach neuerer Einschätzung von Schwartz (2012) und Priori (2013) gilt eine Punkte-Summe von > 3,5 als diagnostisch für ein LQTS.

Tab. 19.17 Risikoeinschätzung für ein kardiales Ereignis bis zum 40. Lebensjahr bei LQTS 1–3 (Quelle: [107]).

niedriges Risiko (< 30 %)	mittleres Risiko (30–50 %)	hohes Risiko (> 50 %)
QTc < 500 ms bei:	**QTc < 500 ms bei:**	**QTc > 500 ms bei:**
• LQTS 1 + männlich/weiblich • LQTS 2 + männlich	• LQTS 2 + weiblich • LQTS 3 + männlich/weiblich	• LQTS 1 + männlich/weiblich • LQTS 2 + männlich/weiblich • LQTS 3 + männlich
	QTc > 500 ms bei:	
	• LQTS 3 + weiblich	

Für die LQTS-Formen LQTS 1–3 wurde 2003 von Priori und Schwartz eine Risikoanalyse veröffentlicht [107]. Die Patienten wurden anhand ihres Geschlechtes, der Dauer des frequenzkorrigierten QT-Intervalls und dem zugrunde liegenden Gendefekt in 3 Risikoklassen eingestuft (▸ Tab. 19.17).

Für die übrigen LQTS-Gruppen kann anhand der geringen Fallzahlen bisher keine gesicherte Risikostratifizierung durchgeführt werden.

Belastungs-EKG

Das Belastungs-EKG ist besonders von Bedeutung, wenn im Ruhe-EKG eine normale bis grenzwertige QTc-Zeit aufgezeichnet wurde. Unter Belastung fehlt dann die adäquate QTc-Verkürzung. Nach Sy et al. 2011 ist ein QTc ≥ 445 ms in der 4. Erholungsminute als Hinweis auf ein LQTS zu werten (s. a. Kap. 18).

Adrenalin-Belastungs-Test

Die pharmakologische Testung mit niedrig dosiertem Adrenalin kann bei grenzwertigen QTc-Intervallen ein LQTS demaskieren. Die Testung hat bei LQTS 1 eine Sensitivität von 92,5 % und eine Spezifität von 86 % bei einem positiv prädiktiven Wert von 76 % und einem negativ prädiktiven Wert von 96 %. Die Testung kann auch bei LQTS 2 mit geringerer Sensitivität und Spezifität durchgeführt werden. Der Test kann keine Aussagen bei LQTS 3 oder anderen LQTS-Formen machen [147].

Aufstehtest

Beim Aufstehen nach einer Liegephase kommt es physiologischerweise zu einer Herzfrequenzerhöhung. Vergesellschaftet damit ist beim Herzgesunden eine QT-Verkürzung. Diese tritt bei LQTS-Patienten nicht ein [146].

Molekulargenetische Diagnostik

Bei allen Patienten mit Verdacht auf LQTS auf der Basis des Schwartz-Scores sollte eine molekulargenetische Untersuchung durchgeführt werden. Primär kann in einer 1. Stufe ein Screening auf die KCNQ 1-, HERG- und SCN5A-Gene durchgeführt werden, da hiermit eine Wahrscheinlichkeit von 65 % besteht, Mutationen nachzuweisen.

Bei negativem Ergebnis können in einer 2. Stufe dann auch Mutationen auf KCNE1, KCNE2, ANKB, KCNJ2, CACNA1, CAV3 und SCN4B untersucht werden. Zurzeit sind 12 Genloci mit mehr als 50 Mutationen bekannt (▶ Tab. 19.14).

Jedoch ist die Aussagekraft der Untersuchungen wegen der großen genetischen Heterogenität und Mutationsrate eingeschränkt. So kann das klinische Bild generell von Symptomfreiheit über gehäufte Synkopen oder „Krampfanfälle" bis hin zum plötzlichen Herztod reichen. Ca. 32 % der Mutationsträger für LTQS können asymptomatisch mit normalem QTc-Intervall sein. Die Expressivität der Genmutation ist sehr variabel, was sich in der klinischen Relevanz der Mutation niederschlägt. Die Genmutation wird bei einem autosomal dominanten Erbgang mit einer Wahrscheinlichkeit von 50 % in die nächste Generation weitergegeben werden und dort wiederum in ca. 20 % zu symptomatischen Patienten führen [108].

Erfolgreicher ist die molekulargenetische Aufarbeitung bei positiver Familienanamnese. Eine negative Genanalyse schließt jedoch ein LQTS nicht sicher aus, da trotz der Fortschritte in der genetischen Diagnostik bei ca. 25–30 % der Patienten mit verlängerter QTc-Zeit derzeit noch keine genetische Zuordnung möglich ist [84]. Bei Mutationsnachweis beim Probanden sollen genetisch eng verwandte Familienangehörige auf dieselbe Mutation geprüft werden.

> **Merke**
>
> Die **molekulargenetische Analyse** ist für die Risikostratifizierung beim Patienten und die damit verbunden therapeutischen Entscheidungen wichtig. Sie kann bei grenzwertigen EKG-Befunden die diagnostische Sicherheit erweitern. Grundsätzlich sollten auch alle Verwandten 1. Grades des Indexpatienten molekulargenetisch untersucht werden, da ca. 40 % der Anlagenträger klinisch nicht sicher diagnostiziert werden können.

Genotyp und phänotypische Besonderheiten

Hinsichtlich der Risikoeinschätzung korrelieren neben dem EKG-Phänotypus auch die klinische Erscheinungsform der Erkrankung und die Prognose mit dem Gentypus. So konnten Zereba und Mitarbeiter 1998 aufzeigen, dass beim LQTS 1 und LQTS 2 die Symptome zwar früher auftreten, die Arrhythmieereignisse jedoch selten letal enden [158]. Dagegen kann beim Long-QT-Syndrom 3 Symptomfreiheit bis zur Adoleszenz bestehen. Ackermann et al. (1999) und Moss et al. (1999) haben des Weiteren gezeigt, dass Schwimmen und insbesondere der plötzliche Kontakt mit kaltem Wasser ein häufiger Triggermechanismus für Patienten mit LQTS 1 ist [3], [83]. Wilde und Mitarbeiter [154], [155] wiesen außerdem nach, dass akustische Reize wie Wecker- oder Telefonklingeln einen Trigger für Patienten mit LQTS 2 und Bradykardiephasen im Schlaf für den Typ 3 darstellen (▶ Tab. 19.18).

Tab. 19.18 Klinik und elektrokardiografischen Merkmale der 3 häufigsten LQTS-Typen (nach Wilde AA et al. 2000, Rhoden et al. 2007 und Napolitano C et al. 2014).

	Genotyp		
	LQTS 1	LQTS 2	LQTS 3
Häufigkeit aller LQTS	30–35 %	25–30 %	5–10 %
betroffener Kanal	Kalium	Kalium	Natrium
Trigger	körperliche Belastung (68 %) psychischer Stress (14 %) Schlaf (9 %) andere (19 %)	körperliche Belastung (29 %) psychischer Stress (49 %) Schlaf (22 %)	körperliche Belastung (4 %) psychischer Stress (12 %) Schlaf (64 %) andere (20 %)
Penetranz [1]	62 %	75 %	90 %
Induktion von TdP	Schwimmen, Tauchen	auditive Reize	Ruhe/Schlaf
Symptome < 10. Lebensjahr	40 %	16 %	2 %
Symptome < 4. Lebensdekade	63 %	48 %	18 %
Auftreten erster Symptome (Median)	9 Jahre	12 Jahre	16 Jahre
QTc in ms	490 ± 43	495 ± 43	510 ± 48
QTc unter Belastung	Verlängerung	unverändert	Verlängerung
Therapie	Betablocker	Betablocker	Mexiletin (+ Betablocker)

[1] Patienten mit nachgewiesener Mutation und klinisch manifestem Phänotyp

Im Folgenden sind die wichtigsten klinischen Merkmale der 3 häufigsten LQTS-Formen nochmals zusammengefasst [79].

Long-QT-Syndrom 1

Das LQTS 1 ist die häufigste LQTS-Mutation (KCNQ 1). Betroffen ist der Kaliumkanal. Bei Patienten mit LQTS 1 treten die Episoden mit Torsades de pointes typischerweise unter Stimulation des sympathischen Nervensystems, d. h. bei körperlicher Belastung oder psychischem Stress auf. Der plötzliche Kontakt mit kaltem Wasser (Sprung ins Wasser) und Schwimmen bzw. Tauchen sind als Trigger bekannt. Die Penetranz der Mutation liegt bei 62 %.

Long-QT-Syndrom 2

Das LQTS 2 ist die zweithäufigste Mutation (KCNH2 oder HERG). Auch hier ist der Kaliumkanal betroffen. Bei den Patienten treten die Episoden mit TdP bevorzugt unter psychischem Stress und bei auditiven Reizen (z. B. Weckerklingeln) auf. Deutlich seltener kommt es bei körperlicher Anstrengung oder im Schlaf zu höhergradigen ventrikulären Arrhythmien. Die Penetranz liegt bei 75 %.

Long-QT-Syndrom 3

Das LQTS 3 tritt deutlich seltener auf als LQTS 1 und LQTS 2. Bei dieser Mutation ist der Natriumkanal betroffen. Die ventrikulären Arrhythmien und TdP treten bevorzugt im Schlaf oder bei Sinusbradykardie auf. Diese Episoden treten zwar seltener auf, sind aber häufiger mit einem tödlichen Ausgang verbunden. Die Penetranz der SCN5A-Mutation liegt bei ca. 90 %.

Therapie

Die Säulen der Behandlung des angeborenen Long-QT-Syndroms sind (s. a. [159]):
- Betablocker (Mexiletin bei LQT 3)
- Herzschrittmacher/implantierbarer Kardioverter-Defibrillator
- linksseitige kardiale Sympathektomie
- Anpassung des Lebensstils

Betablocker

Die Wirksamkeit von Betablockern konnte in vielen Studien nachgewiesen werden [138]. Der genaue Mechanismus der β-Rezeptoren-Blockade beim LQTS ist bis heute nicht bekannt. Die QTc-Zeit bleibt auch bei effektiver Betablockertherapie verlängert. Der Erfolg der Therapie kann aber über die QT-Dispersion kontrolliert werden (QT max – QT min). Der Grenzwert der QT-Dispersion von 100 ms hat eine Sensitivität von 80 % bei einer Spezifität von 82 % [105]. Die Betablockereffektivität sollte mindestens 1 × jährlich durch ein Belastungs-EKG und ein 24-h-EKG kontrolliert werden; die maximale Herzfrequenz soll unter Therapie 150/min nicht überschreiten (Leitlinie DGPK). Die Wahl des Betablockers wird momentan kontrovers diskutiert; jedoch hat Propranolol nach wie vor einen hohen Stellenwert [2], [19], [27].

Beim LQTS 3 wird neben Mexiletin (zurzeit nur noch erhältlich über die Auslandsapotheke) die zusätzliche Gabe von Propanolol empfohlen. Die Rolle der Betablockerprophylaxe bei asymptomatischen LQTS-3-Patienten mit normalem EKG ist derzeit noch unklar [13], [130].

Implantierbarer Kardioverter-Defibrillator

Bei Patienten, die unter Betablockertherapie weiterhin Synkopen erleiden, besteht nach allgemeiner Übereinkunft eine Indikation zur Kardioverter-Defibrillator-Implantation [36], [80].

Linksseitige kardiale Sympathektomie

Eine weitere Therapiemöglichkeit bei medikamentenrefraktären Situationen stellt die linksseitige kardiale Sympathektomie dar [22], [124], [126]. Dabei werden der kaudale Abschnitt des Ganglion stellatum und die ersten 4 thorakalen Ganglien reseziert. Der kraniale Anteil des Ganglion stellatum muss erhalten bleiben, da es sonst zum Auftreten eines Horner-Syndroms kommt.

Anpassung des Lebensstils

Neben den oben erwähnten Maßnahmen ist in Abhängigkeit des LQTS-Typs eine Änderung und Anpassung des Lebensstils sinnvoll, um Triggerfaktoren für das Auftreten von Torsades de pointes zu vermeiden. Insbesondere sind starke akustische und visuelle Reize, aber auch Tauchen und v. a. plötzlicher Wasserkontakt zu vermeiden (s. ▸ Tab. 19.18). Wettkampfsportarten und Schulsport können nicht erlaubt werden, und gegebenenfalls ist eine berufliche Umorientierung erforderlich. Elektrolytentgleisungen sowie die Einnahme von QT-Intervall-verlängernden Medikamenten, Drogen oder Nahrungsmitteln (https://crediblemeds.org) sollten vermieden werden (▸ Tab. 19.19).

Akuttherapie

Die Akuttherapie einer Torsades de pointes besteht in der Defibrillation. Medikamentös werden β-Blocker, Magnesiumsulfat und Lidocain eingesetzt. Bei Torsades de pointes auf der Basis einer Bradykardie kann Isoprenalin effektiv sein; eine alternative Therapieoption ist die passagere antibradykarde Stimulation.

Erworbenes Long-QT-Syndrom

Im Gegensatz zum angeborenen LQTS entsteht das erworbene LQTS auf der Basis verschiedener exogener Faktoren, die zu einer QT-Zeit-Verlängerung mit dem Auftreten von Torsades de pointes führen können. Inwieweit hierfür eine genetische Prädisposition vorliegt, kann aktuell nicht sicher beantwortet werden. Bei 85 % der Patienten mit erworbenen LQTS lässt sich kein Ionenkanaldefekt nachweisen [153].

Bei den exogenen Faktoren stehen Medikamente mit QT-Zeit-verlängernder Wirkung, und hier insbesondere Antiarrhythmika der Klassen I und III, an erster Stelle [113]. Die wichtigsten Substanzen sind in ▸ Tab. 19.19 aufgelistet. Diese Liste wird ständig aktualisiert. Bei Sotalol z. B. wird das Risiko einer medikamenteninduzierten Torsades de pointes bis zu 7 % angegeben. Des Weiteren können Elektrolytentgleisungen und Myokardschäden sowie relevante Bradykardien eine QT-Verlängerung bewirken.

Ursachen

Ursachen eines erworbenen langen QT-Syndroms sind:
- Medikamente (s. ▸ Tab. 19.19)
- Elektrolytstörungen:
  - Hypokaliämie
  - Hypomagnesiämie
  - Hypokalzämie
- Hypothyreose
- erhöhter Hirndruck
- Bradykardien:
  - AV-Block III°
  - Sinusbradykardie
- Myokardschädigungen:
  - Myokardischämie
  - Myokardhypertrophie
  - Myokarditis

Tab. 19.19 Auswahl von Medikamenten, die eine QT-Verlängerung bewirken.

Wirkstoffgruppe	Substanz
Antiarrhythmika	Chinidin, Procainamid, Disopyramid, Flecainid, Ibutalide, Sotalol, Amiodarone
Antibiotika	Makrolide (Erythromycin), Fluorchinolone, Ampicillin, Trimethoprim-Sulfmethoxazol, Cotrimoxazol, Pentamidine
Antihistaminika	Astemizol, Terfenadin, Hydroxycin, Diphenhydan
Katecholamine	Epinephrin, Dopamin, Dobutamin, Isoprotenerol
Psychopharmaka	Serotonin-Antagonisten, tri- und tetrazyklische Antidepressiva, Chlorpromazin, Lithium
Neuroleptika	Phenotiazin, Sertinidol, Haloperidol, Clozapin, Risperidon
Sedativa	Chloralhydrat
Chemotherapeutika	Tamoxifen, Pentamidin
Malariamittel	Chinin, Chloroquin, Halofantrin, Mefloquin
Diuretika	Indapamid
Lipidsenker	Probucol
Immunsuppressiva	Tacrolimus
Virostatika	Foscarnet
Antiemetika	Domperidon, Cisaprid
Muskelrelaxanzien	Tizanidin

Die Medikamentenlisten werden ständig aktualisiert und sind im Internet unter der folgenden Adresse erhältlich: https://crediblemeds.org

Tab. 19.20 Molekulargenetische Einteilung der SQTS (Quelle: [87]).

Typ	Gen	Ionenkanal	Genlokus	Erbgang	Effekt der Mutation
SQTS 1	KCNH22	I_{Kr}	7q35	AD	Gain of function
SQTS 2	KCNQ 1	I_{ks}	11p15	AD	Gain of function
SQTS 3	KCNJ2	I_{K1}	17q23.1–24.2	AD	Gain of function
SQTS 4	CACNA1C	Ica	12p13.3	AD	Loss of function
SQTS 5	CACNB2B	Ica	10p12.33	?	

AD = autosomal dominant

Short-QT-Syndrom

Definition

Beim kurzen QT-Syndrom (Short-QT-Syndrom, SQT) handelt es sich um eine genetisch bedingte Ionenkanalerkrankung, die erstmals im Jahr 2000 von Gussak et al. (2000, 2006) und 2003 von Gaita et al. publiziert wurde. Die meisten beschriebenen Fälle scheinen autosomal-dominat vererbt zu werden. Zurzeit sind 5 Genmutationen bekannt (▸ Tab. 19.20).

Mechanismus

SQTS 1–3 bestreffen die Kaliumkanäle (KCNH2, KCNQ 1 und KCNJ2). Die Störung der Kaliumkanalfunktion führt zu einer Verkürzung der Repolarisationsphase des Aktionspotenzials. Bei den SQTS 4–5 sind Kalziumkanäle betroffen.

EKG

Charakteristisch ist eine Verkürzung des QTc-Intervalls < 340 ms, das nur eine geringfügige Anpassung an Herzfrequenzschwankungen aufweist. Patienten mit SQTS 1-SQTS 3 haben eher kürzere QTc-Intervalle, während Patienten mit SQTS 3-SQTS 4 QTc-Werte bis 360 ms aufweisen können. Die daraus resultierende Verkürzung der atrialen und ventrikulären Refraktärzeit kann zur Induktion von malignen atrialen und ventrikulären Arrhythmien führen (▸ Abb. 19.116).

Klinik und Therapie

Die Patienten sind selten schon im Kindesalter von Arrhythmien betroffen. Diskutiert wird ein Zusammenhang mit dem plötzlichen Kindstod [143]. Klinisch präsentieren sich die betroffenen Patienten mit rezidivierenden Synkopen, Vorhofflimmern und Kammerflimmern. Die Häufigkeit des plötzlichen Herztodes lag in der Serie von Giustetto et al. (2006) bei 34 % [50]. In 28 % der Fälle ist der plötzliche Herztod die Erstmanifestation der Erkrankung. Die einzige Therapieoption stellt derzeit die Kardioverter-Defibrillator-Implantation dar. Eine medikamentöse Therapie mit Quinidin wird empfohlen.

Brugada-Syndrom

Ursachen

Beim Brugada-Syndrom (BS) handelt es sich um eine Ionenkanalerkrankung mit Mutation des Gens SCN5A auf Chromosom 3p21–24, das eine Untereinheit des kardialen Na-Kanals kodiert. Es wurde 1992 von den Brüdern Pedro und Josep Brugada beschrieben [17].

Häufigkeit

Die Erkrankung weist zwar einen autosomal-dominanten Erbgang auf, wird typischerweise aber mit unvollständiger Penetranz vererbt. Die Prävalenz liegt in westlichen Ländern bei 1–5/10 000, in fernöstlichen Ländern bei 1/2500. In Südostasien, wo das BS endemisch ist, zeigt sich eine deutliche Bevorzugung des männlichen Geschlechts (m : w = 8 : 1). In der europäischen Population

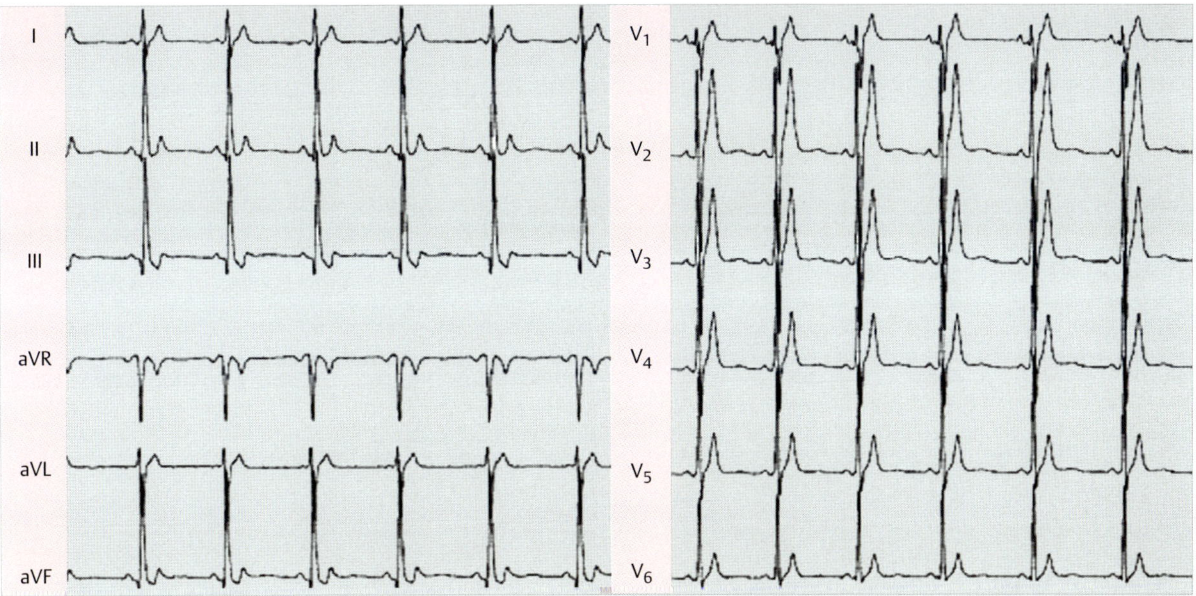

Abb. 19.116 Short-QT-Syndrom. EKG eines Patienten mit SQTS: RR-Intervall 769 ms, QT 250 ms, QTc 285 ms (Papiergeschwindigkeit: 25 mm/s).

ist der Geschlechtsunterschied geringer ausgeprägt und im Kindesalter nicht nachweisbar.

Symptomatik

Bei betroffenen Personen treten klinische Symptome bzw. der plötzliche Herztod häufig in der 3. und 4. Lebensdekade auf. Es gibt aber auch vereinzelte Berichte über betroffene Kinder, außerdem konnte ein Zusammenhang von plötzlichem Kindstod (SIDS) und dem BS nachgewiesen werden [106]. Häufig tritt der plötzliche Herztod bei Nacht und hier insbesondere in den frühen Morgenstunden auf und stellt die zweithäufigste Todesursache bei jungen Männern in Südostasien dar [78]. Während im Erwachsenenalter eher Vagotonie, Kaliumimbalanzen, Alkoholexzesse und Kokainkonsum als Triggermechanismen identifiziert werden konnten, ist bei Kindern Fieber der bei weitem häufigste Trigger für das Auftreten von malignen Arrhythmien. Das BS als elektrische Kardiomyopathie kann nicht nur maligne ventrikuläre Arrhythmien generieren. Bei ca. 20 % der betroffenen Patienten lassen sich zusätzlich Vorhofflimmern, Sinusknotenerkrankungen und Sinusknotenstillstände nachweisen [87].

> **Merke**
>
> Wegen der zum Teil hohen Inzidenz der Erkrankung in manchen Regionen und dem nicht unerheblichen Risiko des plötzlichen Herztodes ist die Erkennung und Behandlung von Patienten mit **BS** von großer Bedeutung.

EKG

Die typischen EKG-Veränderungen sind hinweisend auf das Vorliegen eines BS; sie sind jedoch nicht immer vorhanden und können auch nur intermittierend auftreten. Sie betreffen sowohl die Depolarisation als auch die Repolarisation:

- Im Sinusrhythmus zeigen sich ein inkompletter RSB und ST-Hebungen in V_1–V_3, die unabhängig von Ischämie, Elektrolytstörungen oder strukturellen Herzerkrankungen vorhanden sind.

3 Repolarisationsmuster sind beschrieben. Die korrekte Anlage der Brustwandelektroden ist Voraussetzung für die Differenzierung und Diagnose (s. ▸ Tab. 19.21, ▸ Abb. 19.117; Quelle: nach [156]):

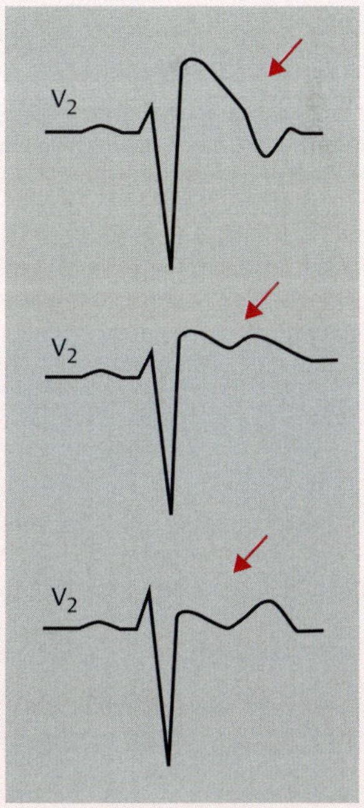

Abb. 19.117 Typeneinteilung der EKG-Manifestation beim Brugada-Syndrom.

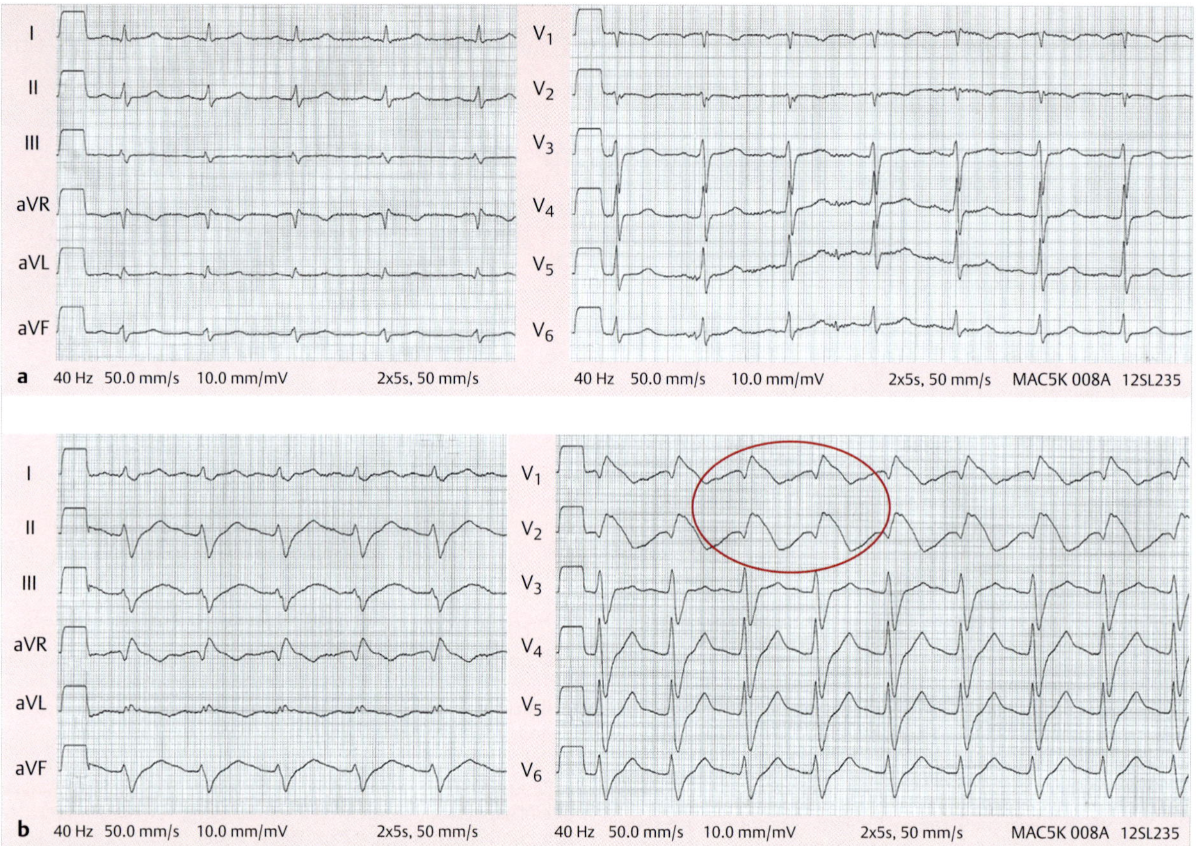

Abb. 19.118 Ajmalintest bei einem 8-jährigen Mädchen. Der Vater des Kindes wurde mit Kammerflimmern erfolgreich reanimiert und anschließend mit einem implantierbaren Kardioverter-Defibrillator versorgt.
a Unauffälliges EKG unter Nativbedingungen; rudimentärer RSB.
b Nach 0,7 mg/kg KG Ajmalin i. v.: Verbreiterung des QRS-Komplexes mit schulterförmiger ST-Anhebung in V_1 und V_2.
→ Genetisch konnte eine Punktmutation c, 1066G > A (Asp356Asp, Exon 9, SCN5A-Gen) nachgewiesen werden.

- Beim **Typ I** zeigt sich eine Wölbung des ST-Segments mit J-Punktelevation von ≥ 0,2 mV, gefolgt von einer negativen T-Welle ohne eindeutige elektrische Trennung vom ST-Segment
- Beim **Typ II** besteht eine J-Punktelevation von ≥ 2 mV, gefolgt von einer ST-Segmentsenkung, die jedoch noch ≥ 1 mV über der isoelektrischen Linie liegt. Die anschießende T-Welle ist positiv oder biphasisch, was zu einem sattelförmigen Aussehen der Repolarisation führt.
- Beim **Typ III** sind die Repolarisationsveränderungen variabel, beinhalten aber eine ST-Steckenhebung mit sattelförmiger Senkung von < 1 mV, gefolgt von einer variablen T-Wellenmorphologie.

In speziellen Fällen kann eine um einen Interkostalraum höhere Anlage der Brustwandableitungen V_1 und V_2 eine verbesserte Darstellung der Repolarisationsstörungen bewirken.

Im Kindesalter kann die Interpretation des EKG beim BS schwierig sein, bedingt durch die altersspezifische Rechtsbetonung, einen inkompletten RSB und die rechtspräkordiale T-Wellendiskordanz.

Durch die Gabe von Natriumkanalblockern wie Ajmalin (1 mg/kg KG), Procainamid (10 mg/kg KG) oder Flecainid (2 mg/kg KG) können die typischen EKG-Veränderungen demaskiert werden (▶ Abb. 19.118); bei manifesten EKG-Veränderungen werden sie verstärkt.

Medikamentöse Provokationstests dürfen nur an Institutionen durchgeführt werden, an denen die personellen und apparativen Voraussetzungen für eine Reanimation vorhanden sind, da das Auftreten von Kammerflimmern möglich ist.

Tab. 19.21 Typeneinteilung der EKG-Manifestation bei BS (Quelle: [156]).

	Typ I	Typ II	Typ III
J-Wellen-Amplitude	≥ 0,2 mV	≥ 0,2 mV	≥ 0,2 mV
T-Welle	negativ	positiv/biphasisch	positiv
ST-T-Konfiguration	gewölbt	sattelförmig	sattelförmig
terminales ST-Segment	leicht abfallend	angehoben ≥ 1 mm	angehoben ≥ 1 mm

Prognose und Therapie

Patienten mit BS haben ein hohes Risiko, an Kammerflimmern zu versterben. Eine sichere medikamentöse Therapie existiert zurzeit nicht; ein positiver Effekt von Chinidin ist allerdings beschrieben [62], [109]. Die einzig effektive Prävention ist die Implantation eines Kardioverter-Defibrillators.

Wegen des Auftretens von malignen ventrikulären Arrhythmien bei Fieberzuständen v. a. bei Kindern ist eine frühzeitige antipyretrische Behandlung bei Genträgern erforderlich.

Katecholaminsensitive polymorphe ventrikuläre Tachykardie

Ursachen

Bei der katecholaminsensitiven polymorphen ventrikulären Tachykardie (CPVT) handelt es sich um eine autosomal-dominat vererbte Störung des Ryanodinrezeptors (RyR2) im sarkoplasmatischen Retikulum der Kardiomyozyten bei strukturell normalem Herzen. Die Inzidenz beträgt 1/10 000. In 40–70 % kann eine Mutation am Ryanodin Typ2-Rezeptor-Gen dokumentiert werden. Bei 3–5 % der Patienten kann auch eine Genmutation auf CASQ2 nachgewiesen werden. Es lassen sich jedoch nicht bei allen Patienten mit CPVT Genmutationen nachweisen.

Klinik

Die Erkrankung manifestiert sich typischerweise ab dem Schulkindesalter. Die Kammerarrhythmien treten katecholaminabhängig auf. Häufig kommt es deshalb bei physischer und psychischer Belastung zum Auftreten einer Synkope.

Unbehandelt führt die CPVT in 30–50 % zum plötzlichen Herztod vor dem 30. Lebensjahr.

EKG

Das Ruhe-EKG ist unauffällig. Pathognomonisch für die CPVT ist das Auftreten einer bidirektionalen Tachykardie unter Belastung, die in Kammerflimmern degenerieren kann. Dabei wechselt der QRS-Vektor von Schlag zu Schlag (▶ Abb. 19.119). Auch Vorhoftachykardien sind beschrieben.

Therapie

Therapie der Wahl ist neben dem Vermeiden von physischen und psychischen Stresssituationen die lebenslange, hoch dosierte Betarezeptorenblockade (z. B. Propranolol) in Kombination mit Flecainid [140], [151]. Bei arrhythmogenen Synkopen unter Therapie wird die Kardioverter-Defibrillator-Implantation empfohlen; jedoch ist diese Therapie wegen eines möglichen elektrischen Sturms als nicht unproblematisch anzusehen. Durch eine linksseitige kardiale Sympathektomie kann die Häufigkeit von ventrikulären Tachykardien deutlich gesenkt werden [124].

Akzelerierter ventrikulärer Rhythmus

Definition

Diese Rhythmusstörung hat wie keine andere in den letzten 20–30 Jahren eine große Zahl von verschiedenen Nomenklaturen und Definitionen erlebt [49], [141], [111].

Synonym zum akzelerierten ventrikulären Rhythmus (AVR) wird auch der Begriff „idioventrikulärer Rhythmus“ gebraucht.

Als AVR wird eine langsame VT bezeichnet, deren Frequenz in etwa der des Sinusrhythmus entspricht, d. h. die geringfügig schneller oder langsamer ist als die Sinusfrequenz (± 10–20 %).

Davon abzugrenzen sind:

- Ein **ventrikulärer Ersatzrhythmus**, dessen Frequenz deutlich langsamer als die des Sinusrhythmus ist; im Allgemeinen bestehen dabei Frequenzen von 40 bis maximal 60/min;
- eine **ventrikuläre Tachykardie**, deren Frequenz im Allgemeinen deutlich über 120 % des umgebenden Sinusrhythmus bzw. > 150/min im Erwachsenenalter liegt.

Als ursächlicher Mechanismus des AVR wird eine erhöhte Automatie im Bereich der Purkinje-Fasern bzw. ein ventrikulärer Fokus angenommen.

Vorkommen

Ein AVR kann mit und ohne zusätzliche kardiale Erkrankungen vorkommen. Insbesondere im Neugeborenenalter liegen zumeist keine Herzerkrankungen zugrunde.

Im Kindes-, Jugend- und Erwachsenenalter können auch angeborene Herzfehler, akute Myokarditis, Z. n. Herztransplantation und eine Myokardischämie mit einem AVR assoziiert sein [111].

EKG

- Die Tachykardiephasen sind intermittierend und oft nur von kurzer Dauer (wenige Schläge).
- Die QRS- Komplexe sind schenkelblockartig verbreitert, jedoch durchwegs von monomorphem Bild.
- Ein LSB ist häufiger als ein RSB.
- Häufig bestehen einzelne ventrikuläre Extrasystolen mit identischer QRS-Morphologie (Langzeit-EKG).
- Bedingt durch die langsame ventrikuläre Frequenz sind Fusionsschläge zu Beginn und am Ende der Tachykardie-Episoden häufig (▶ Abb. 19.120 und ▶ Abb. 19.121).

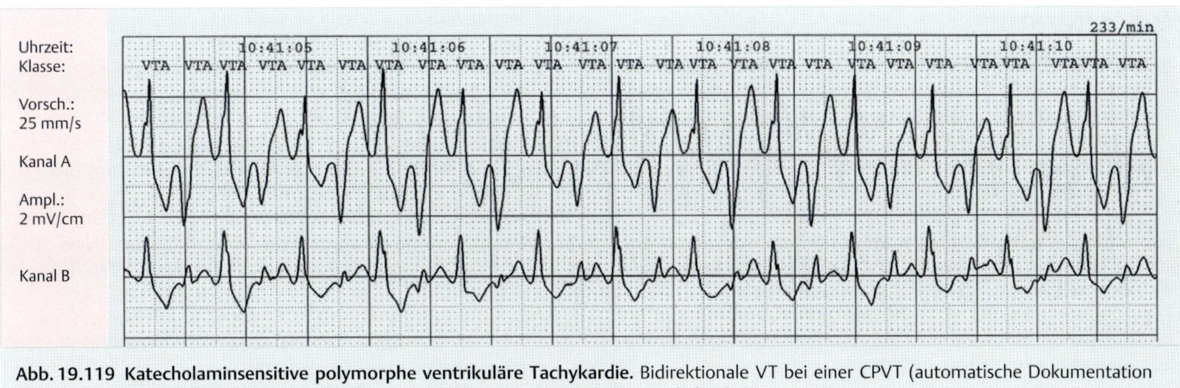

Abb. 19.119 Katecholaminsensitive polymorphe ventrikuläre Tachykardie. Bidirektionale VT bei einer CPVT (automatische Dokumentation eines implantierbaren Kardioverter-Defibrillator-Aggregats; VTA = ventrikuläre Tachykardie).

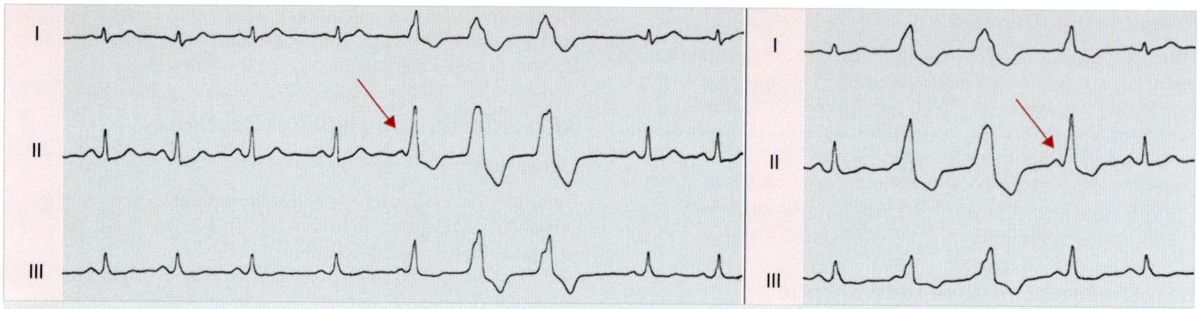

Abb. 19.120 Akzelerierter ventrikulärer Rhythmus. Links: Nach 4 Sinusschlägen liegt eine Fusionssystole (Pfeil) vor, die von 2 aberranten QRS-Schlägen gefolgt wird. Die Frequenz des AVR liegt gering über der Sinusfrequenz.
Rechts: Der AVR endet mit einer Fusionssystole.

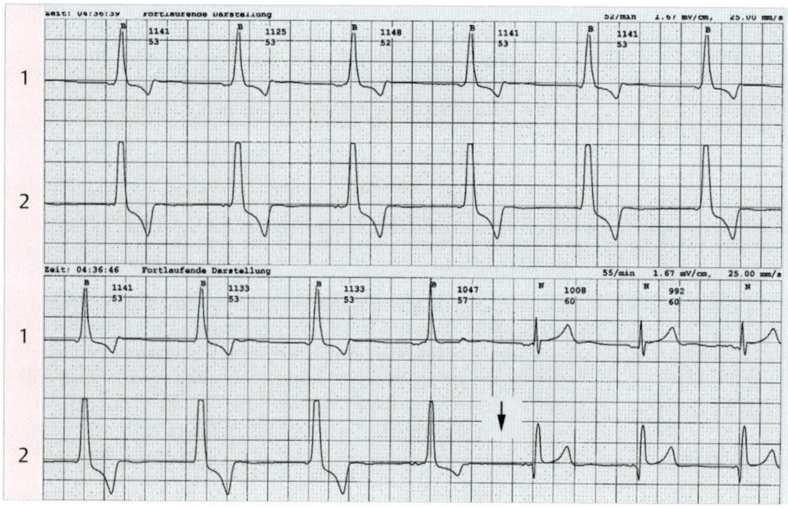

Abb. 19.121 AVR. Akzelerierter ventrikulärer Rhythmus (24-h-EKG) mit Herzfrequenzen zwischen 52 und 60/min: Der Pfeil zeigt den Übergang in Sinusrhythmus an, der mit einer etwas schnelleren Frequenz wieder die Führung übernimmt.

Klinik, Therapie und Prognose

Im Gegensatz zur VT fehlen hämodynamische Relevanz und klinische Symptome. Mit einer Erhöhung der Vorhoffrequenz kommt es zu einer Supprimierung des akzelerierten ventrikulären Rhythmus.

Im Kindesalter handelt es sich im Allgemeinen um ein vorübergehendes Phänomen mit guter Prognose. Eine Therapieindikation besteht in der Regel nicht.

19.8 Literatur

[1] Abrams DJ, Earley MJ, Sporton SC et al. Comparison of noncontact and electroanatomic mapping to identify scar and arrhythmia late after the Fontan procedure. Circulation 2007; 115: 1738–1746

[2] Abu-Zeitone A, Peterson DR, Polonsky B et al. Efficacy of different beta-blockers in the treatment of long QT syndrome. J Am Coll Cardiol 2014; 64: 1352–1358

[3] Ackermann MJ, Tester DJ, Porter CJ et al. Molecular diagnosis of the inherited long QT syndrome in a woman who died after near-drowning. N Engl J Med 1999; 341: 1121–1125

[4] Akhtar M, Shenasa M, Jazayeri M et al. Wide QRS complex tachycardia. Reappraisal of a common clinical problem. Ann Intern Med 1988; 109: 905–912

[5] Anderson JL, Halperin JL, Albert NM et al. Management of patients with atrial fibrillation (compilation of 2006 ACCF/AHA/ESC and 2011 ACCF/AHA/HRS recommendations): a report of the American College of Cardiology/American Heart Association Task Force on Practice Guidelines. J Am Coll Cardiol 2013; 61(18): 1935–1944

[6] Baumert M, Porta A, Vos MA et al. QT interval variability in body surface ECG: measurement, physiological basis, and clinical value: position statement and consensus guidance endorsed by the European Heart Rhythm Association jointly with the ESC Working Group on Cardiac Cellular Electrophysiology. Europace 2016; 18: 925–944

[7] Bazett HC. An analysis of the time relations of electrocardiograms. Heart 1920; 7: 353–370

[8] Belhassen B, Rotmensch HH, Laniado S. Response of recurrent sustained ventricular tachycardia to verapamil. Br Heart J 1981; 46: 679–682

[9] Benson Jr DW, Smith WM, Dunnigan A et al. Mechanisms of regular, wide QRS tachycardia in infants and children. Am J Cardiol 1982; 49: 1778–1788

[10] von Bergen N, Macdonald D (Eds). In: Clinical Cardiac Electrophysiology in the Young second edition. New York: Springer Science & Buisiness Media 2006/2015: 75–116, 123–140

[11] von Bernuth G, Toussaint R, Mund C et al. Herzfrequenz und Herzrhythmus bei gesunden Säuglingen und Kindern. Klin Padiatr 1989; 201: 98–103

[12] Berul CI, Sweeten TL, Dubin AM, Shah MJ, Vetter VL. Use of the rate-corrected JT-interval for prediction of repolariza-

tion abnormalities in children. Am J Cardiol 1994; 74: 1254–1257

[13] Blaufox A, Tristani-Firouzi M et al. Congenital Long QT 3 in the Pediatric Population. Am J Cardiol 2012; 109: 1459–1465

[14] Blomstrom-Lundqvist C, Scheinman MM, Aliot EM et al. ACC/AHA/ESC guidelines for the management of patients with supraventricular arrhythmias-executive summary. A report of the American College of Cardiology/American Heart Association Task Force on Practice Guidelines and the European Society of Cardiology Committee for Practice Guidelines (writing committee to develop guidelines for the management of patients with supraventricular arrhythmias) developed in collaboration with NASPE-Heart Rhythm Society. Eur Heart J 2003; 24: 1857–1897

[15] Bradley DJ, Fischbach PS, Law IH et al. The clinical course of multifocal atrial tachycardia in infants and children. J Am Coll Cardiol 2001; 38: 401–408

[16] Brugada J, Blom N, Sarquella-Brugada G et al. European Heart Rhythm Association; Association for European Paediatric and Congenital Cardiology. Pharmacological and non-pharmacological therapy for arrhythmias in the pediatric population: EHRA and AEPC-Arrhythmia Working Group joint consensus statement. Europace 2013; 15(9): 1337–1382

[17] Brugada P, Brugada J. Right bundle branch block, persistent ST segment elevation and sudden cardiac death: a distinct clinical and electrocardiographic syndrome. A multicenter report. J Am Coll Cardiol 1992; 20: 1391–1396

[18] Buxton AE, Lee KL, DiCarlo L et al. For the multicenter unsustained tachycardia trial investigators. Electrophysical testing to identify patients with coronary artery disease who are at risk for sudden death. N Engl K Med 2000; 342: 1937–1945

[19] Chockalingam P, Crotti L et al. Not All Beta-Blockers Are Equal in the Management of Long QT Syndrome Types 1 and 2. J Am Coll Cardiol 2012; 60: 2092–2099

[20] Cohen MI, Triedman JK, Cannon BC et al. PACES/HRS expert consensus statement on the management of the asymptomatic young patient with a Wolff-Parkinson-White (WPW, ventricular preexcitation) electrocardiographic pattern: developed in partnership between the Pediatric and Congenital Electrophysiology Society (PACES) and the Heart Rhythm Society (HRS). Endorsed by the governing bodies of PACES, HRS, the American College of Cardiology Foundation (ACCF), the American Heart Association (AHA), the American Academy of Pediatrics (AAP), and the Canadian Heart Rhythm Society (CHRS). Heart Rhythm 2012; 9: 1006–1024

[21] Collins KK, Van Hare GF, Kertesz NJ et al. Pediatric nonpostoperative junctional ectopic tachycardia medical management and interventional therapies. J Am Coll Cardiol 2009; 53: 690–697

[22] Collura C, Johnson J et al. Left cardiac sympathetic denervation for the treatment of long QT syndrome and catecholaminergic polymorphic ventricular tachycardia using video-assisted thoracic surgery. J Heart Rythm 2009; 6: 752–759

[23] Conen D, Osswald S et al. Value of repeated cardiac magnetic resonance imaging in patients with arrhythmogenic right ventricular cardiomyopathy. J Cardiovasc Magn Reson 2006; 8: 361–366

[24] Corrado D, Calkins H, Link MS. Prophylactic implantable defibrillator in patients with arrhythmogenic right ventricular cardiomyopathy/dysplasia and no prior ventricular fibrillation or sustained ventricular tachycardia. Circulation 2010; 122: 1144–1152

[25] Cummings RM, Mahle WT, Strieper MJ et al. Outcomes following electroanatomic mapping and ablation for the treatment of ectopic atrial tachycardia in the pediatric population. Pediatr Cardiol 2008; 29: 393–397

[26] Cuneo BF, Zales VR, Blahunka PC, Benson Jr DW. Pharmacodynamics and pharmacokinetics of esmolol, a short-acting beta-blocking agent, in children. Pediatr Cardiol 1994; 15 (6): 296–301

[27] Daubert JP, Grant AO, Nilsson KR Jr. Novel insights into beta-blocker therapy for long QT syndromes. J Am Coll Cardiol 2012; 60: 2100–2102

[28] Davignon A, Rautaharju P, Boiselle E et al. Normal ECG standards for infants and children. Pediatr. Cardiol 1980; 1: 123–131

[29] Day CP, McComb JM, Campbell RW. QTdispersion: an indication of arrhythmia risk in patients with long QT intervals. Br Heart J 1990; 63: 342–344

[30] Deal BJ, Strieper M, Scagliotti D et al. The medical therapy of cardioinhibitory syncope in pediatric patients. PACE 1997; 20: 1759–1761

[31] Deal BJ, Mavroudis C, Backer CL. The role of concomitant arrhythmia surgery in patients undergoing repair of congenital heart disease. Pacing Clin Electrophysiol 2008; 31 Suppl 1: S 13–16

[32] Deisenhofer I, Zrenner B, Yin YH et al. Cryoablation versus radiofrequency energy for the ablation of atrioventricular nodal reentrant tachycardia (the CYRANO Study): results from a large multicenter prospective randomized trial. Circulation 2010; 122: 2239–2245

[33] Dessertenne F. La tachycardie ventriculaire a deux foyers opposes variables. Arch Mal Cœur VAiss 1966; 81: 263–272

[34] Drago F, Righi D, Placidi S et al. Cryoablation of right-sided accessory pathways in children: report of efficacy and safety after 10-year experience and follow-up. Europace 2013; 15: 1651–6

[35] Echt DS, Liebson PR, Mitchel LB et al. Mortality and morbidity in patients receiving enainide, flecanide, or placebo. The Cardiac Arrhythmia Supression trial. N Engl J Med 1991; 324(12): 781–788

[36] Epstein AE, DiMarco JP, Ellenbogen KA et al. American College of Cardiology Foundation; American Heart Association Task Force on Practice Guidelines; Heart Rhythm Society (2013) 2012 ACCF/AHA/HRS focused update incorporated into the ACCF/AHA/HRS 2008 guidelines for device-based therapy of cardiac rhythm abnormalities: a report of the American College of Cardiology Foundation/American Heart Association Task Force on Practice Guidelines and the Heart Rhythm Society. J Am Coll Cardiol 2013; 61: e6–75

[37] Ermakov S, Hoffmayer KS, Gerstenfeld EP, Scheinman MM. Combination drug therapy for patients with intractable ventricular tachycardia associated with right ventricular cardiomyopathy. Pacing Clin Electrophysiol 2014; 37: 90–94

[38] Fenrich AL Jr, Perry JC, Friedman RA. Flecainide and amiodarone: combined therapy for refractory tachyarrhythmias in infancy. J Am Coll Cardiol 1995; 25(5): 1195–1198

[39] Fish FA, Gillette PC, Benson DW Jr. Proarrhythmia, cardiac arrest and death in young patients receiving encainide and flecainide. The Pediatric Electrophysiology Group. J Am Coll Cardiol 1991; 18(2): 356–365

[40] Fishberger, S.B. Sinus node dysfunction. In: Cardiac arrhythmias in children and young adults with congenital heart disease, edited by E.P. Walsh et al. Philadelphia: Lippincott Williams&Wilkins; 2001: 271–283

[41] Fridericia LS. Die Systolendauer im Elektrokardiogramm bei normalen Menschen und bei Herzkranken. Acta Medica Scandinavica 1920; 53: 460–469.

[42] Friedman RA, Walsh EP, Silka MJ et al. NASPE Expert Consensus Conference: Radiofrequency catheter ablation in children with and without congenital heart disease. Report of the writing Committee. North American Society of Pacing and Electrophysiology. PACE 2002; 25: 1000–1017

[43] Fuster V, Rydén LE, Cannom DS et al. ACCF/AHA/HRS focused updates incorporated into the ACC/AHA/ESC 2006 Guidelines for the management of patients with atrial fibrillation: a report of the American College of Cardiology Foundation/American Heart Association Task Force on Practice Guidelines developed in partnership with the European Society of Cardiology and in collaboration with the European Heart Rhythm Association and the Heart Rhythm Society. J Am Coll Cardiol 2011; 57: e101–98

[44] Gaita F, Guistetto C, Bianchi F et al. Short QT Syndrome: A familial cause of sudden death. Circulation 2003; 108: 965–970

[45] Garson A. The electrocardiogram in infants and children. A systematic approach. Philadelphia: Lea&Febiger; 1983

[46] Garson A Jr, Bink-Boelkens M, Hesslein PS et al. Atrial flutter in the young: a collaborative study of 380 cases. J Am Coll Cardiol 1985; 6(4): 871–878

[47] Garson Jr A, Dick M, Fournier A et al. The long QT syndrome in children. An international study of 257 patients. Circulation 1993; 87: 1866–1872

[48] Garson A. The electrocardiogram in infants and children. A systematic approach. Philadelphia: Lea & Febiger 1983

[49] Gaum WE, Biancaniello T, Kaplan S. Accelerated ventricular rhythm in childhood. Am J Cardiol 1979; 43: 162–164

[50] Giustetto C, Di Monte F, Wolpert C et al. Short QT syndrome: clinical findings and diagnostic-therapeutic implications. European Heart Journal 2006; 27: 2440–2447

[51] Goldenberg I, Moss A et al. QT Intervall: How to Measure It and What Is „Normal" J Cardiovasc Electrophysiol 2006; 17: 333–336

[52] Gussak I, Brugada P, Brugada J et al. Idiopathic short QT: a new clinical syndrome? Cardiology 2000; 70: 43–48

[53] Gussak I, Brugada P, Brugada J et al. ECG phenomenom of idiopathic and paradoxical short QT intervals. Card Elektrophysiol Rev 2006; 6: 49–53

[54] Hobbs J, Peterson D et al. Risk of Aborted Cardiac Arrest or Sudden Cardiac Death During Adolescence in the Long QT-Syndrome. JAMA 2006; 296: 1249–1254

[55] Hofbeck M, Ulmer H, Beinder E et al. Prenatal findings in patients with prolonged QT interval in the neonatal period. Heart 1997; 77: 198–204

[56] Insulander P, Bastani H, Braunschweig F et al. Cryoablation of substrates adjacent to the atrioventricular node: acute and long-term safety of 1303 ablation procedures. Europace 2014; 16: 271–276

[57] Janousek J, Paul T. Safety of oral propafenone in the treatment of arrhythmias in infants and children (European retrospective multicenter study). Working Group on Pediatric Arrhythmias and Electrophysiology of the Association of European Pediatric Cardiologists. Am J Cardiol 1998; 81(9): 1121–1124

[58] Janousek J, Vojtovic P, Gebauer RA. Use of a modified, commercially available temporary pacemaker for R wave synchronized atrial pacing in postoperative junctional ectopic tachycardia. Pacing Clin Electrophysiol 2003; 26: 579–86

[59] Jervell A, Lange-Nielsen F. Congenital deaf-mutism, functional heart disease with prolongation of the Q-interval and sudden death. Am Heart J 1957; 54: 59–68

[60] Kang KT, Etheridge SP, Kantoch MJ et al. Current management of focal atrial tachycardia in children: a multicenter experience. Circ Arrhythm Electrophysiol 2014; 74: 664–670

[61] Kang KT, Potts JE, Radbill AE et al. Permanent junctional reciprocating tachycardia in children: a multicenter experience. Heart Rhythm 2014; 11: 1426–1432

[62] Kaufmann E. Mechanisms and clinical management of inherited channalopathies: Long QT syndrome, Brugada syndrome, catecholaminergic polymorphic ventricular tachycardia, and short QT syndrome. J Heart Rythm 2009; 6, Supplement: 51–55

[63] Khairy P, Landzberg MJ, Gatzoulis MA et al. Value of programmed ventricular stimulation after tetralogy of fallot repair: a multicenter study. Circulation 2004; 109: 1994–2000

[64] Kindwall KE, Brwon J, Josephson ME. Electrocardiographic criteria for ventricular tachycardia in wide complex left bundle branch block morphology tachycardias. Am J Cardiol 1988; 66: 1279–1283

[65] Kleinman ME, Caen AR, Chameides L et al. Part 10: Pediatric Basic and Advanced Life Support: 2010 International Consensus on Cardiopulmonary Resuscitation and Emergency Cardiovascular Care Science With Treatment Recommendations. Circulation 2010; 122: S 466–S 515

[66] Kohli V, Mangru N, Pearse LA et al. Radiofrequency ablation of ventricular tachycardia in an infant with cardiac tumors. Am Heart J 1996; 132: 198–200

[67] Kovacikova L, Hakacova N, Dobos D et al. Amiodarone as a first-line therapy for postoperative junctional ectopic tachycardia. Ann Thorac Surg 2009; 88: 616–622

[68] Kugler JD, Danford DA, Houston KA et al. Pediatric radiofrequency catheter ablation registry. Success, fluoroscopy time, and complication rate for supraventricular tachycardia: Comparison of early and recent eras. J Cardiovasc Electrophysiol 2002; 13: 336–341

[69] Lehman MH, Suzuki F, Fromm BS et al. T wave "humps" as a potential electrocardiographic marker of the long QT syndrome. J Am Coll Cardiol 1994; 84: 746–754

[70] Leitner RP, Hawker RE, Celermajer JM. Intravenous verapamil in the treatment of paroxysmal supraventricular tachycardia in children. Aust Paediatr J 1983; 19(1): 40–44

[71] Lindinger A, Hoffmann W. Langzeit-EKG-Befunde bei herzgesunden Kindern. Padiatr Padol 1984; 19: 59–70

[72] Lindinger A, Bernuth GV, Oberhoffer R et al. Idioventrikulärer Rhythmus im Kindesalter – eine multizentrische Studie. Z Kardiologie 1992; 81: 62

[73] Lindinger A, Heisel A, von Bernuth G et al. Permanent junctional re-entry tachycardia. A multicentre long-term follow-up study in infants, children and young adults. Eur Heart J 1998; 19: 936–942

[74] Linker NJ, Colonna P, Kekwick CA et al. Assessment of QT dispersion in symptomatic patients with congenital long QT syndromes. Am J Cardiol 1992; 69: 634–638

[75] Mah DY, Miyake CY, Sherwin ED et al. The use of an integrated electroanatomic mapping system and intracardiac echocardiography to reduce radiation exposure in children and young adults undergoing

[76] Marcus FI, McKenna WJ, Sherrill D. Diagnosis of arrhythmogenic right ventricular cardiomyopathy/dysplasia: proposed modification of the Task Force Criteria. Eur Heart J 2010; 31(7): 806–814

[77] Corrado D, Marra MP, Zorzi A et al. Diagnosis of arrhythmogenic cardiomyopathy: The Padua criteria. Intern J Cardiol 2020; 319: 106–114

[78] Matsuo K, Kurita T, InagakiMet al. The circadian pattern of the development of ventricular fibrillation in patients with Brugada syndrome. Eur Heart J 1999; 20: 465–470

[79] Medeiros-Domingo A, Iturralde-Torres P, Ackerman M. Clinical and Genetic Characteristics of Long QT Syndrome Rev Esp Cardiol 2007; 60(79): 739–752

[80] Mönning G, Köbe J et al. Implantable cardioverter-defibrillator therapy in patients with congenital long-QT-syndrome: A long-term follow-up. J hrthm 2005; 2: 497–504
[81] Moss AJ, Zareba W, Benhorin J et al. Electrocardiographic T-wave patterns in genetically distinct forms of the hereditary long QT-syndrome. Circulation 1995; 92: 2929–2934
[82] Moss AJ, Hall WJ, Cannom DS et al. For the MADIT investigators. Improved survival with an implanted defibrillator in patients with coronary disease at high risk of ventricular arrhythmias. N Engl J Med 1996; 335: 1933–1940
[83] Moss AJ, Robinson JL, Gessman L et al. Comparison of clinical and genetic variables of cardiac events associated with loud noise vs. swimming among subjects with the long QT syndrome. Am J Cardiol 1999; 84: 876–879
[84] Napolitano C, Priori SG, Schwartz P et al. Geneic testing in the long QT syndrome: development and validation of an efficient approach to genotyping in clinical practice. JAMA 2005; 294: 2975–2980
[85] Nogami A. Idiopathic left ventricular tachycardia: assessment and treatment. Card Electrophysiol Rev 2002; 6(4): 448–57
[86] O'Connor BK, Case CL, Sokolski MC et al. Radiofrequency catheter ablation of right ventricular outflow tachycardia in children and adolescents. J Am Coll Cardiol 1996; 27: 869–874
[87] Patel C, Yan GX, Antzelevitch G. Short QT Syndrome: From Bench to Bedside. Circ Arrhythm Electrophysiol 2010: 401–408
[88] Paul T, Reimer A, Janousek J, Kallfelz HC. Efficacy and safety of propafenone in congenital junctional ectopic tachycardia. J Am Coll Cardiol 1992; 20: 911–914
[89] Paul T, Guccione P. New antiarrhythmic drugs in pediatric use: amiodarone. Pediatr Cardiol 1994; 15(3): 132–138
[90] Paul T, Janousek J. New antiarrhythmic drugs in pediatric use: propafenone. Pediatr Cardiol 1994; 15(4): 190–197
[91] Paul T, Pfammatter JP. Adenosine: an effective and safe antiarrhythmic drug in pediatrics. Pediatr Cardiol 1997; 18: 118–126
[92] Paul T, Windhagen-Mahnert B, Kriebel T et al. Atrial reentrant tachycardia after surgery for congenital heart disease: endocardial mapping and radiofrequency catheter ablation using a novel, noncontact mapping system. Circulation 2001; 103: 2266–2271
[93] Paul T. Elektrophysiologische Untersuchung und interventionelle Behandlung von Herzrhythmusstörungen. In: Apitz J (Hrsg). Pädiatrische Kardiologie. Erkrankungen des Herzens bei Neugeborenen, Säuglingen, Kindern und Heranwachsenden. 2. Aufl. Steinkopf: Darmstadt; 2002
[94] Paul T, Gebauer R, Kriebel T et al. 21a Leitlinie Pädiatrische Kardiologie: Tachykarde Herzrhythmusstörungen. 2011; im Internet: www.kinderkardiologie.org
[95] Paul T, Ruschewski W, Janousek J. 22 Leitlinie Pädiatrische Kardiologie: Bradykarde Herzrhythmusstörungen. 2012; im Internet: www.kinderkardiologie.org
[96] Pederson DH, Zipes DP, Forster PR et al. Ventricular tachycardia and ventricular fibrillation in a young population. Circulation 1979; 60: 988
[97] Perry JC, Garson A. Supraventricular tachycardia due to Wolff-Parkinson-White syndrome in children: early disappearance and late recurrence. J Am Coll Cardiol 1990; 16: 1215–1220
[98] Perry JC, Giuffre RM, Garson Jr A. Clues to the electrocardiographic diagnosis of subtle Wolff-Parkinson-White syndrome in children. J Pediatr 1990; 117: 871–875
[99] Perry JC, Garson A Jr. Flecainide acetate for treatment of tachyarrhythmias in children: review of world literature on efficacy, safety, and dosing. Am Heart J 1992; 124(6): 1614–1621
[100] Pfammatter JP, Paul T, Ziemer G, Kallfelz HC. Successful management of junctional tachycardia by hypothermia after cardiac operations in infants. Ann Thorac Surg 1995; 60: 556–560
[101] Pfammatter JP, Paul T. New antiarrhythmic drug in pediatric use: sotalol. Pediatr Cardiol 1997; 18(1): 28–34
[102] Pfammatter JP, Stocker FP. Results of a restrictive use of antiarrhythmic drugs in the chronic treatment of atrioventricular reentrant tachycardias in infancy and childhood. Am J Cardiol 1998; 82(1): 72–75
[103] Pfammatter JP, Paul T. Idiopathic Ventricular Tachycardia in Infancy and Childhood A Multicenter Study on Clinical Profile and Outcome. J Am Coll Cardiol 1999; 33: 2067–2072
[104] Priori SG, Napolitano C, Diehl L et al. Dispersion of the QT interval. A marker of therapeutic efficacy in the idiopathic long QT syndrome. Circulation 1994; 89: 1681–1689
[105] Priori SG, Napolitano C, Schwartz PJ. Low penetrance in the long QT syndrome: clinical impact. Circulation 1999; 99: 529–533
[106] Priori S, Napolitano C, Giordano U et al. Brugada syndrome and sudden cardiac death in children. Lancet 2000; 355: 808–809
[107] Priori S, Schwartz P et al. Risk Stratification in the Long-QT Syndrome. N Engl J Med 2003; 348: 1866–1874
[108] Priori SG. Inherited arrhythmogenic diseases: the complexity beyond monogenic disorders. Circ Res 2004; 94: 140–145
[109] Probst V, Denjoy I et al. Clinical Aspects and Prognosis of Brugada Syndrome in Children Circulation 2007; 115: 2042–2048
[110] Ramusovic S, Läer S, Meibohm B et al. Pharmacokinetics of intravenous amiodarone in children. Arch Dis Child 2013; 98: 989–993
[111] Reynolds JL, Pickoff AS. Accelerated ventricular rhythm in children: a review and report of a case with congenital heart disease. Pediatr Cardiol 2001; 22: 23–28
[112] Rijnbeek PR, Witsenburg M, Schrama E et al. New normal limits for the paediatric electrocardiogram. Eur Heart 2001; 22: 702–711
[113] Roden DM, Long QT Syndrome. N Engl J Med 2008; 358: 169–176
[114] Romano C, Gemme G, Pongiglione R. Antmie cardiache rar in eta pediatrica. Clin Pediatr 1963; 45: 656–683
[115] Rosenbaum MB, Acunzo RS. Pseudo 2 : 1 atrioventricular block and T wave alternans in the long QT syndrome. J Am Coll Cardiol 1991; 18: 1363–1366
[116] Rosso R, Kalman J et al. Calcium channel blockers and beta-blockers versus beta-blockers alone for preventing exercise-induced arrhythmias in catecholaminergic polymorphic ventricular tachycardia. J Heart Rythm 2007; 4: 1149–1154
[117] Sagie A, Larson MG, Goldberg RJ et al. Animproved method for adjusting the QT interval for heart rate (the Framingham HeartStudy). Am J Cardiol 1992; 70: 797–801
[118] Salameh A, Gebauer RA, Grollmuss O et al. Normal limits for heart rate as established using 24-hour ambulatory electrocardiography in children and adolescents. Cardiol Young 2008; 18: 467–472
[119] Salerno JC, Kertesz NJ, Friedman RA, Fenrich Jr AL. Clinical course of atrial ectopic tachycardia is age-dependent: results and treatment in children < 3 or > or = 3 years of age. J Am Coll Cardiol 2004; 43: 438–444

[120] Santinelli V, Radinovic A, Manguso F et al. The natural history of asymptomatic ventricular pre-excitation: a long-term prospective follow-up study of 184 asymptomatic children. J Am Coll Cardiol 2009; 53: 275–280
[121] Sapire DW, O'Riordan AC, Black IF. Safety and efficacy of short- and long-term verapamil therapy in children with tachycardia. Am J Cardiol 1981; 48(6): 1091–1097
[122] Saul JP, Scott WA, Brown S et al. Intravenous Amiodarone Pediatric Investigators. Intravenous amiodarone for incessant tachyarrhythmias in children: a randomized, double-blind, antiarrhythmic drug trial. Circulation 2005,112: 3 470–3 477
[123] Schneider HE, Kriebel T, Jung K et al. Catheter ablation of idiopathic left and right ventricular tachycardias in the pediatric population using noncontact mapping. Heart Rhythm 2010; 7: 731–739
[124] Schneider HE, Steinmetz M et al. Left cardiac sympathetic denervation for the management of life-threatening ventricular tachyarrhythmias in young patients with catecholaminergic polymorphic ventricular tachycardia and long QT syndrome. Clin Res Cardiol 2013; 102: 33–42
[125] Schwartz PJ. Idiopathic long QT syndrome: progress and questions. Am Heart J 1985; 109: 399–411
[126] Schwartz PJ, Locati E, Moss AJ et al. Left cardiac sympathetic denervation in the therapy of congenital long QT syndrome: a worldwide report. Circulation 1991; 84: 503–511
[127] Schwartz PJ, Moss AJ, Vincent GM et al. Diagnostic criteria for the long QT syndrome: an update. Circulation 1993; 88: 782–784
[128] Schwartz PJ, Priori SG, Napolitano C. The long QT syndrome. In: Zipes DP, Jalife J, eds. Cardiac Electrophysiology. From Cell to Bedside. Philadelphia: Saunders; 2000: 597–615
[129] Schwartz PJ, Garson A, Paul T et al. Guidelines for the interpretation of the neonatal electrocardiogram. A Task Force of the European Society of Cardiology. Eur Heart J 2002; 23: 1329–1344
[130] Schwartz et al. Prevalence of the LQTS. Circulation 2009; 120: 1761
[131] Sherwin ED, Triedman JK, Walsh EP. Update on interventional electrophysiology in congenital heart disease: evolving solutions for complex hearts. Circ Arrhythm Electrophysiol 2013; 6: 1032–1040
[132] Sy RW, van der Werf C, Chattha IS et al. Derivation and validation of a simple exercise-based algorithm for prediction of genetic testing in relatives of LQTS probands. Circulation 2011; 124: 2187–2189
[133] Tai CT, Chen SA. Cavotricuspid isthmus: anatomy, electrophysiology, and long-term outcome of radiofrequency ablation. Pacing Clin Electrophysiol 2009; 32: 1591–1595
[134] Tchou M, Mahmud R et al. Useful clinical criteria for the diagnosis of ventricular tachycardia. Am J Med 1988; 84: 53–56
[135] Till JA, Shinebourne EA, Rowland E et al. Paediatric use of flecainide in supraventricular tachycardia: clinical efficacy and pharmacokinetics. Br Heart J 1989; 62: 133–139
[136] Toivonen L. More light on QT interval measurement. Heart Mar 2002; 87(3): 193–194
[137] Triedman JK, Alexander ME, Love BA et al. Influence of patient factors and ablative technologies on outcomes of radiofrequency ablation of intra-atrial re-entrant tachycardia in patients with congenital heart disease. J Am Coll Cardiol 2002; 39: 1827–1835
[138] Trippel DL, Gilette PC. Atenolol in children with ventricular arrhythmias. Am Heart J 1990; 119: 1312–1316
[139] Vaksmann G, D'Hoinne C, Lucet V et al. Permanent junctional reciprocating tachycardia in children: a multicentre study on clinical profile and outcome. Heart 2006; 92: 101–104
[140] Van der Werf C, Kannankeril PJ, Sacher F et al. Lecainide therapy reduces exercise-induced ventricular arrhythmias in patients with catecholaminergic polymorphic ventricular tachycardia. J Am Coll Cardiol 2011; 31; 57: 2244–2254
[141] Van Hare GF, Stanger P. Ventricular tachycardia and accelerated ventricular rhythm presenting in the first month of life. Am J Cardiol 1991; 67: 42–45
[142] Van Hare GF, Javitz H, Carmelli D et al. Pediatric Electrophysiology Society Prospective assessment after pediatric cardiac ablation: demographics, medical profiles, and initial outcomes. J Cardiovasc Electrophysiol 2004; 15(7): 759–770
[143] Villafane J, Atallah J et al. Long Term Follow-Up of a Pediatric Cohort with Short QT Syndrome. J Am Cardiol 2013; 6: 1183–1191
[144] Villain E, Vetter VL, Garcia JM et al. Evolving concepts in the management of congenital junctional ectopic tachycardia. A multicenter study. Circulation 1990; 81: 1544–1549
[145] Vincent GM, Timothy KW, Leppert MF et al. The spectrum of symptoms and QT-intervals in carriers of the gene for the long QT syndrome. N Engl J Med 1992; 327: 846–852
[146] Viskin S, Postema P et al. The Response of the QT Interval to the Brief Tachycardia Provoked by Standing. J Am Cardiol 2010; 55: 1955–1961
[147] Vyas H, Hejlik J et al. Epinephrine QT Stress Testing in the Evaluation of Congenital Long-QT-Syndrome. Circulation 2006; 113: 1385–1392
[148] Walsh EP, Saul JP, Sholler GF et al. Evaluation of a staged treatment protocol for rapid automatic junctional tachycardia after operation for congenital heart disease. J Am Coll Cardiol 1997; 29: 1046–53
[149] Wang Q, Chen Q, Li H, Towbin JA. Molecular genetics of long QT syndrome from genes to patients. Curr Opin Cardiol 1997; 12: 310–320
[150] Ward OC. A new familial cardiac syndrome in children. J ir Med Assoc 1964; 54: 103–106
[151] Watanabe H, Chopra N et al. Flecainide prevents catecholaminergic polymorphic ventricular tachycardia in mice and humans. Nat Med 2009; 15: 380–382
[152] Wehrens XH, Vos MA, Doevendans PA et al. Novel insights in the congenital long QT syndrome. Ann Intern Med 2002; 137: 981–992
[153] Wellens HJJ, Bär FW, Lie KI. The value of the electrocardiogram in the differentail diagnosis of a tachycardia with widened QRS complex. Am J Med 1978; 64: 27–33
[154] Wilde AA, Jongblood RJ, Doevendans PA et al. Auditory stimuli as a trigger for arrhythmic events differentiate HERG-related (LQTS 2) patients from KVLQT 1-related patients (LQTS 1). J Am Coll Cardiol 1999; 33: 327–332
[155] Wilde AA, Roden DM. Predicting the long QT genotype from clinical data: from sense to science. Circulation 2000; 102: 2796–2798
[156] Wilde A, Antzelevitch C et al. Proposed Diagnostic Criteria for the Brugada Syndrome: Consensus Report. Circulation 2002; 106: 2514–2519
[157] Zereba W, Moss AJ, le Cessie S et al. T wave alternans in idiopathic long QT syndrome. J Am Coll Cardiol 1994; 23: 1541–1546
[158] Zereba W, Moss AJ, Schwartz PJ et al. Influence of the genotype on the clinical course of the long QT syndrome. N Engl J Med 1998; 339: 960–965
[159] Zipes D et al. ACC/AHA/ESC 2006 Guidelines for the management of Patients with ventricular arrhythmias and the prevention of sudden cardiac death-executive summary. European Heart Journal 2006; 27: 2099–2140

20 Herzschrittmacher- und ICD-Therapie

T. Kriebel

20.1 Einführung

Erstmalig gelang Walton Lillehei 1957 [22] in Zusammenarbeit mit Earl Bakken die Entwicklung eines kleinen, portablen batteriebetriebenen externen Herzschrittmachers, der auch bei postoperativen pädiatrischen Patienten angewendet wurde. Kurz darauf erfolgte 1958 in Schweden durch Senning und Elmqvist [7] die erste Implantation eines vollständig in den menschlichen Körper eingebetteten Herzschrittmachersystems. Seitdem haben sich sowohl die Hardware als auch die Software der Systeme rasant weiterentwickelt.

Neben dem Herzschrittmacher zur Behandlung bradykarder Herzrhythmusstörungen stehen mittlerweile weitere Geräte zur Verfügung wie der implantierbare Kardioverter Defibrillator (ICD) zur Behandlung tachykarder Rhythmusstörungen und der Event Recorder zur Aufzeichnung von Herzrhythmusstörungen. Durch unterschiedliche Implantationstechniken sowie immer kleinere Aggregate und Elektroden können die individuellen Besonderheiten auch der kleineren pädiatrischen Patienten berücksichtigt werden. Des Weiteren kann durch moderne Stimulationsverfahren wie die kardiale Resynchronisationstherapie die Pumpfunktion des linken Ventrikels verbessert werden. Die telemedizinischen Möglichkeiten der implantierten Systeme führen zu einer Verbesserung der Patientenüberwachung.

Bei der Herzschrittmacher- und ICD-Implantation bei Kindern und Jugendlichen sind einige Besonderheiten zu beachten. Nur ein sehr kleiner Teil der Herzschrittmacher- und ICD-Implantationen erfolgt im Kindesalter. So betrug der Anteil der ICD-Implantation bei Kindern und Jugendlichen im Jahr 2004 in den USA 1 % von allen ICD-Implantationen [26]. Im Vergleich zu erwachsenen Patienten, bei denen ischämische Herzerkrankungen die Hauptursache für eine Aggregatimplantation darstellen, haben Kinder und Jugendliche häufig unterschiedliche arrhythmogene Substrate. Eine große Anzahl der pädiatrischen Patienten haben außerdem angeborene Herzfehler, und bei einem Teil dieser Patienten besteht kein transvenöser Zugang zum Endokard.

Bei Kleinkindern und Säuglingen ist zusätzlich der geringere Gefäßdurchmesser zu beachten; speziell für dieses Alter entwickelte Hardware steht praktisch nicht zur Verfügung. Die im Vergleich zu erwachsenen Patienten höhere körperliche Aktivität der Kinder sowie das körperliche Wachstum stellen besondere Ansprüche an die Implantationstechnik, die Hardware sowie an die Programmierung der Systeme in diesem Lebensalter. Schließlich kommt es bei pädiatrischen Patienten häufiger zu Komplikationen im Rahmen der Herzschrittmacher- und ICD-Therapie.

20.2 Elektrophysiologische Grundlagen der Herzschrittmachertherapie

Ein Herzschrittmachersystem setzt sich aus einer Batterie und der Steuerungselektronik (Aggregat) sowie mindestens 1 Elektrode zusammen. Die Fähigkeit des Schrittmachers, die intrinsische Aktivierung des Myokards zu detektieren, wird als Wahrnehmung (Sensing) bezeichnet und in mV gemessen.

Zur Stimulation wird der elektrische Impuls vom Aggregat über die Elektrode auf das Myokard übergeleitet. Der resultierende Stromfluss ist vom Stimulationsimpuls, der sich aus Spannung (U)/Amplitude [V] und Impulsdauer (t)/Zeit [ms] zusammensetzt, sowie vom Widerstand (R)/Impedanz [Ohm] des umliegenden Gewebes und der Elektrode abhängig. Aus dem Ohm'schen Gesetz lässt sich folgende Gleichung für die benötigte Menge an Energie (E [Joule]) zur Stimulation ableiten:

$$E[J] = U^2 \times t/R$$

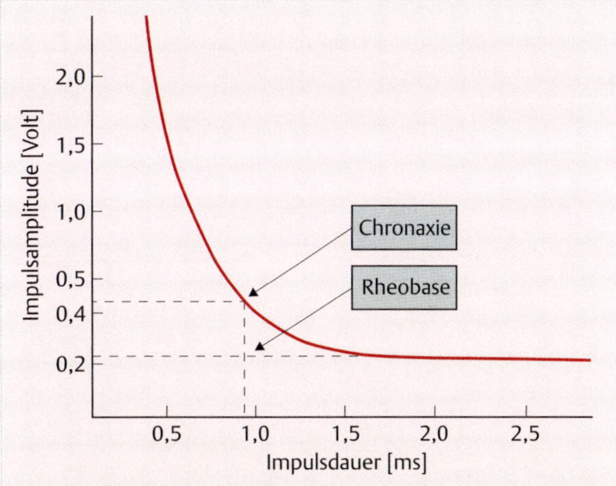

Abb. 20.1 Reizschwellenkurve mit Darstellung der Rheobase und der Chronaxie.

Bei ausreichender Stimulationsenergie kommt es durch Ionenverschiebungen zu einem Überschreiten des Schwellenpotenzials der Zelle mit anschließender Depolarisation und Fortleitung des Impulses. Die Stimulationsreizschwelle beschreibt die kleinste Stimulationsenergie, zusammengesetzt aus Impulsamplitude und Impulsdauer, bei der außerhalb der Refraktärzeit des Herzens das Myokard effektiv stimuliert werden kann. Diese ist individuell abhängig von der Impedanz der Elektrode und des Myokards.

Durch Bestimmung der erforderlichen Impulsamplitude bei unterschiedlichen Impulsdauern (oder der erforderlichen Impulsdauer bei vorgegebener Impulsamplitude) entsteht die Reizschwellenkurve (▶ Abb. 20.1). Entsprechend der Kurve ist immer ein bestimmtes Mindestprodukt aus Spannung und Impulsdauer zur Depolarisation des Myokards notwendig.

Die **Rheobase** beschreibt in diesem Zusammenhang die minimale Impulsamplitude bei einer theoretisch unendlich langen Impulsdauer, die zu einer myokardialen Reizantwort führt.

Die **Chronaxie** bezeichnet die Impulsdauer, bei der ein Reiz mit doppelter Rheobasenstärke zur Reizantwort führt (▶ Abb. 20.1). In diesem Bereich stehen die Impulsamplitude sowie die Impulsdauer in einem sehr günstigen Verhältnis bezüglich des Energieverbrauchs. Die Einstellung des Herzschrittmachers im Bereich der Chronaxie hat daher erheblichen Einfluss auf den optimalen Energieverbrauch und die Lebensdauer des Schrittmachers.

20.3 Indikationen zur Schrittmachertherapie

Die klinisch wichtigsten bradykarden Herzrhythmusstörungen bei Kindern und Jugendlichen sind:

- die Sinusknotendysfunktion
- der höhergradige oder komplette angeborene oder (meist postoperativ) erworbene AV-Block

- das Bradykardie-Tachykardie-Syndrom, meist nach Korrekturoperation von komplexen angeborenen Herzfehlern

Die Indikationen zur Herzschrittmachertherapie richten sich v. a. nach der klinischen Symptomatik und den kardialen Funktionsparametern, nicht nach starren Herzfrequenzgrenzen. Sie wurden im Juni 2010 im Rahmen einer Leitlinie der Gesellschaft für Pädiatrische Kardiologie [23] zusammengefasst (s. ▶ Tab. 20.1).

20.4 Internationale Herzschrittmacherkodierung

Zur internationalen Vereinheitlichung der Bezeichnung der Schrittmacherfunktion erfolgte 1987 durch die North American Society of Pacing and Electrophysiology (NASPE) und die British Pacing and Electrophysiology Group (BPEG) die Einführung eines Schrittmachercodes, der zuletzt 2002 überarbeitet wurde [2] (▶ Tab. 20.2).

Tab. 20.1 Indikation zur Herzschrittmachertherapie (Quelle: nach [23]); die Evidenzstufen wurden jeweils in Klammern angefügt.

Klasse (Evidenzstufe)	Indikation
Klasse-I-Indikationen (eindeutige Indikation zur Schrittmacher-Implantation)	• hochgradiger AV-Block mit symptomatischer Bradykardie, progredienter Ventrikelvergrößerung, Herzinsuffizienz bzw. vermindertem Herzzeitvolumen • Sinusknotendysfunktion mit für das Lebensalter inadäquater symptomatischer Bradykardie • postoperativer/postinterventioneller hochgradiger/kompletter AV-Block mit einer Dauer > 7 Tage bzw. ohne Aussicht auf Erholung • kongenitaler AV-Block III°, Ersatzrhythmus mit breitem QRS-Komplex, komplexer ventrikulärer Ektopie oder ventrikulärer Dysfunktion • kongenitaler AV-Block III° bei einem Neugeborenen mit einem strukturell normalen Herzen: mittlere HF < 50–55/min; Neugeborenes mit einem angeborenen Herzfehler: mittlere HF < 70/min • anhaltende bradykardieinduzierte ventrikuläre Tachykardie (+/-QT-Verlängerung)
Klasse-IIa-Indikationen (überwiegende Expertenmeinung pro Implantation)	• Bradykardie-Tachykardie-Syndrom in Kombination mit einem angeborenen Herzfehler, zur Prophylaxe von atrialen Reentrytachykardien, intrinsisch oder bei antiarrhythmischer Therapie • kongenitaler AV-Block III°, Alter > 1 Jahr, mittlere HF < 50/min oder Asystolie > 2–3 × Basiszykluslänge bzw. symptomatische chronotrope Inkompetenz • Long-QT-Syndrom mit 2 : 1- oder hochgradigem AV-Block bzw. hohem Risiko • Sinusbradykardie in Kombination mit einem komplexen Herzfehler, HF < 40/min in Ruhe oder Pausen > 3 s • eingeschränkte Hämodynamik aufgrund von Sinusbradykardie oder Verlust der AV-Synchronie bei Patienten mit einem angeborenen Herzfehler • Synkope ungeklärter Ätiologie bei Patienten mit einem residuellen, bifaszikulären Block nach Operation eines angeborenen Herzfehlers und einem frühpostoperativem AV-Block III°
Klasse-IIb-Indikationen (widersprüchliche Expertenmeinung hinsichtlich Implantation)	• kongenitaler AV-Block III° bei einem asymptomatischen Patienten mit einer akzeptablen Kammerfrequenz, schmalem QRS-Komplex und normaler linksventrikulärer-Funktion • asymptomatische Sinusbradykardie bei einem Jugendlichen mit angeborenem Herzfehler und 2-Kammerphysiologie und einer HF < 40/min in Ruhe und Pausen > 3 s • neuromuskuläre Erkrankung mit einem AV-Block I–III°, mit oder ohne Symptome aufgrund des nicht kalkulierbaren Risikos des Fortschreitens der Funktionseinschränkung des spezifischen Reizleitungssystems • transienter postoperativer AV-Block III° mit Restitution des Sinusrhythmus mit residualem bifaszikulärem Block
Klasse-III-Indikationen (Implantation wird nicht empfohlen)	• transienter postoperativer AV-Block III° mit kompletter Erholung der AV-Knotenfunktion bei einem asymptomatischem Patienten • asymptomatischer Patient mit einem postoperativen bifaszikulären Block +/- AV-Block I° ohne frühpostoperativen transienten AV-Block III° • asymptomatischer Patient mit einem AV-Block II° Typ 1 (Wenckebach) • asymptomatische Sinusbradykardie mit einer minimalen HF > 40/min bzw. Pausen < 3 s

Tab. 20.2 International überarbeiteter NASPE/BPEG-Schrittmacherkode (Quelle: [2]).

1. Buchstabe Ort der Stimulation	2. Buchstabe Ort der Wahrnehmung	3. Buchstabe Antwort auf die Wahrnehmung	4. Buchstabe Frequenzadaption	5. Buchstabe Mehrstellen-Stimulation
0	0	0	0	0
A	A	T	R	A
V	V	I		V
D = dual (A + V)	D = dual (A + V)	D = dual (I + T)		D = dual (A + V)
S = single (nur A oder V)	S = single (nur A oder V)			

0 = keine
A = Atrium
I = inhibiert
R = Frequenzadaption
T = getriggert
V = Ventrikel

Die ersten 3 Stellen des Schrittmachercodes definieren die antibradykarden Funktionen des Schrittmachers. Ein 3-Buchstabencode wird somit immer verwendet. Der 4. und 5. Buchstabe sind fakultativ.

20.4.1 Beispiele der wichtigsten Schrittmachermodi in der Kinderkardiologie

VVI-Modus

Beim VVI-Modus erfolgen die Stimulation und Wahrnehmung im Ventrikel (1-Kammer-Stimulation) und die Inhibierung der Schrittmacherfunktion durch spontane (intrinsische) QRS-Komplexe (VVIR: zusätzliche Frequenzadaptation). In diesem Schrittmachermodus werden die P-Wellen nicht wahrgenommen, auch wird der Vorhof nicht stimuliert. Es liegt somit eine komplette atrioventrikuläre Dissoziation vor (▸ Abb. 20.2).

Dieser Modus wird v. a. in Kombination mit der Frequenzadaptation im Kleinkindesalter verwendet. Im VVI-R-Modus besteht eine Modulation der Kammerfrequenz ohne Einfluss der Vorhoffrequenz. Die Implantation einer Vorhofsonde ist bei dem geringen Körpergewicht der Patienten nicht erforderlich, zudem sind die Aggregate kleiner bzw. leichter. Bei Erwachsenen wird dieser Schrittmachermodus v. a. bei Patienten mit Bradyarrhythmien bei Vorhofflimmern verwendet.

Die Frequenzadaptation ermöglicht die Realisierung einer physiologischen Herzfrequenz. Die Messung der körperlichen Aktivität des Patienten erfolgt durch verschiedene Algorithmen wie z. B. durch regelmäßige Impedanzmessungen oder durch Bewegungen eines Sensors im Aggregat bei Muskelaktivität. Neben der Einstellung der Basisfrequenz und der Maximalfrequenz kann in den meisten Schrittmachersystemen zusätzlich die Anstiegssteilheit der Herzfrequenz eingestellt werden. Die Einstellungen sollten sich grundsätzlich am Lebensalter des Patienten und den Begleiterkrankungen orientieren.

AAI-Modus

Beim AAI-Schrittmachersystem erfolgen die Stimulation und Wahrnehmung im Vorhof und die Inhibierung der Schrittmacherfunktion durch spontane (intrinsische) P-Wellen (AAIR: zusätzliche Frequenzadaptation).

Dieser Schrittmachermodus eignet sich allerdings nur für Patienten mit einer Sinusknotendysfunktion und erhaltener intrinsischer AV-Überleitung (▸ Abb. 20.3). Die alleinige Implantation eines Vorhofschrittmacherssystems wird nur selten durchgeführt, da ein Teil der Patienten mit einer Sinusknotendysfunktion, insbesondere im Erwachsenenalter, im Laufe der Zeit zusätzlich einen AV-Block entwickelt [10].

DDD-Modus

Im DDD-Modus erfolgen Stimulation und Wahrnehmung im Vorhof und Ventrikel mit Inhibierung und Triggerung (DDDR: zusätzliche Frequenzadaptation).

Durch diesen Schrittmachermodus wird eine sequentielle atrioventrikuläre Stimulation gewährleistet. Zu diesem Zweck werden eine Vorhofsonde und eine Ventrikelsonde implantiert. Der Modus wird typischerweise bei älteren Kindern und Jugendlichen mit einem kompletten AV-Block verwendet. Bei Wahrnehmung einer P-Welle erfolgt die Ventrikelstimulation (▸ Abb. 20.4a), sofern nicht rechtzeitig ein intrinsischer QRS-Komplex in dem programmierten AV-Intervall (Triggerung) vorliegt. Falls nach dem eingestellten Zeitintervall keine Vorhoferregung wahrgenommen wird, erfolgt eine Vorhofstimulation mit intrinsischer AV-Überleitung oder konsekutiver Kammerstimulation (▸ Abb. 20.4b).

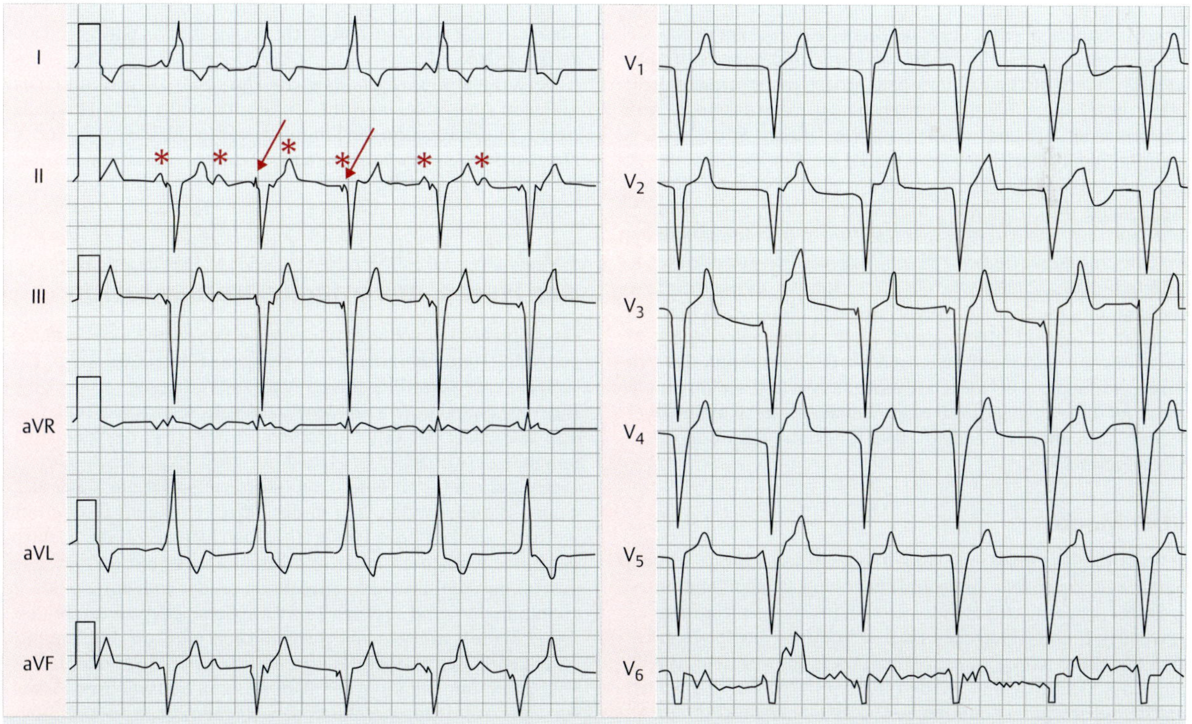

Abb. 20.2 VVI-Modus bei AV-Block III°. Oberflächen-EKG (25 mm/s) eines 3 Jahre alten Mädchens nach Implantation eines VVI-Schrittmachers im 1. Lebensjahr nach Korrekturoperation eines großen perimembranösen VSD. Es besteht eine komplette AV-Dissoziation mit Stimulation der Kammer; Darstellung eines typischen Schrittmacherspikes (Pfeil) sowie der davon unabhängigen P-Wellen (*).

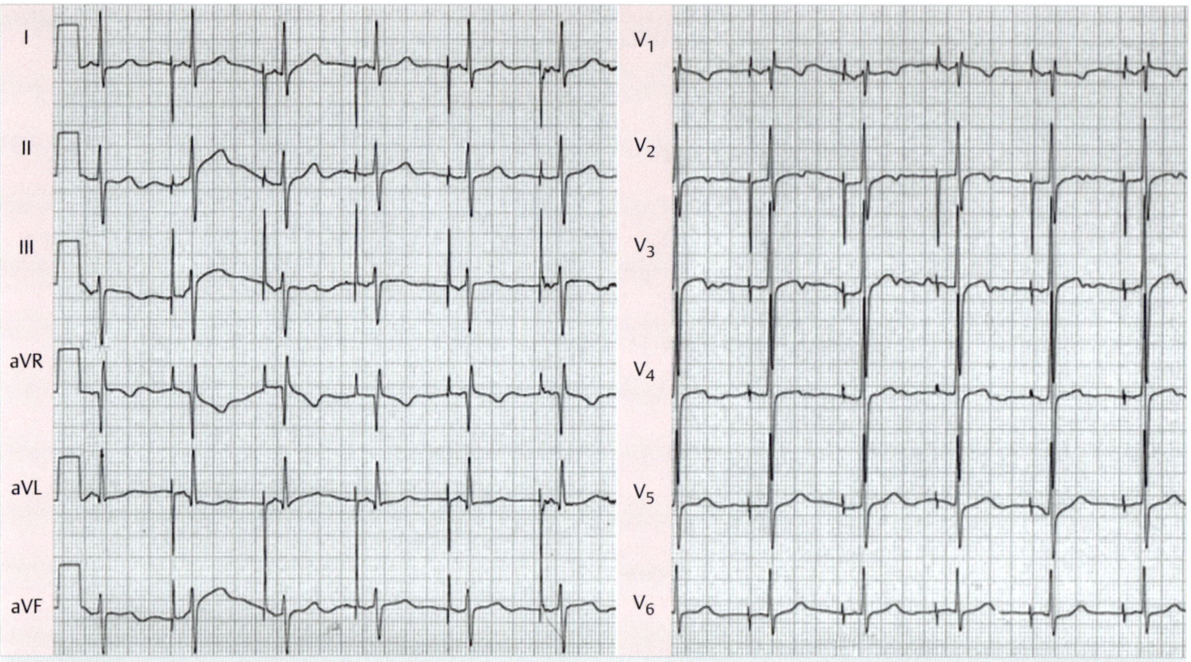

Abb. 20.3 AAI-Modus. Oberflächen-EKG (25 mm/s) einer 8-jährigen Patientin nach Korrekturoperation eines kompletten AV-Kanals mit postoperativer Sinusknotendysfunktion und Implantation eines AAI-Schrittmachersystems. Deutlich zu erkennen sind die atrialen Schrittmacherspikes mit anschließender P-Welle und nachfolgender intrinsischer AV-Überleitung.

Der DDDR-Modus wird bevorzugt bei jungen Patienten mit einem Bradykardie-Tachykardie-Syndrom verwendet. In diesem Fall kann eine zusätzliche Schrittmacherfunktion, das *Mode Switch*, aktiviert werden. Bei einer Bradykardie erfolgt gemäß der Programmierung die Stimulation im Vorhof und/oder Ventrikel je nach Grunderkrankung. Sofern eine atriale Tachykardie auftritt, kann diese anhand einer vorgegebenen Grenzfrequenz vom Schrittmacher erkannt werden. Um in dieser Situation eine schnelle Impulsüberleitung vom Vorhof auf den Ventrikel zu verhindern, wechselt der Schrittmacher in einen VVI- oder DDI-Modus, solange die atriale Rhythmusstörung anhält. Diese Funktion wird auch bei anderen Erkrankungen wie z. B. beim kompletten AV-Block mit paroxymalen atrialen Tachykardien angewendet.

Neuere Algorithmen wie die AV-Hysterese, dynamische AV-Verlängerung und der AAI-Modus mit ventrikulärer Sicherheitsstimulation (AAI ↔ DDD) können die kumulative ventrikuläre Stimulationsrate und somit eine asynchrone Kontraktion des Ventrikels vermindern. Bei diesen Algorithmen wird die wahrgenommene AV-Zeit verlängert oder bei fehlender ventrikulärer Überleitung nach entsprechendem Erwartungsintervall in den DDD-Modus gewechselt.

VOO-Modus

Im VOO-Modus erfolgt eine starr-frequente, asynchrone Stimulation nur im Ventrikel – keine Wahrnehmung, keine Inhibition.

Dieser Schrittmachermodus wird heute regulär nicht mehr angewendet. Dieser Modus kann z. B. bei einem chirurgischen Eingriff mit Verwendung eines Elektrokauters sinnvoll sein. Die Impulse des Elektrokauters werden in diesem Modus vom Schrittmacher nicht wahrgenommen, sodass eine unbeeinträchtigte Stimulation gewährleistet ist.

Nachteil ist das komplette Fehlen der Wahrnehmung intrinsischer QRS-Komplexe mit dem Risiko eines „R auf T-Phänomens". Daher sollte der VOO-Modus nur unter kontinuierlicher EKG-Überwachung erfolgen und nach der Operation wieder deaktiviert werden.

Der VOO-Modus (auch *Magnetmodus* genannt) wird durch das Auflegen eines Magneten auf den Schrittmacher automatisch aktiviert. Es erfolgt dann die Stimulation im VOO-Modus in der gerätespezifischen Grundfrequenz (spezifische Herzfrequenz nach Hersteller und Modell).

20.5 Techniken und Durchführung der Herzschrittmacherimplantation

Die Implantation sollte durch einen erfahrenen Kinderkardiologen oder Kinderherzchirurgen erfolgen. Heutzutage steht eine Vielzahl unterschiedlicher Aggregate zur Verfügung.
Die verwendeten Schrittmacheraggregate sind klein und flach und wiegen in der Regel zwischen 20 und 30 g; der kleinste 1-Kammerschrittmacher ist aktuell nur noch 12,8 g schwer. Im Aggregat befinden sich eine Lithiumbatterie sowie die Steuerelektronik. Die Elektroden sind in der Regel weich und flexibel und meist mit Silikon oder Polyurethan beschichtet. An der Elektrodenspitze werden nach der Implantation verzögert Steroide freigesetzt, um die Entzündungsreaktion an der Implantationsstelle zu minimieren und so einen Reizschwellenanstieg zu vermeiden.

Bei älteren Kindern und Jugendlichen wird die Implantation eines Schrittmachersystems üblicherweise mit links- oder rechtspektoraler Implantation der Batterie und transvenöser Platzierung der Schrittmacherelektroden vorgenommen (▶ Abb. 20.5). In der Regel werden die Elektroden über die linke V. subclavia eingeführt. Die Implantation erfolgt unter Durchleuchtungskontrolle in Seldingertechnik mithilfe vorgefertigter Sets und teilwei-

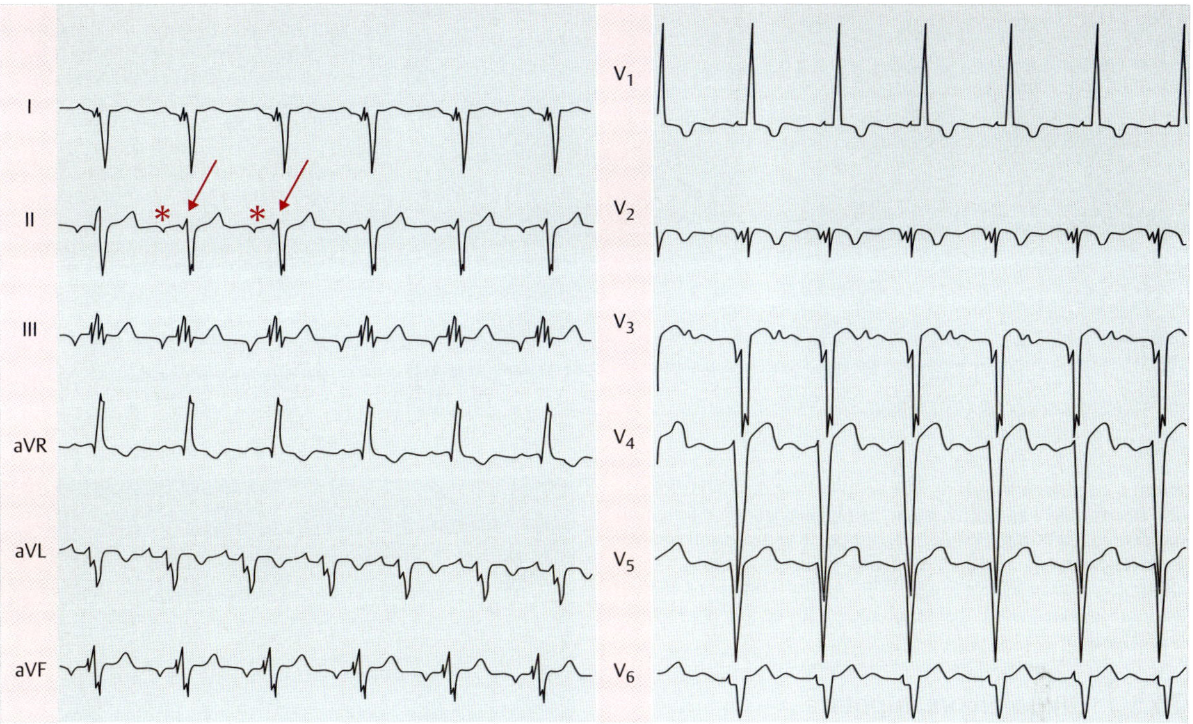

a

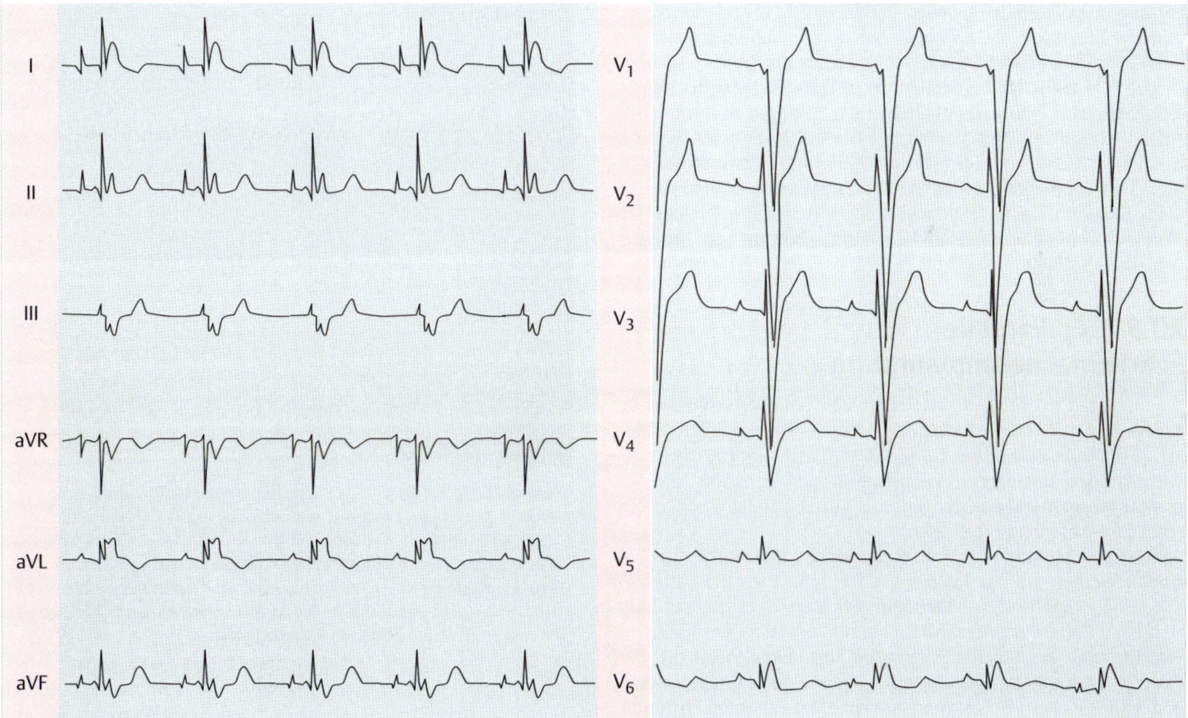

b

Abb. 20.4 DDD-Modus. Oberflächen-EKGs (25 mm/s) nach Implantation eines DDD-Schrittmachers.

a Bei unterem septalem Vorhofrhythmus erfolgt eine regelrechte Wahrnehmung der P-Wellen (*) mit anschließender ventrikulärer Stimulation (Pfeil).

b Bei zusätzlicher Sinusknotendysfunktion erfolgt sowohl die Vorhof- als auch die Kammerstimulation.

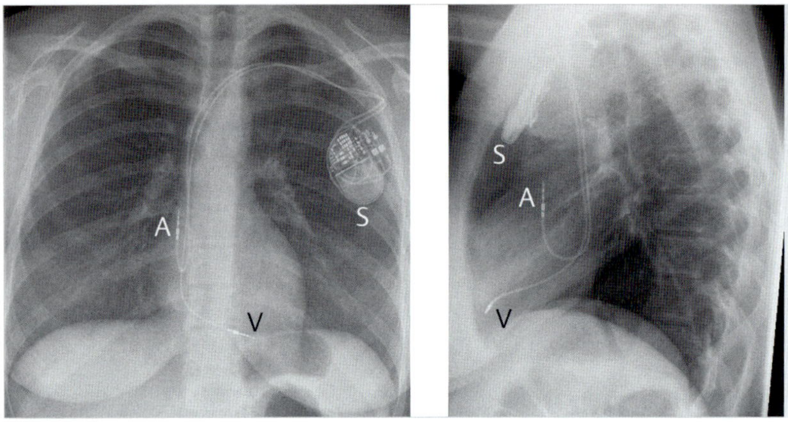

Abb. 20.5 DDD-Schrittmacher. Röngenaufnahmen einer 16-jährigen Patientin mit intermittierendem höhergradigem AV-Block und rezidivierenden Synkopen. Implantation eines transvenösen DDD-Systems mit einer rechtsatrialen (A) und rechtsventrikulären (V) Schrittmacherelektrode sowie des Schrittmachers (S) pektoral links.

se mit steuerbaren Mandrins. Die Verankerung der Elektroden in den Herzmuskel kann aktiv durch Schraubelektroden oder passiv durch Ankerelektroden erfolgen. Es gibt eine Vielzahl von alternativen Zugangswegen (z. B. V. cephalica, V. jugularis externa) oder alternativen Batteriepositionen (z. B. Axilla, Abdomen, rechter Pektoralismuskel), die z. T. eine subkutane Tunnelung der Elektroden erfordern.

20.5.1 Unipolare vs. bipolare Sondenkonfiguration

Bei der unipolaren Stimulation bilden das Aggregat die Anode und die Elektrode die Kathode; bei der bipolaren Stimulation dient ein zusätzlicher Ring auf der Elektrode als Anode. Das elektrische Feld zwischen der Anode und der Kathode ist bei bipolaren Elektroden somit deutlich kleiner. Dadurch kommt es zu einer verbesserten Wahrnehmung mit weniger Oversensing und weniger extrakardialer Stimulation. Allerdings haben die bipolaren Elektroden einen größeren Durchmesser und sind steifer. Beim Einsatz unipolarer Ventrikelelektroden sollte bei der Implantation auf eine ausreichende Wahrnehmung mit Amplituden > 10 mV geachtet werden.

20.5.2 Epikardiale Schrittmacherimplantation

Bei kleineren Kindern ist die Gefahr von Gefäßverschlüssen bei Anlage eines transvenösen Schrittmachersystems deutlich erhöht [1], [9]). Daher erfolgt bei einem Körpergewicht < 10–15 kg (Gewichtsgrenze abhängig von Implanteur und Zentrum) die Implantation eines epikardialen Systems mittels medianer oder lateraler Thorakotomie (▸ Abb. 20.6).

Das Aggregat wird in der Regel abdominell fixiert und die Elektroden werden auf das Myokard aufgenäht. Auch bei Patienten mit schwierigem oder fehlendem venösen Gefäßzugang zum Herzen, z. B. bei Patienten nach Fontan-Operation, bei kleineren Patienten mit zusätzlicher Stimulation des linken Ventrikels und Patienten mit einem residuellen intrakardialen Shunt, bei denen eine endokardiale Implantation aufgrund des erhöhten Thromboserisikos kontraindiziert ist [18], wird diese Technik angewendet.

Im Vergleich zur endokardialen Implantation ist diese Implantationsform eindeutig invasiver. Die bipolaren epimyokardialen steroid-eluierenden Elektroden sind den transvenösen Elektroden bezüglich Sicherheit, Komplikationen sowie Funktionsdauer unterlegen.

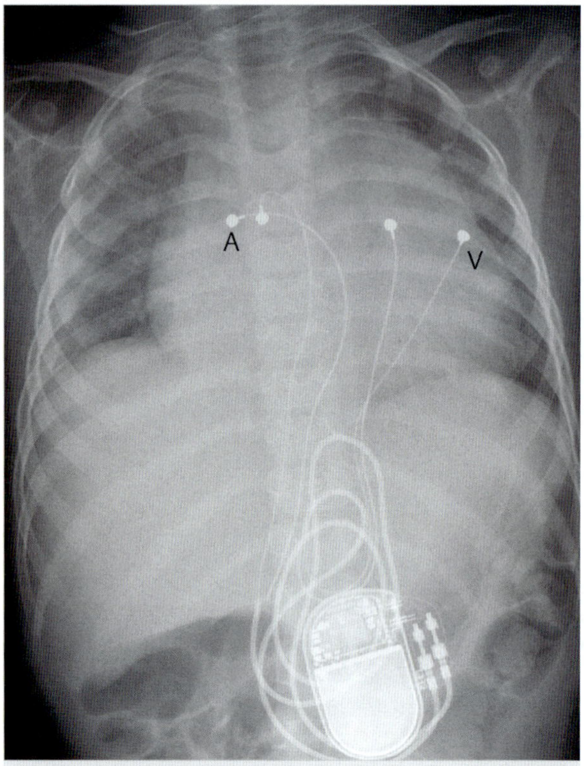

Abb. 20.6 Epikardialer DDD-Schrittmacher. Röntgenaufnahme eines 5 Jahre alten Jungen (Gewicht 12 kg) nach Cone-Prozedur bei Ebstein-Anomalie der Trikuspidalklappe, Patchverschluss eines großen Ventrikelseptumdefektes und postoperativem komplettem AV-Block: Epikardiale DDD-Schrittmacherimplantation mit bipolaren atrialen (A) und ventrikulären (V) Wahrnehmungs- und Stimulationselektroden und abdominelles Aggregat.

20.5.3 Wahl des ventrikulären Stimulationsortes

Die Wahl des ventrikulären Stimulationsortes hat einen entscheidenden Einfluss auf die linksventrikuläre mechanische Kontraktilität. So kommt es nach mehrjähriger rechtsventrikulärer Stimulation bei bis zu 10 % der pädiatrischen Patienten zu einer Einschränkung der linksventrikulären Pumpfunktion [25]. Neuere Ergebnisse zeigen, dass die Stimulation des linksventrikulären Apex bzw. der lateralen Wand des linken Ventrikels der Entwicklung dieser Stimulations-induzierten linksventrikulären Dysfunktion am besten vorbeugt [15]. Die Stimulation im rechtsventrikulären Ausflusstrakt oder Apex sollte vermieden werden.

20.5.4 Kardiale Resynchronisationstherapie

Das Ziel der kardialen Resynchronisationstherapie (CRT) ist die Verbesserung einer atrioventrikulären als auch intra- und interventrikulären Dyssynchronie. Das Verfahren wird standardmäßig bei erwachsenen Patienten mit Herzinsuffizienz > NYHA II, linksventrikulärer Dysfunktion mit dyssynchronem Kontraktionsablauf und einem LSB (QRS > 120 ms) eingesetzt und ist in dieser Patientengruppe häufig ein effektives Behandlungsverfahren. Nach zusätzlicher Implantation einer transvenösen Elektrode über den Koronarvenensinus in eine laterale Herzvene (▶ Abb. 20.7) oder von epikardial kann eine linksventrikuläre Stimulation durchgeführt werden. Durch Programmierung der zeitlichen Abfolge rechts- zu linksventrikulärer Stimulation kann der Kontraktionsablauf resynchronisiert werden. 4-polige linksventrikuläre transvenöse Elektroden ermöglichen auch eine Stimulation mit bis zu 10 verschiedenen Stimulationsvektoren. Dies führte in ersten Studien zu einer weiteren Verbesserung der Ergebnisse der Resynchronisationstherapie bei Erwachsenen [4].

Im Kindesalter sind entsprechende Erfahrungen, insbesondere bei Patienten mit einem komplexen Herzfehler, auf wenige Studien begrenzt [5], [6], [13]. Insbesondere bei Kindern und Jugendlichen mit angeborenem AV-Block und strukturell normalem Herz konnte diese Therapieform zu einer deutlichen Verbesserung der linksventrikulären Pumpfunktion führen, wenn eine chronische rechtsventrikuläre Stimulation zu einem sekundären linksventrikulären Pumpversagen geführt hatte.

Bei Patienten mit einem komplexen angeborenen Herzfehler müssen aufgrund der anatomischen Besonderheiten häufig epikardiale Systeme implantiert werden. Die Erfahrungen bei Patienten mit einem singulären Ventrikel sind begrenzt. In einer Studie konnte bei diesen Patienten durch eine Mehrstellen-Stimulation des singulären Ventrikels eine deutliche Verbesserung der NYHA-Klasse und der Ejektionsfraktion erzielt werden [5].

Beispiel für die Nomenklatur eines Schrittmachers mit Resynchronisationstherapie oder Mehrstellenstimulation: DDDOV = wie DDD-Modus; keine Frequenzadaptation, zusätzlich biventrikuläre Stimulation oder Stimulation an mehreren Stellen eines Ventrikels.

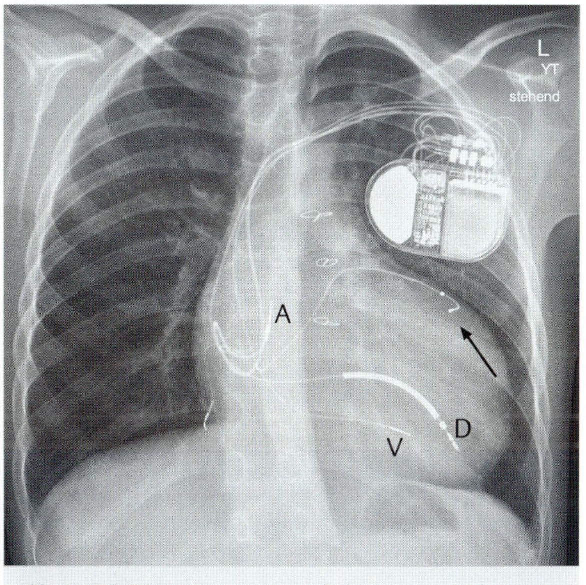

Abb. 20.7 CRT-D-System. Röntgenaufnahme eines 12 Jahre alten Patienten nach Korrekturoperation einer Fallot-Tetralogie und zunächst Implantation eines DDD-Schrittmachers (A = atriale Elektrode, V = ventrikuläre Elektrode) bei komplettem AV-Block. Bei schrittmacherinduzierter linksventrikulärer Funktionseinschränkung sowie dokumentierter, hämodynamisch bedeutsamer ventrikulärer Tachykardie während einer elektrophysiologischen Untersuchung erfolgte die zusätzliche Implantation einer Elektrode im Koronarvenensinus (Pfeil) zur kardialen Resynchronisationstherapie sowie die Implantation einer Defibrillationselektrode (D) im rechten Ventrikel und Wechsel des Aggregats. Die alten Elektroden konnten im Rahmen der Operation nicht entfernt werden. (Quelle: Röntgenaufnahme mit freundlicher Genehmigung von PD Dr. Peter Zartner, St. Augustin).

20.5.5 Implantierbare Kardioverter-Defibrillatoren

Die ICD-Implantation ist die Standardtherapie zur Prävention des plötzlichen Herztodes bei älteren Kindern, Jugendlichen und Erwachsenen. In der Regel erfolgt bei älteren Kindern und Jugendlichen die Implantation eines transvenösen ICD-Systems (▶ Abb. 20.8) mit einer subpektoralen Lage des Aggregats und einer im rechten Ventrikel implantierten Defibrillationselektrode. Der ICD besteht funktionell aus 3 Teilen:

- **Schrittmacherfunktion**: Über die Elektrode erfolgt eine kontinuierliche Wahrnehmung der Erregung des rechten bzw. systemvenösen Ventrikels; bei Bedarf kann eine entsprechende Stimulation erfolgen. Das ICD-System kann, wenn erforderlich, als 2-Kammersystem oder als CRT-System implantiert werden (s. auch ▶ Abb. 20.7).
- **Antitachykarde Schrittmacherfunktion**: Über die Elektrode kann bei Überschreiten einer programmierten Grenzfrequenz eine Überstimulation mit einer schnelleren Grundfrequenz (Ramp- bzw. Burst-Stimulation) erfolgen.
- **Defibrillatorfunktion**: Bei Überschreitung der individuell programmierten Grenzfrequenz erfolgt die Defibrillation (▶ Abb. 20.9) mit einem Schockfeld zwischen dem Aggregat als Anode und der Defibrillationselektrode als Kathode. Die intraoperative Messung der Defibrillationsschwelle (= minimale Energie zur Terminierung von Kammerflimmern) wird heute bei erwachsenen Patienten bzw. Patienten mit einem transvenösen ICD-System in der Regel nicht mehr durchgeführt.

ICD-Systeme wurden zunächst v. a. zur Sekundärprophylaxe nach erfolgreicher Reanimation bei Kammerflimmern implantiert. In den letzten Jahren hat allerdings die Zahl der ICD-Implantationen zur Primärprophylaxe bei Patienten mit einem hohen Risiko für einen plötzlichen Herztod stetig zugenommen. Insbesondere das bessere Verständnis von Ionenkanalerkrankungen, wie beispielsweise dem Long-QT- oder Brugada-Syndrom und deren molekulargenetische Diagnostik, haben zu einer Erweiterung der Indikationen zur ICD-Implantation geführt. Die Leitlinien und Empfeh-

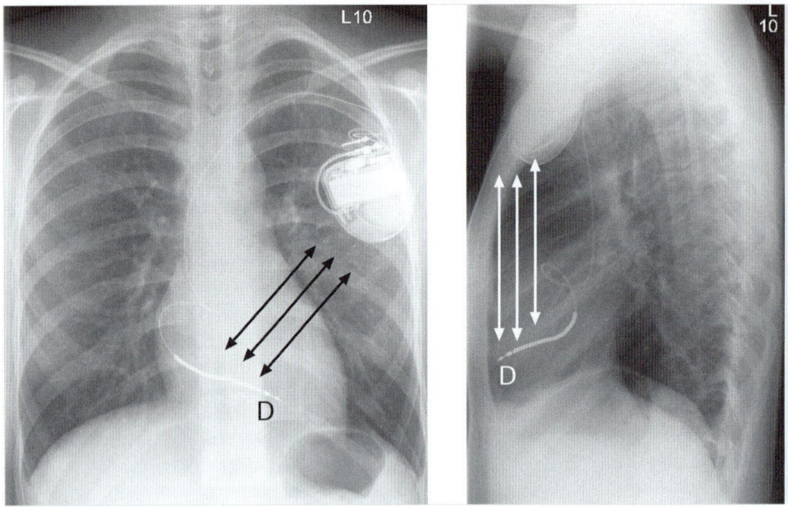

Abb. 20.8 Transvenöse ICD-Implantation. Röntgenbilder einer 12-jährigen Patientin mit einem Long-QT-7-Syndrom (Andersen-Tawil-Syndrom) und bidirektionalen ventrikulären Tachykardien. Der Patientin wurde ein transvenöses ICD-System zur Primärprophylaxe eingesetzt. Im Falle von Kammerflimmern erfolgt die Wahrnehmung über die Defibrillationselektrode (D) und die Etablierung des Schockfelds (Pfeile) zwischen der Elektrode (Kathode) und dem subpektoral implantierten Generator (Anode) mit dem dazwischenliegenden Herzen. Aufgrund des potenziellen Wachstums der Patientin wurde eine „Ersatzschlinge" der Elektrode im rechten Vorhof angelegt.

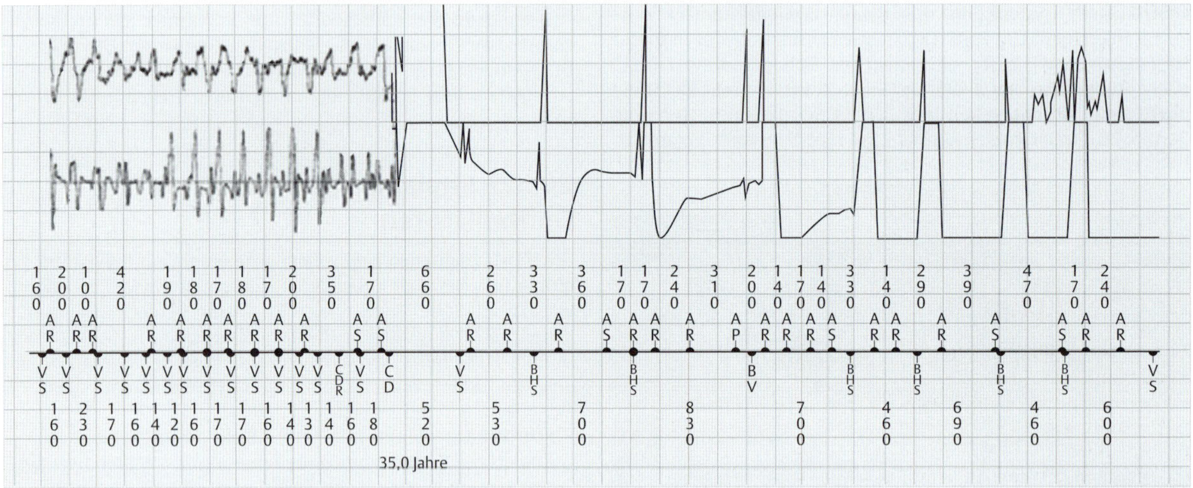

Abb. 20.9 Gespeichertes EKG eines ICD-Implantats. Regelrechte Erkennung von Kammerflimmern durch den ICD mit erfolgreicher Abgabe eines Schocks von 35 Joule und anschließender Terminierung des Kammerflimmerns.

lungen zur ICD-Implantation sind zuletzt 2012 aktualisiert worden [8], [14], [24].

Das Risiko einer Thrombose der zuführenden Herzvenen ist aufgrund des größeren Durchmessers der Defibrillationselektrode im Vergleich zu einer Schrittmacherelektrode größer (s. a. unten). Daher und aufgrund z. T. fehlender venöser Zugangswege zum Herzen bei Patienten mit komplexen Herzfehlern (z. B. nach Fontanpalliation) wurden in den letzten Jahren alternative Implantationsmethoden bei kleineren Kindern (< 30–40 kg) und Säuglingen entwickelt, z. B. mit einer subpleuralen [19] oder perikardialen [12] Anlage der Defibrillationselektroden und epikardialen Wahrnehmungs- und Stimulationselektroden (► Abb. 20.10).

Bei größeren Patienten mit fehlendem venösem Zugangsweg zum Herzen (z. B. Fontankreislauf) werden gelegentlich auch epikardiale Patchelektroden verwendet. Bei diesen alternativen Implantationsverfahren ist allerdings individuell eine Bestimmung der Defibrillationsschwelle nach Implantation und im Verlauf, in der Regel jährlich, erforderlich [19].

Beim subkutanen ICD werden eine Sensing-Elektrode entlang des Sternums und der Generator im lateralen Thorax positioniert. Ein Zugang zum Herzen ist nicht mehr erforderlich. Eine antibradykarde Stimulation ist allerdings nur kurzfristig möglich. Das System konnte bereits bei erwachsenen Patienten erfolgreich eingesetzt werden. Erste Studienergebnisse bei größeren Kindern zeigen allerdings Wahrnehmungsprobleme mit T-Wellen-Oversensing aber auch fehlende Wahrnehmung von tachykarden Episoden und Kammerflimmern. Entsprechend kam es zu Fehlschocks oder einer Verzögerung der lebensrettenden adäquaten Schocks [17].

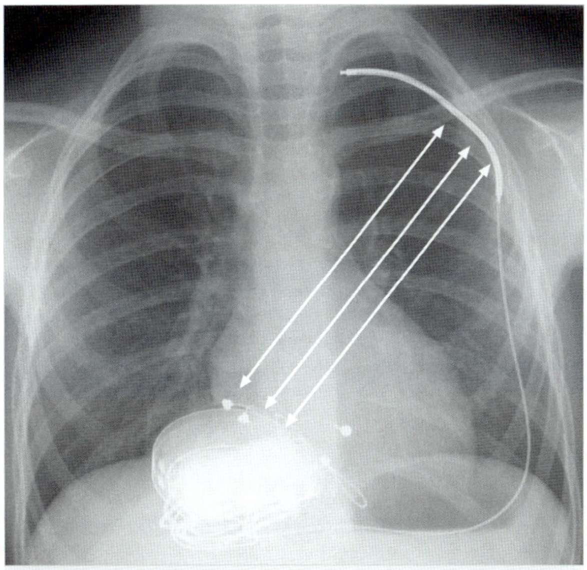

Abb. 20.10 **Pleurale ICD-Implantation.** Röntgenbild eines 6-jährigen Patienten mit Long-QT-Syndrom nach Reanimation: epikardiale atriale und ventrikuläre bipolare Sensing- und Stimulationselektroden. Das Schockfeld wird zwischen der im dorsalen Pleuraraum implantierten Defibrillationselektrode (D) und dem subkardialen Generator aufgebaut. Die intra- und postoperative Defibrillationsschwelle betrug 10 Joule.

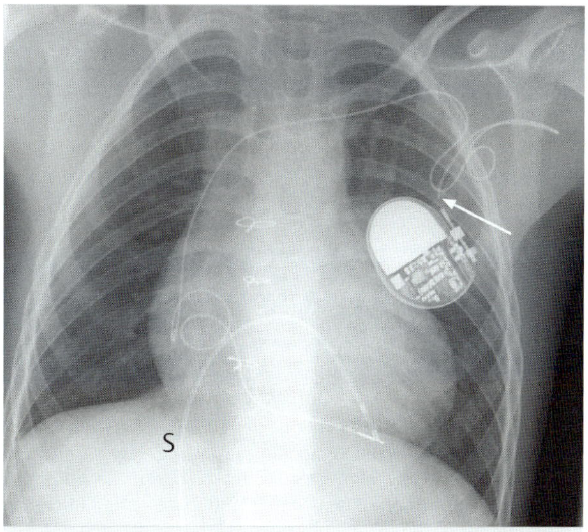

Abb. 20.11 **Elektrodenbruch.** Röntgenbild eines 9-jährigen Patienten mit Elektrodenfraktur (Pfeil), komplettem AV-Block nach Fallot-Korrekturoperation und transvenöser VVI-Schrittmacherimplantation. Bei unzureichendem Spontanrhythmus wurde notfallmäßig transfemoral ein temporärer Elektrodenkatheter zur Stimulation des rechten Ventrikels eingeführt (S).

20.6 Komplikationen der Implantation

Zu den akuten Komplikationen bei einer Herzschrittmacher-Implantation zählen:
- Hämatom/Infektion im Bereich der Schrittmachertasche
- Pneumothorax
- Luftembolie
- Perforation mit Herzbeuteltamponade
- Endokarditis
- Trikuspidalklappeninsuffizienz und -stenose

Langfristig besteht die Gefahr einer Thrombose der betroffenen Gefäße. Aufgrund der meist lebenslangen Notwendigkeit des Herzschrittmacher-/ICD-Systems bei pädiatrischen Patienten (z. T. über 70 Jahre) kann eine solche Thrombose im weiteren Verlauf zu einem limitierenden Faktor für eine transvenöse Schrittmacherimplantation werden. Zugleich ist auch das Risiko bei der späteren Elektrodenentfernung erhöht. Zu den chronischen Komplikationen zählen zudem die:
- Elektrodendislokation
- Elektrodenfraktur (▶ Abb. 20.11), die auch wachstumsbedingt auftreten kann
- Verlagerung/Perforation des Aggregats
- Stimulation des N. phrenicus
- Isolationsdefekte
- chronische Entzündungsreaktionen im Bereich der Elektrodenspitze mit Anstieg der Reizschwelle und möglichem Exitblock

Bei Patienten mit einem ICD werden zudem inadäquate Entladungen beobachtet, die zu einer zusätzlichen psychischen Belastung der jungen Patienten beitragen.

Im Kindesalter sind akute und chronische Komplikationen relativ häufig. So wurden in einer großen Studie bei 443 pädiatrischen Patienten mit einem ICD 12 % Akutkomplikationen und 26 % Spätkomplikationen während der 12-jährigen Studiendauer beobachtet [3].

20.7 Nachsorge

Aufgrund der hohen Komplikationsrate sowie der Tatsache, dass individuelle Anpassungen durch die physiologischen Veränderungen im Kindesalter kontinuierlich vorgenommen werden müssen, ist die Nachsorge von Herzschrittmacher und ICD-Patienten von entscheidender Bedeutung. Sie sollte durch einen erfahrenen Kinderkardiologen erfolgen und sich an den entsprechenden Leitlinien orientieren [8], [21], [23].

Durch die Nachsorge sollen die folgenden Ziele erreicht werden:
- Überprüfung der Funktionsfähigkeit des Herzschrittmachers bzw. ICDs und individuelle Anpassung der Parameter (z. B. Stimulationsmodus, untere Grenzfrequenz, Frequenzadaptation)
- Verlängerung der Batterielebensdauer durch ökonomische Programmierung ohne Gefährdung der Sicherheit der Patienten, wie z. B.:
  - Reduktion der ventrikulären Stimulation durch eventuelle Verlängerung des Wahrnehmungsintervalls der AV-Überleitung
  - Senkung der Stimulationsamplitude nach Bestimmung der Stimulationsreizschwelle bei Einhaltung einer minimalen Sicherheitsmarge der 2-fachen Stimulationsreizschwelle (min: 2V bei 0,4 ms)
- frühzeitige Erkennung einer bevorstehenden Batterieerschöpfung
- Erkennung und Behebung von Dysfunktionen und Komplikationen

- Information und Beratung der Patienten und Eltern (Sport, Berufswahl etc.)
- Entscheidung über eine mögliche Aufrüstung des Systems (z. B. Wechsel von VVI auf DDD mit eventuell zusätzlicher Sondenimplantation und Wechsel des Aggregats)
- Dokumentation der Nachsorge

Die Nachsorge sollte in einem Raum mit entsprechenden apparativen Voraussetzungen erfolgen:
- Programmiergerät
- EKG
- Notfallausrüstung zur kardiopulmonalen Reanimation
- externer Defibrillator

Zur Untersuchung gehören eine ausführliche Anamnese, eine körperliche Untersuchung, ein 12-Kanal-EKG und die Schrittmacherabfrage. Diese umfasst die Messung des Batteriestatus, des Eigenrhythmus, der Elektrodenimpedanzen sowie der Wahrnehmungs- und Reizschwellen. Des Weiteren sollten die programmierten Daten (Impulsdauer und -amplitude, programmierte Empfindlichkeit) mit den gemessenen Werten verglichen und ggf. angepasst werden. Viele Schrittmachersysteme ermöglichen heute bereits eine tägliche automatische Messung der Reizschwelle mit automatischer Anpassung der Impulsamplitude.

Ein wichtiger Teil der Nachsorge ist auch eine Analyse der Schrittmacher-/ICD-Diagnostikfunktionen hinsichtlich aufgezeichneter Arrhythmien, Anteil der Stimulation oder antitachykarder Stimulation bzw. Defibrillation. Daraus ergibt sich häufig eine zusätzliche Diagnostik und Therapie (z. B. eine elektrophysiologische Untersuchung oder Beginn einer antiarrhythmischen Therapie).

Nach der Implantation und vor Entlassung der Patienten sollte grundsätzlich eine Nachsorge mit einer entsprechenden individuellen Programmierung, einer Wundkontrolle, einer Röntgenaufnahme in 2 Ebenen und einem ausführlichen Informationsgespräch erfolgen.

Im Kindesalter sollte auf eine kindgerechte Programmierung großer Wert gelegt und die z. T. deutlich erhöhten Grundfrequenzen der Patienten beachtet werden. Da ein passagerer Reizschwellenanstieg in den ersten Wochen nach der Implantation möglich ist, sollte zunächst ein größerer Sicherheitsabstand bei der Programmierung von Amplitude und Impulsdauer gewählt werden. Eine weitere Kontrolle sollte nach 4 Wochen erfolgen. 3–6 Monate nach der Implantation erfolgt die Endeinstellung der Parameter, da dann von einer Stabilisierung der Reizschwellenverhältnisse ausgegangen werden kann. Weitere Nachsorgen sollten alle 6 Monate durchgeführt werden.

Zusätzliche Kontrollen sollen durchgeführt werden nach:
- einer externen Kardioversion
- Hochfrequenzstromablation
- chirurgischen Eingriffen mit einem Elektrokauter
- Bestrahlungen
- bei Verdacht auf eine Fehlfunktion des Systems

Zudem sind im Kindesalter regelmäßige röntgenologische Kontrollen (abhängig vom Körperwachstum) zur Kontrolle der Elektrodenlage erforderlich.

In den letzten Jahren hat sich die telemedizinische Nachsorge etabliert. Die Daten des Herzschrittmachers oder ICD werden zu Hause in bestimmten Intervallen oder bei Vorkommnissen abgefragt und die Daten via Telefon/Internet an den behandelnden Arzt/die Klinik übertragen. Dieses Vorgehen führte bei erwachsenen Patienten bereits zu einem frühzeitigen Nachweis von Fehlfunktionen, einer signifikanten Reduktion von Hospitalisierungen aufgrund von Herzinsuffizienz und einer deutlichen Kostenersparnis [11], [20].

20.8 Ausblick

Durch die verbesserten diagnostischen Möglichkeiten (z. B. bei Ionenkanalerkrankungen) und die Erweiterung der Implantationsindikation für eine CRT-Therapie (z. B. bei der Herzinsuffizienztherapie) wird die Zahl der Herzschrittmacher- und ICD-Implantationen in den nächsten Jahren im Kindesalter ansteigen.

Zuletzt wurden bereits elektrodenfreie Herzschrittmacher katheterinterventionell bei Erwachsenen implantiert. Diese Technik wird in modifizierter Form vermutlich auch bei neueren ICD-Systemen der nächsten/übernächsten Generation angewendet werden können. Außerdem wird die zu erwartende Verbesserung des Sensing bei subkutanen ICD-Systemen mit einer Verkleinerung des Geräts zu einer zunehmenden Anwendung bei pädiatrischen Patienten führen.

20.9 Literatur

[1] Bar-Cohen Y, Berul CI, Alexander ME et al. Age, size, and lead factors alone do not predict venous obstruction in children and young adults with transvenous lead systems. J Cardiovasc Electrophysiol 2006; 17: 712–716

[2] Bernstein AD, Daubert JC, Fletcher RD et al. Revised NASPE/BPEG generic code for antibradycardia, adaptive-rate, and multisite pacing. North American Society of Pacing and Electrophysiology/British Pacing and Electrophysiology Group. Pacing Clin Electrophysiol 2002; 25: 260–264

[3] Berul CI, Van Hare GF, Kertesz NJ et al. Results of a multicenter retrospective implantable cardioverter-defibrillator registry of pediatric and congenital heart disease patients. J Am Coll Cardiol 2008; 51: 1685–1691

[4] Calò L, Martino A, de Ruvo E et al. Acute echocardiographic optimization of multiple stimulation configurations of cardiac resynchronization therapy through quadripolar left ventricular pacing: a tailored approach. Am Heart J 2014; 167: 546–554

[5] Cecchin F, Frangini PA, Brown DW et al. Cardiac resynchronization therapy (and multisite pacing) in pediatrics and congenital heart disease: five years experience in a single institution. J Cardiovasc Electrophysiol 2009; 20: 58–65

[6] Dubin AM, Janousek J, Rhee E et al. Resynchronization therapy in pediatric and congenital heart disease patients: an international multicenter study. J Am Coll Cardiol 2005; 46 (12): 2277–2283

[7] Elmqvist R, Senning A. An implantable pacemaker for the heart. Proceedings of the second international conference on medical electronics, Paris, France, 1959. London: Iliffe and Son; 1960

[8] Epstein AE, DiMarco JP, Ellenbogen KA et al. 2012 ACCF/AHA/HRS focused update incorporated into the ACCF/AHA/HRS 2008 guidelines for device-based therapy of cardiac rhythm abnormalities: a report of the American College of Cardiology Foundation/American Heart Association Task Force on Practice Guidelines and the Heart Rhythm Society. J Am Coll Cardiol 2013; 61: e6–75

[9] Figa FH, McCrindle BW, Bigras JL et al. Risk factors for venous obstruction in children with transvenous pacing leads. Pacing Clin Electrophysiol 1997; 20: 1902–1909

[10] Gillis AM, Russo AM, Ellenbogen KA et al. HRS/ACCF expert consensus statement on pacemaker device and mode selection. Developed in partnership between the Heart Rhythm Society (HRS) and the American College of Cardiology Foundation (ACCF) and in collaboration with the Society of Thoracic Surgeons. Heart Rhythm 2012; 9: 1344–1365

[11] Guédon-Moreau L, Lacroix D, Sadoul N et al. Costs of remote monitoring vs. ambulatory follow-ups of implanted cardioverter defibrillators in the randomized ECOST study. Europace 2014; 16: 1181–1188

[12] Hsia TY, Bradley SM, LaPage MJ et al. Novel minimally invasive, intrapericardial implantable cardioverter defibrillator coil system: a useful approach to arrhythmia therapy in children. Ann Thorac Surg 2009; 87: 1234–1239

[13] Janousek J, Gebauer RA, Abdul-Khaliq H et al. Cardiac resynchronisation therapy in paediatric and congenital heart disease: differential effects in various anatomical and functional substrates. Heart 2009; 95: 1165–1171

[14] Janousek J, Ruschewski W, Paul T. Leitlinie Pädiatrische Kardiologie: Tachykarde Herzrhythmusstörungen – Indikationen zur ICD-Therapie. 2010, im Internet: www.kinderkardiologie.org

[15] Janoušek J, van Geldorp IE, Krupičková S et al. Permanent cardiac pacing in children: choosing the optimal pacing site: a multicenter study. Circulation 2013; 127: 613–623

[16] Jarman JW, Lascelles K, Wong T et al. Clinical experience of entirely subcutaneous implantable cardioverter-defibrillators in children and adults: cause for caution. Eur Heart J 2012; 33: 1351–1359

[17] Jarman JW, Todd DM. United Kingdom national experience of entirely subcutaneous implantable cardioverter-defibrillator technology: important lessons to learn. Europace 2013; 15: 1158–1165. doi:10.1093

[18] Khairy P, Landzberg MJ, Gatzoulis MA et al. Transvenous pacing leads and systemic thromboemboli in patients with intracardiac shunts: a multicenter study. Circulation 2006; 113: 2391–2397

[19] Kriebel T, Ruschewski W, Schneider H et al. ICD-implantation using the extracardiac technique: Course of the DFT in the midterm follow-up. Heart Rhythm 2011; 8: [Suppl] 13

[20] Landolina M, Perego GB, Lunati M et al. Remote monitoring reduces healthcare use and improves quality of care in heart failure patients with implantable defibrillators: the evolution of management strategies of heart failure patients with implantable defibrillators (EVOLVO) study. Circulation 2012; 125: 2985–2992

[21] Lemke B, Nowak B, Pfeiffer et al. Leitlinien Herzschrittmachertherapie. Z Kardiol 2005; 94: 704–720

[22] Lillehei CW, Sellers RD, Bonnabeau RC et al. Chronic postsurgical complete heart block with particular reference to prognosis managment, and a new P-wave pacemaker. J Thorac Cardiovasc Surg 1963; 46: 436–456

[23] Paul T, Ruschewski W, Janousek J. Leitlinie Pädiatrische Kardiologie: Bradykarde Herzrhythmusstörungen. 2010, im Internet: www.kinderkardiologie.org

[24] Russo AM, Stainback RF, Bailey SR et al. ACCF/HRS/AHA/ASE/HFSA/SCAI/SCCT/SCMR 2013 appropriate use criteria for implantable cardioverter-defibrillators and cardiac resynchronization therapy. Heart Rhythm 2013; 10: e11–e58

[25] Van Geldorp IE, Delhaas T, Gebauer RA et al. Impact of the permanent ventricular pacing site on left ventricular function in children: a retrospective multicentre survey. Heart 2011; 97: 2051–2055

[26] Zhan C, Baine WB, Sedrakyan A et al. Cardiac device implantation in the United States from 1997 through 2004: a population-based analysis. J Gen Intern Med 2008; 23 Suppl 1: 13–1

Sachverzeichnis